北京医院出版基金项目

5th EDITION
原书第5版

CASE FILES® Emergency Medicine

急诊医学病例精析

原著 [美] Eugene C. Toy [美] Barry C. Simon [美] Katrin Y. Takenaka
[美] Adam J. Rosh [美] Ciara J. Barclay-Buchanan
主译 温 伟 邓 颖

中国科学技术出版社
· 北 京 ·

图书在版编目（CIP）数据

急诊医学病例精析：原书第 5 版 /（美）尤金 ·C. 托伊 (Eugene C. Toy) 等原著；温伟，邓颖主译 . 北京：中国科学技术出版社，2025. 8. -- ISBN 978-7-5236-1483-9

Ⅰ. R459.7

中国国家版本馆 CIP 数据核字第 2025ZA0519 号

著作权合同登记号：01-2025-2471

策划编辑 宗俊琳　孙　超
责任编辑 张凤娇
装帧设计 佳木水轩
责任印制 徐　飞

出　　版 中国科学技术出版社
发　　行 中国科学技术出版社有限公司
地　　址 北京市海淀区中关村南大街 16 号
邮　　编 100081
发行电话 010-62173865
传　　真 010-62179148
网　　址 http://www.cspbooks.com.cn

开　　本 889mm × 1194mm　1/16
字　　数 607 千字
印　　张 22.75
版　　次 2025 年 8 月第 1 版
印　　次 2025 年 8 月第 1 次印刷
印　　刷 北京博海升彩色印刷有限公司
书　　号 ISBN 978-7-5236-1483-9
定　　价 258.00 元

版权声明

Eugene C. Toy, Barry C. Simon, Katrin Y. Takenaka, Adam J. Rosh, Ciara J. Barclay-Buchanan
Case Files®: Emergency Medicine, Fifth Edition
ISBN: 978-1-264-26833-7

译者名单

主　　审　吕传柱　四川省医学科学院·四川省人民医院

　　　　　张新超　北京医院

主　　译　温　伟　北京医院

　　　　　邓　颖　哈尔滨医科大学附属第二医院

副 主 译　李　燕　山西医科大学第二医院

　　　　　王维展　哈励逊国际和平医院

　　　　　杜贤进　武汉大学人民医院

译 校 者（以姓氏汉语拼音为序）

　　　　　白镓玮　武汉大学人民医院

　　　　　成丽英　山西医科大学第二医院

　　　　　韩　兴　北京医院

　　　　　胡　振　北京医院

　　　　　李金龙　北京医院

　　　　　廖　玲　北京医院

　　　　　刘溢香　北京医院

　　　　　刘　铮　山西医科大学第二医院

　　　　　马承泰　武汉大学人民医院

　　　　　宋娟娟　哈尔滨医科大学附属第二医院

　　　　　王　帆　北京医院

　　　　　王　凡　北京医院

　　　　　王　璞　哈励逊国际和平医院

　　　　　王旭涛　北京医院

　　　　　文　力　首都医科大学附属北京胸科医院

　　　　　吴　淼　武汉大学人民医院

　　　　　肖青勉　哈励逊国际和平医院

　　　　　解鑫宇　武汉大学人民医院

　　　　　严　颜　武汉大学人民医院

　　　　　于浥淳　北京医院

　　　　　张德新　哈尔滨医科大学附属第二医院

　　　　　郑亮亮　北京医院

　　　　　朱保月　哈励逊国际和平医院

学术秘书　于浥淳　北京医院

内容提要

本书引进自 McGraw-Hill 出版社，是国际急诊医学领域的实用教学参考书之一。全新第 5 版专为急诊医生和医学生打造，精选了 57 个真实且具有代表性的急诊病例，整合了急诊医学实践的新进展和临床经验。书中内容涵盖气道管理及心搏骤停、创伤、中毒、急性感染等常见急危重症，收录的每个病例均设有测试问题与解析、疾病定义、诊疗方案和临床诊疗要点，并进行了深入细致的病例分析，有助于读者深化理解与掌握相关知识。本书内容全面，图表丰富，可有效提升广大急诊医生和医学生的急诊临床思维和急救能力。

主译简介

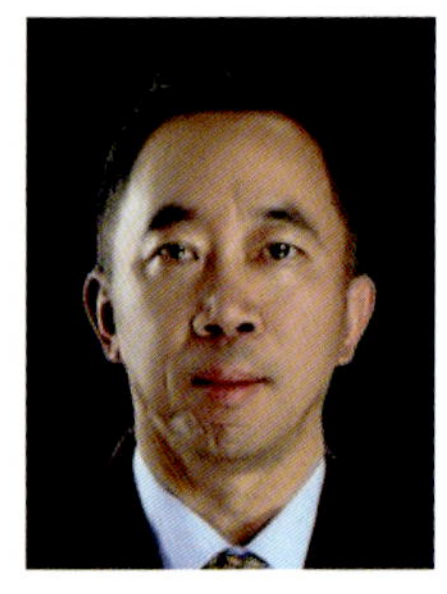

温　伟

主任医师，北京医院急诊科主任，北京大学医学部急诊医学系副主任。中国医师协会急诊医师分会委员，中华医学会急诊分会信息化建设学组委员，中国医疗保健国际交流促进会急诊医学分会常务委员兼秘书长，北京医学会急诊分会委员,《中国急救医学》和《临床急诊杂志》编委。从事急诊临床工作 30 余年。主持及参与国家级和省部级科研课题 2 项，其他课题 8 项。组织编写或参编急诊医学指南 / 专家共识 10 余部。副主编《老年急诊医学》，参编 / 参译急诊医学专业著作 4 部。以第一作者及通讯作者身份发表学术论文 20 余篇。

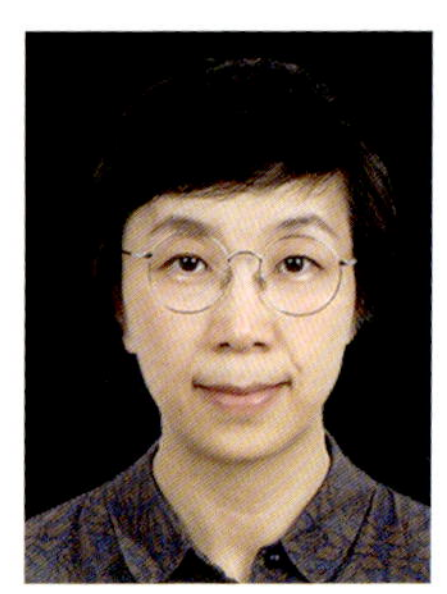

邓　颖

主任医师、教授，博士研究生导师，哈尔滨医科大学附属第二医院急诊科主任、急诊医学教研室主任。中国医师协会急诊医师分会副会长，中国女医师协会急诊分会副会长，中国急诊专科医联体副主席，中华医学会急诊医学分会委员，黑龙江省医学会急诊分会主任委员，黑龙江省急危重症住院医师规范化培训委员会主任委员,《中国急救医学》《中华急诊医学杂志》编委。

中文版序

急诊医学时刻守护生命于生死边缘，作为医学领域的关键学科，其重要性不言而喻。在医疗技术飞速发展、疾病谱复杂多变的当下，急诊医学肩负着更为艰巨的使命。这就要求从业者于瞬息万变的紧急状况中迅速整合理论知识与实践经验，做出精准判断与高效决策，这是对专业素养的极致考验。

温伟主任和邓颖主任领衔翻译的这部《急诊医学病例精析（原书第5版）》，引进自McGraw-Hill出版社的“LANGE Case Files”系列。书中精选了57个病例，涵盖了气道管理及心搏骤停、中毒、急性感染、创伤等常见急危重症核心领域，为广大读者展现了急诊医学实践的全貌。这些病例紧密结合前沿医学理念和实践智慧，与急诊救治的本质紧密相连，就像为临床实践安装了精准的“导航系统”。

本书的创新之处在于它不仅是简单的病例展示，更通过开放式问题、病例分析、临床诊疗方案讨论及相关理论探讨，帮助读者深入思考每一个临床决策背后的逻辑。其互动式学习模式打破了传统的限制，激发了读者主动思考潜能，在国内外相关领域参考书中独树一帜，可作为培养急诊临床思维和提升急救能力的有力工具。

温伟主任和邓颖主任的专业知识积累深厚，临床经验丰富。作为本书的主译，他们在繁重的日常工作之余，组织带领国内急诊医学界的专家团队共同投入到翻译工作中，字斟句酌、精研细磨，付出了大量的心血和努力。本书的成功引进和翻译出版，不仅为国内急诊医学界开辟了一扇国际视野的窗口、引入了新的理念，还搭建了国内外知识交流的桥梁、推动了急诊医学的国际交流。

作为一名长期从事急诊医学教育和临床实践的医生，我深知理论与实践结合的重要性。急诊医学的学习，不应局限于纸面知识的积累，更要通过临床病例的分析和反思，培养出敏锐的临床洞察力和迅速应对能力。我坚信，本书会成为我国急诊医学领域的优秀参考书之一。于新手而言，本书是入门指引、成长的阶梯；于行家而言，本书是灵感源泉、思维拓展的利器。希冀广大读者珍视这份学术厚礼，潜心研习、知行合一，在急诊救死扶伤征程中，以智慧为刃、以知识为盾，守护生命安康，续写我国急诊医学的辉煌篇章，为健康中国伟业夯基固本、添砖加瓦。

同时，我相信引进是为了学习，更是为了超越，期待在温伟主任等一大批急诊中坚力量的共同努力下，早日推出国内原创版本的《急诊医学病例精析》，并成为我国急诊医生的必读图书，甚至走出国门，走向世界，向全世界展示我国急诊医生的经验和智慧，使之成为全球急诊同仁竞相传阅的热门经典著作。让我们共同期待和祝愿！

四川省医学科学院·四川省人民医院急诊科 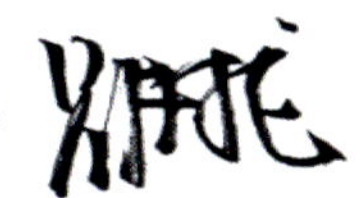

译者前言

急诊医学是一门实践性极强的学科。在这一充满挑战的领域，急诊医生必须迅速、准确地处理各种紧急情况。这不仅需要扎实的理论基础，更需要能够将理论综合运用于临床实践的能力。然而，在急诊医学教育的现实中，受限于时间和资源，年轻医生和医学生们能够接触到的实际病例种类和数量与急诊医学的广度相比仍有差距。因此，通过精心设计的急诊典型病例来模拟不同的临床过程和决策制订，对急诊医学教育尤为重要。目前，国内虽不乏急诊医学相关的各种著作，但聚焦病例分析与讨论的著作相对较少，且多涉及疑难、少见、复杂病例，适合年轻医生和医学生的系统性经典病例集极少。

CASE FILES®: Emergency Medicine, 5e 一书源自 McGraw-Hill 出版社的"LANGE Case Files"系列，一直是美国急诊医学畅销书之一。本书精选了 57 个真实且具有代表性的急诊病例，内容覆盖了气道管理及心搏骤停、中毒、急性感染、创伤等急诊专业领域常见急危重症。相较于第 4 版，全新第 5 版新增多个病例，并对原有病例进行了重新编排和全面更新，整合了最新医学进展和实践经验。本书所呈现的每一个病例都特别强调急症的早期评估、紧急处理和病理生理演变过程，符合急诊"先救命、后治病"的急诊临床思维特质。每个病例都设有开放式问题、详细讨论、相关概念与定义、临床诊疗方案，以及测试问题与解析，末尾还有基于病例的思考和讨论，画龙点睛的是病例相关的临床理论与实践精粹。本书采用的互动式学习方式在国内同类书中实属少见，有助于读者主动思考和深入学习，提升急诊临床思维和急救能力。本书的引进翻译出版，可为国内急诊医学教育提供国际视野和先进理念。

本书的独特之处还在于病例的经典性和代表性，分析讨论重点突出，文字精练简洁，遵循临床诊治实际，注重急诊临床思维培养，并附有测试题和解析，便于检验知识点的理解与掌握。本书的组织架构既适合快速浏览，也适合深入探究，能够满足不同读者的学习需求。

在本书翻译过程中，我们组建了一支由国内资深急诊医学专家组成的翻译团队。主译、副主译均为急诊医学界临床与教学一线经验丰富、年富力强的中青年专家，大多数翻译人员也都有丰富的临床工作经验和翻译、写作经历。每位成员都深入研究原文，力求准确传达原书的精髓，注重语言的准确性和专业术语的规范性。同时，我们得到了诸多的帮助和支持。首先，感谢参与翻译和审校的急诊医学专家团队，他们的专业精神和辛勤工作保证了译文的质量；其次，感谢中国科学技术出版社的信任，将这部优秀图书引进并授权我们翻译，出版社工作人员的专业指导和协助使得本书得以顺利出版。

我们期待这部中文翻译版能够成为国内急诊医生和医学生的重要学习资源，帮助他们在急诊医学实践的道路上不断进步，进而为患者提供更优质、高效的医疗服务。我们期待读者的反馈，以便能够不断改进和完善翻译工作，为我国急诊医学教育事业增添新的元素，注入新的活力。

北京医院急诊科 温伟

哈尔滨医科大学附属第二医院急诊科 邓颖

关于本书

掌握急诊医学领域的知识本是一项艰巨的任务，而利用这些知识获取、筛选临床和实验室数据，进行诊断和鉴别诊断，最终形成合理的治疗方案则更加困难。为了获得这些技能，医学生通常要在有经验的老师指导下进行患者床旁学习，并通过这种学习得到启发，进行自主勤奋阅读，这样学习效果最佳。显然，床旁教学是无可替代的。不幸的是，临床实际情况通常不会涵盖该专业的广度。也许最好的替代方案是精心设计典型病例，以此来模拟临床过程和决策制订，从而达到学习目的。为了实现这一目标，我们整理构建了一个临床病例集，用来传授与急诊医学相关的诊断或治疗方法。病例的解析过程强调了发病机制和基本理论，而不仅仅是死记硬背的问题和答案。

这本书的编排适合多种人群。它既适合医学生快速浏览病例场景并检查相应答案是否正确，也适合那些想要深入思考、探究病例详情的医生。各个病例的内容从简单到复杂依次排列：病例总结、病例分析、疾病过程、测试问题与解析，以及临床精粹和参考文献。这些临床病例按照系统顺序排列，以便读者比较和对照类似病例。本书的附录部分为复习题，用来帮助读者整合所学知识。我们有意不去过多使用多项选择题（MCQ）的形式，因为在真实临床实践中并没有这么多的线索和选项，只是在每个场景的结尾设置了几个 MCQ 用以强化概念或引入相关主题。

一、如何充分利用好这本书

每个病例都设计成模拟实际患者的临床就诊场景，提出开放式问题。有时患者的主诉与医生最担忧的问题不同，甚至还会给出无关的信息，更贴近真实。

1. 病例总结

识别病例中的关键要点，过滤掉无关信息。医学生应在查看答案之前自行撰写病例摘要，将自己的摘要与答案中的摘要进行比较，有助于提高收集重要信息并摒弃无关信息的能力，这是解决临床问题的一项基本技能。

2. 病例分析

(1) 病例学习目标：学习 2～3 个对该例患者诊疗至关重要的原则。此外，要在初步浏览病例资料时对病例做出有根据的“推测”，这虽然是一个挑战，但这将有助于提高临床分析能力。

(2) 思考：对该患者病情的相关要点和简要处理方法进行讨论。

3. 疾病过程

(1) 疾病定义或相关病理生理学：学习与疾病发展过程相关的术语或基础病理生理学。

(2) 临床方法：对临床问题进行简要讨论，包括以表格、数字和公式等形式。

4. 测试问题与解析

每个病例都包含几道选择题，这些题目能够强化对病例要点的领悟或引入新的相关概念，并在答案解析中予以解释。

5. 临床精粹

列出与病例相关的几个临床要点，作为总结加以强调，有助于考前复习和巩固学习成果。

二、病例概览

章	病例编号	疾　病
第 4 章　复苏	1	气道管理
	2	失血性休克
	3	脓毒症
	4	内分泌急症
	5	糖尿病酮症酸中毒
	6	全身性过敏反应
第 5 章　心血管系统急症	7	急性冠脉综合征
	8	Boerhaave 综合征和非心源性胸痛
	9	心房颤动
	10	节律规则的心动过速
	11	心力衰竭 / 肺水肿
	12	高血压急症
第 6 章　呼吸系统急症	13	支气管哮喘
	14	深静脉血栓形成和肺栓塞
	15	细菌性肺炎
第 7 章　消化系统急症	16	急性腹痛 / 胰腺炎
	17	消化道出血
	18	吞咽异物
	19	肠梗阻
	20	急性腹泻
第 8 章　泌尿生殖系统急症	21	肾结石
	22	阴囊疼痛
	23	高钾血症
	24	尿路感染
第 9 章　神经系统急症	25	精神状态改变
	26	晕厥
	27	头晕 / 眩晕
	28	脑卒中 / 短暂性缺血发作
	29	头痛
	30	成人癫痫发作
	31	腰痛

（续表）

章	病例编号	疾　病
第 10 章　儿科急症	32	1—3 月龄婴儿不明原因发热
	33	儿童跛行
	34	热惊厥及急性中耳炎
第 11 章　妇产科急症	35	急性盆腔炎
	36	异位妊娠
	37	妊娠 22 周前的并发症
	38	性侵犯与家庭暴力
第 12 章　感染相关急症	39	脑膜炎
	40	皮肤和软组织感染
	41	皮疹伴发热
	42	新发传染病
第 13 章　创伤	43	穿透伤
	44	颈椎和上肢骨损伤
	45	儿科创伤 / 非意外创伤
第 14 章　伤口相关急症	46	面部撕裂伤
	47	动物咬伤
第 15 章　喉和眼相关急症	48	链球菌性咽炎
	49	急性结膜炎 / 急性闭角型青光眼
第 16 章　血液相关急症	50	镰状细胞贫血症
第 17 章　环境相关急症	51	热相关疾病及热损伤
	52	溺水和低温症
第 18 章　社会问题	53	急诊医学的社会因素
第 19 章　中毒 / 药物滥用	54	可卡因中毒
	55	对乙酰氨基酚中毒
	56	酒精戒断综合征
	57	阿片类药物中毒和其他中毒综合征

致　谢

本书及一系列课程的创意灵感来自于两位才华横溢的医学生，Philbert Yau 和 Chuck Rosipal，他们现在早已从医学院毕业。在此，我要感谢为本书的出版做出努力和贡献的人们。Barry Simon 医生是一位技艺精湛且富有同情心的急诊科医生；Kay Takenaka 医生是一位优秀的临床医生，也是 McGovern Medical School 的长期研究人员；Adam Rosh 医生是一位卓越的急诊医师和教育家。我为能与他们一起工作感到非常荣幸和愉快。Ciara Barclay-Buchanan 医生对我们这个团队来说是极好的补充，她专注、勤奋且技艺娴熟。我也非常为我的女儿 Allison 感到骄傲，她不仅是一名优秀的护士，也是“病历档案”方面的专家。第 5 版中，不仅新增加了 5 个病例，还对其他病例进行了不同程度的更新，并且重新编排了更多要点，也更便于阅读。非常感谢 Bob Boehringer 医生、Christina Thomas 医生和 Lior Raz-Farley 医生，他们的热情、丰富的经验为本书的素材积累与更新提供了有力支持。感谢 McGraw-Hill 出版社对本书给予编校和出版方面的支持，也非常感谢 Catherine Saggese 出色的专业制作能力。如果没有教育项目办公室的 Patricia Butler 医生和 Mark Hormann 医生，医院妇产科 Lyndon B. Johnson 主任、Sean Blackwell 医生和 Pam Berens 医生的支持，不可能完成这本书。最重要的是，我要感谢我永远深爱的妻子 Terri 和我们 4 个出色的孩子。感谢 Andy 和他的妻子 Anna，Michael 和他的妻子 Nadine，Allison 和她的丈夫 Josh，Christina 和她的丈夫 Andy，以及他们的儿子 Ethan，感谢他们的耐心、鼓励和理解。

Eugene C. Toy

献　词

感谢我在里奥格兰德河谷的同事们，是你们欢迎我来到得克萨斯州麦卡伦和帕尔，开始我的第一份“真正的事业”，关心照护那些医疗服务不足的患者。我永远不会忘记那些敬业和有才华的医生、护士等工作人员和志愿者。我特别感谢我的护士 Estella 和志愿者 Letty。你们在我心里有着特别的位置。

——ECT

感谢我的妻子 Zina Rosen-Simon，以及我们的女儿 Jamie 和 Kaylie，感谢你们教会我并始终提醒我生活中最重要的是什么。我还要感谢我在 Highland General Hospital 工作时的同事们，还有所有来到这里的住院医生和医学生们，你们的到来使我作为一名学术型急诊医生的职业生涯充满挑战并极具回报。

——BS

感谢 Jason，感谢他在我经常值夜班的生活中给予关爱、支持和理解。感谢我的父母，他们一直是我人生中的指路明灯。感谢我的同事和住院医师，他们对急诊医师职业的奉献精神给我留下了深刻的印象。

——KYT

衷心感谢我的家人给予我的爱和支持，尤其是 Danielle、Ruby 和 Rhys。感谢 New York University/Bellevue Hospital 和 Wayne State University/Detroit Receiving Hospital 急诊科敬业的医护人员，以及我的患者们，他们对我充满信任，每天都能让我有新的收获。

——AR

感谢我的家人（特别是我的父母、丈夫，以及我们的孩子们），感谢他们的支持。感谢我尊敬的老师们（Gloria Kuhn 博士、Melissa Barton 博士、Michelle Lall 博士和 Azita Hamedani 博士）的支持和指导。感谢多年来与我并肩工作和进修的同事们。还要感谢我的患者们，他们在自己最艰难的日子里选择信任我们，让我们为他们提供医疗照护。

——CBB

目　录

上篇　如何处理临床问题

下篇　临床病例精析

上　篇

如何处理临床问题

How to Approach Clinical Problems

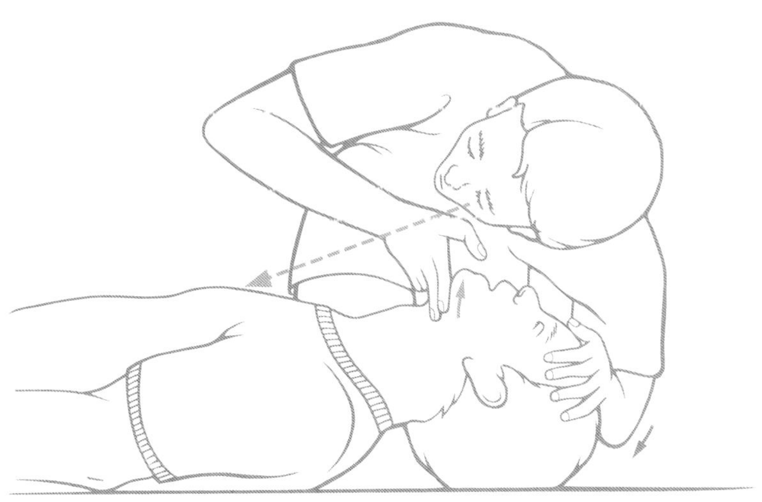

第1章 怎样了解患者病情
Approach to the Patient

文 力译　王 凡温 伟校

运用“书本知识”解决特定的临床问题是医学中最具挑战性的任务之一。过程中临床医生不仅要记住信息、重现并剪辑事件、回忆大量数据，还要将这些知识应用于患者。本文的目的就是要帮助你更好地完成这一过程。

首先要做的是收集信息，也就是建立资料库，包括采集病史、进行体格检查、根据需要有选择性地进行实验室检测、特殊检查和（或）影像学检查。在与患者交谈时，应始终保持敏感性和尊重。一个好的临床医生应该知道如何用不同的术语或以多种不同的方式提出相同的问题。例如，患者可能会否认有“心力衰竭”（heart failure，HF），但会肯定地回答接受了“胸腔积液”的治疗。

临床精粹

病史采集通常是获得诊断的最重要的手段。要以不加评判、敏感和全面的方式获取这些信息，其重要性再怎么强调也不为过。

一、病史

（一）基本信息

1. 年龄　某些疾病在特定年龄段更为常见；例如，老年人的胸痛比青少年胸痛更可能倾向冠状动脉疾病。

2. 性别　一些疾病常见于男性，如腹主动脉瘤。相比之下，女性更常患有自身免疫病，如慢性特发性血小板减少性紫癜或系统性红斑狼疮。此外，任何育龄女性都必须考虑到妊娠的可能性。

3. 种族　有些疾病在某些种族群体中更为常见（例如，西班牙裔人群中的2型糖尿病）。

临床精粹

对于任何育龄女性，必须考虑其妊娠的可能性。

（二）主诉

促使患者来医院就医的原因是什么？是慢性疾病或复发性疾病的原有病情出现了变化，还是出现了全新的问题？应记录主诉的持续时间和性质特点、相关症状、加重/缓解的因素。主诉会引出鉴别诊断，应通过进一步询问来探究可能的病因。

临床精粹

任何病例陈述的第一行都应该包括年龄、种族、性别和主诉。例如，32岁白种人男性，主诉为持续性下腹痛8h。

（三）既往病史

1. 应详细记录既往主要疾病，如高血压、糖尿病、变应性气道疾病、心力衰竭、心绞痛或脑卒中等。

(1) 发病年龄、严重程度、靶器官受累情况。

(2) 针对特定疾病服用的药物，包括最近的用药变化和变化原因。

(3) 病情的最近一次评估（例如，心绞痛患者最近一次进行运动负荷试验或心脏导管介入术的时间）。

(4) 哪个医生或诊所正在随访患者的上述疾病？

2. 轻微疾病，如最近的上呼吸道感染。

3. 既往住院治疗的情况，无论多么微不足道。

（四）既往手术史

手术日期、手术类型、手术指征和结果。应区分腹腔镜和剖腹手术。列出外科医生和医院的名称 / 位置。这些信息应与患者身上的手术瘢痕相对应。应详细描述任何手术相关并发症（如麻醉并发症）和插管困难等。

（五）过敏史

应记录对药物的过敏反应，包括反应的严重程度与药物剂量、用药时间的关系。应将速发型超敏反应与药物不良反应区分开来。

（六）用药情况

应列出日常用药清单，包括药物名称、剂量、给药途径和频率、用药时间，包括处方药、非处方药和草药。如果患者目前正在服用抗生素，记录正在治疗哪种类型的感染，这一点很重要。

（七）社会史

职业、婚姻状况、家庭状况、抑郁或焦虑倾向都很重要，还应记录使用或滥用毒品、吸烟或饮酒的情况。

（八）家族史

许多疾病都是遗传性的（如血友病、镰状细胞病）。此外，乳腺癌和缺血性心脏病等疾病的家族史可能是这些疾病发生的危险因素。

（九）系统回顾

应进行系统的回顾，但应侧重于危及生命和更常见的疾病。例如，对于有睾丸肿块的年轻男性，该部位的创伤、体重减轻和感染症状都是值得注意的。对于全身乏力的老年女性，应该询问心脏疾病的相关症状，如胸痛、气短、疲劳或心悸等。

二、体格检查

（一）一般外观

检查患者是否有急性痛苦面容；急诊医生应重点关注气道、呼吸和循环（airway，breathing，and circulation，ABC）；注意患者是恶病质还是营养良好，焦虑还是平和，清醒还是迟钝。

（二）生命体征

记录体温、血压、心率和呼吸频率；记录血氧饱和度对有呼吸道症状的患者很重要；身高、体重和体重指数通常记录在生命体征项目中。

（三）头颈部检查

应寻找外伤、肿块、面部水肿、甲状腺肿和甲状腺结节、颈动脉杂音的征象；对于精神状态改变或头部外伤的患者，双侧瞳孔的大小、对称性和反应性都很重要；应检查皮肤黏膜是否有苍白、黄染和脱水的征象；应触诊颈部和锁骨上淋巴结。

（四）乳房检查

检查双侧乳房的对称性；是否有皮肤或乳头内陷，并进行触诊以检查肿块；评估乳头是否有分泌物，并检查腋窝和锁骨上淋巴结。

（五）心脏检查

应确定心尖冲动的最强点，并在心尖和心底部进行心脏听诊；注意听诊心律是否规则；应描述心音（包括 S_3 和 S_4）、杂音、喀喇音和心包摩擦音；由于心脏输出量增加，孕妇中收缩期杂音相当常见，但明显的舒张期杂音则不常见。

（六）肺部检查

应对肺部进行系统全面的检查，记录是否有喘鸣、哮鸣音、湿啰音和干啰音；临床医生还应寻找肺实变（支气管呼吸音、支气管“羊咩”音）和呼吸肌做功增加（肋间隙凹陷、胸腹矛盾呼吸、辅助呼吸肌的使用）的证据。

（七）腹部检查

应检查腹部是否有瘢痕、膨隆、肿块和颜色的变化。例如，胁腹部的 Grey Turner 征（瘀斑）可能提示腹腔内或腹膜后出血。腹部听诊应对正常肠鸣音与高亢和过度活跃的肠鸣音或低弱的肠鸣音进行鉴别。应通过腹部叩诊明确是否存在移动性浊音（提示腹水）。腹部触诊应从远离疼痛区域开始，并逐渐扩展到整个腹部，以评估压痛、肿块、脏器肿大（如脾脏或肝脏）和腹膜刺激征。应注意是否存在肌卫，以及其是否自主产生。

（八）背部和脊柱检查

应评估背部的对称性，是否存在压痛或肿块。侧腹部区域的叩击痛对评估可能存在的肾脏疾病特别重要。

（九）生殖器和直肠检查

1. 女性 应先检查外生殖器，然后用窥器观察阴道和子宫颈。双合诊用于检查宫颈举痛、子宫大小和卵巢肿块或压痛。

2. 男性 应检查阴茎是否有尿道下裂等病变和分泌物。阴囊触诊是否有压痛和肿块。如果有肿块，可以通过透光试验来区分实性肿块和囊性肿块。在休息和受到压力（咳嗽、站立）时，应仔细触诊腹股沟区域是否有突出（疝）。

3. 直肠检查 直肠检查可发现骨盆后部肿块，并可发现粪便中血块或隐血。对于女性，子宫骶韧带结节和压痛可能是子宫内膜异位症的征象。直肠检查可发现子宫后部和直肠子宫陷凹的肿块。对于男性，应触诊前列腺是否有压痛、结节和肿大。

（十）四肢 / 皮肤检查

应记录是否存在关节积液、压痛、皮疹、水肿和发绀。此外，记录毛细血管再充盈时间和外周脉搏也很重要。

（十一）神经系统检查

有神经系统主诉的患者需要进行全面的评估，包括精神状态、脑神经功能、肌力、感觉、反射和小脑功能。在创伤患者中，格拉斯哥昏迷量表评分至关重要（表1–1）。

临床精粹

全面掌握解剖学对于合理解释体格检查的结果至关重要。

表1–1 格拉斯哥昏迷量表

检查项目	评 分
睁眼反应	
自发睁眼	4
呼唤睁眼	3
疼痛刺激睁眼	2
无反应	1
运动反应	
按指令运动	6
对刺痛能定位	5
对刺痛能躲避	4
对刺痛肢体有屈曲反应	3
对刺痛肢体有过伸反应	2
无动作反应	1
言语反应	
说话有条理	5
言语错乱	4
只能说出（不适当）单词	3
只能发音	2
无反应	1

（十二）实验室评估（视情况而定）

1. 全血细胞计数可以评估贫血、白细胞增多（感染）和血小板减少。

2. 基本的代谢相关检查包括电解质、葡萄糖、尿素氮和肌酐（肾功能）。

3. 尿液分析和尿培养评估血尿、脓尿或菌尿。尿妊娠试验对育龄女性很重要。

4. AST、ALT、胆红素和碱性磷酸酶评估肝功能；淀粉酶和脂肪酶评估是否有胰腺炎。

5. 如果怀疑有冠状动脉疾病或心功能不全，应检测心脏标志物（CK-MB、肌钙蛋白、肌红蛋白）。

6. 在怀疑存在药物过量时，应检测对乙酰氨基酚等的血药浓度。

7. 动脉血气分析提供了关于氧合、二氧化碳和 pH 的信息。

（十三）影像学检查

1. 如果怀疑有心脏缺血、心律失常或心功能不全，应进行心电图（electrocardiogram，ECG）检查。

2. 超声检查在评估女性患者的盆腔情况（如盆腔炎、输卵管卵巢脓肿）、诊断胆结石及其他胆囊疾病方面有很大价值。随着彩色血流多普勒的出现，可以检测深静脉血栓形成和卵巢或睾丸扭转。

3. FAST 检查可以缩短腹腔内出血的处置时间，检查包括肝肾隐窝（Morrison 囊）、脾周、剑突下心包和盆腔（直肠子宫陷凹）。在 e-FAST 中，增加了对胸部和上胸壁的检查。

4. CT 在评估颅内的肿块、出血、脑梗死和颅骨骨折方面很有价值。胸部 CT 可评估肿块、积液、主动脉夹层和肺栓塞，腹部 CT 可发现感染（脓肿、阑尾炎、憩室炎）、肿块、主动脉瘤和输尿管结石。

5. MRI 具有良好的软组织分辨力。在急诊科最常用来排除脊髓受压、马尾综合征和硬膜外脓肿或血肿。MRI 对急性脑卒中患者也很有诊断价值。

第2章　怎样解决临床问题
Approach to Clinical Problem-Solving

文力译　王凡温伟校

急诊科医生通常会采取五个明确的步骤来系统地解决大多数临床问题。

1. 急诊评估与管理。
2. 做出诊断。
3. 评估疾病的严重程度。
4. 针对疾病的病程阶段进行治疗。
5. 观察患者对治疗的反应。

一、急诊评估与管理

患者来到急诊的时候往往病情危重甚至危及生命，需要同时进行评估和治疗。例如，一个急性呼吸困难伴低氧血症的患者需要吸氧，甚至可能需要气管插管进行机械通气。在解决这些紧急需求的同时，临床医生还必须努力确定患者的呼吸困难的原因是肺炎、心力衰竭、肺栓塞、气胸还是其他原因。

一般来说，首要任务是稳定患者的ABC（表2–1）。例如，一个昏迷的多发伤患者首先需要插管以保护气道。关于气道和呼吸问题的管理，见图2–1至图2–3。然后，如果患者患有张力性气胸，则需要立即进行胸腔穿刺术。如果患者有低血压，则需要开通大的静脉通路和容量复苏来进行循环支持。应对任何活动性出血部位进行按压止血。一旦ABC和其他危及生命的状况得到处置并稳定，就应进一步采集更完整的病史和进行全面的体格检查。

临床精粹

急诊医生往往面临的是无法预料的疾病和伤害，他们经常必须边诊断边治疗。对于严重且危及生命的状况，首要的任务，即临床解决问题的第一步是稳定ABC。

二、做出诊断

做出诊断需要通过仔细评估患者、分析信息资料、评估风险因素并列出一系列可能的诊断（鉴别诊断）来实现的。通常情况下，基于医生的知识、经验和初步检查结果，可以将一长串可能的诊断缩减到几个最有可能或最严重的诊断。例如，一个主诉上腹部疼痛且有非甾体抗炎药（nonsteroidal anti–inflammatory drug，NSAID）用药史的患者可能患有消化性溃疡；另一个腹部疼痛、对高脂肪食物不耐受和腹胀的患者可能患有胆石症。此外，若患者有持续1天的脐周疼痛史，现在疼痛部位定位于右下腹，可能患有急性阑尾炎。

临床精粹

临床解决问题的第二步是做出诊断。

三、评估疾病的严重程度

在确诊之后，下一步就是评估疾病的严重程度。这就像确定患者是“生病”还是“没有生病”一样简单。例如，尿路感染的患者是已发展到脓毒症，还是病情稳定可以进行门诊治疗？在其他情况下，可以使用更正式的分期方法。例如，头部外伤患者需要使用格拉斯哥昏迷量表评估其损伤的严重程度。

表 2-1 对气道、呼吸和循环（ABC）的评估

ABC	评 估	处 置
A：气道	• 评估口腔情况 • 观察患者肤色（是红润还是青紫） • 检查气道通畅性（是否窒息、误吸、受压、有异物、水肿、出血） • 听诊是否有喘鸣声 • 检查气管是否偏移 • 评估使用呼吸气囊和面罩辅助通气的难易程度	• 仰头抬颏 • 如果怀疑颈椎受伤，请固定颈部并使用托下颌法 • 如果遇到气道阻塞，使用海姆利希急救法、胸部按压、手指清除异物（仅限于无意识患者） • 临时气道（喉罩） • 确定性气道（经鼻或经口气管插管、环甲膜切开术）
B：呼吸	• 观察、倾听并感受呼吸气流和胸廓起伏 • 呼吸频率和呼吸费力程度（是否动用辅助呼吸肌、出汗情况、是否出现疲劳） • 有效通气情况（是否出现支气管痉挛、胸壁畸形、肺栓塞）	• 复苏（口对口人工呼吸、口对面罩人工呼吸、呼吸气囊和面罩） • 补充氧气，胸腔引流（气胸或血胸时使用）
C：循环	• 触摸颈动脉 • 评估脉搏和血压 • 使用心电监护仪评估心律 • 考虑动脉压力监测 • 评估毛细血管再充盈情况	• 如果无脉搏，进行胸外按压并确定心律（考虑使用肾上腺素、除颤） • 建立静脉通路（中心静脉） • 输液 • 考虑 5H 和 5T 因素［5H，即低血容量、低氧、低温、高钾/低钾血症、酸中毒；5T，即张力性气胸、心脏压塞、血栓形成（大面积肺栓塞）、血栓形成（心肌梗死）、药物（药物过量）］

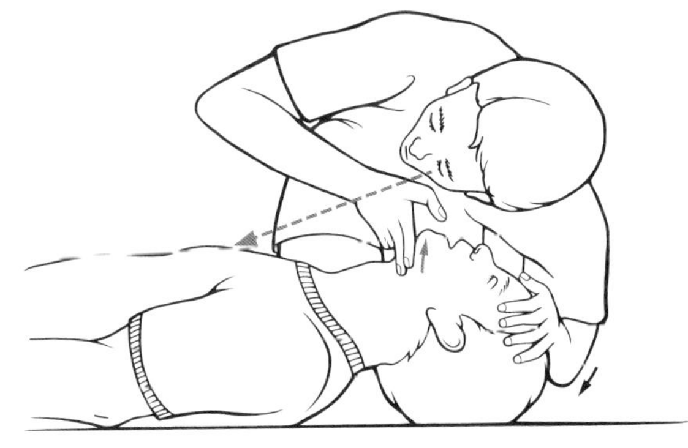

▲ 图 2-1 判断呼吸

救援者"看、听和感觉"呼吸状态

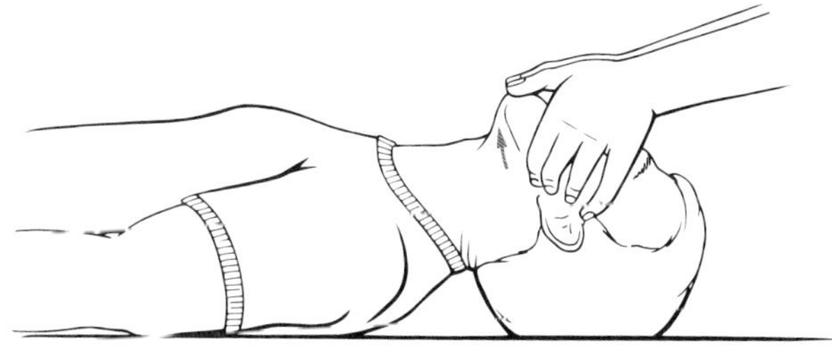

▲ 图 2-2 双手托颌法

救援者在保持颈椎处于中立位置的同时向上抬起患者的下颌

临床精粹

临床解决问题的第三步是评估疾病的严重程度或阶段，这通常对治疗和（或）预后产生影响。

四、针对疾病的病程阶段进行治疗

许多疾病所处的病程阶段或严重程度会影响其预后和治疗。例如，一个既往体健的年轻人患有肺炎但没有呼吸困难，可能只需在家口服抗生素治疗即可。而既往患有肺气肿的老年肺炎患者可能需要入院接受静脉注射（intravenous，IV）抗生素治疗。患有肺炎并发呼吸衰竭的患者则可能需要气管插管并送入重症监护室进行进一步的治疗。

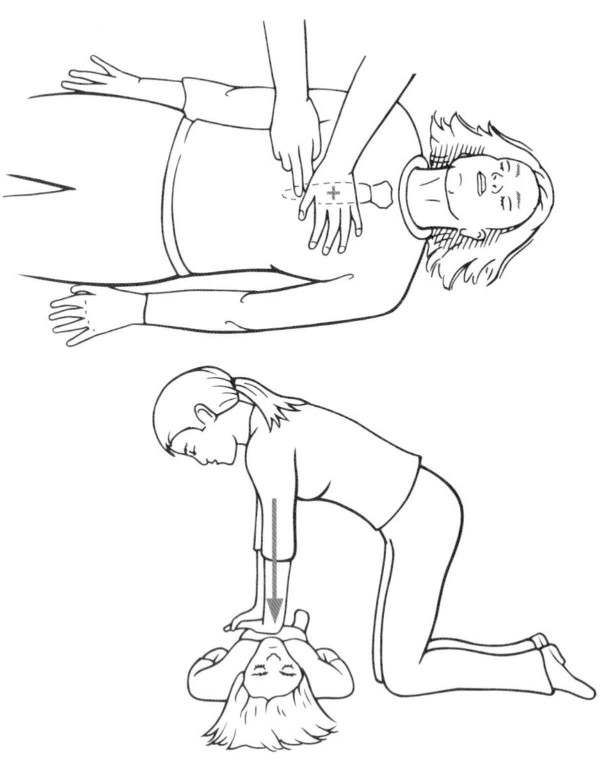

▲ 图 2-3 胸外按压

救援者对一名成年患者进行胸外按压

临床精粹

临床解决问题的第四步是根据疾病的严重程度或“病程阶段”来量身定制治疗方法。

五、观察患者对治疗的反应

治疗疾病的最后一步是观察患者对治疗的反应。一些反应是体现在临床表现上，如患者疼痛的改善（或没有改善）。其他反应可通过检测来观察（例如，监测糖尿病酮症酸中毒患者的阴离子间隙）。如果患者没有按照预期产生相应反应，临床医生必须做好准备来应对。下一步是再次治疗、重新评估诊断，还是进行其他更进一步的检查？

临床精粹

临床解决问题的第五步是观察治疗反应或效果。这可以通过不同的方式来评价，包括症状、体格检查或其他辅助检查。对于急诊医生来说，生命体征、氧合、尿量和精神状态是关键指标。

第3章 怎样阅读
Approach to Reading

文力 译 王凡 温伟 校

以临床问题为导向的阅读方法与经典的“系统性”疾病论述不同。患者出现在急诊时很少有明确的诊断。因此，医学生必须要熟练地将教科书中的知识信息应用于临床场景中。因为有目的的阅读可以提高对知识信息的记忆，所以医学生应该带着回答特定问题的目的进行阅读。以下七个基本问题将有助于临床思维的建立。

1. 最可能的诊断是什么？
2. 你如何确定诊断？
3. 下一步你应该做什么？
4. 这一过程最可能的机制是什么？
5. 这种状况的危险因素是什么？
6. 疾病并发症有哪些？
7. 最佳的治疗方法是什么？

临床精粹

带着回答七个基本临床问题的目的进行阅读，可以提高对知识的记忆，并有助于将“书本知识”转化为“临床知识”。

一、最可能的诊断是什么

建立诊断的方法已经在前文中介绍。解决诊断问题的一个方法是为常见的临床问题制订标准的“答案”。了解各种临床症状的最常见原因是有帮助的，例如，“患者一生中经历的最严重的头痛可能是蛛网膜下腔出血引起的”（见每个病例末尾的“临床精粹”）。

临床场景可能如下：一名38岁女性，有2天单侧搏动性头痛和畏光病史。最可能的诊断是什么？

在没有其他信息可供参考的情况下，学生会注意到这名女性有单侧头痛和畏光症状。根据“最常见原因”的信息，学生会有根据地猜测患者患有偏头痛。相反，如果患者描述为“她一生中最严重的头痛”，学生会利用临床精粹“患者一生中经历的最严重的头痛可能是蛛网膜下腔出血”而做出诊断。

临床精粹

单侧搏动性头痛伴畏光的最常见原因是偏头痛，但我们主要担忧的是蛛网膜下腔出血。如果患者将其描述为“她一生中最严重的头痛”，那么对蛛网膜下腔出血的怀疑就会增加。

二、你如何确定诊断

在上述场景中，患“最严重头痛”的女性被怀疑有蛛网膜下腔出血。这个诊断可以通过头部CT和（或）腰椎穿刺来确认。学生应该了解各种检查的局限性，特别是在疾病早期。腰椎穿刺显示黄变症（红细胞）是诊断蛛网膜下腔出血的“金标准”，但其在疾病早期可能为阴性。

三、下一步你应该做什么

这个问题很难回答，因为下一步有很多可能性；答案可能是获取更多的诊断信息，对疾病进行分期或者开始治疗。这通常是一个比“最可能的诊断是什么？”更具挑战性的问题，因为可能目前还没有足够的信息做出诊断，下一步就是去寻求更多的诊断信息。另一种可能是，目前有足够的信息进行诊断了，下一步就是对疾病进行分期。最后，最适当的答案可能下一步就是进行治疗了。因此，根据临床信息，需要做出判断确定在以下道路上进展到哪一步了：处理任何危及生命的状况→做出诊断→对疾病进行分期→根据分期进行治疗→观察治疗反应。

学生经常被教导要去“复读”别人关于某种特定疾病所写的内容，但并不知道下一步该如何做。这种技能的最佳学习方式是在病床旁，在一个支持性的环境中，可以自由地进行有依据的推测，并得到建设性的反馈。一个示例场景可以描述学生的思考过程，如下所示。

（一）处理任何危及生命的状况

“我会首先评估ABC，并稳定任何可能危及生命的状况。如果没有此类威胁，我将进入下一步。”

（二）做出诊断

“根据我掌握的信息，我认为Smith先生患有粘连性小肠梗阻，因为他出现恶心、呕吐、腹胀、高调活跃的肠鸣音和X线上小肠肠管扩张及气液平面。”

（三）对疾病进行分期

“我认为这不是严重的疾病，因为他没有发热、脓毒症的迹象，也没有难以控制的疼痛、腹膜刺激征或白细胞增多。”

（四）根据分期进行治疗

“综上，我的下一步是禁食、鼻胃管负压引流、静脉输液和观察。”

（五）观察治疗反应

“我想通过评估他的疼痛（我会要求他每天在0～10的范围内对疼痛进行评分），他的肠道功能（我会问他是否有恶心、呕吐或排气），他的体温、腹部查体、血清碳酸氢盐（用于判断代谢性酸中毒）和白细胞计数来观察治疗效果，我将在24h内重新评估治疗反应。”

在类似患者中，当临床表现不明确时，也许最佳的“下一步”是做进一步的诊断性检查，如进行口服对比剂的影像学检查以评估是否存在肠梗阻。

临床精粹

通常，模糊地询问“下一步你应该做什么？”是最难回答的问题，因为答案可能是进一步诊断、疾病分期或治疗。

四、这一过程最可能的机制是什么

这个问题要求学生不仅要做出诊断，还要理解背后的机制。例如，一名68岁老年男性，他发现自己有排尿困难和尿潴留，同时在左锁骨上区有一个无痛性的大而坚硬的肿块。这名患者尿路梗阻可能由前列腺增生或前列腺癌引起。左颈部的肿块让人怀疑其患有癌症。其机制是癌细胞随淋巴液转移，最终进入左锁骨下静脉，因此，转移发生在胸导管区域。建议学生不仅要记住一系列症状，还要了解每种疾病过程的病理生理机制。此外，在急诊医学中，掌握解剖学、生理学及纠正病理生理紊乱的方法对学生来说至关重要。

五、这一状况的危险因素是什么

了解危险因素有助于医生做出诊断并确定如何解读检查结果。例如，了解危险因素可能有助于诊治一名55岁女性贫血患者。如果患者存在子宫内膜癌的危险因素（如糖尿病、高血压、无排卵）并主诉绝经后出血，她很可能患有子宫内膜癌，应该进行子宫内膜活检。与之不同的是，隐匿性胃肠出血也是常见的贫血病因。如果她服用NSAID，那么消化性溃疡是最可能的原因。

临床精粹

评估危险因素有助于指导检查和进行鉴别诊断。

六、疾病并发症有哪些

临床医生必须了解疾病的并发症，这样他们才能知道如何观察和监测患者。医学生必须根据临床线索及后续相关病理生理知识做出判断。例如，一名26岁男性在跨大西洋飞行后主诉右下肢肿胀和疼痛，他的多普勒超声检查显示有深静脉血栓形成。这个病理生理过程的并发症包括肺栓塞（pulmonary embolism，PE）。了解这一并发症有助于临床医生认识患者的风险。如果有任何与肺栓塞相符的症状，医生就知道该患者需要进行CT肺动脉造影检查。

七、最佳的治疗方法是什么

为了回答这个问题，临床医生不仅需要做出正确的诊断和病情严重程度评估，还必须权衡患者的实际情况以确定合适的干预措施。对于医学生来说，了解最佳药物、给药途径、作用机制和可能的并发症比知道药物的确切剂量更重要。当然，更高的要求是能够清晰地阐述诊断和治疗的理由。

临床精粹

治疗应该合理且基于疾病的具体诊断和严重程度。在紧急情况下，如呼吸衰竭或休克，即使病因正在被寻找中，患者也需要立即治疗，这是这一规则的例外。

八、总结

1. 在处理急诊患者时，首要且最重要的任务是稳定病情，主要是评估和处理ABC。

2. 细致的病史采集和体格检查是无可替代的。

3. 临床处理急诊患者的五个步骤是处理危及生命的情况、做出诊断、评估严重程度、根据严重程度进行治疗和跟踪治疗的反应。

4. 七个问题有助于缩小教科书和临床实践之间的差距。

参考文献

[1] Jones TR. Approach to the emergency department patient. In: Stone CK, Humphries R, eds. *Current Diagnosis and Treatment Emergency Medicine*. 8th ed. New York, NY: McGraw-Hill; 2017:1–4.

[2] Hirshop JM. Basic CPR in adults. In: Tintinalli J, Stapczynski JS, Ma OJ, Cline D, Cydulka R, Meckler G, eds. *Emergency Medicine*. 9th ed. New York, NY: McGraw-Hill; 2019.

[3] Ornato JP. Sudden cardiac death. In: Tintinalli J, Stapczynski JS, Ma OJ, Cline D, Cydulka R, Meckler G, eds. *Emergency Medicine*. 9th ed. New York, NY: McGraw-Hill; 2019.

下　篇

临床病例精析

Clinical Cases

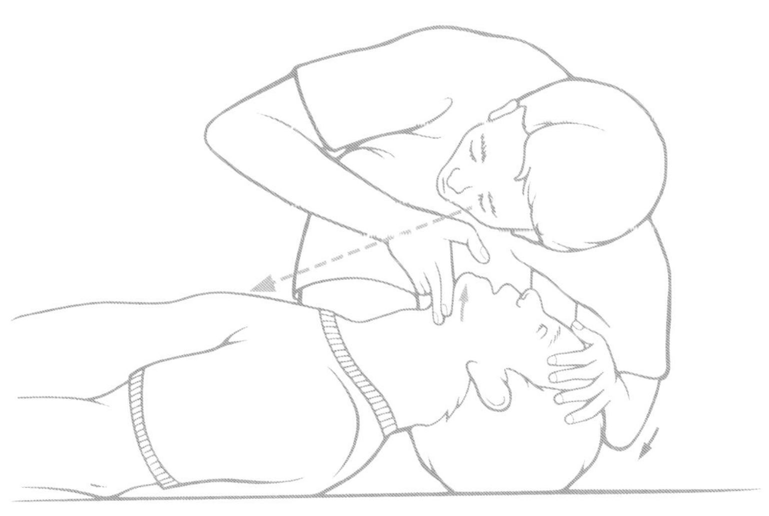

第4章 复 苏
Resuscitation

病例1 气道管理

廖 玲 译 郑亮亮 温 伟 校

一名87岁老年男性近3天咳嗽进行性加重，被发现失去知觉躺在床上，呼吸浅快，由救护车从专业护理机构送到急诊科。现场急救人员报告说患者在吸室内空气情况下氧饱和度为67%。急诊接诊发现患者对疼痛刺激无反应，呼吸急促且窘迫，气道里还有大量黄色黏稠的分泌物。来诊时生命体征：体温38.7℃，血压90/58mmHg，脉搏118次/分，呼吸频率29次/分，外周氧饱和度84%（使用非重复呼吸面罩吸氧15L/min）。

➢ 救治这个患者，最紧急的首选处置措施是什么？

➢ 在临床治疗中需要考虑哪些因素？

一、病例1的答案：气道管理和急性呼吸衰竭

（一）病例总结：87岁男性

- 呼吸窘迫伴缺氧。
- 意识障碍。
- 在专业护理机构中有3天进行性加重的咳嗽病史。
- 无法清除气道分泌物或保护气道。

1. 紧急处理 立即进行气道管理和气管插管。

2. 考虑的因素 这是一个来自专业护理机构的危重老年患者，因此查明他是否有生前预嘱非常重要［如维持生命治疗医师指令（physician orders for life-sustaining treatment，POLST），维持生命治疗的医疗指令（medical orders for life sustaining treatment，MOLST），生前预嘱或同等文件］，这些可能影响有关气道管理的决策。

（二）病例分析

1. 目标

(1) 描述如何进行基本的气道评估（EPA1）。

(2) 描述高级气道管理的指征，如经口气管插管（EPA10）。

(3) 实施紧急气道管理的流程（EPA10）。

(4) 描述管理困难气道或失败气道的策略（EPA4，EPA10）。

2. 思考 此患者有几个令人担忧的表现，提示需要紧急气道管理。他存在缺氧和呼吸急促；他的意识水平下降和伴随而来的气道保护能力丧失，使他不适合无创正压通气（noninvasive positive-pressure ventilation，NIPPV），如持续气道正压通气（continuous positive airway pressure，CPAP）或双水平气道正压通气（bi-level positive airway pressure，BiPAP）；他很可能患有肺炎和（或）相关的误吸事件；但同样重要的是要考虑到可能先前存在的其他独立事件，如脑血管意外或药物过量，是他意识状态改变的潜在原因。以上任何一种情况都会使他容易误吸。他存在发热和低血压，提示可能是脓毒症，在气道保护后需要充分的复苏和抗生素。

二、气道管理

（一）定义

1. 双水平气道正压 一种具有两个水平气道正压的无创呼吸模式，一个吸气压力和一个较低水平的呼气压力。

2. 持续气道正压 一种只有一个恒定水平气道正压的无创呼吸模式，旨在使具有自主呼吸的患者保持气道和肺泡开放。

3. 困难气道 熟练掌握气道管理的医务人员在使用一种或多种公认的气道管理技术时遇到或预计会遇到困难的临床情况。

4. 快速顺序诱导插管 一种气道管理技术，给予患者强效镇静药和快速起效的神经肌肉阻滞药，便于紧急气管插管。这种技术通常用于急诊科或重症监护病房。

（二）临床诊疗

1. 初始气道评估 气道管理（特别是气管插管）的最重要的初始步骤之一是确定整个过程（包括用喉镜获得充分的声门入口视野）是否会很困难。这被称为"困难气道"。由 Walls、Brown 等普及的"LEMON"助记符非常有用，因为它易于应用且证据支持其在预测困难气道方面的有效性（表 4–1）。"3–3–2"规则也可能是有用的（图 4–1）。如果考虑是困难气道，应尽早呼叫麻醉科和（或）手术 / 耳鼻喉科。

管理具有挑战性和困难的气道时建立一个标准化的思维流程至关重要。决策是复杂的，当考虑要插管时，以下一系列问题将有助于引导决策过程（图 4–2）。

(1) 是否已经用尽了所有低风险和微创的气道管理替代方法？

(2) 患者是否能够给血液充分的供氧？

(3) 患者是否能够有效通气（清除血液中的二氧化碳）？

(4) 患者是否能够充分保护气道？

(5) 你是否预计患者的临床状态会恶化，或者是否需要高级气道管理以便进行患者的病情评估和治疗？

表 4–1 "LEMON"助记符

动　作	内　容
L：看	需要经验丰富者来准确评估插管的困难程度。一些需要关注的因素包括口咽部外伤、病态肥胖、情绪激动和短颈
E：评估 3–3–2	这个规则评估患者是否能充分张开嘴，以及甲颏距离，即下颌骨前部与甲状软骨切迹之间的距离 • 3：患者能否将嘴巴张大到足够在切牙之间垂直容纳 3 根手指 • 3：下颌骨前端与舌骨（大致是下颏和颈部交汇处）之间的距离是否至少是患者 3 根手指的宽度 • 2：下颏 / 颈部的交汇处与甲状软骨切迹之间的距离是否至少是患者 2 根手指的宽度
M：气道情况	Mallampati 评分是一种在体格检查中评估口腔和咽部的方法，用以评估气管插管的难度。评分从Ⅰ级到Ⅳ级，其中Ⅲ级和Ⅳ级是潜在困难气道的预测因素
O：梗阻 / 肥胖	上呼吸道梗阻，包括喘鸣、无法控制分泌物和嘶哑的声音。在肥胖患者中，可能很难通过喉镜获得充分显露的声门视野
N：颈部活动度	尽管可视喉镜已经改善了可视化效果，任何颈部活动受限都可能使其难以获得足够的声门视野。最常见的例子是创伤患者的颈椎固定，其他原因还包括类风湿性关节炎或强直性脊柱炎

2. 低风险、微创的气道管理方法

(1) 优化患者体位：让患者坐起可以增加功能残气量（functional residual capacity，FRC），改善氧合和通气。如果患者仰卧，不能坐起来，将他们置于反向 Trendelenburg 体位（将病床倾斜，使头部抬高，脚部降低）可能会有帮助。

(2) 氧疗：使用鼻导管、文丘里面罩或非重复呼吸面罩是改善氧合的最简单的方法。通常，非重复呼吸面罩能够提供的氧气最高流速为 15L/min，但即使在这个流速下也不可能完全提供 100% 的氧气。一种较新的补充氧气方法是经鼻高流量氧疗（heated high-flow nasal cannula，

HHNFC）。使用这种方法，氧气被加热、加湿，且流量比传统的鼻导管最大流量（6L/min）高得多（高达 60L/min）。

(3) 清理上呼吸道：仔细吸痰有助于清理近端口咽部，但不应将吸痰导管推进到后咽部，因为这可能会引发呕吐。

(4) 改善解剖性梗阻：在仰卧位患者中，重力导致舌后坠，阻塞口咽，导致气体交换受损。在基础生命支持课程中经常提到的仰头抬颏手法通常很有效。如果担心颈椎损伤，可采用推举下颌法。其他选择包括适当尺寸的口咽通气道（oropharyngeal airways，OPA）和鼻咽通气道，但这些可能会引起不适。

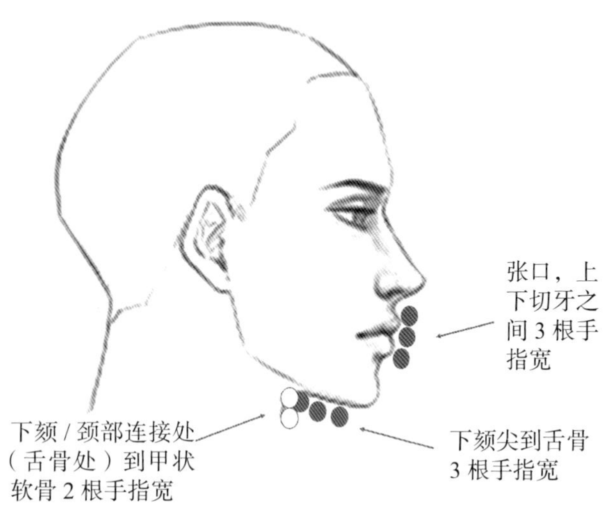

▲ 图 4-1　与 3-3-2 规则有关的测量值

A. 嘴巴张开是否能够垂直置入至少 3 根手指；B. 下颏尖端到舌骨距离是否至少有 3 根手指宽度；C. 舌骨到甲状软骨顶部是否至少有 2 根手指宽度

(5) 无创正压通气：NIPPV 最常见的两种模式是 CPAP 和 BiPAP。这两种通气模式的主要区别在于：无论患者是吸气还是呼气，CPAP 都提供恒定的压力，而 BiPAP 在患者呼气时提供一个压力，在吸气时提供不同且更高的压力。在一些患者中，特别是那些患有慢性阻塞性肺疾病（chronic obstructive pulmonary disease，COPD）急性加重或因失代偿性心力衰竭引起的严重急性肺水肿的患者，NIPPV 非常有临床价值，可以使患者避免插管。

(6) 处理快速可逆的病因：某些危及气道的疾病是可以迅速逆转的。例如，低血糖可以通过注射葡萄糖来治疗，阿片类药物过量可以用纳洛酮来治疗。任何伴意识水平改变的急诊患者都应将血糖检查作为首要的诊断测试之一。

3. 确保血液充分氧合　应评估患者是否有发绀，并监测外周血氧饱和度。任何可能存在低氧性呼吸衰竭的患者都应使用能够显示波形的监测仪持续进行脉搏血氧饱和度监测。

4. 确保充分通气　通气可以清除血液中的二氧化碳。患者可以尝试通过增加呼吸频率、使用辅助呼吸肌或"三脚架体位"来对二氧化碳水平的升高进行生理代偿。患者"疲劳"的危险信号包括在高碳酸血症的情况下呼吸频率减慢或呼吸努力减少。可以通过动脉血气分析检测二氧化碳分压，或根据监护仪的呼气末二氧化碳分压测量来推断。

5. 充分保护患者气道　患者如果说话声音清

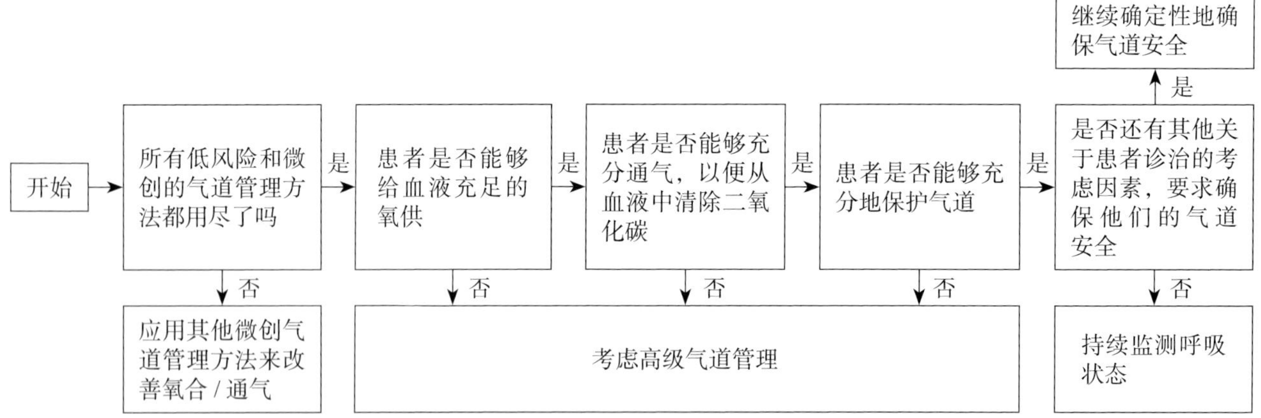

▲ 图 4-2　气道管理的流程

晰而有力，证明其具备保护自己气道的能力。另一个令人放心的征象是患者能够不触发保护性反射（如咳嗽）地吞咽自己的分泌物。检查咽反射是不可靠的，并且可能通过引发呕吐和潜在的误吸而造成伤害。

6. 预期临床状况恶化和需要高级气道管理　预期临床状况会迅速恶化的情况包括全身性过敏反应、血管性水肿、会厌炎或颈部深部感染，这些情况可能会迅速进展为致命性水肿。穿透性颈部创伤有可能形成不断扩大的血肿，导致气管阻塞或解剖结构变形。从建筑火灾中获救的患者中，面部毛发烧焦、碳质痰和（或）喘鸣提示可能存在上呼吸道梗阻。在某些情况下，需要高级气道管理才能继续进行患者的病情评估和治疗。典型的例子是躁动的急性创伤患者，他们可能需要快速评估，其中 CT 检查应该作为评估的关键部分。对于这些躁动的患者，有效控制其行为对于患者和急诊科工作人员的安全是绝对必要的，并且应该优先考虑。

7. 快速顺序诱导插管　快速顺序诱导插管（rapid sequence intubation，RSI）是一项彻底改变危重患者紧急气道管理的技术。RSI 已成为急诊医生的核心技能。RSI 的定义是首选使用诱导剂达到镇静，继之使用神经肌肉阻滞药获得肌肉松弛。同其他的急诊流程一样，RSI 成功的最佳保证是充分的准备和计划，而不是对流程中机械操作的熟练掌握。对于 RSI 步骤的一个实用的助记符是“7P”（表 4–2）。

(1) 准备（preparation）：使用 LEMON 助记符来评估患者是否适合进行 RSI。在时间允许的范围内尽可能充分地为 RSI 做准备至关重要。许多气道灾难的根源在于对插管的准备不充分或仓促。应检查皮肤是否有气管切开瘢痕，这可能提示之前存在气道管理困难。在喉镜插入前，应立即摘除假牙。在这个阶段，还应该有一个清晰的计划，准备好多个层次的备选步骤（如果初次的喉镜尝试失败），任何所需设备应置于触手可及的范围内。

(2) 预给氧（preoxygenation）：预给氧的目标是用氧气尽可能替换患者气道中的氮气。这形成了一个氧气库，在患者诱导和麻痹后呼吸暂停时可以供氧。实际的“安全呼吸暂停”时间因人而异。所有患者应接受至少 3min 的预给氧，如果可能，患者应该坐直并使用非重复呼吸面罩。

(3) 插管前优化（pro-intubation optimization）：如果之前尚未完成，在这一步骤中应解决掉任何容易纠正的威胁血流动力学稳定性的问题。这包括输注晶体液、血液或升压药纠正低血压或放置胸腔闭式引流管治疗张力性气胸等干预措施。

(4) 诱导麻醉（paralysis with induction）：首先使用诱导剂以使患者意识丧失，然后给予肌松药以实现肌肉松弛。在美国，RSI 最常用的三种诱导剂是依托咪酯、丙泊酚和氯胺酮。关于肌松药，

表 4–2　“7P”快速顺序诱导插管

步　骤	时间表（相对于 t=0）	内　容
准备	至少 10min	监测到位，建立静脉通路，设备就绪
预给氧	至少 3min	• 通过非重复呼吸面罩吸氧至少 3min 或高流量给氧情况下 8 次深呼吸 • 经鼻导管 15L/min 给氧（窒息氧合）
插管前优化	至少 10min	根据需要给予静脉输液、输血或负荷剂量升压药
诱导麻醉	0	
摆放体位	15s 以上	嗅闻体位 / 耳垂与胸骨切迹在同一水平，病床高度调整到插管者腰部水平
插管及位置确认	45s 以上	比色法或定量法二氧化碳测定，可以观察到颜色变化（比色法）或至少 6 次显示良好波形的呼吸
插管后管理	1min 以上	镇静和镇痛，呼吸机设置，持续监测心率、心律、血氧、二氧化碳，胸部 X 线

目前最常使用的两种药物是琥珀酰胆碱和罗库溴铵。与常用的诱导剂一样，关于哪种肌松药更好的争论一直在持续。肌松药的最佳选择因人而异，在每次插管前应根据具体情况选择神经肌肉阻滞药（表4–3）。

(5) 摆放体位（positioning）：虽然这一步骤是在诱导和肌肉松弛之后列出的，但在实践中，摆放体位通常与准备和预给氧步骤同时进行。患者应被置于“嗅闻体位”（即患者在闻其面前一小瓶芳香物质时的体位）。

(6) 插管及位置确认（placement with proof）：一旦暴露了足够的声门入口视野，持喉镜医生就不应因为任何原因将视线离开声门。通常最好有另一个参与者持续观察患者的氧饱和度。如果氧饱和度下降到93%，建议中止喉镜检查，并通过球囊面罩（bag-valve-mask，BVM）辅助通气，以改善氧饱和度，然后再进行下一次尝试。

一旦气管插管就位，就必须确认该管的位置。旧的方法，如观察插管内壁的水凝结情况是不可靠的，切勿用来确定正确的插管位置。可以通过测量呼气末二氧化碳（end-tidal carbon dioxide monitoring，$ETCO_2$）和氧饱和度来确定气管插管的位置。二氧化碳测定法不能评估气管插管的深度，必须拍胸部X线片确认位置，目标是管子的尖端在气管隆嵴上2cm。

(7) 插管后管理（postintubation management）：应给予合适的呼吸机参数设置，并给予充分镇静，同样重要但常常被忽视的是必须给予镇痛（如芬太尼输注或间歇静脉给予其他阿片类药物）。镇静药（如丙泊酚）本身并不能以任何机制治疗因气管内导管的存在而造成的疼痛。除非患者呼吸机抵抗，否则不应常规持续使用肌松药。插管后经常发生低血压，可能是由于插管时使用的药物、正压通气导致的静脉回流减少所致。如果低血压不能迅速纠正或通过晶体液复苏缓解，则应考虑其他病因，如心肌顿抑或气胸。

关联病例

见病例13和病例25。

三、测试问题与解析

（一）问题

1. 你正在评估一个34岁哮喘患者，可能需要快速顺序诱导气管插管。作为最初气道评估的一部分，你如何快速判断患者张口是否充分？

A. 能够将4根手指水平地插入嘴里

B. 能够在切牙之间垂直插入3根手指

C. 颞下颌关节成90°张开

D. 下颏能够移动到上牙前面至少2cm

2. 你是医院里第一个响应蓝色警报到达现场的人。你到达时发现一名老妇人失去了知觉，脉搏微弱，看起来没有呼吸。以下哪一项是最好的第一步？

表4–3 常见的诱导剂和神经肌肉阻滞药

药 物	目 的	内 容
氯胺酮	诱导	• 支气管扩张作用（对哮喘有用） • 镇痛作用，支持血压
丙泊酚	诱导	• 孕妇的首选药物 • 引起低血压；应避免在头部损伤和血流动力学不稳定的患者中应用
琥珀酰胆碱	肌肉松弛	• 起效快，半衰期短 • 多种绝对禁忌证（包括已存在的神经肌肉疾病）
罗库溴铵	肌肉松弛	• 起效慢，半衰期较长 • 胆碱酯酶抑制药可以逆转（如新斯的明）

A. 等待抢救车到位，然后给患者插管

B. 开始胸外按压和口对口复苏

C. 用仰头抬颏或推举下颌法打开气道，如果有异物，从口咽前部取出异物

D. 立即给患者进行球囊面罩通气

3. 有自主呼吸的患者快速顺序诱导插管之前，以下哪一项是提供足够的预氧合的首选方法？

A. 进行了 8 次肺活量大小的呼吸

B. 通过非重复呼吸面罩以高流量给氧 3min

C. 鼻导管吸氧 6L/min

D. 以 15L/min 氧流量球囊面罩通气 3min

（二）答案与解析

1. 选项 B，能够在切牙之间垂直插入 3 根手指。当使用 3-3-2 评估规则时，首先是评估患者嘴张开的能力。能够在切牙之间插入 3 根手指是一个很好的粗略评估。其他的答案选项不是 3-3-2 规则的一部分。

2. 选项 C，用仰头抬颏或推举下颌法打开气道，如果有异物，从口咽前部取出异物。气道梗阻最常见的原因是舌头和（或）上呼吸道的软组织堵塞气道。除这些组织重新复位缓解梗阻外，初始治疗不需要其他辅助措施。这绝对应该是第一步，在执行此操作之前，不需要等待抢救车（选项 A）。胸外按压（选项 B）不适用于有脉搏的患者。在组织重新复位和放置口咽通气道后，患者可能需要球囊面罩通气（选项 D）。如果患者通气无阻碍，应寻找引起呼吸抑制的可逆原因，如镇静药物过量，并有可能避免 RSI。

3. 选项 B，通过非重复呼吸面罩以高流量给氧 3min。预给氧是 RSI 的关键步骤，其目标是用氧气尽可能多地替换气道中的氮气来延长“安全”呼吸暂停时间；这种技术可以在自主呼吸的患者中实现 95% 的吸入氧浓度（FiO_2）。以传统流速 15L/min 通过球囊面罩给氧（选项 D）是不够的，因为仍然会混入室内空气，最大吸入氧浓度仅为 75%；应该将氧气设置为最大流量。通过非重复呼吸面罩以高流量让患者进行 8 次肺活量大小通气是一种可接受的预给氧方法，但不能用室内空气（选项 A）。此外，许多需要 RSI 的患者无法按照指示完成这一点。在预给氧期间，可以使用鼻导管提供窒息氧合，但这应该作为非重复呼吸面罩的补充，而不是单独使用（选项 C）。RSI 与传统诱导的主要区别点是避免使用 BVM 通气，以防止胃胀气并增加呕吐的风险。

临床精粹

- 如果时间和患者的临床状态允许，在插管前尝试无创性的气道管理（如体位改变、氧疗等）。
- 在考虑插管前，先解决呼吸衰竭容易逆转的原因（如低血糖、阿片类药物过量）。
- 做好准备工作是安全、成功的快速顺序诱导插管的关键。不充分的准备永远不应该是气道失败的原因。
- 练习使用球囊面罩，最好使用双手操作法以获得良好的密封性。这是最常见的基本气道技能之一，但许多医护人员并不熟练。
- 如果考虑有困难气道，请尽早呼叫麻醉和（或）外科 / 耳鼻喉科。
- 在每次气道操作之前都需要有一个多层次的预案，无论它最初看起来多么简单。

参考文献

[1] Brown CA III, Walls RM. Identification of the difficult and failed airway. In: Brown CA III, Sakles JC, Mick NW, eds. *The Walls Manual of Emergency Airway Management*. 5th ed. Philadelphia, PA: Wolters Kluwer; 2018:11–16.

[2] Brown CA III, Walls RM. The decision to intubate. In: Brown CA III, Sakles JC, Mick NW, eds. *The Walls Manual of Emergency Airway Management*. 5th ed. Philadelphia, PA: Wolters Kluwer; 2018:4.

[3] Brown CA III, Walls RM. Rapid sequence intubation. In: Brown CA III, Sakles JC, Mick NW, eds. *The Walls Manual of Emergency Airway Management*. 5th ed. Philadelphia, PA: Wolters Kluwer; 2018:235–249.

[4] Bruder EA, Ball IM, Ridi S, et al. Single induction dose of etomidate versus other induction agents for endotracheal intubation in critically ill patients. *Cochrane Database Syst Rev*. 2015;1:CD010225.

[5] Hagiwara Y, Watase H, Okamoto H, Goto T, Hasegawa K. Prospective validation of the modified LEMON criteria to predict difficult intubation in the ED. *Am J Emerg Med*. 2015;33(10):1492–1496.

[6] Hayes-Bradley C, Lewis A, Burns B, et al. Efficacy of nasal cannula oxygen as a preoxygenation adjunct in emergency airway management. *Ann Emerg Med*. 2016;68(2):174–180.

[7] Kory P, Guevarra K, Mathew JP, et al. The impact of video laryngoscopy use during urgent endotracheal intubation in the critically ill. *Anesth Analg*.

2013;117(1):144–149.
[8] Sakles JC, Javedani PP, Chase E, et al. The use of a video laryngoscope by emergency medicine residents is associated with a reduction in esophageal intubations in the emergency department. *Acad Emerg Med.* 2015;22(6):700–707.
[9] Walls RM. *Rapid Sequence Intubation in Manual of Emergency Airway Management.* 4th ed. Philadelphia, PA: Lippincott Williams & Wilkens; 2012.
[10] Weingart S, 2019. *Preoxygenation, Deoxygenation And Reoxygenation During Intubation.* [online] EMCrit Project. Available at: https://emcrit.org/preoxygenation/ [Accessed 9 January 2021].
[11] Weingart SD, Trueger NS, Wong N, et al. Delayed sequence intubation: a prospective observational study. *Ann Emerg Med.* 2015;65(4):349–355.

病例2　失血性休克

王　帆　译　　王　凡　温　伟　校

一名23岁男性患者在一场机动车翻车事故后被送到急诊科。他是在事故发生约1h后被发现的。在现场，患者意识清醒并主诉背部和腿部疼痛。在急诊科，他神志清楚，言语流利，双侧肺听诊呼吸音正常。股动脉搏动可触及且两侧一致。直肠温度35.6℃，心率106次/分，血压110/88mmHg，呼吸频率24次/分，格拉斯哥昏迷量表评分15分。颈部、肩膀、腹部和腿部多处擦伤。胸壁无压痛，腹部轻度压痛，骨盆稳定，但右大腿有大面积的肿胀和压痛。右颞区有一处很深的头皮撕裂伤，并且持续渗血。行腹部创伤超声检查（focused abdominal sonography for trauma，FAST），显示肝肾间隙有游离液体，未见其他异常。患者的初始全血细胞计数（complete blood count，CBC）：白细胞计数（white blood cell count，WBC）14 800/mm³，血红蛋白11.2g/dl，红细胞压积34.4%，血小板346 000/mm³。

➢ 这位患者下一步最佳的评估方案是什么？

➢ 如果这位患者出现低血压，最可能的原因是什么？

一、病例2的答案：失血性休克

（一）病例总结：23岁男性

• 在一场机动车翻车事故后出现轻度心动过速，同时血压正常。

• 头皮撕裂伤伴活动性出血。

• 推测为股骨骨折。

• 腹部有压痛，同时FAST结果为阳性。

1. 最佳的下一步措施　首先根据加强创伤生命支持（advanced trauma life support，ATLS）指南评估ABC。一旦ABC稳定，接下来应进行全面的检查，包括详细的体格检查。由于该患者血流动力学稳定，应进行腹部和骨盆CT检查，以识别和评估外伤的严重程度，帮助确定出血的来源，并测定腹腔内的积液量。然而，在钝性创伤中，CT对空腔器官损伤和肠壁血肿的灵敏度较低。

2. 低血压最可能的原因　失血性休克。这位患者可能的失血部位是大腿、腹部和头皮撕裂伤。可能性较小的原因是心肌挫伤引起的心源性休克，或脊髓损伤引起的神经源性休克。

（二）病例分析

1. 目标

(1) 描述创伤患者初步评估的基本内容（EPA1，EPA10）。

(2) 阐述休克和失血性休克的定义及其病理生理学（EPA12）。

(3) 描述失血性休克患者的初始管理和治疗方法（EPA4，EPA10）。

2. 思考　评估任何创伤患者的首要任务是ABC。

(1) 气道（airway）：通过要求患者说出他们的名字来评估气道，然后注意气管是否偏移。如果患者因为意识模糊、意识丧失或外部对气道的压迫（如颈部血肿扩大）而无法保护气道，应在进一步处理之前为患者进行气管插管。

(2) 呼吸（breathing）：接下来，通过听胸部是否有相同的双侧呼吸音和观察胸壁活动的对称性来评估呼吸。

对于临床表现为气胸或张力性气胸的生命体征不稳定的患者，应立即进行穿刺减压，随后放置胸腔引流管。

(3) 循环（circulation）：通过生命体征、触诊双侧股动脉、桡动脉和（或）足背动脉，以及检查是否有活动性出血的证据（完全除去患者的衣物）来评估循环。任何循环不稳定的征象都提示需要立即开通两条大口径的外周静脉通道以进行液体复苏（首先是晶体液，一旦准备好要立即给予血液制品）。

接下来，应评估患者遵循指令的能力，并对功能水平进行总体评估。这包括格拉斯哥昏迷量表评分，范围为 3～15。

随后，应迅速获取重点病史。“AMPLE”助记符对指导病史采集很有帮助（表 4–4）。

表 4–4　创伤患者病史采集“AMPLE”记忆法

A（allergies）	患者是否有过敏史
M（medications）	患者是否服用任何药物
P（past medical history）	患者有无重要的既往病史
L（last meal）	患者最后一次进餐是什么时候
E（events）	患者是否记得如何导致的事故或与事故相关的事件

根据所在医院对创伤或急症救治的能力，床旁超声可以被纳入创伤患者的初步评估中。

除了 FAST 检查（评估肝肾间隙、脾周、盆腔和心包腔中的游离液体）外，超声还可用于快速识别气胸、血胸、心脏活动，以及必要时指导中心静脉置管。当然，超声在创伤患者中的应用依赖于超声操作者的能力。

接下来对患者进行从头到脚的全面检查。在患者存在严重、明显的创伤时，可以考虑从其受伤的部位开始检查。必须谨慎和仔细地完成全面的体格检查，以避免错过任何不明显的损伤，并通过询问护理人员和紧急医疗技术人员（emergency medical technicians，EMT）来获得患者的补充病史。

这位患者的全部病史资料提示其病情非常危重。作为受伤原因，机动车翻车事故会产生高动能传递，使他面临多系统损伤的风险。此外，该患者在事故发生 1h 后才被发现，使其体温过低的风险增加，对失血性休克的反应能力下降。虽然这位患者的 ABC 稳定，进一步的检查显示腹部压痛和疑似右股骨骨折，脉搏完好。但紧接着进行超声检查显示 Morison 间隙（肝肾间隙）中有游离液体。肝肾间隙中存在液体表明有腹腔出血，此种情况很可能是由实质器官损伤引起。

二、失血性休克的诊治

（一）定义

1. 休克　微循环灌注不足导致组织缺氧。

2. 失血性休克　由于血容量不足导致组织氧合降低。在这种情况下，血容量的丢失降低了静脉回流、心脏充盈压和心输出量。随后，由于血液优先分流到大脑和心脏等重要脏器，导致末梢组织的灌注减少。

（二）临床处理方法

1. 休克阶段　在休克状态下，细胞缺氧导致线粒体无法产生足够的 ATP。在此情况下无氧代谢占主导地位，导致内酮酸积累并转化为乳酸。休克分为三个阶段：代偿期、进展期和不可逆期。

(1) 代偿期：休克最初通过机体代偿机制，使心输出量和动脉压基本维持正常。在数秒内，压力感受器和化学感受器引发强烈的交感神经兴奋，使小动脉收缩并增加心率和心肌收缩力。处于这一阶段的患者通常意识清楚、血压正常，心率正常或仅轻微升高。休克的正常表现并不适用于孕妇、运动员和自主神经功能改变的个体（如老年患者、糖尿病患者或服用 β 受体阻滞药的患者）。

(2) 进展期：如果灌注不足加重，心输出量的增加和血管收缩再也无法代偿，动脉压就会出现下降。冠状动脉血流减少导致心脏抑制，从而进一步降低动脉压，造成恶性循环，使病情进一步恶化而不受控制，并伴随严重的细胞损伤。在组织缺血的进展期进行快速复苏对于挽救患者的生命至关重要，但可能会因氧自由基的大量增加而产生再灌注损伤。此时的患者可能是清醒的，但通常有明显的心动过速、低血压和皮肤湿冷症状。

(3) 不可逆期：在休克的不可逆期，任何治疗努力都变得徒劳。患者通常有显著的心动过速和严重低血压，并有终末器官损害的征象，包括尿量减少、皮肤花斑和意识模糊。尽管动脉压和心输出量暂时升高，但身体无法恢复，死亡不可避免。

2. ATLS 分类 失血性休克是创伤患者死亡的常见原因，仅次于创伤性脑损伤。鉴于许多患者生命体征直到大量出血后才出现异常，因此在创伤患者的评估中应高度警惕持续出血和失血性休克。ATLS 将失血性休克分为四个级别，以进一步突出强调由于失血量的不同而导致生命体征不稳定的进展情况（表 4–5）。失血性休克的其他临床迹象包括皮肤苍白 / 湿冷、毛细血管再充盈延迟、肢端脉搏微弱和烦躁不安。正如 ATLS 对失血性休克的阶段分类所示，临床医生不应仅依赖生命体征来确定出血的程度。

3. 确定出血来源 应仔细筛查创伤患者以确定出血的来源。应在五个区域评估出血的可能性：①外部出血（如头皮 / 四肢撕裂伤）；②胸腔（如血胸和主动脉损伤）；③腹腔（如实体器官撕裂伤和大血管损伤）；④骨盆 / 腹膜后（如骨盆骨折）；⑤软组织间隙（如长骨骨折）。

钝性创伤患者早期评估应进行的辅助检查包括胸部和骨盆 X 线，以及头部、胸部、腹部和盆腔 CT。胸部 X 线可以识别血胸和潜在的纵隔出血。骨盆片可以识别作为出血来源的骨盆骨折。任何受影响的肢体也应同时进行影像学检查。

骨折与骨和邻近的软组织出血有关，其存在也表明了显著的能量传递（通常被认为是损伤的重要机制），此时应增加临床对腹腔内和腹膜后出血的怀疑。通常，胫骨或肱骨骨折可能产生 750ml 的失血量（1.5 单位血液），而大腿的股骨骨折可能产生高达 1500ml 的失血量（3 单位血液）。骨盆骨折可能导致更多的失血量，腹腔内的持续出血可能多达数升并产生腹膜后血肿。

4. 实验室评估 实验室检测可以帮助评估急性失血（但不是必要的），包括血红蛋白、红细胞压积、碱缺失和乳酸水平检测。在急性出血的情况下，血红蛋白和红细胞压积水平可能会降低，也可能不会降低，因为它们测量的是浓度，而不是绝对值；全血的丢失不会降低红细胞浓度和血液中红细胞的百分比。血红蛋白和红细胞压积水平在初期会有轻微下降，这是由于其他体液进入血管中来补偿失血的机制所致。因为早期失血必须补充晶体液，由于稀释作用，血红蛋白和红细胞压积水平将继续下降。由于这些因素，用实验

表 4–5 加强创伤生命支持（ATLS）对失血性休克的分级

项 目	一 级	二 级	三 级	四 级
失血量（ml）	＜750	750～1500	1500～2000	＞2000
脉搏（次 / 分）	＜100	＞100	＞120	＞140
血压	正常范围	正常范围	低于正常范围	低于正常范围
脉压	正常范围	低于正常范围	低于正常范围	低于正常范围
呼吸频率（次 / 分）	14～20	20～30	30～40	＞40
尿量（ml/h）	＞30	20～30	5～15	可忽略不计
中枢神经系统（精神状态）	轻微烦躁	中度烦躁	烦躁，模糊	昏迷

室数值评估早期失血量可能很困难。

代谢性酸中毒伴随着失血性休克的进展而出现，随即出现碱缺失和乳酸水平增加。乳酸水平升高和碱缺失表明全身性酸中毒，而不仅仅是局部组织缺血。这些检测反映的是组织灌注的整体指标，其正常值可能会掩盖局部区域的灌注不足，这是身体其他部位组织灌注正常的中和结果。因此，在休克患者中异常的乳酸和碱缺失水平是预后不良的指标也就不足为奇了。乳酸水平的变化趋势可以用来确定组织缺氧的程度和复苏的有效性。在复苏后24h内碱缺失和血乳酸水平恢复正常是预后良好的指标。值得注意的是，因为乳酸主要在肝脏中代谢，在肝功能障碍患者中它的可靠性会下降。

5. 管理 作为通往最终治疗的桥梁，失血性休克的初始管理强调患者的稳定性，有时候被称为“损伤控制性复苏”，通常由手术室的外科医生来完成。保护重要器官和组织的氧合和功能是其指导原则，有三个关键目标：①血压支持；②避免出现加重凝血障碍的“致命三联征”；③止血。

为了实现这些目标，患者在复苏早期必须有可靠的血管通路。在进行初步的ABC评估时，团队的其他成员应该开始持续监测生命体征并建立血管通路。两条大口径静脉通道是标准的复苏要求，如果建立外周静脉通路困难，可以采取骨髓腔内置入导管的方式，这样既快速且安全。随后可能需要中心静脉导管置入，以便获得多个输液接口及持续复苏，但在初始评估和管理期间通常不建议中心静脉导管置入。在大多数紧急情况下，大口径外周静脉通道能够比中心静脉（通常是放置风险更高且耗时更长）更快地输注血液制品、液体、升压药和其他药物。图4-3展示了一个创伤患者管理的实例流程。

(1) 血压支持：早期指南推荐，初期为创伤患者输注晶体溶液，如生理盐水或乳酸林格液，只有当患者仍然不稳定时才需要输注血液制品。现在的重点已经转向使用血液制品输注来替代失去的血容量，使用晶体溶液作为辅助用药或仅在准备输血时使用。大多数创伤中心现在对失血性休克有大量输血方案，包括早期输注几个单位备好的红细胞、血小板和新鲜冰冻血浆。实际比例在各医疗机构有所不同，但指南推荐接近1∶1∶1的比例。通常通过血压和心率的改善来衡量输血的反应。在初始救治期间，也可能需要使用血管活性药物来维持重要脏器的最低灌注压。最常用的药物是去甲肾上腺素，其可以通过增加心输出量和外周血管收缩来维持血压。

关于失血性休克复苏期间的目标血压，允许性低血压的概念现在已被更广泛地接受。其核心观点是，失血性休克的患者可能从保守（而不是激进）的容量管理中受益。允许血压保持在较低水平（平均动脉压60～70mmHg或收缩压80～90mmHg）。理论上，出血期间通过积极的液体复苏来人为的升高血压，可能会破坏内源性血凝块形成，并导致进一步出血。相反，允许性低血压可以通过防止血凝块不稳定，从而减少出血来改善组织灌注。有部分患者不适合允许性低血

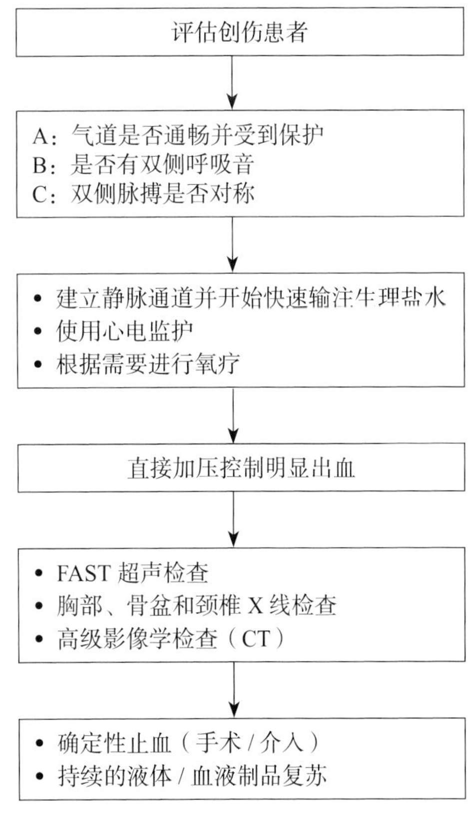

▲ **图4-3 创伤患者评估/管理流程**

FAST. 创伤超声重点评估

压，包括那些需要维持其脑灌注压的创伤性脑损伤患者，以及有高血压、心力衰竭或冠状动脉病史的患者（他们可能会因低血压而发生脑卒中或心肌梗死）。

(2) 避免出现“致命三联征”：失血性休克的患者通常已经因为低血容量和缺乏足够的组织灌注而出现凝血功能障碍。然而，“致命三联征”（低体温、酸中毒和稀释性凝血功能障碍）可能会加剧这种本已脆弱的状态。凝血级联反应是一个需要在特定温度和 pH 范围内才能正常发生的过程。许多创伤患者由于长时间暴露在事故现场或创伤区域而出现低体温。此外，复苏期间输注的液体也通常比体温低。这些患者还常常因为乳酸水平增加（由于组织灌注不足）、创伤伤害本身或意识状态改变导致的呼吸功能受损而出现酸中毒。最后，晶体液输注稀释了现有的血小板和凝血因子。由于致命三联征会损害机体止血的能力，应特别注意维持体温正常、解决酸中毒，并尽量减少不必要的晶体液输注。

(3) 止血：虽然输血和液体复苏可以初步稳定患者，但最终的措施还是需要找到和控制出血源，这可能需要机械方法和药物治疗。浅表伤口可直接加压、应用敷料或止血带进行局部压迫止血。长骨骨折，特别是移位的股骨骨折，持续的血管损伤可能会导致大量血液流失，应立即进行复位并施加牵引。输注血小板和新鲜冰冻血浆等血液制品既可以提升血压和改善组织灌注，还可以促进血凝块的形成和稳定。

如果已知患者正在服用抗凝血药，应立即给予拮抗药物。如果出血是在 3h 内开始的，新的研究证据也支持输注氨甲环酸（tranexamic acid，TXA）。TXA 通过防止纤维蛋白降解来稳定初始的血凝块。以上这些策略只能暂时稳定患者的临床状态，最终的治疗措施可能需要在急诊科之外进行。对于需要手术修复的创伤，如腹腔内出血、长骨骨折或骨盆骨折，应立即联系相关科室医生到位，如普外科、骨科和（或）介入放射科医生。

关联病例

见病例 1、病例 3、病例 4、病例 17 和病例 43。

三、测试问题与解析

（一）问题

1. 一名 32 岁男性在一场持刀打斗中腹部受伤，但不清楚伤口有多深。他被送到急诊科，心率 110 次 / 分，血压 84/50mmHg。根据临床评估，以下哪一项最可能是他的急性失血量？

A. 250ml

B. 500ml

C. 1000ml

D. 1500ml

2. 一名 34 岁男性因在高速路车祸后被送入急诊科。最初的血压 90/60mmHg，心率 120 次 / 分。与 CT 相比，对这位患者进行 FAST 检查的最大优势是什么？

A. 可以排除腹膜后血肿

B. 可以在床边迅速进行

C. 可以识别具体的受伤部位

D. 可以测量准确的失血量

3. 一名 20 岁女性在受到多处枪伤后被送入急诊。她最初的血压 80/40mmHg，心率 130 次 / 分。她的气道完好，并且能自主呼吸。为稳定患者的病情，下一步最佳措施是什么？

A. 开放两条大口径静脉通路并开始输注红细胞、血小板和新鲜冰冻血浆

B. 放置中心静脉导管并开始输注生理盐水

C. 镇静并为患者气管插管以准备手术治疗

D. 获取胸部、腹部和盆腔 CT 成像

4. 一名 35 岁男性在一场车祸中受伤，发现他有低血压。以下哪个部位出血可能导致严重并发症，但不能解释低血压？

A. 胸部和腹部

B. 骨盆和软组织间隙

C. 外部出血

D. 颅内出血

（二）答案与解析

1. 选项 D，1500ml。外伤患者当失血量达到 1500～2000ml（血容量的 30%～40%）（即Ⅲ级失血性休克）时血压才会下降。Ⅰ级失血性休克，失血量为 750ml 或更少（选项 A 和选项 B），机体能够很好地代偿，对血压无影响，对心率影响很小。Ⅱ级休克，失血量 750～1500ml（选项 C），会有心动过速、尿量减少，但静息时血压正常。

2. 选项 B，可以在床边迅速进行。FAST 检查不能排除腹膜后损伤（选项 A）或识别具体的受伤部位（选项 C），但它可以对不稳定的创伤患者迅速进行床边检查，并帮助识别腹腔出血。FAST 检查不能准确测量失血量（选项 D）。要找到具体的受伤部位并排除腹膜后损伤，可以进行 CT 检查。然而，创伤患者必须在血流动力学稳定的情况下才能被转运去完成 CT。

3. 选项 A，开放两条大口径静脉通路并开始输注红细胞、血小板和新鲜冰冻血浆。这位患者处于失血性休克状态。由于气道和呼吸稳定，下一个重要步骤是迅速建立静脉通路并开始输注血液制品（红细胞、血小板、新鲜冰冻血浆）。患者最终可能需要中心静脉置管（选项 B）、气管插管（选项 C）、CT（选项 D）和（或）进手术室，但首要任务是复苏和稳定休克。如果患者的气道或呼吸状态不稳定，最高优先级的措施是立即气道管理（如插管）。

4. 选项 D，颅内出血。重要的是在胸部和腹部（选项 A）、骨盆和软组织间隙中（选项 B）系统地检查，以明确出血源。还应评估患者是否有外部出血的证据（选项 C）。尽管颅内出血是一种重大损伤，但除了因头部受伤而濒临死亡的状态，它通常不是低血压的原因，因为颅骨内的容量不大。

临床精粹

- 评估创伤患者首先要评估和稳定 ABC，并建立可靠的血管通路。
- 创伤患者出现低血压时，除非另有原因，否则就是大出血。
- 应系统评估创伤患者的出血源。
- 在诊断失血性休克时，实验室评估不如生命体征、病史、临床和体格检查敏感和及时。
- 必须立即使用血液制品或输液（如果无法立即获得血液制品）来启动治疗。
- 应尽快安排控制出血的最终治疗方案。

参考文献

[1] Ali J. Priorities in multisystem trauma. In: Hall JB, Schmidt GA, KressJP, eds. *Principles of Critical Care*. 4th ed. New York, NY: McGraw-Hill; 2015:1116–1121.

[2] Cannon JW, Khan MA, Raja AS, et al. Damage control resuscitation in patients with severe traumatic hemorrhage: a practice management guideline from the Eastern Association for the Surgery of Trauma. *J Trauma Acute Care Surg*. 2017;82(3):605–617.

[3] CRASH-2 trial collaborators. Effects of tranexamic acid on death, vascular occlusive events, and blood transfusion in trauma patients with significant haemorrhage (CRASH-2): a randomised, placebocontrolled trial. *Lancet*. 2010;376(9734):23–32.

[4] Gerecht, R. Trauma's lethal triad of hypothermia, acidosis & coagulopathy create a deadly cycle for trauma patients. *JEMS*. 2014;39(4):56–60.

[5] Holcomb JB, del Junco DJ, Fox EE, et al. The prospective, observational, multicenter, major trauma transfusion (PROMMTT) study: comparative effectiveness of a time-varying treatment with competing risks. *JAMA Surg*. 2013;148(2):127.

[6] Holcomb JB, Tilley BC, Baraniuk S, et al. Transfusion of plasma, platelets, and red blood cells in a 1:1:1 vs a 1:1:2 ratio and mortality in patients with severe trauma: the PROPPR randomized clinical trial. *JAMA*. 2015;313(5):471.

[7] Peck G, Buchman TG. Initial assessment and resuscitation of the trauma patient. In: Cameron JL, Cameron AM, eds. *Current Surgical Therapy*. New York, NY: Elsevier Saunders; 2014:981–984.

[8] Wilson M, Davis DP, Coimbra R. Diagnosis and monitoring of hemorrhagic shock during the initial resuscitation of multiple trauma patients: a review. *J Emerg Med*. 2003;24(4):413–422.

病例3　脓毒症

于浥淳　译　　温　伟　校

一名78岁女性患者由救护车从养老机构紧急送至急诊科。患者既往有痴呆、高血压和2型糖尿病病史。患者自3天前开始自觉发冷，伴有咳嗽和咳痰。24h前开始出现虚弱乏力并逐渐加重，开始卧床不起。体格检查发现患者嗜睡但可被唤醒，直肠温度38.4℃，心率115次/分，血压88/52mmHg，呼吸频率22次/分。皮肤黏膜干燥。心率快且节律整齐。右肺底部可听到少量爆裂音和哮鸣音。腹部柔软，无压痛，肠鸣音正常。四肢冰冷，脉搏细弱。毛细血管再充盈时间超过2s。四肢活动自如，无局灶性神经功能障碍。

➢ 该患者最可能的诊断是什么？

➢ 这种情况最可能的病因是什么？

➢ 最佳的初始治疗是什么？

一、病例3的答案：脓毒症

（一）病例总结：78岁女性

- 咳嗽、嗜睡和病因不明的低血压。
- 发热伴寒战。
- 既往患有2型糖尿病、高血压和痴呆病史。

1. 最可能的诊断　脓毒症。

2. 最可能的病因　肺炎。

3. 最佳的初始治疗　进行静脉液体复苏，如果血压无反应，则加用升压药物支持治疗；血液和尿液培养；实验室检查包括全血细胞计数、生化分析和乳酸水平检测；胸部X线（chest xray，CXR）；立即开始静脉输入抗生素。

（二）病例分析

1. 目标

(1) 描述脓毒症的临床表现（EPA1）。

(2) 描述脓毒症病理生理机制、全身影响、治疗及其常见的并发症（EPA4，EPA12）。

(3) 介绍脓毒症和脓毒性休克的急诊初始治疗（EPA4，EPA10）。

2. 思考　本例患者为一位居住在护理机构的老年女性，临床诊断考虑为脓毒症。脓毒症在医学上被定义为机体对感染反应失调的状态。此患者的病因很可能是肺炎，这是老年脓毒症患者中的常见原因。目前脓毒症治疗的重点是快速识别和及时治疗。由于脓毒症患者的医院内死亡率超过10%，因此脓毒症的早期快速评估至关重要。以往，医生依赖检查结果和经验来判断患者是否患有脓毒症，但这种方法已被证明不够准确。为此，已经开发了几种临床评分工具，用以更好地预测疾病的严重程度，以便及时加强监测和治疗。

三种常用的早期识别脓毒症的临床评分工具包括快速序贯器官衰竭评分（quick sequential organ failure assessment，qSOFA）、国家早期预警评分2（national early warning score，NEWS2）和CURB-65评分（表4–6）。需要注意的是，全身炎症反应综合征（systemic inflammatory response syndrome，SIRS）标准曾被用作诊断宿主对感染反应的基础，但目前认为该标准在脓毒症诊断中的灵敏度和特异度低。

二、脓毒症的诊治

（一）定义

1. 脓毒症　一种危及生命的疾病，其特征是由于感染导致的免疫或炎症反应失调，进而导致器官功能障碍。

2. 脓毒性休克　经过充分的静脉液体复苏，脓毒症引起的低血压仍持续存在［平均动脉压（mean arterial pressure，MAP）低于65mmHg］，同时存在细胞功能/代谢异常。

2016年，第三次脓毒症和脓毒性休克国际共识定义（Sepsis3.0）将脓毒症重新定义为因感染继发的宿主反应失调而导致危及生命的器官功能障碍。根据 Sepsis 3.0 的建议，脓毒症临床标准应通过序贯器官衰竭评估（sequential organ failure assessment，SOFA）评分增加≥2 分定义（表 4-7）。

疑似感染患者可以在床边通过快速 SOFA 评分达到 2 分或以上来及时识别是否患有脓毒症。这类患者可能在医院重症监护室（intensive care unit，ICU）住院时间更长或死亡。qSOFA 评分包括以下三项内容，每一项为 1 分。

(1) 低血压（收缩压≤100mmHg）。

(2) 精神状态改变（即格拉斯哥昏迷量表评分低于 15 分）。

(3) 呼吸急促（呼吸频率≥22 次 / 分）。

助记符 HAT 有助于记住这些项目（H. 低血压；A. 精神状态改变；T. 呼吸急促）。

表 4–6　CURB-65、NEWS2 和 qSOFA 评分系统的比较

项　目	CURB-65	NEWS2	qSOFA
参数	• 意识模糊 • 尿素氮水平 • 呼吸频率 • 血压（低） • 年龄大于 65 岁	• 呼吸频率 • SpO_2 • 氧疗 • 心率 • 意识改变 • 体温	• 精神状态的改变 • 呼吸频率 • 血压
统计学测试	• 高等灵敏度 • 中等特异度	• 中等灵敏度 • 低至中等的特异度	• 低至中等灵敏度 • 中等特异度
灵敏度（72h 死亡率）	85%	92%	42%
特异度（72h 死亡率）	47%	31%	84%

CURB-65. 意识模糊，氮质血症，呼吸频率，血压，年龄≥65 岁；NEWS2. 国家早期预警评分 2；qSOFA. 快速序贯器官衰竭评分；SpO_2. 脉搏血氧饱和度

表 4–7　序贯器官衰竭评分（脓毒症相关）

项　目	评　分				
	0	1	2	3	4
呼吸系统 PaO_2/FiO_2	≥400	＜400	＜300	＜200	＜100
凝血功能 血小板（$10^3/mm^3$）	≥150	100～149	50～99	20～49	＜20
肝脏功能 胆红素（mg/dl）	＜1.2	1.2～1.9	2.0～5.9	6.0～11.9	≥12
心血管系统 MAP（mmHg） 血管活性药物剂量［μg/(kg・min)］	MAP≥70	MAP＜70	多巴胺≤5，或者应用任何剂量的多巴酚丁胺	• 多巴胺＞5 • NE≤0.1 • EPI≤0.1	• 多巴胺＞15 • NE≥0.1 • EPI≥0.1
神经系统 格拉斯哥昏迷量表评分	15	13～14	10～12	6～9	＜6
肾脏功能 肌酐（mg/dl）	＜1.2	1.2～1.9	2.0～3.4	3.5～4.9	≥5

EPI. 肾上腺素；MAP. 平均动脉压；NE. 去甲肾上腺素

脓毒性休克是一种分布性休克，其定义为在充分容量复苏后仍持续存在低血压，需要应用血管活性药物维持患者平均动脉压≥65mmHg，并且血乳酸浓度≥2mmol/L。微循环和细胞功能 / 代谢异常能够显著增加死亡率，脓毒性休克相关的院内死亡率超过 40%。

（二）病理生理学

当发生感染时，炎症反应中的促炎因子和抗炎因子的调节达到平衡状态，其结果是通过组织修复实现局部愈合。当感染触发引起过度的全身炎症反应时，就会发生脓毒症。通常致病菌进入无菌部位会引发局部宿主反应。免疫细胞（特别是巨噬细胞）通过识别并结合微生物成分引发一系列反应，通过吞噬细菌组成部分导致细菌裂解，同时损伤细胞 / 组织。这一过程与一系列促炎细胞因子（如 TNF-α、IL-1）的产生和释放有关，并导致额外的炎症细胞募集。当反应扩大时，即发生全身炎症反应和脓毒症。持续的细胞损伤导致组织缺血和细胞凋亡。器官功能衰竭的机制与氧的输送和利用减少、凝血纤溶系统失衡、细胞损伤有关。

（三）临床表现

症状和体征可能与感染灶的部位和特点有关。例如，伤口处的脓肿会表现为局部的皮肤发红、皮温高和化脓，肾盂肾炎患者会出现排尿困难、尿量减少和腰部疼痛。有关实验室检查结果可见表 4–8。组织灌注不足的迹象包括以下几项。

(1) 毛细血管充盈时间延长，皮肤发绀或出现花斑。

(2) 皮肤湿冷。

(3) 精神状态改变，反应迟钝或烦躁不安。

(4) 尿量减少。

(5) 肠鸣音减弱。

值得注意的是，处于特殊年龄段的患者（如婴儿和老年人）可能缺乏一些显著的征象，任何非特异性症状（如行为改变或疲劳）都需要立即关注感染的发生。临床医生应放宽进一步检查的指征。

表 4–8　与脓毒症相关的实验室检查结果

- 白细胞增多（＞12 000/μl）或白细胞减少（＜4000/μl）
- 无糖尿病患者血糖升高［血糖＞7.8mmol/L（140mg/dl）］
- 血乳酸升高（＞2mmol/L）
- 低氧血症 PaO_2/FiO_2＜300
- 急性少尿（充分容量复苏后尿量＜0.5ml/h）
- 血肌酐水平上升超过基线 0.5mg/dl
- 血小板减少，血小板＜100 000/μl
- 高胆红素血症，总胆红素＞4mg/dl
- C- 反应蛋白高于正常值上限 2 个标准差
- 降钙素原高于（与细菌感染及脓毒症相关）正常值上限 2 个标准差

（四）治疗

1. 初始复苏　患者的初始复苏应包括生命体征监测，以及 ABC 的管理。如果不能保护或维持气道，则应进行气管插管机械通气，并且需要建立两个大静脉通路。拯救脓毒症运动（Surviving Sepsis Campaign，SCC）管理指南可以帮助临床医生在识别脓毒症后迅速采取行动。对于明确的脓毒性休克病例应在 1h 内应用抗生素、液体复苏和血管活性药物。少数不典型的病例，在 3h 内给予抗生素、液体复苏和升压药是更适当的目标。2016 版“SCC：脓毒症和脓毒性休克管理国际指南”对于初始复苏的集束化治疗有如下要求。

(1) 检测血乳酸：如果初始乳酸＞2mmol/L，需重新复查（通常为 2～3h）。

(2) 在给予抗生素之前抽取血培养。

(3) 胃肠外途径给予广谱抗生素。

(4) 对于低血压或乳酸≥4mmol/L 的患者，快速给予 30ml/kg 晶体液进行补液。

(5) 应用血管活性药物以维持平均动脉压≥65mmHg。

重要的是要认识到并非所有脓毒症患者都需要 30ml/kg 的晶体液静脉输注；30ml/kg 的液体输注仅推荐脓毒性休克患者应用，而不是脓毒症患者。此外，某些有基础心脏、肾脏或肝脏功能障碍的患者可能不一定会从 30ml/kg 的初始液体输注中受益。对于这些患者，需要更谨慎而个体化的液体复苏治疗方案和确定其液体反应性。对于脓毒性休克患者，院前给予的液体量及抗生素输注的液体量都应计入 30ml/kg 液体总量中。

2. 抗生素　在获取病原学标本进行培养（包括血液和尿液培养）后，对确定脓毒症的患者，应尽快开始静脉注射抗生素。尽快明确感染部位以便实施感染源的控制也是非常重要的。例如，可能需要引流脓肿，或者可能需要移除受感染的管路。经验性广谱抗生素治疗应尽量覆盖可能的病原体，并结合当地耐药菌流行情况进行选择（表 4–9）。对于具有危险因素的患者（如免疫功能低下或已知特定病原体定植的患者），抗生素的覆盖范围还应包括真菌或病毒。一旦明确了病原微生物，就应该缩小抗生素治疗的覆盖范围，以降低抗生素耐药的风险。大多数患者的治疗时间应维持 7～10 天。

3. 血流动力学监测　初始液体复苏后，应反复重新评估容量和灌注状态来指导后续液体治疗。选择上晶体液优于胶体液，胶体液可能会引起过敏反应，费用更高，并且不会改善预后。与生理盐水相比，乳酸林格液可能获益更多。评估和检测液体反应性的指标包括血压、心率、尿量、床旁超声的下腔静脉（inferior vena cava，IVC）和心脏监测、中心静脉压（central venous pressure，CVP）、中心静脉血氧饱和度（central venous blood oxygen saturation，$ScvO_2$）、毛细血管再充盈时间、脉压变异率、乳酸清除率和被动抬腿试验。平均动脉压的目标应为≥65mmHg。如果需要使用血管活性药物，建议首选去甲肾上腺素。尽早使用抗生素、充分的液体复苏和血管活性药物构成了脓毒症早期治疗的基石。

4. 其他治疗　其他的治疗方法（如使用正性肌力药物治疗，或者血红蛋白＜7g/dl 时给予红细胞输注）通常用于难治性休克（即 MAP＜65mmHg）、持续性乳酸升高、持续的毛细血管再充盈异常，或在优化静脉输液和血管活性药物治疗后中心静脉血氧饱和度仍＜70% 的患者。这些治疗方法列于表 4–10。

（五）并发症

1. 急性肺损伤和急性呼吸窘迫综合征　急性肺损伤（acute lung injury，ALI）和急性呼吸窘迫综合征（acute respiratory distress syndrome，ARDS）

表 4–9　抗生素选择建议

来　源	建　议
脓毒症，感染部位不明	• 哌拉西林 / 他唑巴坦或碳青霉烯类 + 万古霉素 • 如有临床相关风险考虑联合抗真菌药物（如严重免疫抑制）
疑似肺部来源	• CAP：哌拉西林 / 他唑巴坦 + 左氧氟沙星 • 近期住院或与患者共同居住：哌拉西林 / 他唑巴坦 + 万古霉素 + 阿米卡星（1 剂）
疑似尿路来源	左氧氟沙星（或头孢他啶用于严重感染）+ 阿米卡星（1 剂）
疑似腹腔内来源	哌拉西林 / 他唑巴坦（或头孢西丁治疗穿孔性阑尾炎或胆囊炎；或左氧氟沙星 ± 口服万古霉素治疗结肠炎）
疑似盆腔来源	头孢西丁 + 多西环素
疑似皮肤 / 软组织来源	头孢唑林 + 万古霉素
疑似中枢神经系统来源	万古霉素 + 头孢曲松 ± 氨苄西林
疑似心脏来源	哌拉西林 / 他唑巴坦 + 万古霉素 + 阿米卡星（1 剂）
疑似导管相关来源	万古霉素

CAP. 社区获得性肺炎

表 4–10　脓毒性休克的其他治疗

治　疗	理由 / 现状
糖皮质激素	随机试验的证据表明，糖皮质激素治疗可能使经过充分液体复苏和血管活性药物的使用后仍无改善的严重脓毒性休克患者获益。除难治性休克之外，不建议在初始治疗中常规使用
强化胰岛素治疗	最佳血糖范围一直存在争议。大多数临床医生的目标血糖控制水平在 140～180mg/dl（7.7～10mmol/L）之间。脓毒症指南建议低于 180mg/dl
体外降温	除非在极端高体温下（如 41℃或更高），有限的证据表明，对需要血管活性药物、机械通气和镇静的发热伴脓毒性休克的患者进行体外降温不太可能获益
退热药物	退热药物对危重症患者发热控制的获益并不确定
静脉血栓栓塞预防	脓毒症和脓毒性休克患者发生静脉血栓栓塞的风险增加
应激性溃疡的预防	危重症患者发生应激性溃疡的风险增加

的诊断标准包括以下内容。

(1) 急性起病。

(2) 胸部 X 线检查发现双侧浸润影并伴肺水肿。

(3) 肺动脉楔压（pulmonary artery wedge pressure，PAWP）＜18mmHg 或无左心房压升高的临床证据。

(4) 低氧血症：ALI，PaO_2/FiO_2≤300mmHg；ARDS，PaO_2/FiO_2≤200mmHg。

特定的呼吸机参数设置（ARDS-Net，一种低潮气量的保护性肺通气策略和俯卧位通气）已被证明可以降低 ALI 和 ARDS 患者的死亡率。

2. 弥散性血管内凝血　弥散性血管内凝血（disseminated intravascular coagulation，DIC）是通过激活全身凝血系统导致微血管中纤维蛋白沉积在血管内，同时消耗凝血因子和血小板为特征的综合征。患者可能出现皮肤瘀点、瘀斑，坏疽，精神错乱，组织缺氧，低血压和消化道出血。诊断可通过检测凝血功能异常来确定，包括血小板计数减少、凝血酶原时间延长、纤维蛋白降解相关标志物升高（D- 二聚体）和纤维蛋白原水平降低。DIC 可导致危及生命的出血、急性肾衰竭和肢端坏疽。

关联病例

见病例 2、病例 5、病例 15、病例 20、病例 24、病例 35、病例 39 和病例 40。

三、测试问题与解析

（一）问题

1. 一名 32 岁女性因疑似脓毒症而在急诊接受治疗。尽管静脉输注 3L 生理盐水，但她的平均动脉压仍为 55mmHg。以下哪一项是最好的下一步治疗？

A. 下次静脉输注时使用胶体（白蛋白）

B. 开始输注去甲肾上腺素

C. 给予皮质类固醇激素治疗

D. 输注新鲜冰冻血浆

E. 应用活化蛋白 C

2. 一名 84 岁女性从疗养院转来，她神志不清、发热，并且尿液有异味。血乳酸为 4.5mmol/L。你对该患者的首要处理是什么？

A. 行静脉肾盂造影

B. 快速静脉输注 30ml/kg 液体量和针对泌尿系病原体的广谱抗生素

C. 开始检查是否伪造发热

D. 请外科医生会诊是否可能患有阑尾炎

E. 将患者送回疗养院

3. 一名 66 岁女性患有急性重症肺炎，已接受充分的液体输注、抗生素和血管活性药物的治疗。以下哪一项是患者即将发生感染性休克的征兆？

A. 尿量 1.5ml/(kg・h)

B. MAP 80mmHg

C. 血乳酸水平 6mmol/dl

D. 血清碳酸氢盐水平 22mmol/L

E. 红细胞压积 35%

（二）答案与解析

1. 选项 B，开始输注去甲肾上腺素。该患者的 MAP 为 55mmHg，低于 MAP 至少达到 65mmHg 的要求。使用去甲肾上腺素（或多巴胺）等治疗是静脉输注生理盐水无反应的低血压的首选治疗方案。与晶体液相比，在复苏过程中使用胶体液（选项 A）尚未被证明可以改善结局。皮质类固醇激素（选项 C）尚未被证明对预后有一致获益的影响。新鲜冰冻血浆（选项 D）和活化蛋白 C（选项 E）并不应用于低血压，当出现凝血障碍和出血时会给予这些药物。

2. 选项 B，快速静脉输注 30ml/kg 液体量和针对泌尿系病原体的广谱抗生素。患者可能患有严重的泌尿系感染。该患者的首要任务是快速静脉输注 30ml/kg 液体（协助维持灌注和提升血压），以及应用针对泌尿系病原体的广谱抗生素。静脉肾盂造影（选项 A）不是初始评估的一部分，但如果怀疑有肾结石，则可以在患者病情稳定后在进行。人为伪造发热（选项 C）是一种精神疾病，患者伪造体温升高，与患者的整体感染表现不太符合。根据题干所提供的信息，目前患者不需要外科会诊（选项 D）。将患者送回疗养院（选项 E）是不合适的，因为患者有紧急、严重的医疗问题需要解决。

3. 选项 C，血乳酸水平为 6mmol/dl。尽管进行了充分的液体复苏，血乳酸水平仍然异常表明该患者患有脓毒性休克。患者的 MAP 为 80mmHg（选项 B）说明灌注充分。其他选项（选项 A、选项 D 和选项 E）不属于脓毒性休克定义的一部分。

临床精粹

- 脓毒症被定义为继发于感染的宿主反应失调而导致的危及生命的器官功能障碍。
- qSOFA 和 NEWS 评分旨在快速识别由于脓毒症而死亡风险增加的患者。
- 快速补充晶体液和应用广谱抗生素是急诊脓毒症治疗的基石。
- 脓毒性休克是指患者在进行充分容量复苏后仍持续存在低血压，需要血管活性药物维持平均动脉压≥65mmHg，并且血乳酸≥2mmol/L。
- 脓毒性休克患者应通过反复而重点的查体（包括生命体征、心肺检查、毛细血管再充盈时间、脉搏和皮肤）、中心静脉压和中心静脉血氧饱和度评估、床边心血管超声和（或）液体反应性试验（被动抬腿试验或补液试验）进行血流动力学动态评估。

参考文献

[1] Cinel I, Dellinger RP. Advances in pathogenesis and management of sepsis. *Curr Opin Infect Dis*. 2007;20(4):345.

[2] Howell M, Davis A. Management of sepsis and septic shock. *JAMA*. 2017;317(8):847–848.

[3] Hernandez G, Ospina-Tason GA, Damiani LP, et al. Effect of a resuscitation strategy targeting peripheral perfusion status vs serum lactate levels on 28-day mortality among patients with septic shock: the ANDROMEDA-SHOCK Randomized Clinical Trial. *JAMA*. 2019;321(7):654–664.

[4] Levy MM, Evans LE, Rhodes A. The Surviving Sepsis Campaign Bundle: 2018 update. *Intensive Care Med*. 2018;44(6):925–928.

[5] Mouncey PR, Osborn TM, Power GS, et al. Trial of early, goal-directed resuscitation for septic shock. *N Engl J Med*. 2015;372(14):1301–1311.

[6] Peake SL, Delaney A, Bailey M, et al. Goal-directed resuscitation for patients with early septic shock. *N Engl J Med*. 2014;371(16):1496–1506.

[7] Rhodes A, Evans LE, Alhazzani W, et al. Surviving Sepsis Campaign: International Guidelines for Management of Sepsis and Septic Shock: 2016. *Intensive Care Med*. 2017;43(3):304–377.

[8] Shankar-Hari M, Phillips GS, Levy ML, et al. Sepsis Definitions Task Force. Developing a new definition and assessing new clinical criteria for septic shock: for the Third International Consensus Definitions for Sepsis and Septic Shock (Sepsis-3). *JAMA*. 2016;315(8):775–787.

[9] Singer M, Deutschman CS, Seymour CW, et al. The Third International Consensus Definitions for Sepsis and Septic Shock (Sepsis-3). *JAMA*. 2016;315(8):801–810.

[10] The Prism Investigators, et al. Early, goal-directed therapy for septic shock – a patient-level meta-analysis. *N Engl J Med*. 2017;376(23):2223–2224.

[11] Usman OA, Usman AA, Ward MA. Comparison of SIRS, qSOFA, and NEWS for the early identification of sepsis in the Emergency Department. *Am J Emerg Med*. 2019;37(8):1490–1497.

[12] Yealy DM, Kellum JA, Huang DT, et al. A randomized trial of protocol-based care for early septic shock. *N Engl J Med*. 2016;370(18):1683–1693.

病例 4　内分泌急症

韩　兴　译　　于浥淳　温　伟　校

一名 46 岁既往健康的女性患者，因精神状态改变由救护车送至急诊科（emergency department，ED）。其家人诉患者在最近几天里变得越来越糊涂。其始发症状为发热、恶心、呕吐和腹泻，后又出现心悸和神志不清。否认饮酒、吸烟和非法吸毒。否认传染疾病接触史和近期旅行史。体格检查：血压 160/85mmHg，心率 140 次 / 分，呼吸频率 28 次 / 分，体温 40℃，吸空气状态下脉搏血氧饱和度 96%。大汗淋漓，烦躁不安，神志不清。颈部检查示明显的甲状腺肿大。脉搏不规则。手部可见轻微的震颤。

➢ 该患者最可能的诊断是什么？

➢ 哪些实验室检查最能提示这种诊断？

➢ 该患者目前最佳的治疗是什么？

一、病例 4 的答案：甲状腺功能亢进危象

（一）病例总结：46 岁女性

- 急性精神状态改变。
- 甲状腺肿大。
- 生命体征异常，包括发热、心动过速、呼吸急促和高血压。
- 既往体健，无吸毒和酗酒史。

1. 最可能的诊断　甲状腺功能亢进危象。

2. 实验室检查　血清 TSH 降低，游离 T_3 和 T_4 水平升高。

3. 最佳治疗　β 受体阻滞药（普萘洛尔、艾司洛尔），抗甲状腺药物［甲巯咪唑或丙硫氧嘧啶（propylthiouracil，PTU）］，碘剂和糖皮质激素。

（二）病例分析

1. 目标

(1) 描述如何对甲状腺功能亢进危象患者进行评估和处理（EPA1，EPA3，EPA4）。

(2) 描述常见内分泌急症的急性表现（EPA1，EPA10）。

2. 思考　本例患者为中年女性，有明显的甲状腺肿大（甲状腺肿）。表现为急性精神状态改变、显著的生命体征异常、潜在感染的征象（如发热、恶心、呕吐、腹泻）。鉴于其精神状态改变和发热，应考虑患者存在感染。患者因近期的胃肠道症状和发热会导致不显性失水，因此出现低血容量的情况，初始支持治疗应立即予以静脉液体复苏和退热药。根据病史和体格检查，可予经验性抗生素治疗。病史和体格检查应指导进一步的影像学检查以评估诱因（如有呼吸音异常，应考虑胸部 X 线检查）。

根据患者的临床表现和甲状腺功能障碍的危险因素（如女性、中年），应行甲状腺功能检查，包括 TSH 水平和循环中游离甲状腺激素（游离 T_4 和 T_3）水平。其他实验室检查包括全血细胞计数、生化全项、尿液分析和妊娠试验。应行心电图检查以评估可能的心律失常，如快速心房颤动，同时确定是否存在心肌缺血。甲状腺功能亢进危象可由多种病理因素引起，包括感染、心肌缺血和脑卒中（表 4-11）。

表 4-11　甲状腺功能亢进症的危险因素和甲状腺功能亢进危象的诱因

甲状腺功能亢进症的危险因素	• 女性 • 年龄增长 • 甲状腺疾病家族史
甲状腺功能亢进危象的诱因	• 感染 • 缺血 / 梗死 • 甲状腺炎 • 外伤 • 近期妊娠或分娩 • 未坚持服用抗甲状腺功能亢进药物 • 过量摄入碘

如果怀疑甲状腺功能亢进危象（甚至在甲状

腺功能的结果出来之前），就应该开始针对性治疗，旨在纠正生命体征异常。常用β受体阻滞药，如普萘洛尔或艾司洛尔。在治疗自主神经紊乱后，下一个治疗目标是减少循环中甲状腺激素的量并确定诱因。服用β受体阻滞药后，应开始使用抗甲状腺药物，最常用的是甲巯咪唑和 PTU。这类药物，特别是 PTU，可引起粒细胞缺乏症和肝损伤。因此除非患者既往有过敏史或处于妊娠前 3 个月，建议使用甲巯咪唑。使用抗甲状腺药物治疗 1h 后应给予一剂含碘药物，如 Lugol 碘液或碘化钾，从而减少已经合成的甲状腺激素的释放，并减少后续甲状腺激素的生成。注意，如果过早服用碘剂会使患者的病情恶化。最后，给予糖皮质激素（如地塞米松或氢化可的松）以抑制周围组织对甲状腺激素的反应，抑制周围组织将 T_4 转化为 T_3。甲状腺功能亢进危象患者应入院接受进一步的监测和治疗，并可能需入住重症监护室，并请内分泌科医师会诊。

二、内分泌急症的诊治

（一）定义

1. Graves 病 甲状腺功能亢进的常见原因，其产生的抗 TSH 受体抗体会对甲状腺产生慢性刺激。

2. 甲状腺激素 T_4 和 T_3（少量）由甲状腺产生，其中 T_3 的活性更高。T_4 向 T_3 的转化最常发生在靶组织中，而不是甲状腺本身。

3. TSH TSH 由垂体释放，刺激甲状腺产生和释放甲状腺激素。原发性甲状腺功能亢进症的患者 TSH 水平会降低。

4. 甲状腺功能亢进危象 是一种危及生命的高代谢状态，在这种状态下，患者会受到过量甲状腺激素的作用。

（二）临床路径

对内分泌急症的治疗在很大程度上取决于是哪一个内分泌系统功能异常。在某些病例中，患者的症状显而易见，但在其他情况下，则需采用实验室检查来测定激素的水平。准确的诊断对于治疗至关重要。

1. 甲状腺急症

(1) 甲状腺功能亢进危象：甲状腺功能亢进危象是一种自主神经功能不稳定和（或）中枢神经系统（central nervous system，CNS）功能障碍相关的严重甲状腺功能亢进症，其可能危及生命。如果疑诊本病，应立即开始紧急的治疗，因为其死亡率非常高（8%～25%）。许多病理状态会诱发甲状腺功能亢进危象，包括不坚持用药、甲状腺受到不当刺激（最常见的是 Graves 病）、脑卒中、缺血、糖尿病酮症酸中毒（diabetic ketoacidosis，DKA）和感染。实验室检查可支持甲状腺功能亢进危象的诊断，但最终诊断取决于患者的临床表现。

(2) 甲状腺功能减退症：循环中甲状腺激素缺乏而引起的甲状腺功能减退症，也可能非常危险。甲状腺功能减退急症可由原发性甲状腺功能障碍或由垂体或下丘脑上游功能不足引起。危险因素包括年龄增长和女性。严重的甲状腺功能减退症被称为黏液性水肿危象。与甲状腺功能亢进危象一样，黏液性水肿危象通常具有诱因，如心肌梗死（myocardial infarction，MI）、寒冷暴露、摄入某些药物和手术。各种内分泌急症的常见症状见表 4–12。治疗重点为类固醇激素和甲状腺激素替代疗法。

2. 胰腺急症

(1) 高血糖症：糖尿病患者可出现危及生命的高血糖风险，包括 DKA 和高渗性高血糖状态（hyperosmolar hyperglycemic state，HHS）。在某些病例中，这些严重的病症可能是潜在糖尿病患者的首发表现。

DKA 更常见于 1 型糖尿病患者。胰岛素缺乏会引起脂肪分解，产生酮体。导致尿酮症（DKA 的一个重要诊断指标）、代谢性酸中毒（伴有代偿性的深大呼吸，称为 Kussmaul 呼吸）和呕吐。呕吐及高血糖引起的渗透性利尿会导致严重脱水。

HHS 由胰岛素抵抗引起，与 DKA 一样，也可导致渗透性利尿和细胞内脱水。然而，与 DKA 的机制不同，HHS 患者不会产生酮体及由此产生的代谢性酸中毒。因此，DKA 中的特征性高阴离子间隙酸中毒在HHS病例中并不常见。HHS患者往往年龄较大，通常表现为自发持续性渗透性利尿引起的严重脱水，其不能通过摄入液体来缓解。这两种疾病的症状见表4-12。

还应寻找高血糖急症的诱发因素，最常见的是感染。应从患者的病史和体格检查中寻找线索。这两种情况的治疗均应着重于补液、静脉注射胰岛素和纠正电解质紊乱。对于DKA，钾尤为重要，因为患者很可能因排尿而大量失钾。注意，由于酸中毒导致钾向细胞外转移，患者的血清钾水平可能假性正常（甚至升高）。这类患者常需进入重症监护室进行监测。

(2) 低血糖急症：低血糖可能会危及生命，并且可能会导致许多其他病症，如脑卒中。因为其症状很容易用葡萄糖治疗，所以对于精神状态改变的患者或服用降糖药或应用胰岛素的患者来说，鉴别低血糖很重要。对所有精神状态改变的患者进行初步评估后，应立即获取指尖血糖。如果血糖低于正常值［成人为2.8mmol/L（50mg/dl）］，应立即开始给予葡萄糖治疗。低血糖通常由经口摄入不足（特别是当患者仍在服用他们常用的糖尿病药物）或过量使用胰岛素或降糖药（特别是磺脲类药物）引起。

3. 肾上腺急症 肾上腺危象是一种以危及生

表4-12 内分泌急症

急症	常见症状	诊断检查	早期治疗
甲状腺疾病			
甲状腺功能亢进危象/甲状腺毒症	• 发热 • 心动过速 • 心房颤动 • 心力衰竭 • 精神状态改变 • 癫痫发作 • 恶心和呕吐 • 腹泻 • 腹痛	• CBC • CMP • TSH 和游离 T_3/T_4 • ECG • 病史和体格检查指导下的影像学检查	按以下顺序给药： • IV，β受体阻滞药（如普萘洛尔或艾司洛尔） • IV，抗甲状腺药物（如甲巯咪唑或PTU） • IV，碘剂(如Lugol碘液) • IV，类固醇激素（如甲泼尼龙）
黏液性水肿危象	• 精神状态改变 • 昏迷 • 心动过缓 • 低体温 • 低血压 • 非凹陷性水肿 • 疲劳 • 皮肤干凉	• CBC • CMP • TSH 和游离 T_3/T_4 • ECG • 病史和体格检查指导下的影像学检查	• IV，类固醇激素 • IV，甲状腺激素替代物（如左甲状腺素）
血糖异常			
DKA 和 HHS	• 精神状态改变 • 腹痛 • 恶心和呕吐 • 脱水症状（如黏膜干燥、皮肤弹性差、眼睛凹陷）	• CBC • CMP • 血清 pH • β-羟基丁酸 • 血乳酸 • 镁 • 磷 • 病史和体格检查指导下的影像学检查	• IV，等渗液体 • IV，胰岛素 • IV，补充电解质（尤其是钾）

（续表）

急　症	常见症状	诊断检查	早期治疗
低血糖症	• 精神状态改变 • 昏迷 • 局灶性神经功能缺损 • 头晕 • 癫痫发作 • 焦虑 • 心悸	• 指尖血糖 • CMP	• 口服，葡萄糖（如片剂、食物和饮料） • IV，葡萄糖 • IV，含葡萄糖液
其他内分泌疾病			
肾上腺危象	• 顽固性低血压 • 腹痛 • 恶心和呕吐 • 精神状态改变 • 嗜睡	• 血清皮质醇（结果通常延迟） • 血清 ACTH 水平（结果通常延迟） • CBC • CMP • 心电图（如果存在电解质异常）	• IV，类固醇激素（如甲泼尼龙） • 支持治疗（如等渗液、补充电解质）
甲状旁腺功能亢进急症	• 不适 / 虚弱 • 意识不清 • 头痛 • 反射减弱 • 骨痛 • 高血压 • 心律失常 • 恶心呕吐 • 便秘 • 腹痛	• CBC • CMP • 离子钙 • 磷 • 镁 • 心电图（评估 QT 间期缩短、心律失常）	• IV，等渗液体 • IV，襻利尿药（如呋塞米）

ACTH. 促肾上腺皮质激素；CBC. 全血细胞计数；CMP. 生化全项；DKA. 糖尿病酮症酸中毒；ECG. 心电图；HHS. 高渗性高血糖状态；IV. 静脉注射；TSH. 促甲状腺激素；PTU. 丙硫氧嘧啶

命的肾上腺皮质激素缺乏为特征的状态。其常由生理应激（如手术、感染、创伤、烧伤）引起，导致皮质醇的需求超越供应（通常因已经存在的肾上腺皮质功能不全而减少）。通常表现为血管加压药难以纠正的严重低血压。初始诊断检查见表 4–12。治疗主要是使用静脉注射类固醇药物和血管升压药以纠正低血压。

4. 甲状旁腺功能亢进急症　重度甲状旁腺功能亢进症的症状和体征与过度刺激甲状旁腺（更常见于某些恶性肿瘤分泌相关激素的作用）引起的严重高钙血症有关。由于钙在体内的作用广泛，患者表现出多器官多系统症状。常见症状、推荐的初步检查和治疗策略见表 4–12。注意，应检测离子钙水平以便更准确地确定高钙血症的程度。

初始治疗为静脉输液和襻利尿药，如呋塞米。后续治疗包括双膦酸盐（抑制骨吸收所致的钙升高）和降钙素（抑制骨吸收，增加尿钙排泄）。

关联病例

见病例 5 和病例 25。

三、测试问题与解析

（一）问题

1. 一名 74 岁女性疑似患有甲状腺毒症。生命体征：体温 38.4℃，血压 140/65mmHg，心率 140 次 / 分。脉搏不规则，神志清楚，偶尔意识混乱。除了静脉输液之外，以下哪一项是控制病情的最佳初始步骤？

A. 静脉注射甲泼尼龙

B. 静脉注射普萘洛尔

C. PTU

D. 电复律

E. 静脉注射 Lugol 碘液

2. 一名患有 1 型糖尿病的 24 岁男性，因“呕吐、不适 1 天”来到急诊科。他否认发热、发冷、腹泻或泌尿系统不适。血压 120/70mmHg，心率 105 次 / 分。指尖血糖测试显示“高”。以下哪一项是控制病情的最佳步骤？

A. 给予二甲双胍

B. 静脉注射胰岛素

C. 腹部和盆腔 CT

D. 静脉注射等渗盐水

E. 静脉注射补充氯化钾

3. 一名 78 岁女性因“全身疼痛、不适、便秘 2 周”就诊。血压 130/80mmHg，心率 70 次 / 分，氧饱和度为 98%（未吸氧），膝反射和肱桡肌反射未引出，以下哪一项是最佳的初始治疗？

A. 静脉注射胰岛素

B. 静脉注射等渗溶液

C. 静脉注射唑来膦酸

D. 静脉注射氯化钙

E. 静脉注射降钙素

（二）答案与解析

1. 选项 B，静脉注射普萘洛尔。对于疑似甲状腺毒症的患者，早期治疗至关重要，因为该病死亡率很高。用等渗溶液进行静脉液体复苏后，甲状腺毒症的初始治疗为静脉注射 β 受体阻滞药（如普萘洛尔或艾司洛尔）以缓解自主神经功能紊乱及快速心房颤动。静脉注射皮质类固醇（选项 A）、PTU（选项 C）和 Lugol 碘液（选项 E）用于治疗甲状腺功能亢进危象，但不是一线治疗选择。由于初始心率控制最为重要，故此时无电复律指征（选项 D）。

2. 选项 D，静脉注射等渗生理盐水。对于可能出现 DKA 的患者，首先应静脉注射应用等渗液体进行复苏，以补充呕吐和渗透性利尿导致的严重容量不足。虽然静脉注射胰岛素（选项 B）是治疗 DKA 的重要步骤，但液体复苏是首位的。此外，在进一步实验室检查以评估电解质紊乱之前（特别注意血清钾水平），不应开始使用胰岛素。有些 DKA 患者在输注胰岛素的同时需要补充氯化钾（选项 E），以预防出现严重的低钾血症（胰岛素使钾离子向细胞内转移）。最终可能需行腹部和盆腔 CT（选项 C）来寻找 DKA 的诱因，但应在开始复苏之后进行。二甲双胍（选项 A）对于治疗急性高血糖无效。

3. 选项 B，静脉注射等渗溶液。该患者出现高钙血症的症状（如全身疼痛、不适、便秘和反射减退）。高钙血症的最佳初始治疗是静脉注射等渗液体，因为钙浓度增加会引起渗透性利尿并导致脱水。静脉注射唑来膦酸（选项 C）和降钙素（选项 E）都是治疗高钙血症的二线药物。即使给药，也应在补液后进行。静脉注射胰岛素（选项 A）不适用治疗高钙血症。静脉注射氯化钙（选项 D）是治疗低钙血症的方法。

临床精粹

- 对于甲状腺功能亢进危象和多项生命体征异常的患者，治疗应从 ABC 开始，然后静脉注射 β 受体阻滞药，如普萘洛尔。
- 由于 PTU 有严重不良反应，除非患者处于妊娠前 3 个月，甲状腺功能亢进危象患者应使用甲巯咪唑而不是 PTU 治疗。
- 所有精神状态改变的患者均应行即时（point-of-care，POC）血糖检测。
- 难治性低血压的患者应考虑肾上腺危象，治疗为静脉注射甲泼尼龙。
- 由于 DKA 患者常大量失钾，因此应密切监测血钾水平，并在静脉输液和胰岛素输注的同时进行静脉补钾。

参考文献

[1] Franzen D. Thyroid Storm. Clerkship Directors in Emergency Medicine. 2019. Accessed November 30, 2020. https://www.saem.org/cdem/education/online-education/m4–curriculum/group-m4–endocrineelectrolytes/thyroid-storm.

[2] Garber JR, Cobin RH, Gharib H, et al; American Association of Clinical Endocrinologists and American Thyroid Association Taskforce on Hypothyroidism in Adults. Clinical practice guidelines for hypothyroidism in adults: cosponsored by the American Association of Clinical Endocrinologists and the American Thyroid Association. *Endocr Pract*. 2012 Nov-Dec;18(6):988–1028. doi: 10.4158/EP12280.GL. Erratum in: *Endocr Pract*. 2013 Jan-Feb;19(1):175. PMID: 23246686.

[3] Goyal N, Schlichting A. Type 1 diabetes mellitus. In: Tintinalli JE, Ma O, Yealy DM, Meckler GD, Stapczynski J, Cline DM, Thomas SH, eds. *Tintinalli's Emergency Medicine: A Comprehensive Study Guide*. 9e. New York NY: McGraw-Hill, 2019, pp1419–1423.

[4] Graffeo CS. Hyperosmolar hyperglycemic state. In: Tintinalli JE, Ma O, Yealy DM, Meckler GD, Stapczynski J, Cline DM, Thomas SH, eds. *Tintinalli's Emergency Medicine: A Comprehensive Study Guide*. 9e. New York NY: McGraw-Hill, 2019, pp1443–1446.

[5] Idrose A. Hypothyroidism and myxedema crisis. In: Tintinalli JE, Ma O, Yealy DM, Meckler GD, Stapczynski J, Cline DM, Thomas SH, eds. *Tintinalli's Emergency Medicine: A Comprehensive Study Guide*. 9e. New York NY: McGraw-Hill, 2019, pp1447–1449.

[6] Idrose A. Hyperthyroidism and thyroid storm. In: Tintinalli JE, Ma O, Yealy DM, Meckler GD, Stapczynski J, Cline DM, Thomas SH, eds. *Tintinalli's Emergency Medicine: A Comprehensive Study Guide*. 9e. New York NY: McGraw-Hill, 2019, pp1450–1456.

[7] Idrose A. Adrenal insufficiency. In: Tintinalli JE, Ma O, Yealy DM, Meckler GD, Stapczynski J, Cline DM, Thomas SH, eds. *Tintinalli's Emergency Medicine: A Comprehensive Study Guide*. 9e. New York NY: McGraw-Hill, 2019, pp1457–1460.

[8] Jalili M, Niroomand M. Type 2 diabetes mellitus. In: Tintinalli JE, Ma O, Yealy DM, Meckler GD, Stapczynski J, Cline DM, Thomas SH, eds. *Tintinalli's Emergency Medicine: A Comprehensive Study Guide*. 9e. New York NY: McGraw-Hill, 2019, pp1424–1432.

[9] Nyce A, Byrne R, Lubkin CL, Chansky ME. Diabetic ketoacidosis. In: Tintinalli JE, Ma O, Yealy DM, Meckler GD, Stapczynski J, Cline DM, Thomas SH, eds. *Tintinalli's Emergency Medicine: A Comprehensive Study Guide*. 9e. New York NY: McGraw-Hill, 2019, pp1433–1446.

[10] Petrino R, Marino R. Fluids and electrolytes. In: Tintinalli JE, Ma O, Yealy DM, Meckler GD, Stapczynski J, Cline DM, Thomas SH, eds. *Tintinalli's Emergency Medicine: A Comprehensive Study Guide*. 9e. New York NY: McGraw-Hill, 2019.

[11] Ross DS. (2019). Thyroid storm. In: Cooper DS, Mulder JE, eds. UpToDate. Accessed December 21, 2020. https://www.uptodate.com/contents/thyroid-storm?search=thyroid%20storm&source=search_result&selectedTitle=1~150&usage_type=default&display_rank=1.

病例 5 糖尿病酮症酸中毒

韩 兴 译 于浥淳 温 伟 校

一名 19 岁男性因意识障碍被带到急诊室。家人诉其有弥漫性腹痛和呕吐。患者几天前开始出现症状，当时自觉患了“流感”。其始发症状为极度疲劳、恶心、轻度腹部不适和尿频。今天家人发现患者躺在床上呻吟，但除此之外，没有其他反应。其既往无特殊病史，目前没有服用任何药物。查体方面，患者面色苍白，体温 36℃，脉搏 140 次 / 分，血压 82/40mmHg，呼吸 32 次 / 分。黏膜干燥，眼球凹陷，呼气可闻及特殊气味。双侧肺呼吸音清晰，呼吸深大且有规律。心脏查体显示心动过速，未闻及杂音、心包摩擦音或奔马律。腹部触诊时有弥漫性压痛及肌紧张，听诊肠鸣音减弱。直肠检查正常。皮肤干燥脱水。神经系统查体方面，患者呻吟状，可定位疼痛部位，但言语表达不连贯。实验室检查，血常规：白细胞计数为 16.0×10^9/L，血红蛋白和红细胞压积正常；血电解质：Na^+ 124mmol/L，K^+ 3.4mmol/L，Cl^- 98mmol/L，HCO_3^- 6mmol/L。血 BUN 和 CRE 轻度升高，血糖 41.1mmol/L，脂肪酶、胆红素、AST、ALT 和碱性磷酸酶均在正常范围内。12 导联心电图显示窦性心动过速。胸部 X 线正常。

➤ 该患者最可能的诊断是什么？

➤ 接下来的处理措施是什么？

一、病例 5 的答案：糖尿病酮症酸中毒

（一）病例总结：19 岁男性

- 严重高血糖和阴离子间隙酸中毒。
- 意识水平改变。
- 由患者家属叙述的弥漫性腹痛和呕吐。
- 脱水、低钠血症和低血压。

1. 最可能的诊断 糖尿病酮症酸中毒（DKA）。

2. 下一步处理 ABC 的管理，包括液体复苏、初始胰岛素治疗、仔细查找疾病的诱因和伴随疾病。

（二）病例分析

1. 目标

(1) 描述 DKA 的病理生理、体征和症状、并发症（EPA1，EPA10）。

(2) 描述疑似 DKA 的诊断和治疗方法（EPA1，EPA3，EPA4）。

2. 思考 该患者的临床表现是典型的 DKA。诱发因素的治疗延误或治疗不当都可能导致发病。迅速识别、有效复苏，并特别关注容量，电解质和胰岛素补充是至关重要的。表 4-13 列出了 DKA 常用实验室检查。全面而深入地寻找相关诱因，反复对患者进行重新评估，将会获得最佳治疗效果。然而，患者由于脱水和高血糖引起神志异常改变，导致我们很难获得详尽的病史。

表 4-13 糖尿病酮症酸中毒（DKA）的典型实验室检查

类 别	中 度	重 度
葡萄糖（mg/dl）	500～700	≥900
钠离子（mmol/L）	130	125
钾离子（mmol/L）	4～6	5～7
碳酸氢根离子（mmol/L）	6～10	<5
血尿素氮（mg/dl）	20～30	>30
pH	7.1	6.9
$PaCO_2$（mmHg）	15～20	>20（呼吸衰竭）

二、临床路径

DKA 是一种代谢性急症。延迟治疗会导致死亡率的增加。

（一）病理生理

DKA 是由胰岛素的绝对或严重缺乏引起，从而导致细胞水平的饥饿状态。即使血糖水平很高，也会刺激糖异生。高血糖和酮症酸中毒导致严重的渗透性利尿和大量液体转移。利尿和酸中毒引起严重的电解质紊乱，并伴有钠、钾、镁和磷的丢失。酸中毒、脱水、高渗透压和胰岛素缺乏可导致钾进入细胞外间隙，因此患者即使体内大量缺钾，也会出现血清中明显的高钾血症。患者经常有严重的恶心和呕吐，往往合并其他类型的酸碱失衡和电解质紊乱，从而使其临床表现变得更加复杂。

（二）鉴别诊断

主要的鉴别诊断包括高渗性高血糖状态（HHS），其可表现为非常高的血糖，但只有轻微或没有酸中毒。饥饿、妊娠、酒精性酮症酸中毒和各种毒物摄入也可导致血酮升高，但血糖通常正常或降低。患者可以通过即时血糖测量和尿检试纸快速筛查 DKA。除罕见的无尿患者外，尿酮体阴性可以可靠地排除 DKA 的诊断。通常测定血酮体可以确认诊断，但其绝对值对于诊断没有帮助，因为大多数实验室仅测定可能存在的几种酮体成分中的一种。表 4-14 是 DKA 的鉴别诊断指南。

表 4-14 糖尿病酮症酸中毒（DKA）的鉴别诊断

高血糖症	酸中毒	酮 症
糖尿病	高氯血症性酸中毒	饥饿
应激性高血糖	水杨酸中毒	妊娠
非酮症高渗性昏迷	尿毒症	酒精性酮症酸中毒
糖耐量受损	乳酸性酸中毒	异丙醇摄入
葡萄糖输注	其他药物	DKA
DKA	DKA	

（三）临床表现

1. 病史 在多达 1/4 的 1 型糖尿病患者中，DKA 是始发症状。没有糖尿病病史不能排除诊断。大多数病例发生在 1 型糖尿病患者中，相当一部分 2 型糖尿病患者可能在严重生理应激条件下发生 DKA。

2. 症状和体征 一些患者会出现糖尿病的典型症状，如多尿、多饮和疲劳。还有的患者则更多地会主诉与代谢性酸中毒相关的呼吸困难，或者经常出现 DKA 特征性的严重腹痛。有潜在感染或其他诱发疾病的患者，其原发病的症状可能为患者的主要症状。诊断依据为高血糖、酮症和高阴离子间隙代谢性酸中毒的三联征。

3. 诱因 初次发生DKA的患者可能除了新发糖尿病外没有其他疾病，但大多数复发性DKA患者有潜在的发病原因。有些原因是相对良性的，如胰岛素剂量不足或不坚持服药。然而，DKA可以由任何生理应激触发。在一些研究中，超过90%的发作与潜在疾病有关。感染是DKA最常见的诱发因素，但胰腺炎、心肌梗死、脑卒中、妊娠和许多药物［包括皮质类固醇、噻嗪类、拟交感神经药物（如可卡因）和某些抗精神病药物］也可导致DKA。其他危险因素还包括社会经济地位低、缺乏保险、吸毒、有抑郁症和饮食失调。某些病例没有发现任何诱因。

（四）治疗

DKA患者通常存在全身水、钠、钾、镁、磷酸盐和其他电解质的严重缺乏。具体的实验室化验结果可能会有很大差异，这取决于患者的摄入量、胃肠道和其他方式丢失量、药物和合并症。除非发生严重的肾衰竭，否则通常不需要精确计算钠和水的缺乏量和补充量。大多数医疗机构对胰岛素剂量、补液、补充电解质和复检频率都有严格规定的方案，这样的医嘱套餐可以减少管理中的错误。

1. 液体复苏 DKA患者往往有大量的液体缺失，有时多达5～10L。治疗DKA的第一步是输注晶体液，以纠正低血容量和高渗透压。等渗盐水是目前DKA临床实践指南中推荐的主要液体。然而，有证据表明，使用平衡晶体溶液（如乳酸林格液）可以使DKA更快缓解。休克在DKA患者中常见，必须及时输注晶体液，以防止进一步的器官损伤。

DKA发生休克的成人患者应接受初始负荷剂量为2L的晶体液输注治疗，并需反复进行评估。儿童休克治疗的负荷剂量为10～20ml/kg晶体液。尽管过度积极补液可能在治疗后期出现严重的并发症，但这种顾虑在休克的早期逆转中是次要的。未经治疗的休克会引发多器官功能障碍，并进一步导致DKA患者出现的严重酸中毒。

2. 胰岛素 胰岛素是逆转酮症酸中毒必需的。通常应连续静脉输注短效胰岛素制剂（如常规胰岛素）。肌内注射（intramuscular，IM）胰岛素可致疼痛感，而且对于休克患者，其吸收并不可靠。尽管有一些证据表明，皮下注射短效胰岛素用于治疗非复杂性复发性DKA是安全有效的，但这种用法并未普遍采用。0.1U/(kg·h)（成人为5～10U/h）的胰岛素剂量几乎适用于所有临床情况。高剂量并不会更有效，并且会导致低血糖发生率增加。

大多数指南仍建议给予初始负荷剂量的胰岛素，其剂量相当于1h的输注量。然而，目前并无证据显示这样能加快患者的康复进程，反而可能增加低血糖事件的发生风险。儿童患者不推荐使用胰岛素负荷量。胰岛素容易与普通的医用塑料结合，因此在治疗开始时，应彻底冲洗静脉输液管路。无论血糖水平如何，胰岛素输注应持续到阴离子间隙恢复正常。当血糖降至200～300mg/dl（11.1～16.7mmol/L）时，静脉输液中应加入葡萄糖，以预防治疗中常见的低血糖。补液和胰岛素的联合使用通常会使血糖降低比酮体清除更快。

3. 钾 在给予胰岛素之前应评估血清钾水平，因为胰岛素会促使钾离子转移到细胞内，这可能导致低钾血症加重，进而引发危及生命的心律失常。全身钾缺乏的数量通常相当大，但患者来诊时的血清钾可能低、正常甚至升高。如果血钾最初升高，应评估心电图是否有高钾血症改变；患者应补液至血钾降至正常范围，然后在静脉输液时补钾。如果初始血钾正常或偏低，可立即开始补钾。补充镁往往是必要的，可以帮助患者保留钾。补磷尚未被证明能改善临床结局，但已知极低的磷酸盐水平（＜1mg/dl）会导致肌肉无力和可能出现横纹肌溶解。对于这样的患者，可以以磷酸钾的形式给予补钾。

4. 碳酸氢钠 因为多项研究未能证明其益处，碳酸氢钠在成人或儿童DKA患者的急诊治疗中并不被常规使用，即使在极端酸中毒的情况下也是如此。此外，使用碳酸氢钠存在多种理论上和实际观察到的有害并发症，包括高钠血症、低钾血症、矛盾性中枢性酸中毒和全身性碱中毒。当然，在严重酸中毒（通常是 pH<6.9）和（或）严重高钾血症的情况下，使用碳酸氢钠是被认可的。

（五）并发症

脑水肿是一种罕见但致命性的 DKA 并发症，尤其在 25 岁以下的患者中更为常见且严重。其几乎总是发生在 DKA 的治疗阶段，是儿童 DKA 脏器损伤和死亡的主要原因。来诊时高渗透压（血浆渗透压大于 330mOsm）的患者风险更高。在老年患者中，这种情况主要发在高渗性高血糖状态的患者而不是 DKA 的患者，尽管这两种情况常重叠出现。

脑水肿的发病机制被假设为是脑细胞产生隐性的渗透压以防止渗透性液体丢失的结果。最初，DKA 患者血浆渗透压随血糖升高而升高。然而，随着治疗导致血糖降低，血浆渗透压也会下降，从而引发液体转移到细胞内，最终导致脑细胞水肿，在儿童患者中，脑水肿的风险通常被认为与大量液体补充有关。然而，一项多中心随机临床试验发现，在儿童 DKA 治疗期间，输液速度和静脉输液的氯化钠含量对脑损伤的发生率没有显著的影响。此外，一项大型对照研究表明，脑水肿的唯一可靠预测指标是发病时代谢紊乱的严重程度。因此，对脑水肿的担忧不应成为临床休克治疗不足的借口。如果患者在治疗过程中出现意识状态的恶化，应考虑脑水肿的可能性。

关联病例

见病例 2、病例 3 和病例 6。

三、测试问题与解析

（一）问题

1. 一名 17 岁患有 1 型糖尿病男孩，因担心 DKA 而被父母带到医院。他之前有过几次 DKA 发作。以下哪一项与 DKA 最一致？

A. 多尿、多饮和疲劳

B. 低血压、脱水和烂苹果味呼吸

C. 高血糖、酮症和高阴离子间隙代谢性酸中毒

D. 在血中胰岛素水平较高的情况下，血清葡萄糖达到 600mg/dl

E. 血中 HCO_3^- 升高和葡萄糖升高

2. 一名 28 岁每天需要使用胰岛素治疗的女性患者在家中被丈夫发现神志不清，并且无法提供任何病史。其被送到急诊科，诊断为重症 DKA。血压 78/40mmHg，心率 140 次 / 分。血糖 52.8mmol/L（950mg/dl），钾离子 6mmol/L，HCO_3^- 4mmol/L。以下哪一项是最合适的初始治疗？

A. 肌内注射 20U 的普通胰岛素，并以 250ml/h 的速度输注生理盐水

B. 开始静脉注射升压药，将收缩压升至 90mmHg 以上，然后开始静脉注射 10U/h 的胰岛素

C. 开始静脉输注 2L 含 KCl 20mmol/L 的生理盐水，并以 10U/h 的速度静脉输注胰岛素

D. 静脉输注 2L 生理盐水，然后开始以 10U/h 的速度静脉滴注胰岛素

3. 问题 2 中的患者正在接受治疗。以下哪一项原则在治疗 DKA 时最准确？

A. 由于患有糖尿病，患者住院期间应使用不含葡萄糖的等渗盐水

B. 需要继续使用胰岛素和葡萄糖溶液，直到酸中毒消失

C. 由于患者有高钾血症，不需要补钾

D. 碳酸氢钠有助于更快地消除阴离子间隙

（二）答案与解析

1. 选项 C，高血糖、酮症和高阴离子间隙代谢性酸中毒。高血糖、酮症和高阴离子间隙代谢性酸中毒是诊断 DKA 三联征。许多其他疾病会导致三联征中的一种或两种，但不会导致全部三种。虽然烂苹果味的呼吸（选项 B）可能提示酮症，但它并不可靠，而且并非所有临床医生都能分辨。多尿、多饮和疲劳（选项 A）是未确诊或未控制的糖尿病的表现，但不一定是 DKA。高血糖伴高胰岛素水平（选项 D）见于 2 型糖尿病，与 HHS 更为吻合。最后，DKA 患者的碳酸氢盐水平较低

而不是较高（选项 E）。

2. 选项 D，静脉输注 2L 生理盐水，然后开始以 10U/h 的速度静脉滴注胰岛素。肌内注射胰岛素（选项 A）的吸收不好，在治疗 DKA 管理中作用较差。治疗的主要方法是通过等渗晶体液进行液体复苏以逆转休克，静脉注射胰岛素以逆转酮症酸中毒。虽然大多数患者需要补钾，但在血钾升高时不应给予 KCl（选项 C），通常为见尿补钾。在血管内容量恢复之前，血管加压药（选项 B）的作用有限。

3. 选项 B，需要继续使用胰岛素和葡萄糖溶液，直到酸中毒消失。血清葡萄糖的下降往往比酮症酸中毒的消退快得多。胰岛素是代谢酮体所必需的，但葡萄糖（选项 A）可以防止低血糖。通常需要补钾治疗（选项 C），但在排除高钾血症或高钾血症缓解之前不应给予。碳酸氢盐（选项 D）不能加速 DKA 的缓解。

临床精粹

- 高血糖、酮症和高阴离子间隙代谢性酸中毒是诊断 DKA 的三联征。
- DKA 伴有全身性钾缺乏。
- 在使用胰岛素前应评估血钾水平，以避免引起严重的低钾血症，其可能导致心律失常。
- 无论实验室化验结果如何，DKA 患者几乎都存在脱水的情况，并且合并严重的钠和钾缺乏。
- 治疗 DKA 的主要方法是补充容量、降低血糖、纠正酸中毒、纠正代谢紊乱和治疗潜在病因。
- 腹痛是DKA的一个特征性症状，通常是特发性，尤其是在年轻患者中。
- DKA 最常见的诱因是感染和糖尿病治疗间断。
- 脑水肿是DKA的一种并发症，尤其是在儿童患者中。

参考文献

[1] Chua HR, Schneider A, Bellomo R. Bicarbonate in diabetic ketoacidosis – a systematic review. *Ann Intensive Care*. 2011;1:23. doi:10.1186/2110–5820–1–23.

[2] Chua HR, Venkatesh B, Stachowski E, et al. Plasma-Lyte 148 vs 0.9% saline for fluid resuscitation in diabetic ketoacidosis. *J Crit Care*. 2012;27(2):138–145.

[3] Gosmanov AR, Gosmanova EO, Kitabchi AE. Hyperglycemic crises: diabetic ketoacidosis (dka), and hyperglycemic hyperosmolar state (HHS) [Updated 2015 May 19]. In: De Groot LJ, Beck-Peccoz P, Chrousos G, et al, eds. *Endotext [Internet]*. South Dartmouth, MA: MDText.com, Inc.; 2000. Available from: http://www.ncbi.nlm.nih.gov/books/NBK279052/.

[4] Houshyar J, Bahrami A, Aliasgarzadeh A. Effectiveness of insulin glargine on recovery of patients with diabetic ketoacidosis: a randomized controlled trial. *J Clin Diagn Res*. 2015 May;9(5):OC01–5. doi: 10.7860/JCDR/2015/12005.5883.

[5] Hsia E, Seggelke S, Gibbs J, et al; PECARN DKA FLUID Study Group. Subcutaneous administration of glargine to diabetic patients receiving insulin infusion prevents rebound hyperglycemia. *J Clin Endocrinol Metab*. 2012 Sep;97(9):3132–3137.

[6] Joint British Diabetes Societies Inpatient Care Group. *The Management of Diabetic Ketoacidosis in Adults*. 2nd ed. 2013. Accessed January 4, 2021.

[7] Kuppermann N, Ghetti S, Schunk JE, et al. Clinical trial of fluid infusion rates for pediatric diabetic ketoacidosis. *N Engl J Med*. 2018;378(24):2275–2287.

[8] Levin DL. Cerebral edema in diabetic ketoacidosis. *Pediatr Crit Care Med*. 2008;9(3):320–329.

[9] Marcin JP, Glaser N, Barnett P, et al; American Academy of Pediatrics. Factors associated with adverse outcomes in children with diabetic ketoacidosis-related cerebral edema. *J Pediatr*. 2002;141(6):793–797.

[10] Mazer M, Chen E. Is subcutaneous administration of rapid-acting insulin as effective as intravenous insulin for treating diabetic ketoacidosis? *Ann Emerg Med*. 2009;53(2):259–263.

[11] Mahler SA, Conrad SA, Wang H, Arnold TC. Resuscitation with balanced electrolyte solution prevents hyperchloremic metabolic acidosis in patients with diabetic ketoacidosis. *Am J Emerg Med*. 2011;29(6):670–674.

[12] Rappaport SH, Endicott JA, Gilbert MP, Farkas JD, Clouser RD, McMillian WD. A retrospective study of early vs delayed home dose basal insulin in the acute management of diabetic ketoacidosis. *J Endocr Soc*. 2019;3(5):1079–1086. doi: 10.1210/js.2018–00400. PMID: 31069278; PMCID: PMC6500796.

[13] Self WH, Evans CS, Jenkins CA, et al. Clinical effects of balanced crystalloids vs saline in adults with diabetic ketoacidosis: a subgroup analysis of cluster randomized clinical trials. *JAMA Netw Open*. 2020;3(11):e2024596.

[14] Thompson CD, Vital-Carona J, Faustino EV. The effect of tubing dwell time on insulin adsorption during intravenous insulin infusions. *Diabetes Technol Ther*. 2012;14(10):912–916.

病例 6　全身性过敏反应

廖　玲　译　　郑亮亮　温　伟　校

一名 20 岁女性在家中晕倒，被救护车送到急诊科。当天早些时候，她的家庭医生看过她，并给她开了治疗细菌性咽炎的青霉素。急救人员检查现场生命体征，血压 70/30mmHg，心率 140 次 / 分，呼吸频率（respiratory rate，RR）40 次 / 分，外周血氧饱和度 76%。在转运过程中给予静脉输液和吸氧，球囊面罩辅助呼吸，但血氧饱和度仍然很低。体检时发现患者有口周发绀、舌部肿胀、嘶鸣、气喘和呼吸困难、皮肤湿冷并伴有大片荨麻疹。

➢ 下一步该如何处理？

➢ 应该采取哪些治疗措施？

一、病例 6 的答案：全身性过敏反应

（一）病例总结：20 岁女性

• 全身性过敏反应的体征和症状，伴低血压和低氧血症。

• 反应迟钝，口周发绀，舌部肿胀，喘鸣，气喘和呼吸困难。

• 皮肤湿冷，伴有大片荨麻疹。

1. 下一步处理　患者随时可能发生气道痉挛梗阻，应立即建立一个确定的气道。治疗全身性过敏反应的紧急方法，在传统的急诊医学 ABC 中应添加选项 DE：气道、呼吸、循环、“给予肾上腺素”（Deliver Epinephrine）。第一剂肾上腺素应在大腿前外侧肌内注射，在本病例如此严重的情况下，建议静脉注射肾上腺素。

2. 治疗　必须马上进行复苏和稳定病情。在准备插管时，应进行高流量氧疗。抬高患者的下肢，改善静脉回流。其他的治疗方法包括使用晶体液、雾化 β 受体激动药、皮质类固醇激素、抗组胺药（H_1 和 H_2 受体阻滞药）、容量复苏，以及去除任何残留的抗原（如蜂刺）。正在服用 β 受体阻滞药的患者可能对标准治疗反应较差，必要时使用胰高血糖素。

（二）病例分析

1. 目标

(1) 快速识别全身性过敏反应的临床特征（EPA1，EPA10）。

(2) 描述全身性过敏反应的病理生理学（EPA12）。

(3) 描述可用的治疗方案，包括正确使用肾上腺素（EPA4，EPA10）。

2. 思考　这名 20 岁女性因严重的全身性过敏反应和很高的死亡风险进入急诊科。患者有严重的过敏情况。舌部肿胀、呼吸困难、口周发绀、弥漫性喘息、喘鸣和缺氧都提示即将发生气道梗阻和呼吸衰竭。全身过敏反应进展快速、危及生命，可损害 ABC。成功治疗需要早期识别症状、气道支持和快速给予肾上腺素。当意识到这种表现为全身性过敏反应后，最关键的干预措施是给予肾上腺素。该患者可能有咽喉水肿，导致插管困难。如果气管插管失败，这类患者需要进行环甲膜切开术。

二、全身性过敏反应的诊治

（一）流行病学

每年有数百万人因过敏症状（从轻微皮疹到多脏器系统受累）来到急诊科。大多数情况下，很难确定触发因素。由于全身性过敏反应的范围非常广，目前尚未得到充分的认识。因此，很难精确地计算出这种疾病的发病率。据估计，美国每年有 3 万人因食物不良反应而就诊，其中有些实际上可能是过敏反应。在美国，因全身性过敏反应入院的人数缓慢增加，但死亡率仍然很低，只有 0.3% 全身性过敏反应住院患者在住院期间死亡。严重全身性过敏反应及不良预后的危险因素包括对花生和某些树木的坚果过敏、已存在的

心血管疾病、哮喘、高龄、妊娠、服用β受体阻滞药和血管紧张素转换酶抑制药（angiotensin-converting enzyme inhibitor，ACEI）、延迟使用肾上腺素。

（二）病理生理

真正的全身性过敏反应是先前的致敏因素暴露后发生的1型超敏反应。其最纯粹形式是IgE介导的嗜碱性粒细胞和肥大细胞的激活，随后释放前列腺素、白三烯和组胺。类过敏反应也包括这些化合物的释放，但通过非免疫介导的途径。这种差异的唯一临床意义是，类过敏反应可以在没有事先致敏的情况下发生。无论其潜在机制如何，它们的作用都是相似的，早期识别将决定这些患者临床治疗是否能够成功（治疗中的误区见表4-15）。

表4-15 全身性过敏反应管理中的误区

- 未能识别出全身性过敏反应的症状
- 低估了喉头水肿的严重程度和未能早期确保气道畅通
- 不愿在病程早期使用肾上腺素
- 忘记去除过敏原（例如，静脉滴注青霉素或蜂刺）
- 缺乏正确的患者教育
- 出院前未开具肾上腺素自动注射器处方

当患者首次接触某种物质时，结合抗体会触发基因表达的类别转换和调节变化，有效地启动免疫系统，为下次接触该物质做好准备。在某些情况下，这将导致IgE与肥大细胞和嗜碱性粒细胞结合。在典型的过敏反应中，抗原再次遇到免疫系统，与肥大细胞和嗜碱性粒细胞上的IgE结合，并释放大量的细胞因子，从而引发临床反应。在类过敏反应中，抗原引起肥大细胞和嗜碱性粒细胞直接释放细胞因子，而无须事先致敏。在这两种情况下，最终的结果是相同的，并且在临床上难以区分。

一些过敏反应的早期阶段会出现黏膜分泌增加。除了流泪和流涕外，支气管分泌物增多和平滑肌张力增加会引起气喘和呼吸功增加。血管张力降低和毛细血管通透性增加会导致血流动力学紊乱和低血压。患者在过敏反应的前10min内可能因外渗而失去超过30%的血管内容量。

其他细胞因子，特别是组胺，可引起荨麻疹和血管性水肿。众多细胞因子参与了暴露后的免疫级联反应，但目前没有证据表明其中任何一种物质是主要的原因。白三烯C_4、前列腺素D_2、组胺和胰蛋白酶是该反应中已知的关键成分。

（三）发病机制

全身性过敏反应最常见的原因是药物、昆虫叮咬和食物过敏。最常见的药物包括抗生素（特别是青霉素）、NASID和生物制剂（化疗药和单克隆抗体）。一些研究表明，多达1/500的人接触青霉素会导致全身性过敏反应。放射检查时静脉注射对比剂也可引起过敏反应。总体看，估计每10万例注射静脉对比剂的患者中有0.9例发生严重过敏反应。对于既往接触过对比剂和有反应的患者，严重过敏反应的发生率飙升至60%。

膜翅目（蜜蜂和黄蜂）叮咬是全身性过敏反应的另一个原因。在美国，平均每年有50人因叮咬引起的全身性过敏反应而死亡。总的来说，与医源性病例相比，医生看到的节肢动物过敏反应病例数量较少，由于暴露往往发生在远离医疗资源的地方，因此可能会产生严重的后果。

食物是导致严重过敏反应的主要原因。食物过敏是引起儿童全身性过敏反应最常见的原因。花生和其他树木的坚果是引起严重过敏反应的最常见食物原因。其他常见食物过敏原包括牛奶、鸡蛋、贝类、鱼、大豆、芝麻和杧果，但任何食物都可能是过敏原。

（四）临床表现

全身性过敏反应是通过临床表现来诊断的。最常受累的系统是皮肤，80%～90%的患者表现为血管性水肿、荨麻疹、红斑和瘙痒。心血管系统也会受影响，主要是由于血管舒缩张力降低和毛细血管渗漏。这会导致低血压和心动过速。上呼吸道和下呼吸道的损害常见，与流鼻涕、打喷嚏、胸闷、嘶鸣、呼吸急促、呼吸困难、支气管痉挛、支气管分泌物增多和喘息有关。

下呼吸道症状合并上呼吸道水肿是全身性过敏反应中最令人担忧和最难以处理的状况。在使用肾上腺素后，确保气道通畅是最重要的治疗措施，因为几乎所有由全身性过敏反应引起的死亡都是气道梗阻造成的。患者可能会出现胃肠道症状，如恶心、呕吐、痉挛和腹泻，这些通常与严重的过敏反应有关。重要的是要认识到，患者可以在没有黏膜和皮肤受累的情况下表现出过敏性休克的全身症状。此外，中枢神经系统的症状可能包括不祥的预感、头痛、眩晕、精神错乱和意识状态改变。

（五）全身性过敏反应的临床诊断标准

临床诊断标准由多学科联合制订，旨在早期且准确地识别过敏反应。如果存在以下三个标准中的任何一个，则很有可能是全身性过敏反应。

1. 急性发作（数分钟至数小时），除呼吸道症状或低血压外，还伴有皮肤和（或）黏膜组织反应。皮肤症状包括瘙痒、发红、全身性荨麻疹和黏膜水肿。呼吸系统表现包括喉鸣、支气管痉挛、支气管分泌物增多和缺氧。低血压是由于血管系统的液体外渗和血管舒缩张力的丧失。

2. 接触可能的过敏原后迅速（数分钟至数小时）出现以下两种或两种以上的症状：皮肤黏膜组织受累、呼吸道症状、低血压或胃肠道症状（腹痛、痉挛或腹泻）。

3. 患者暴露于已知过敏原后迅速（数分钟至数小时）发生低血压。低血压可表现为晕厥或精神状态的改变。

（六）治疗

1. 肾上腺素 全身性过敏反应的主要初始治疗是肾上腺素（表4-16）。肾上腺素不仅是一种支持血流动力学的血管活性药，也是一种缓解喘息的支气管扩张药，它还具有抗炎作用，可以中和已被释放的炎性介质并阻止其进一步释放。肾上腺素可通过肌内注射或静脉注射给药。不再推荐皮下注射肾上腺素，因为它已被证明不如IM给药有效。初始给药是在大腿前部，浓度为1∶1000，0.01mg/kg，通常每5分钟0.3～0.5mg，最多给予3剂。如果无反应或患者已经显示血流动力学崩溃，应立即静脉注射2～10μg/min［儿科剂量为0.1～0.3μg/（kg・min）］。虽然在疑似全身性过敏反应中使用肾上腺素没有绝对的禁忌证，但静脉注射肾上腺素可引起高血压、心动过速、心律失常和心肌缺血。对于已知患有冠状动脉疾病的患者，必须格外小心。

2. 其他药物 吸入β受体激动药可以用于治疗喘息，雾化用消旋肾上腺素可能会减少喉头水肿。其他辅助药物包括全身类固醇激素，特别是甲泼尼龙和泼尼松。类固醇至少在6h内不会产生作用，但会进一步减弱免疫反应。类固醇应在发生全身性过敏反应后持续使用几天，之后逐渐减量，或不减量直接停用。也可以应用H_1受体阻滞药减少组胺释放和全身反应。苯海拉明是最常用的药物。

长期使用β受体阻滞药的患者，对肾上腺素的反应可能会减弱，此时建议静脉注射胰高血糖素来治疗。胰高血糖素可以通过激活不依赖于肾上腺素能受体的腺苷环化酶来克服低血压问题。在服用ACEI后出现血管性水肿的患者中，艾替班特已经显示出良好的治疗效果。这种新型药物是一种缓激肽受体拮抗药，可减少炎症。需要注意的是，这些替代药物虽然安全且使用方便，但并不是一线药物，也不会立即逆转呼吸和心血管系统的损害。

关联病例

见病例13、病例14、病例40和病例41。

三、测试问题与解析

（一）问题

1. 一名18岁女性因疑似全身性过敏反应被送到急诊科。以下哪些症状对诊断全身性过敏反应最特异，而不是简单的过敏反应？

A. 瘙痒

B. 水汪汪的眼睛

表 4-16 全身性过敏反应的治疗方法

药 物	成人剂量	儿童剂量
肾上腺素	• IV 单剂：100μg，＞5～10min • IV 输注：2～10μg/min • IM：0.3～0.5mg	• IV 输注：0.1～0.3μg/（kg · min） • 最大 1.5μg/（kg · min） • IM：0.01mg/kg（最大 0.3mg）
静脉输液：NS 或 LR	负荷量 1～2L	负荷量 10～15ml/kg
苯海拉明	20～50mg，q6h，IV，IM，PO	1mg/kg，q6h，IV，IM，PO（最大 50mg）
氢化可的松	250～500mg，IV	5～10mg/kg，IV（最大 500mg）
甲泼尼松	125mg，IV	1～2mg/kg，IV（最大 50mg）
沙丁胺醇	• 单次雾化治疗：2.5～5.0mg • 持续雾化：5～10mg/h	• 单次雾化治疗：1.25～2.5mg • 持续雾化：3～5mg/h
异丙托溴铵	单次雾化治疗：250～500μg	单次雾化治疗：125～250μg
硫酸镁	2g，IV＞20min	25～50mg/kg，IV＞20min（最大 2g）
胰高血糖素	1mg，IV，q5min 直到低血压解决，之后 5～15μg/min 静脉输注	50μg/kg，q5min
泼尼松	40～60mg/d，PO，分 2 次或每天 1 次（门诊患者：3～5 天，不需要逐渐减量）	1～2mg/d（门诊患者：3～5 天，不需要逐渐减量）

IM. 肌内注射；IV. 静脉注射；PO. 口服
经许可转载，引自 Tintinalli JE, Kelen GD, Stapczynski JS. Emergency Medicine. 6th ed. New York, NY: McGraw-Hill Education; 2004:250.

C. 血压 80/40mmHg

D. 荨麻疹

E. 头痛

2. 一名 26 岁女性曾对花生过敏，在不小心吃了花生酱沙拉后被带到急诊科。她有喘息，伴腹部绞痛。血压 110/70mmHg，心率 100 次 / 分，呼吸频率 20 次 / 分。她有轻微的呼吸窘迫，并焦虑。以下哪一种应该是首选干预措施？

A. 气管内插管

B. 生理盐水 20ml/kg 静脉注射

C. 皮肤检查

D. 肾上腺素 0.3mg（IM）

E. 雾化肾上腺素

3. 一名 65 岁男性在公园里晕倒，被医护人员送往医院。他被蜜蜂蜇了，严重过敏。他在救护车上看起来有发绀并有剧烈喘鸣。严重喉部水肿非常显著。以下哪一项是该患者初始治疗优先级的最佳顺序？

A. 雾化沙丁胺醇，H_1 受体拮抗药，皮质类固醇，晶体液

B. IM 肾上腺素，H_1 受体拮抗药，皮质类固醇激素

C. 快速顺序诱导插管，IM 肾上腺素，皮质类固醇激素

D. IM 肾上腺素，快速顺序诱导插管，皮质类固醇激素

E. 雾化沙丁胺醇，H_1 受体拮抗药，静脉液体复苏，并重新评估改善情况

（二）答案与解析

1. 选项 C，血压 80/40mmHg。低血压表明全身反应和心血管损害，因此将这种过敏反应归类为全身性过敏反应。其他选择（选项 A、选项 B、选项 D 和选项 E）都是过敏反应的一部分。

2. 选项 D，肾上腺素 0.3mg（IM）。立即肌内

注射肾上腺素。雾化肾上腺素（选项E）对全身性过敏反应无效。如果有明显的呼吸或气道损害，则应确保患者的气道通畅。根据我们所提供的信息，患者目前看起来似乎不需要插管（选项A）。随后的干预措施包括低血压的液体复苏（选项B），以及 H_1 受体阻滞药和全身皮质类固醇激素，以进一步减轻组胺和细胞因子的释放。皮肤检查（选项D），虽然对确定过敏反应很重要，但并不是首要任务。

3. 选项D，IM肾上腺素，快速顺序诱导插管，皮质类固醇激素。该患者有严重的全身性过敏反应，应立即给予肾上腺素。如果不能立即静脉注射给药，应给予肌内注射肾上腺素。值得注意的是，静脉肾上腺素的剂量错误，可能会延迟建立静脉通路和设备使用。由于这些原因，一些中心仅采用肌内注射肾上腺素治疗全身性过敏反应。在使用肾上腺素后，应注意气道管理。组胺阻滞药和皮质类固醇激素（选项B）不能控制气道。由于明显的喉头水肿，气管插管几乎不可能。因此，可能需要环甲膜切开术。固定气道后，应给予液体、皮质类固醇激素、β受体激动药、H_1 受体阻滞药。最初雾化沙丁胺醇（选项A和选项E）并不能解决过敏反应的全身影响。在快速顺序诱导插管前决定使用肾上腺素（选项C）是基于肾上腺素可立即获得，以免延迟气道控制。如果肾上腺素的获得会延迟，则应进行插管。

临床精粹

- 尽早并反复评估确保呼吸道通畅。给一个没有严重喉头水肿的患者插管比口咽后部闭塞的患者插管要容易得多。
- 全身过敏反应最常见的诱因是药物、昆虫叮咬和食物。
- 一旦出现呼吸窘迫或心血管功能损害的迹象时，应给予肾上腺素。
- 全身性过敏反应的首选治疗是肌内注射肾上腺素。
- 全身性过敏反应的表现包括荨麻疹、瘙痒、喘息、低血压和血管性水肿。
- 在开始初始复苏后，应积极寻找全身性过敏反应的原因。
- 类固醇激素、抗组胺药和β受体激动药都是治疗许多过敏症状的有效辅助药物。

参考文献

[1] Campbell RL, Li JTC, Nicklas RA, et al. Emergency department diagnosis and treatment of anaphylaxis: a practice parameter. *Ann Allergy Asthma Immunol.* 2014:113:599–608.

[2] deShazo R. Anaphylaxis: my "top 10" list. *South Med J.* 2007;100(3):233–234.

[3] Ma L, Danoff TM, Borish L. Case fatality and population mortality associated with anaphylaxis in the United States. *J Allergy Clin Immunol.* 2014;133(4):1075–1083.

[4] Sampson HA, Munoz-Furlong A, Campbell RL, et al. Second symposium on the definition and management of anaphylaxis: summary report—Second National Institute of Allergy and Anaphylaxis Network Symposium. *J Allergy Clin Immunol.* 2006;117(2):391–397.

[5] Simons FE, Ardusso L, Bilo M, et al. World Allergy Organization Guidelines for the Assessment and Management of Anaphylaxis. *World Allergy Organ J.* 2011;4(2):13–37.

[6] Simons FE, Ebisawa M, Sanchez-Borges M, et al. 2015 update of the evidence base: World Allergy Organization Anaphylaxis Guidelines. *World Allergy Organ J.* 2015;8(1):32.

[7] Soar J, Pumphrey R, Cant A, et al. Emergency treatment of anaphylactic reaction: guidelines for healthcare providers. *Resuscitation.* 2008;77:157–169.

第5章 心血管系统急症

Cardiovascular

病例 7 急性冠脉综合征

胡 振 译 王旭涛 温 伟 校

一名 72 岁女性患者，因呼吸困难和左肩痛至急诊就诊。上述症状出现在 1h 前，当时患者正在看书，疼痛性质为隐痛并持续存在，自诉疼痛评分为 7/10 级，疼痛向左臂放射，与运动无关。否认该部位外伤史，伴有乏力、出冷汗和恶心。既往有糖尿病和高脂血症病史。平时服用二甲双胍和阿托伐他汀。血压 140/68mmHg，脉搏 93 次 / 分，呼吸频率为 22 次 / 分，呼吸空气时脉搏血氧饱和度为 99%。体格检查显示：患者体表出汗，双肺底可闻及细小湿啰音。心脏、腹部和肌肉骨骼检查均无异常。心电图检查结果见图 5–1。

➢ 该患者最可能的诊断？

➢ 下一步的诊治流程是什么？

➢ 需要立即给予的治疗是什么？

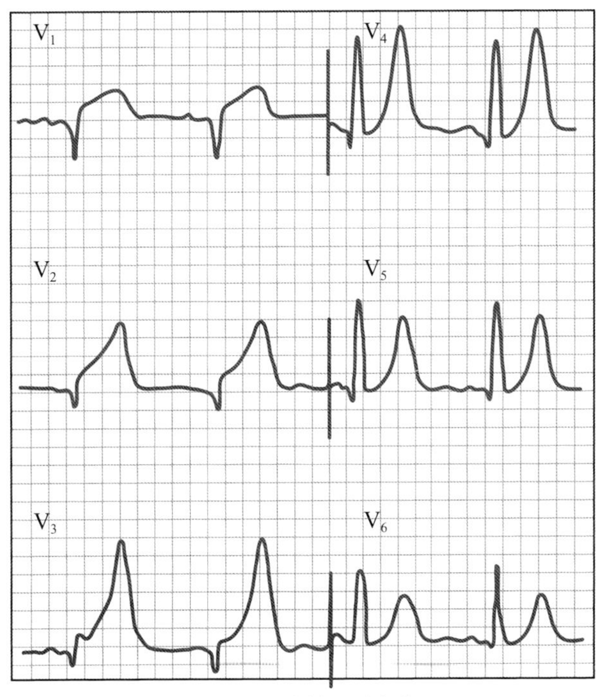

▲ **图 5–1 胸前导联心电图**

经许可转载，引自 Braunwald E, Fauci AS, Kasper DL, et al, eds. Harrison's Principles of Internal Medicine. 16th ed. New York, NY: McGraw Hill; 2005:1316.

一、病例 7 的答案：急性心肌梗死

（一）病例总结：72 岁女性

- 急性且严重的左肩和左臂疼痛。
- 伴出汗、呼吸困难、乏力和恶心。
- 既往有糖尿病和高脂血症病史。

1. 最可能的诊断 急性冠脉综合征（acute coronary syndrome，ACS）。

2. 下一步诊治流程 立即给予患者心脏监护、建立静脉通路和心电图检查。尽早进行胸部 X 线和血清心脏标志物检查

3. 紧急治疗措施 立即给予阿司匹林是最重要的紧急治疗措施。吸氧和舌下含服硝酸甘油是标准的早期治疗方法。根据心电图结果，可能需要紧急再灌注治疗，如经皮冠状动脉介入治疗（percutaneous coronary intervention，PCI）。根据病情也可能需要使用静脉注射 β 受体阻滞药、硝酸甘油、低分子肝素和其他抗血小板药物（如氯吡格雷）。

（二）病例分析

1. 目标

(1) 掌握急性心肌梗死和 ACS 的特点（EPA1,

EPA2）。

(2) 掌握合适的诊断方法和其局限性（EPA3）。

(3) 掌握急性冠脉综合征的治疗方法（EPA4，EPA10）。

2. 思考　这是一名有心血管风险因素（糖尿病和高脂血症）的老年女性。该患者出现胸痛并向左臂放射。同时还伴有呼吸困难，其病情较为严重。需要特殊强调的是，女性和糖尿病患者可能会出现不典型的心绞痛。该患者心电图胸前导联显示 V_1、V_2 和 V_3 导联 ST 段抬高。即便其他心脏检查结果正常也并不能排除 ACS。应立即给患者阿司匹林片嚼碎服用、应用 β 受体阻滞药。应建立静脉通道，评估心肌标志物情况。并评估患者是否适合再灌注。应谨记“时间就是心肌”。

二、急性冠脉综合征的诊治

（一）定义

1. 心肌梗死　由于缺血导致心肌细胞坏死，通过心脏生物标志物动态改变可以证实。

2. ACS　通常与冠状动脉斑块破裂和闭塞有关的缺血性胸痛综合征。ACS 包括 ST 段抬高型心肌梗死（ST elevation myocardial infarction，STEMI）、非 ST 段抬高型心肌梗死（non-ST elevation myocardial infarction，NSTEMI）和不稳定型心绞痛（unstable angina，UA）。

3. UA　ACS 其中的一个分型，不伴心脏生物标志物升高。可以是新发心绞痛，或者原有心绞痛的发作频率和严重程度发生变化，有时会在静息状态下发作。随着高敏肌钙蛋白检测方法的出现，更多的心肌损伤被检测出来，因此 UA 的诊断率正在降低。

4. NSTEMI　一种心电图上没有新发 ST 段抬高，但心脏生物标志物升高的 ACS。

5. STEMI　心肌梗死的一个分型。在连续的两个或两个以上心电图导联中发现明显的 ST 段抬高。通常与心外膜冠状动脉闭塞和透壁性心肌梗死导致心肌细胞死亡有关。如果不及时恢复灌注，心电图上会出现 Q 波。

（二）临床诊疗

1. 流行病学　冠心病（coronary heart disease，CHD）是美国成年人死亡的主要原因。在美国，每年有 800 多万人因胸痛到急诊科就诊。在这其中近 40 万人最终被诊断为 STEMI，200 万人被诊断为 UA 或 NSTEMI。急诊医生应该掌握这个疾病的诊治，因为 ACS 是既常见又可治疗的疾病。在急诊医疗事故索赔案例中，因为漏诊心肌梗死赔付的金额最高。

2. 病理生理学　ACS 包括 STEMI、NSTEMI 和 UA。病因涉及心肌供氧和需氧之间的不匹配。这种不匹配最常见的原因是冠状动脉血栓闭塞。当冠状动脉斑块破裂时会形成血栓，这导致受累动脉的闭塞。闭塞的程度、位置和造成的心肌损害决定了临床表现。增加的心肌氧需求也会导致既往稳定型心绞痛患者的病情变化为 ACS。

3. 急性冠脉综合征的类型

(1) STEMI：STEMI 发生在受累冠状动脉完全闭塞时。这会导致其所供血的心肌发生透壁性梗死，典型表现为持续性胸痛和心电图 ST 段抬高。治疗方法包括立即进行再灌注治疗，如溶栓或 PCI。

(2) NSTEMI 和 UA：与之相反，NSTEMI 和 UA 是由冠状动脉不完全闭塞引起的。分别导致心内膜下心肌梗死或心肌缺血。胸痛表现为非持续性。心电图变化可表现为 ST 段压低或 T 波倒置，而且这些变化可能是动态的。心肌标志物升高与否可将 NSTEMI 与 UA 区分开来。NSTEMI 和 UA 的即时治疗重点是阻止正在形成的血栓进程和减少心肌对氧的需求。许多患者也需要进行直接 PCI 治疗。本文讨论的方法主要适用于有血栓病变的 ACS 患者。然而，需要牢记的是其他非血栓性疾病也会减少心肌供血并导致 ACS（表 5-1）。

表 5-1　ACS 的非血栓原因

- 急性冠状动脉供血不足
  - 自发性冠状动脉夹层
  - 冠状动脉痉挛性心绞痛（prinzmetal angina）
  - 冠状动脉栓塞
- 导致心肌供氧 / 需氧不匹配的非冠状动脉原因
  - 低血压
  - 严重贫血
  - 心动过速
  - 瓣膜病
- 非缺血性心肌损伤
  - 心肌炎
  - 心脏挫伤

ACS. 急性冠脉综合征

引自 Amsterdam EA, Wenger NK, Brindis RG, et al. 2014 AHA/ACC Guideline for the Management of Patients with Non-ST-Elevation Acute Coronary Syndromes: a report of the American College of Cardiology/American Heart Association Task Force on Practice Guidelines. J Am Coll Cardiol. 2014; 64:e139.

表 5-2　ACS 的主要心电图发现

- STEMI：立即进行再灌注治疗的指征
  - 两个连续导联 ST 段抬高超过 1mV（1mm），并且胸痛发生时间少于 12h
  - 新发左束支传导阻滞提示急性心肌梗死
  - 后壁导联（V_7、V_8 和 V_9）ST 段抬高或 $V_{1\sim3}$ ST 段压低伴有高耸的 R 波和直立的 T 波，提示后壁急性心肌梗死
- NSTEMI 和 UA 的典型心电图表现
  - 广泛 ST 段压低
  - 心电图表现与症状的变化相一致
  - T 波深倒

ACS. 急性冠脉综合征；NSTEMI. 非 ST 段抬高型心肌梗死；STEMI.ST 段抬高型心肌梗死；UA. 不稳定型心绞痛

引自 Hollander JE, Diercks DB. Intervention strategies for acute coronary syndromes. In: Tintinalli JE, Kelen GD, Stapczynski JS, eds. Emergency Medicine. 6th ed. New York, NY: McGraw-Hill; 2004:108–124.

4. 临床表现

(1) 心电图：心电图是诊断 ACS 的基石。最初的心电图检查结果是治疗决策的关键点。因胸痛提示 ACS 的急诊患者应在到达急诊后 10min 内进行心电图检查。尽快从心电图上识别 STEMI 是快速再灌注治疗和降低死亡率的第一步（表 5-2）。在 NSTEMI 和 UA 中，心电图检查结果可以从无异常或细微异常到明显 ST 段压低或 T 波倒置，但心电图结果并不是诊断或开始治疗所必需的。在最终确诊为心肌梗死的患者中，约有 50% 的患者初始心电图无诊断意义。高达 8% 的心肌梗死患者的心电图完全正常。典型心电图的变化见图 5-2。将当前的心电图与旧的心电图进行比较时，可更好地看出心电图变化。间隔 15～30min 动态进行心电图检查可能会发现 UA 或正在发展的 MI 的细微动态变化（表 5-3 列出了 MI 的解剖位置）。将心电图导联固定留在患者身上可以方便对比心电图的前后变化。

(2) 病史：对于心电图正常或通过心电图不能确诊的患者，是否进一步评估 ACS 取决于患者的总体风险状况和心源性胸痛的可能性。在评估胸痛患者时，询问冠心病的危险因素仍然是标准做法（表 5-4）。如果既往有明确的冠心病病史，应确定为高风险，如既往陈旧性心肌梗死病史、运动负荷试验异常或冠状动脉造影异常。表 5-5 列出了病史和体格检查的特征，这些特征可以帮助鉴别疼痛是否由心脏引起的。

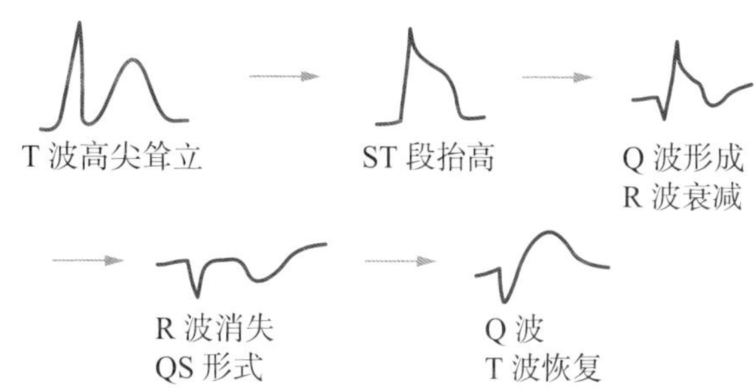

▲ **图 5-2　急性心肌梗死心电图变化的时间演变**

注意超急性期 T 波的高尖耸立和 R 波振幅衰减，随后 ST 段抬高、T 波倒置，并出现 Q 波。持续的 ST 段抬高提示左心室室壁瘤

(3) 血清心脏标志物：血清心脏标志物用于确认或排除心肌细胞死亡，是诊断心肌梗死的金标准。目前广泛使用的标志物包括肌红蛋白、CK-MB 和肌钙蛋白。尽管算法各不相同，但在就诊时就应该进行一种或多种心脏标志物的检测，

表 5–3　心电图结果和解剖相关性

冠状动脉	定　位	心电图导联
左前降支	前间隔	V_1，V_2，V_3
左前降支	前壁	$V_{2\sim4}$
左回旋支	侧壁	Ⅰ，aVL，$V_{4\sim6}$
右冠状动脉	下壁	Ⅱ，Ⅲ，aVF
右冠状动脉	右心室	V_4R（Ⅱ，Ⅲ和 aVF 也改变）
右冠状动脉，左回旋支	后壁	V_1，V_2R 波改变

V_4R. 在怀疑发生下壁心肌梗死时应放置的右侧导联

引自 Hollander JE, Diercks DB. Intervention strategies for acute coronary syndromes. In: Tintinalli JE, Kelen GD, Stapczynski JS, eds. Emergency Medicine. 6th ed. New York, NY: McGraw-Hill; 2004:108–124.

表 5–4　冠心病的危险因素

- 糖尿病
- 高胆固醇血症；高密度脂蛋白胆固醇＜40mg/dl
- 吸烟史
- 高血压
- 年龄（男性≥45 岁；女性≥55 岁或过早绝经）
- 早发 CHD 家族史（男性一级直系亲属在 55 岁前发生 MI 或猝死；女性一级直系亲属在 65 岁前发生 MI 或猝死）
- 使用拟交感神经药物（可卡因和安非他明）
- 风湿病（类风湿性关节炎和系统性红斑狼疮）

CHD. 冠心病；MI. 心肌梗死

引自 Hollander JE, Diercks DB. Intervention strategies for acute coronary syndromes. In: Tintinalli JE, Kelen GD, Stapczynski JS, eds. Emergency Medicine. 6th ed. New York, NY: McGraw-Hill; 2004:108–124.

表 5–5　病史和体格检查评估疑诊 ACS 的作用

CHD 源性胸痛可能性增加的因素	CHD 源性胸痛可能性减少的因素
• 压迫感 • 疼痛放射至某一侧的手臂、颈部或下颌 • 出汗 • 第三心音 • 与之前 MI 相似的疼痛	• 胸膜炎样疼痛 • 持续数天的疼痛 • 疼痛持续时间＜2min • 局限于单个手指区域的疼痛 • 通过运动或触诊再现的疼痛

ACS. 急性冠脉综合征；CHD. 冠心病；MI. 心肌梗死

并且需要 3～6h 后复查。肌钙蛋白 I 对心肌损伤非常灵敏且特异。肌钙蛋白 I 水平升高有助于确诊心肌梗死，如果在症状出现 6h 后仍是正常水平，则心肌梗死的可能性很小。心脏标志物有几个局限性：其水平在 UA 中保持正常；急性心肌梗死发生后 4h 以上才出现升高；某些其他情况下也会出现轻度升高，如危重症、心力衰竭和肾衰竭。

(4) 其他检查：ACS 的评估中需要做的其他检查包括胸部 X 线片、全血细胞计数、血生化指标和凝血功能。胸部 X 线片可用于识别肺水肿，评估其他原因导致的胸痛，如主动脉夹层和肺炎。当患者临床表现不典型或心电图无法确诊时，床旁心脏超声检查（point-of care cardiac ultrasound study，POCUS）可以作为体格检查的辅助手段，在快速识别节段性室壁运动异常方面发挥着越来越重要的作用。同时在鉴别诊断方面，可除外心包炎伴心包积液等其他疾病。

(5) 风险分层：对于病情不典型、风险因素少或没有、心电图无诊断意义、心肌标志物正常、POCUS 无阳性发现的患者通常无须进一步评估 ACS 即可安全出院。HEART 评分综合了病史、心电图、年龄、危险因素和肌钙蛋白等指标，可以帮助对未分型胸痛患者进行风险分层。对于已知或疑似 UA 或 NSTEMI 患者，可使用心肌梗死溶栓治疗（thrombolytics in myocardial infarction，TIMI）评分来评估短期预后和死亡率（表 5-6）。

表 5-6　TIMI 风险评分

- 年龄＞65 岁
- 既往冠状动脉狭窄＞50%
- ≥3 个冠心病危险因素
- 前 7 天内服用过阿司匹林
- 前 24h 内发生过≥2 次心绞痛事件
- ST 段变化（一过性抬高或持续性压低）
- 心脏损伤标志物升高

TIMI. 心肌梗死溶栓治疗
七项中每一项各占 1 分。得分与 2 周后死亡、心肌梗死或血供重建的风险相关：1 分，5%；2 分，8%；3 分，13%；4 分，20%；5 分，26%；6 分，41%
引自 Antman EM, Cohen M, Bernink PJ, et al. The TIMI risk score for UA/NSTEMI. JAMA. 2000;284(7):835–842.

5. 治疗

(1) 初始治疗步骤：根据病史怀疑为 ACS 时，应立即开始治疗。应给予心电监护、建立静脉通道、进行心电图检查。除非过敏，否则应立即让患者嚼服阿司匹林（常用剂量为 162～325mg）。阿司匹林对于 ACS 有显著获益。例如，在 STEMI 的情况下，单剂量阿司匹林带来的生存获益与溶栓治疗的获益大致相同，但风险或费用却可以忽略不计。

大多数患者可以从加用 P2Y12 受体抑制药（如普拉格雷、替格瑞洛或氯吡格雷）的双重抗血小板治疗中获益，但这些药物最好在咨询心脏病专家后使用。如果患者出现呼吸困难，初始治疗还应包括辅助氧疗、持续脉搏血氧监测和舌下含服硝酸甘油，硝酸甘油可降低动脉壁张力和心肌需氧量。此外，吗啡是治疗缺血性胸痛的首选镇痛药。这些疗法组成了一个便于记忆的 THROMBINS2（噻吩吡啶类、肝素 / 依诺肝素、肾素 – 血管紧张素系统抑制药、氧疗、吗啡、β 受体阻滞药、冠状动脉介入、硝酸甘油、他汀类药物 / 水杨酸盐）助记符，但应注意这些具体的治疗方法应根据患者的具体情况来进行选择。而基于最初的心电图结果，总体的治疗方向将有两个选择：再灌注或药物治疗。

(2) STEMI：当心电图提示 STEMI 且症状出现时间少于 12h 时，应立即进行再灌注治疗。理想情况下，总缺血时间应限制在 120min 以内。实现再灌注有两种方法，即直接 PCI（血管成形术或支架置入术）和溶栓。由经验丰富的心脏病专家快速实施 PCI 是首选治疗方法。标准的门 – 球时间目标是 90min，但从疼痛发生时算起，PCI 治疗的获益时间可延长至 12h。对于严重心力衰竭或心源性休克的患者，不管从症状出现开始的时间延迟多久，PCI 仍有可能是适用的。

最近的研究表明，假设患者就诊的医院不具备 PCI 条件，如果能在 120min 内转院到邻近具备 PCI 条件医院进行直接 PCI，将比溶栓治疗效果更好。如果在 120min 内无法进行 PCI 时，可使用静脉溶栓药物实现再灌注。虽然溶栓治疗的窗口期可延长至发病 12h，但如果在 4h 内开始溶栓，效果最佳。如果在发病 30min 内开始溶栓，其疗效将接近直接 PCI。大多数溶栓药物都需要辅以肝素或低分子肝素（low molecular-weight heparin，LMWH）进行抗凝治疗。接受溶栓治疗后的患者都应尽快转院到 PCI 中心，原因是如果溶栓治疗无法实现再灌注，还可以实施挽救性 PCI。即使有成功再灌注的证据，也应在溶栓治疗后 24h 内进行 PCI。表 5-7 列出了除阿司匹林和再灌注治疗外，可降低心肌梗死后死亡率的其他措施。

(3) UA 和 NSTEMI：UA/NSTEMI 患者应根据心电图结果、心脏标志物结果、TIMI 风险评分、患者之前是否接受血管造影和 PCI 而进行风险分层。其治疗方案根据风险分层不同而有所不同。阿司匹林和硝酸甘油是最基础的治疗。如果在硝酸甘油治疗后仍有胸部不适，可加用吗啡。如果合并高血压或心动过速情况，在谨慎的前提下可以应用 β 受体阻滞药，如静脉注射美托洛尔。β 受体阻滞药治疗可降低心肌梗死死亡率，但在急性期应注意心源性休克的风险。

对于高风险患者，如心电图有缺血性改变、心脏损伤标志物升高、TIMI 风险评分达到或超过 3 分的患者，可加用抗凝血药治疗，如普通肝素或低分子肝素。抗凝血药可有效阻止血栓形成过程。部分接受冠状动脉造影或 PCI 的患者有时术中需要静脉注射血小板糖蛋白Ⅱb/Ⅲa 受体拮抗药，如阿昔单抗或直接凝血酶抑制药（如比伐卢定）。

最近的研究表明，针对 UA 和 NSTEMI 的高危患者，在 24～36h 进行血管造影和 PCI 的早期介入治疗策略其疗效略优于药物治疗和延迟介入治疗。早期 PCI 特别适用于以下情况：难治性心绞痛、血流动力学不稳定、心力衰竭征兆、室性心动过速、心电图 ST 段压低或心脏损伤标志物明显升高。

表 5-7　对 MI 有确证疗效的治疗

- 阿司匹林（162mg，立即嚼服，然后终身每天服用）
- 直接 PCI（血管成形术或阻塞动脉支架置入术）
- 溶栓治疗（如果无法进行直接 PCI；大多数方案需要肝素治疗）
- β 受体阻滞药（立即静脉注射，24h 内开始口服；如无禁忌证，则每天持续使用）
- 血管紧张素转换酶抑制药（1～3 天开始使用，终身服用）
- 降胆固醇药物（1～3 天开始使用，终身每天服用）
- 低分子肝素（溶栓或 PCI 前应用，适用于 75 岁以下患者）
- 氯吡格雷（每天 75mg，无论接受或不接受再灌注治疗）

MI. 心肌梗死；PCI. 经皮冠状动脉介入治疗

引自 American College of Cardiologists. Guidelines for managing patients with AMI, UA, and NSTEMI. J Am Coll Cardiol. 2002;40:1366–1374.

6. 住院治疗　经过初始急诊治疗后，患者应被收入重症监护病房并观察是否出现并发症。优化治疗方案、宣教、生活方式改变、心理和社会支持通常都是有用的。

7. 并发症　急性心肌梗死的并发症往往是危及生命的，并且可能在发病后的任何时间出现（表 5-8）。前壁 STEMI 多伴随严重的并发症。与心肌梗死相关的室性心动过速和心室颤动（猝死）是急诊和院前环境中最常见的并发症，发生率约为 10%。缓慢性心律失常也可能发生，包括前壁心肌梗死后希氏束 – Purkinje 纤维系统不可逆转的损伤导致的心脏传导阻滞，或下壁心肌梗死后房室结（arteriovenous，AV）功能障碍导致的心脏传导阻滞。可能需要紧急安置临时起搏器。

前壁心肌梗死导致的左心室收缩功能障碍通常会引起肺水肿或心源性休克。如果乳头肌功能障碍和急性二尖瓣反流导致心源性肺水肿，可能会听到新的收缩期杂音。心源性休克的症状包括明显低血压和组织低灌注表现，如皮肤湿冷、少尿和意识模糊。治疗包括急诊 PCI、升压药，必要时使用主动脉内球囊反搏泵。下壁心肌梗死合并右心室梗死通常表现为低血压，而无肺水肿，治疗方法是积极容量复苏。硝酸甘油会降低前负荷，右心室梗死患者应避免使用。

急性心肌梗死的后期并发症往往发生在发病后数小时至数天，包括左心室游离壁破裂导致心脏压塞、室间隔穿孔、心包炎、左心室室壁瘤和血栓栓塞。此外，急性心肌梗死治疗也可能出现医源性并发症。肝素和抗血小板治疗会导致多达 10% 的患者出现严重出血。接受溶栓治疗的 STEMI 患者出现颅内出血发生率为 0.5%～0.7%，这些出血往往是致命的。

表 5-8　急性心肌梗死的部分并发症

类　别	分　型
缺血性心肌梗死	• 再梗死 • 梗死面积扩展
机械性心肌梗死	• 心力衰竭 • 心源性休克 • 二尖瓣反流 • 室壁瘤 • 心脏破裂（室间隔、乳头肌、游离心壁）
心律失常	• 房性或室性心律失常 • 窦房结或房室结功能障碍 • 心脏传导阻滞
栓塞	• 外周血管栓塞 • 左心室附壁血栓
炎症性	心包炎

关联病例

见病例 8、病例 11、病例 14 和病例 15。

三、测试问题与解析

（一）问题

1. 一名 65 岁有糖尿病史的男性患者来到急诊，称自己胸骨下疼痛和出汗已持续 45min。既往高血压病史。经检查，血压为 130/80mmHg，心率 100 次 / 分，呼吸频率 20 次 / 分。呼吸室内空气时外周血氧饱和度为 98%。以下哪一项是下一步最重要的治疗措施？

A. 舌下含服硝酸甘油

B. 吸氧

C. 放置除颤电极

D. 嚼服阿司匹林

E. 注射吗啡

2. 一名 58 岁男性患者因剧烈胸痛持续 3h 被救护车送到急诊。既往病史包括高血压、高脂血症和痛风。血压 100/60mmHg，心率 90 次 / 分，外周血氧饱和度 97%。以下哪一项是该患者最重要的初步诊断检查？

A. 心电图平板运动试验

B. 凝血酶原时间和部分凝血活酶时间

C. 胸部 X 线检查

D. 肌钙蛋白水平

E. 心电图

3. 一名 54 岁男性患者因 1h 前出现恶心和胸骨下胸痛，并向下颌放射而被送往一家乡村医院急诊室。心电图显示为 ST 段抬高型心肌梗死。该医院不能开展经皮冠状动脉介入治疗。距离最近的具备 PCI 治疗能力的医院有 2.5h 车程。以下哪种方案最适合该患者？

A. 在 60min 后再次进行心电图检查以确认 STEMI

B. 立即将患者转入外院进行急诊 PCI

C. 使用溶栓药物，然后转到 PCI 中心

D. 给予阿司匹林，开始使用肝素，并进行铊负荷试验

（二）答案与解析

1. 选项 D，嚼服阿司匹林。虽然所有这些干预措施都可能有用，但阿司匹林能显著降低死亡率。对于非过敏性患者，阿司匹林几乎没有任何不良反应，并且应立即给予。由于患者仍有胸痛，接下来应给予舌下含服硝酸甘油（选项 A）。氧气（选项 B）仅适用于低氧血症。此时不需要使用除颤仪（选项 C），因为没有发现心律失常。吗啡注射液（选项 E）如果胸痛持续且严重，应考虑使用。

2. 选项 E，心电图。获取胸痛病史非常重要。心电图是胸痛评估中至关重要的首选诊断性检查。ST 段抬高与否是决定下一步如何治疗的一个重要依据。虽然血清心脏损伤标志物水平（选项 D）很重要，但其获得阳性结果比心电图需要更多时间。此外，血清心脏损伤标志物水平有时在患者就诊时并未升高。当患者出现间歇性胸痛时，在门诊环境中进行运动平板试验（选项 A）有助于诊断患者是否可能患有心绞痛。凝血检查（选项

B）、全血细胞计数和生化检查也很重要，但这些都是辅助检查。在评估胸痛时，通常会进行CXR（选项C）检查，但这项检查不是重点。病史和12导联心电图是评估胸痛可能原因时最重要的初步检查。

3. 选项C，使用溶栓药物，然后转到PCI中心。当具备由有经验的心脏科医生快速实施PCI的条件时，PCI是一种更好的治疗方式选择。然而，如果患者就诊的医院不具备PCI治疗条件，并且无法在120min内转入PCI中心，则应使用溶栓药物，并且最好在到达医院后30min内进行。再将患者转至最近的PCI中心。不需要重复心电图（选项A），这样只会延误治疗。研究表明具备PCI能力的医院距离车程超过120min时，患者不应转院（选项B），而应首先接受溶栓治疗。阿司匹林是需要给予的治疗，但是铊负荷试验（选项D）并不合适，因为患者是ST段抬高型心肌梗死，再灌注是最重要的治疗方法。

临床精粹

- 先前用于ACS的MONA治疗法则（吗啡、吸氧、硝酸甘油、阿司匹林）已被THROMBINS2（噻吩吡啶类、肝素/依诺肝素、肾素–血管紧张素系统抑制药、氧疗、吗啡、β受体阻滞药、冠状动脉介入、硝酸甘油、他汀类药物/水杨酸盐）取代。
- 所有胸痛且怀疑是急性冠脉综合征的患者都应立即进行心电图检查。
- 任何可能患有急性冠脉综合征的患者首选治疗是嚼服阿司匹林。
- 经皮冠状动脉介入治疗优于溶栓治疗。然而，如果医院不具备PCI能力，并且患者无法在120min内转至具备PCI能力的医疗机构，那么排除禁忌证后，都应该开始静脉溶栓治疗。
- 心电图将决定下一步的治疗方案。新出现的ST段抬高一般要求立即进行再灌注治疗。“时间就是心肌”。
- 急性心肌梗死的并发症包括心律失常和心脏泵衰竭。

参考文献

[1] Amsterdam EA, Wenger NK, Brindis RG, et al. 2014 AHA/ACC guideline for the management of patients with non-ST-elevation acute coronary syndromes: executive summary: a report of the American College of Cardiology/American Heart Association Task Force on Practice Guidelines. *Circulation*. 2014;130(25):2354–2394. doi:10.1161/CIR.0000000000000133.

[2] Araújo C, Laszczyńska O, Viana M, et al. Sex differences in presenting symptoms of acute coronary syndrome: the EPIHeart cohort study. *BMJ Open*. 2018;8(2):e018798. doi:10.1136/bmjopen-2017–018798.

[3] Croft PE, Strout TD, Kring RM, Director L, Vasaiwala SC, Mackenzie DC. WAMAMI: Emergency physicians can accurately identify wall motion abnormalities in acute myocardial infarction. *Am J Emerg Med*. 12 2019;37(12):2224–2228. doi:10.1016/j.ajem.2019.03.037.

[4] Devon HA, Rosenfeld A, Steffen AD, Daya M. Sensitivity, specificity, and sex differences in symptoms reported on the 13–item acute coronary syndrome checklist. *J Am Heart Assoc*. 2014;3(2):e000586. doi:10.1161/JAHA.113.000586.

[5] Montrief T, Davis WT, Koyfman A, Long B. Mechanical, inflammatory, and embolic complications of myocardial infarction: an emergency medicine review. *Am J Emerg Med*. 2019;37(6):1175–1183. doi:10.1016/j.ajem.2019.04.003.

[6] O'Gara PT, Kushner FG, Ascheim DD, et al. 2013 ACCF/AHA guideline for the management of ST-elevation myocardial infarction: executive summary: a report of the American College of Cardiology Foundation/American Heart Association Task Force on Practice Guidelines. *Circulation*. 2013;127(4):529–555. doi:10.1161/CIR.0b013e3182742c84.

[7] Panju AA, Hemmelgarn BR, Guyatt GH, Simel DL. The rational clinical examination. Is this patient having a myocardial infarction? *JAMA*. 1998;280(14):1256–1263. doi:10.1001/jama.280.14.1256.

[8] Pope JH, Aufderheide TP, Ruthazer R, et al. Missed diagnoses of acute cardiac ischemia in the emergency department. *N Engl J Med*. 2000;342(16):1163–70. doi:10.1056/NEJM200004203421603.

[9] Reeder et al. Initial evaluation and management of suspected acute coronary syndrome (myocardial infarction, unstable angina) in the emergency department. Available at: www.uptodate.com. Accessed November 30, 2020.

病例8 Boerhaave综合征和非心源性胸痛

王 帆 译 王 凡 温 伟 校

一名28岁男性患者因胸痛1天来到急诊。患者诉1天前晚上大量饮酒后出现多次呕吐，之后突感胸痛伴发热，无力，无法摄入任何食物或水。其胸痛属于中等严重程度，位于左前胸部，无放射痛，深呼吸时疼痛加重。其声音沙哑地说"我感觉我呼吸不到足够的空气"。除此之外无其他主诉。体检发现该患者虚弱不适，大汗。体温38℃，心率132次/分，血压148/74mmHg，呼吸频率为24次/分，呼吸室内空气时外周血氧饱和度为98%。口腔黏膜干燥，听诊双肺基底部有少量湿啰音。既往健康，无服药史。

➢ 该患者最可能的诊断是什么？

➢ 下一步的诊疗措施是什么？

➢ 应立即给予哪些治疗？

一、病例8的答案：非心源性胸痛

（一）病例总结：28岁男性

- 多次呕吐后开始出现急性胸痛。
- 左前侧胸痛，中等严重程度，呼吸时疼痛加剧。
- 虚弱不适伴多汗。
- 呼吸急促、心动过速和发热。

1. 最可能的诊断 食管穿孔（又称为Boerhaave综合征）。

2. 下一步诊疗措施 给予患者心电监护，建立静脉通道，完善心电图和胸部X线检查。

3. 紧急治疗 禁食，放置鼻胃管，使用等渗液体进行静脉液体复苏，广谱抗生素治疗和疼痛管理。一旦诊断得到明确，应立即请外科紧急会诊。

（二）病例分析

1. 目标

(1) 描述非心源性胸痛（noncardiac chest pain，NCCP）（包括危急生命和严重程度不高的非心源性胸痛）的原因（EPA1，EPA2，EPA10）。

(2) 在胸痛的鉴别诊断中要考虑自发性食管穿孔可能，识别Boerhaave综合征的关键症状和体征（EPA1，EPA2，EPA10）。

(3) 描述评估和治疗NCCP的方法，特别是Boerhaave综合征（EPA3，EPA4）。

2. 思考 胸痛是患者来急诊科就诊最常见的原因之一。急诊科医生最重要的任务是迅速排除或识别致命性胸痛，并迅速且恰当地进行紧急治疗。同时，急诊科医生还必须熟悉许多非致命性NCCP的诊断和管理。常见危及生命的胸痛病因包括心肌梗死、主动脉夹层、肺栓塞、张力性气胸、食管穿孔和心包积液伴心脏压塞。

NCCP是一个泛指的概念，通常指急性冠脉综合征以外的胸痛病因。这其中既有紧急的危及生命的疾病，也包含相对不紧急但仍要高度重视的疾病，如肺炎、肋骨骨折伴气胸或血胸、心包炎和心肌炎、消化道疾病［如胰腺炎、胆囊炎和伴有穿孔和（或）出血的消化性溃疡］。相对良性的病因包括食管痉挛、胸壁挫伤、肋软骨炎、肌肉拉伤、胃食管反流病（gastroesophageal reflux disease，GERD）和焦虑。在本病例中，患者因酒精诱导的反复呕吐导致了迅速且危及生命的胸痛，诊断考虑是Boerhaave综合征。

二、Boerhaave综合征和非心源性胸痛

（一）定义

1. Boerhaave综合征 食管腔内压力骤增引起的食管破裂，通常由呕吐引起。

2. 纵隔炎 纵隔（由纵隔胸膜、胸廓上口和膈肌界定的胸部空间，有许多重要结构，包括心脏、大血管、气管和食管）内潜在的危及生命的炎症或感染。

3. Mackler三联征 呕吐后出现下部胸痛和

皮下气肿。

4. Hamman 摩擦音 “纵隔摩擦音”是一种在心脏收缩期听到的伴随心跳的摩擦或脆响声，这种声音是由纵隔内游离气体引起。

5. NCCP 在冠状动脉解剖正常的情况下发生的胸痛，与心肌缺血无关。

6. 胸膜炎 胸痛与深呼吸、咳嗽、打喷嚏或大笑相关。

（二）Boerhaave 综合征的诊治

1. 病理生理学 Boerhaave 综合征是由于食管内压力突然增加而导致的食管穿孔。通常是由呕吐引起，但也有罕见的病例是在产程延长、大笑、癫痫发作，甚至排便后发生的。食管因缺乏其他胃肠道所具有的浆膜层，比较容易破裂。在大多数情况下，裂口发生在胸段食管末端的左后外侧，那里的支持结构最为薄弱。颈段或腹段食管穿孔也偶有发生。

2. 鉴别诊断 食管破裂可见于其他原因，如创伤、摄入腐蚀性物质或异物，以及在食管及食管附近进行的手术。内镜检查等操作也是导致食管穿孔很常见的原因。但由上述原因引起的穿孔和由压力增加引起的穿孔（即 Boerhaave 综合征）是不同的。

3. 发病率和死亡率 由 Boerhaave 综合征导致的死亡部分原因是胃和口咽部的内容物进入纵隔而引起的严重的炎症反应和快速进展的感染。纵隔和胸膜腔被污染可以导致纵隔炎、肺炎、脓胸、脓毒症和多器官功能衰竭。未经治疗的 Boerhaave 综合征的病死率为 100%。即便给予迅速且恰当的治疗，死亡率仍然高达 25%。

4. 临床表现

(1) 症状和体征：不到 1/3 的病例会出现经典的 Mackler 三联征（呕吐、下胸痛和皮下气肿）。其他可能的症状还包括吞咽痛、上腹痛和背痛。在一个病例系列研究中，83% 的患者有疼痛，79% 有呕吐，39% 有呼吸困难，40% 有大量饮酒史。患者往往有血流动力学不稳定伴发热、呼吸急促和心动过速，高达 32% 的患者进展为休克。体格检查中有意义的体征包括颈部下段的皮下气肿，空气从纵隔上部溢出进入颈部造成颈部皮下气肿；Hamman 摩擦音，即“纵隔摩擦音”，是在心脏收缩期听到的伴随心跳的摩擦或脆响声。此外，由于胸腔积液，可以造成穿孔侧（通常是左侧）呼吸音减弱。

(2) 影像学检查：胸部 X 线应该是初步检查，检查结果可以提示胸膜积液、气胸、肺炎、纵隔增宽、纵隔气体和上胸部及颈部的皮下气体。在疾病早期，胸部 X 线的检查结果可以是阴性的。一旦怀疑食管穿孔，应立即安排胸部和腹部 CT 以帮助明确诊断。CT 比 X 线检查要灵敏得多，可以提示食管壁增厚、食管旁液体暗区、食管外纵隔气体、胸腔积液、气胸或肺部实变等，这些病变通常在左胸部。食管造影检查对于定位穿孔位置很有意义。此项检查应使用水溶性对比剂而不是钡剂，以避免钡剂相关的纵隔炎症。需要指出的是，即便有上述检查手段，小的食管穿孔也可能被漏诊。

(3) 其他诊断方法：如果进行胸腔穿刺，抽出的胸腔积液 pH 通常会小于 6，并伴有淀粉酶升高且常含有食物颗粒。内镜检查在 Boerhaave 综合征的诊断评估中没有作用，甚至会因操作过程中需要注入空气而加剧穿孔。

5. 治疗 一旦确诊 Boerhaave 综合征，应立即请外科会诊。最终的治疗方案取决于食管穿孔的大小和位置、病灶是否局限、是否存在基础疾病。在治疗过程中应尽早给予积极的镇痛和镇吐治疗，以防止额外的 Valsalva 动作进一步加重压力伤。如果 CT 显示穿孔，初期治疗应包括禁食，放置鼻胃管并胃肠减压吸出胃内容物，静脉应用广谱抗生素和肠外营养。如果穿孔病变较为严重，则需要手术修复。某些食管穿孔的治疗也可能需要内镜下支架置入或夹闭术。

6. 并发症 任何诊断或治疗的延误都可能导致死亡率的增加。首诊过程中常见的误诊包括心肌梗死、胰腺炎、肺脓肿、心包炎和自发性气胸。酒精中毒也可能延误诊断。即使患者得到积极的治疗，死亡率仍可高达 25%。术后并发症包括持续的食管漏、纵隔炎和脓毒症。

（三）非心源性胸痛的诊治

在美国，每年急诊科因胸痛就诊的患者超过800万人次。对急性胸痛患者的评估需首先了解患者完整的病史，重点关注疼痛的性质、持续时间和放射痛情况、发作的背景、伴随症状（如呼吸困难）、缓解和加重因素，以及冠心病和静脉血栓栓塞的危险因素。表5-9列出了胸痛的各种原因，包括临床表现和诊断性检查。

胸痛的评估应始终从排除严重的病因开始，如急性冠脉综合征、肺栓塞和主动脉夹层。NCCP通常定义为在冠状动脉解剖正常的情况下发生的胸痛，因此与心肌缺血无关。NCCP的鉴别诊断很复杂，包括可危及生命的原因，以及其他无生命危险的原因。大多数NCCP是由肌肉骨骼、胃肠道、胸膜、肺和精神疾病引起。急诊中NCCP最常见的原因是胃食管反流病。许多NCCP病例没有明确找到原因，但只要不遗漏危及生命的严重原因，这是可以接受的。

1. 心血管疾病引起的胸痛 就本病例而言，我们不在此讨论ACS和主动脉夹层（见病例7）。

(1) 心脏压塞：心脏压塞可由主动脉夹层、创伤、感染、自身免疫疾病和转移癌引起。心包腔内液体的快速积聚，导致心室充盈受损并塌陷，致使心输出量降低，造成梗阻性休克。经典的体征包括Beck三联征，即低血压、颈静脉怒张和心音遥远。可观察到奇脉和（或）心电图电交替现象。床旁超声是一种快速、简单且高度准确的确诊手段。初始治疗包括扩容、抬高腿部、尽可能避免正压通气，使静脉回心血量最大化。但最有效的是通过心包穿刺术或外科心包开窗术实现心包减压。

(2) 心包炎：心包炎由心包脏层和壁层的炎症引起，可以导致非缺血性心源性胸痛，病因包括自身免疫病、感染（病毒性、细菌性和真菌性）、心肌梗死（心肌梗死后综合征）和创伤。病毒感染是最常见的原因。疼痛类似胸膜炎样疼痛，通常在仰卧位时加剧。仔细听诊可以发现心包摩擦时发出的微弱的三段刺耳的摩擦音。最初的心电图显示广泛ST段弓背向下型抬高、PR段压低和只有aVR导联中的PR段抬高。除心电图外，检查还应包括心脏损伤标志物检查和POCUS。心包炎时如果心脏损伤标志物升高表明合并心肌炎，这时往往需要住院治疗。如果心包积液超过2cm或有任何压塞征象也需要住院。治疗无并发症的心包炎方法包括NSAID、秋水仙碱，并需要进行密切随访。

2. 肺部疾病引起的胸痛 在引起胸痛的肺部疾病中，张力性气胸和肺栓塞会直接威胁生命。其他引起胸痛的肺部疾病还包括肺炎、胸腔积液和胸膜炎。通常通过胸部X线和胸部CT可以诊断这些疾病。

(1) 肺栓塞：肺栓塞通常是由来源于下肢静脉的血栓脱落导致肺动脉阻塞而引起，栓子有时也来自上肢静脉或右心系统。老年人、近期有过手术或长时间卧床、肿瘤患者或口服避孕药物等都是肺栓塞的潜在危险因素。肺栓塞典型表现为突发胸痛和呼吸困难，但也有的表现可能仅仅是不明原因的心动过速或缺氧。如果一条或两条主要肺动脉分支被阻塞可以导致休克甚至死亡。初期的诊断方法包括临床评分系统（如PERC标准、Wells评分）和血清D–二聚体测定。CTA是首选的确诊手段。治疗方法包括立即使用肝素或直接口服抗凝血药进行抗凝治疗。肺栓塞引起的休克或心搏骤停是溶栓治疗的指征。

(2) 张力性气胸：张力性气胸会迅速导致梗阻性休克，一旦怀疑张力性气胸，必须立即进行治疗。诊断标准包括气管偏移、低氧血症、低血压和患侧胸部叩诊呈鼓音。应立即对患者进行胸部X线检查以明确诊断。POCUS是一种更快速的诊断方法，对于气胸具有很高的准确性。对怀疑张力性气胸且生命体征不稳定的患者，应立即进行治疗，不能因等待影像学检查确认而延迟。紧急治疗措施包括使用大号针头或静脉留置针对呈鼓音的一侧胸腔进行针刺减压，随后进行胸腔穿刺置管术。

表 5-9　产生胸痛的原因、临床表现及诊断性检查

疾　病	临床表现	诊断性检查
心血管疾病		
ACS/STEMI	劳累性压榨性胸痛伴放射	ECG，血清肌钙蛋白
主动脉夹层	撕裂样胸痛向背部放射。症状累及两个器官系统，可表现为低血压或高血压	CTA
心脏压塞	心动过速和休克，Beck 三联征，奇脉，电交替	POCUS
心包炎	身体前倾时胸痛有所改善，心包摩擦音，广泛 ST 段抬高	ECG
肺部疾病		
肺栓塞	胸膜炎样胸痛，呼吸困难，心动过速，呼吸急促，低氧血症但 CXR 相对正常，心电图和 POCUS 显示右心增大	D- 二聚体，CTA
张力性气胸	穿透性创伤或钝性创伤，气短，呼吸急促，休克，气管偏移，单侧呼吸音	临床诊断，POCUS，CXR
肺炎	发热，咳嗽，胸膜炎样胸痛，低氧，局灶性呼吸音异常	临床诊断，CXR
消化系统疾病		
Boerhaave 综合征	急性胸痛，发热，呼吸急促	CT
胆囊炎	胸痛伴右上腹痛或上腹痛，厌食，右上腹压痛	POCUS
胰腺炎	上腹痛向背部放射，呕吐，明显腹部压痛	淀粉酶，脂肪酶（升高），CT
胃食管反流病	胸骨下烧灼样胸痛，平躺时加重，夜间加重，口中有酸味	临床诊断
食管痉挛	胸痛伴吞咽困难或吞咽痛	EGD，测血压
肌肉骨骼疾病		
肌肉拉伤	运动时胸痛加剧，有时引起胸膜炎	体格检查
肋软骨炎	胸痛伴胸骨边缘附近触痛	体格检查
乳房病变	乳房肿块或红斑	体格检查，POCUS
精神疾病		
抑郁和焦虑伴有躯体化症状	绝望，兴趣缺失，睡眠紊乱，情绪不稳定，情感淡漠	临床诊断
惊恐发作	突发性、自限性过度通气，手足痉挛	临床诊断

ACS. 急性冠脉综合征；CXR. 胸部 X 线；ECG. 心电图；EGD. 上消化道内镜；POCUS. 床旁超声检查；STEMI. 急性 ST 段抬高型心肌梗死

3. 消化系统疾病引起的胸痛　多种食管疾病可引起胸痛，包括食管异物、远端食管痉挛、GERD 伴反流性食管炎和穿孔。上腹部脏器疾病，包括胆囊炎、胰腺炎或脾脏血肿（较少见），也可引起 NCCP。

(1) 食管异物：食管异物通常从患者病史中就可以轻松识别（幼儿和老年人除外）。胸部和颈部 X 线影像可以识别不能透过射线的异物，而其他种类的异物则需要上消化道内镜检查来进行评估。远端食管痉挛是一种食管动力障碍综合征，疼痛通常与吞咽困难相关。食管酸性暴露可诱发痉挛。怀疑患有此病的患者应由消化科医生进行上消化

道内镜检查并进行测压。

(2) 胃食管反流病：GERD 是 NCCP 最常见的原因之一。咖啡因、酒精和烟草的使用都会降低食管下端贲门括约肌张力，从而引发反流。典型的症状包括上腹痛和胸骨后痛，在平卧位时加剧，尤其是饭后和临近就寝时。口中经常有酸味，在早上更明显。长期反流和食管炎可能会导致远端食管黏膜的组织学变化（Barrett 食管）并最终导致食管癌。抗酸药物治疗可缓解 GERD 引起的胸痛，但这种缓解作用并不能用于准确区分食管炎和心肌缺血。同样，硝酸甘油在缓解心源性胸痛的同时也可以缓解食管痉挛。因此，药物治疗的效果不能用于确定或排除某一胸痛病因诊断，这可能导致严重的诊断错误。

4. 肌肉骨骼疾病引起的胸痛　肌肉骨骼疾病引起的胸痛是另一个非常常见的 NCCP 类别，病因通常是良性的。胸痛位于肋间肌、肋软骨和其他胸壁肌肉及其肌腱附着处。通常与外伤、举重物或肌肉骨骼的过度使用有关。当疼痛位于胸骨前部和胸骨边缘时，称为肋软骨炎。疼痛性质类似胸膜炎样，可以通过触诊或上肢的主动运动而重复出现。对于肌肉骨骼疾病引起的胸痛，通常需要的评估仅仅是仔细和全面的病史询问和体格检查。心电图、胸部 X 线或 POCUS 可用于排除心包炎、骨骼或肺部疾病、结构性心脏病或主动脉病变。请注意，虽然胸壁有压痛使 ACS 的诊断可能性降低，但这并不能完全排除 ACS。对于诊断为肌肉骨骼性胸痛的患者，治疗方法包括非阿片类镇痛药（如 NSAID）、休息、热敷或冰敷、安抚。要告知患者一旦症状恶化或出现呼吸困难应立即返回医院或寻求紧急医疗帮助。在女性 NCCP 的鉴别诊断中，应考虑乳腺病变，包括乳腺炎或脓肿、良性肿块、囊肿或炎性癌。在这种情况下，仔细的乳房检查通常具有诊断意义。

5. 精神疾病引起的胸痛

(1) 躯体化症状：虽然精神疾病引起的 NCCP 在急诊总是排除性诊断，但不可否认这种情况也是非常常见的。在抑郁和焦虑相关的躯体化症状中，患者可能会专注于身体不适，而对他们潜在的精神问题知之甚少。当初步考虑为精神疾病引起的胸痛时，应常规评估抑郁症状，包括绝望感、失眠、兴趣缺失（对正常活动失去兴趣或愉悦）和自杀意念。患者可表现出情绪不稳、情感淡漠或精神运动性迟缓。受到家庭暴力的患者也可能表现为躯体化症状和 NCCP，这个原因也绝不能忽视。请注意，仅仅抑郁症本身就可能有致命后果，需要由心理健康专业人员对患者进行及时、缜密的诊断和治疗。

(2) 惊恐发作：高达 25% 前往急诊的胸痛患者可能经历过惊恐发作，并可能患有惊恐障碍。其他症状和体征包括严重的呼吸困难、灾难即将来临的感受、过度通气和手足抽搐，发作通常持续不到 30min。到达急诊评估时，症状往往已经缓解，生命体征恢复正常。

(3) 检查：对于怀疑精神疾病引起的 NCCP 患者的初步检查应根据年龄和心血管危险因素、仔细的病史采集和体格检查所获得信息作为指导。请注意，精神疾病引起的胸痛不能排除共存心血管疾病的可能，对惊恐障碍患者的研究表明，其患有高血压、特发性心肌病、微血管性心绞痛，甚至心源性猝死的发病率较高。

（四）对老年患者的照护

为了正确诊断 NCCP 的更少见病因，可能需要借助先进影像学检查技术、住院观察和专科会诊。老年患者特别容易被误诊和漏诊，因为他们可能患有未被发现的亚急性疾病，如癌症，并且可能同时出现多种疾病过程。当老年患者胸痛原因未明就出院时，及时对其进行社区医疗随访是非常重要的。除了排除 ACS，必须始终高度警惕五种危及生命的非缺血性胸痛可能，包括主动脉夹层、心脏压塞、肺栓塞、张力性气胸和食管破裂。

关联病例

见病例 7、病例 14 和病例 15。

三、测试问题与解析

（一）问题

1. 一名45岁男性患者因急性胸痛来到急诊。以下哪一项为非危及生命的胸痛症状？

A. 呼吸急促

B. 躺下和饭后疼痛加剧

C. 广泛ST段抬高

D. 颈部皮下气肿

E. 单侧胸膜炎性胸痛

2. 一名35岁女性患者因持续1周的胸痛就诊。医生怀疑病因可能是肌肉骨骼疾病相关。以下哪一项是确认这一诊断的最佳证据？

A. 使用硝酸甘油治疗后缓解

B. 气管偏移

C. 放射至左臂

D. 触诊时症状再现

3. 一名38岁女性患者因胸痛持续2h在急诊接受评估。患者诉疼痛伴呼吸急促。其检查没有异常发现。尽管患者没有心血管危险因素，但医生发现病史提示心脏疾病。哪一项检测最能帮助识别心源性胸痛？

A. 心电图

B. 胸部X线

C. 胸部CT

D. 钡餐食管造影

（二）答案与解析

1. 选项B，躺下和饭后疼痛加剧。这个选项描述提示胃食管反流病。虽然GERD是一种可能最终导致食管炎甚至恶性肿瘤的疼痛原因，但它不是一个直接危及生命的胸痛原因。主动脉夹层、肺栓塞、心脏压塞、气胸和急性心肌梗死都可能导致死亡，因此如果发现这些情况，必须立即诊断和干预。呼吸急促（选项A）可能指向许多危险情况，如肺栓塞。广泛ST段抬高（选项C）提示心包炎，如果合并心脏压塞，可能是致命的。颈部皮下气肿（选项D）可能与食管破裂相关，这可能非常严重。单侧胸膜炎性胸痛（选项E）可能发生在肺栓塞或气胸中，这两种情况都很严重。

2. 选项D，触诊时症状再现。肌肉骨骼原因是非心源性胸痛最常见的病因之一。确认诊断的最佳方式是通过触诊胸痛部位或运动来重现疼痛。硝酸甘油（选项A）是冠心病的治疗方法。气管偏移（选项B）提示张力性气胸。放射至左臂（选项C）可能与心绞痛相关。

3. 选项A，心电图。心电图是心源性胸痛的最佳初步检查方法，因为它易于获取，非侵入性，并且对缺血具有特异性。胸部X线（选项B）可识别出气胸或肺炎，胸部CT（选项C）可识别食管破裂，食管钡餐造影（选项D）可评估食管疾病，如贲门失弛缓症或食管肿瘤。

临床精粹

- 在急性胸痛的鉴别诊断中，应始终考虑Boerhaave综合征可能，尤其是当患者有呕吐症状时。
- 主动脉夹层和肺栓塞都可能表现为晕厥和呼吸困难。
- 当临床诊断为张力性气胸且患者状态不稳定的情况下，治疗不应因等待影像学结果而延迟。
- 对抗酸药物的治疗反应不能用来排除心源性胸痛发作。
- 对舌下含服硝酸甘油试验的反应不能区分冠心病和胃食管反流病引起的食管痉挛。
- 仅靠心电图的正常不能用来排除心源性胸痛。
- 诊断为非心源性胸痛的患者中，有相当一部分（2%～3%）在30天内会发生心脏不良事件。

参考文献

[1] Appleton C, Gillam L, Koulogiannis K. Cardiac tamponade. *Cardiol Clin*. 2017;35(4):525–537.

[2] Braverman AC. Acute aortic dissection: clinician update. *Circulation*. 2010;122(2):184–188.

[3] Chambers J, Bass C, Mayou R. Non-cardiac chest pain: assessment and management. *Heart*. 1999;82:656–657.

[4] Dumville JC, MacPherson H, Griffith K, Miles JN, Lewin RJ. Non-cardiac chest pain: a retrospective cohort study of patients who attended a Rapid Access Chest Pain Clinic. *Fam Pract*. 2007;24(2):152–157.

[5] Glombiewski JA, Rief W, Bösner S, Keller H, Martin A, Donner-Banzhoff N. The course of nonspecific chest pain in primary care: symptom persistence and health care usage. *Arch Intern Med*. 2010;170(3):251–255.

[6] Gräni C, Senn O, Bischof M, et al. Diagnostic performance of reproducible chest wall tenderness to rule out acute coronary syndrome in acute chest pain: a prospective diagnostic study. *BMJ Open*. 2015;5(1):e007442. doi:10.1136/bmjopen-2014-007442.

[7] Herring N, Paterson DJ. ECG diagnosis of acute ischaemia and infarction: past, present and future. *QJM*. 2006;99(4):219–230.

[8] Huffman JC, Pollack MH, Stern TA. Panic disorder and chest pain: mechanisms, morbidity, and management. *Prim Care Companion J Clin Psychiatry*. 2002;4(2):54–62.

[9] Katerndahl DA. Chest pain and its importance in patients with panic disorder: an updated literature review. *Prim Care Companion J Clin Psychiatry*. 2008;10(5):376–383.

[10] Kiev J, Amendola M. A management algorithm for esophageal perforation. *Am J Surg*. 2007;194:103–106.

[11] Klinkman MS, Stevens D, Gorenflo DW. Episodes of care for chest pain: a preliminary report from MIRNET. *J Fam Pract*. 1994;38(4):345–352.

[12] Long CM, Ezenkwele UA. Esophageal perforation, rupture and tears. Available at: www.emedicine.com. Accessed June, 2010.

[13] Martina B, Bucheli B, Stotz M, Battegay E, Gyr N. First clinical judgment by primary care physicians distinguishes well between nonorganic and organic causes of abdominal or chest pain. *J Gen Intern Med*. 1997;12(8):459–465.

[14] Mayou RA, Bass C, Hart G, Tyndel S, Bryant B. Can clinical assessment of chest pain be made more therapeutic? *QJM*. 2000;93(12):805–811.

[15] Mayou RA, Bass CM, Bryant BM. Management of non-cardiac chest pain: from research to clinical practice. *Heart*. 1999;81(4):387–392.

[16] Newby DE, Fox KA, Flint LL, Boon NA. A 'same day' direct-access chest pain clinic: improved management and reduced hospitalization. *QJM*. 1998;91(5):333–337.

[17] Roman S, Kahrilas PJ. Distal esophageal spasm. *Dysphagia*. 2012;27:115–123.

[18] Svavarsdóttir AE, Jónasson MR, Gudmundsson GH, Fjeldsted K. Chest pain in family practice. Diagnosis and long-term outcome in a community setting. *Can Fam Physician*. 1996;42:1122–1128. Erratum in: *Can Fam Physician*. 1996;42:1672.

[19] Turner AR, Turner SD. Boeerhave Syndrome. StatPearls 2020. Available at: https://www.ncbi.nlm.nih. gov/books/NBK430808. Accessed December, 2020.

[20] Triadafilopoulos G, LaMont JT. Boerhaave syndrome: effort rupture of the esophagus. Available at: www.uptodate.com. Accessed June, 2010.

[21] Verdon F, Herzig L, Burnand B, et al. Chest pain in daily practice: occurrence, causes and management. *Swiss Med Wkly*. 2008;138(23–24):340–347.

病例9 心房颤动

王 帆 译 于浥淳 温 伟 校

一名73岁女性就诊于急诊科，主诉心悸和新出现的轻微活动后气短2周。以前，她可以走路去任何地方，但现在她在家中爬楼梯都感到很疲倦。即使在休息的时候，她偶尔也会感到心跳加速。既往病史有糖尿病（仅饮食控制）和高血压，并且服用氢氯噻嗪和氨氯地平治疗。查体：患者自主体位，言语流利。血压130/90mmHg，心率144次/分，呼吸频率18次/分，氧饱和度98%，体温37℃。头颈部检查无明显异常。肺部听诊呼吸音清晰。心跳不规则，没有心脏杂音、心包摩擦音或奔马律。四肢无水肿，颈静脉无怒张。腹部柔软无压痛，无肿块。实验室检查显示全血细胞计数、电解质、血尿素氮（blood urea nitrogen，BUN）、肌酐、肌钙蛋白、脑利尿钠肽（brain natriuretic peptide，BNP）和TSH正常。胸部X线显示心影正常，无肺水肿。心电图如图5-3所示。

- ➢ 该患者最可能的诊断是什么？
- ➢ 常见的致病因素有哪些？
- ➢ 这种情况有哪些并发症？
- ➢ 下一步最佳治疗方案是什么？

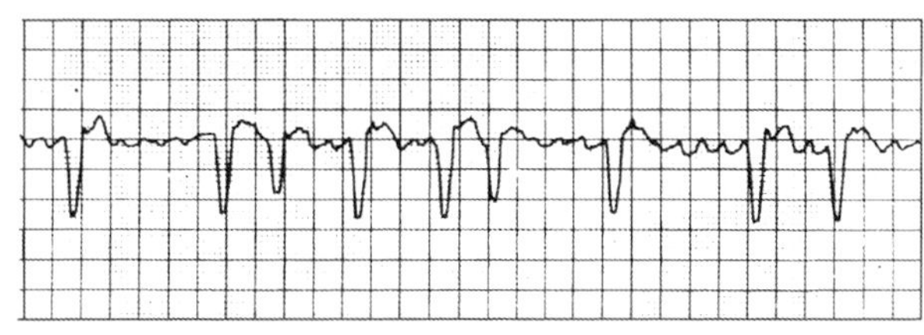

▲ 图5-3 心电图

经许可转载，引自 Tintinalli JE, Kelen GD, Stapczynski JS. Emergency Medicine. 6th ed. New York, NY: McGraw-Hill Education; 2004:185.

一、病例9的答案：心房颤动

（一）病例总结：73岁女性

- 活动后轻度呼吸困难和心悸。
- 既往糖尿病和高血压病史。
- 心跳快、不规则，心率144次/分，血压130/90mmHg。
- 心电图显示无P波和不规则窄QRS波群的心动过速。

1. 最可能的诊断 心房颤动（atrial fibrillation，AF）伴快速心室率（rapid ventricular response，RVR）。

2. 常见的致病因素 年龄增长、潜在的心肺疾病（如高血压、心力衰竭、瓣膜疾病和慢性阻塞性肺疾病）、甲状腺功能亢进症、脓毒症、肺栓塞和电解质异常。

3. 并发症 早期并发症包括心输出量（cardiac output，CO）的减少和低血压。晚期并发症包括血栓栓塞和心肌病。

4. 下一步最佳治疗方案 药物控制心室率，寻找可能的病因，超声心动图评估心脏射血分数（ejection fraction，EF）和心腔内是否有血栓，并考虑抗凝治疗。

（二）病例分析

1. 目标

(1) 了解心房颤动很少孤立存在，通常是其他潜在疾病过程的表现（EPA12）。

(2) 心电图可识别心房颤动（EPA3）。

(3) 描述心房颤动心室率控制与节律控制的方法（EPA4）。

(4) 描述抗凝治疗在急性和慢性心房颤动管理中的作用（EPA4）。

(5) 描述抗凝治疗的各种选择，包括新型抗凝血药和抗Ⅹa药物（EPA4）。

2. 思考 这位73岁老年女性因呼吸困难和心悸来到急诊科。首先应该从ABC开始评估，判断有无任何危及生命安全的问题存在。来诊后该患者应建立静脉通路，并进行心电和脉氧监护。询问病史和体格检查应重点关注患者的心肺状况。她的脉搏和心电监护上的节律显示为不规则的心动过速，应该马上进行心电图检查。心电图显示为快速、不规则的心动过速，符合心房颤动伴快速心室率的诊断。

对于这位有症状的心房颤动并快速心室率的患者，早期治疗的首要任务是减慢心室率。对于大多数心房颤动患者，心悸和呼吸困难等典型症状可通过简单的心室率控制得到缓解。在极少数情况下，心动过速和“心房强力收缩”的丧失可导致心输出量的降低、低血压或心力衰竭。这种情况下，如果心律失常被认为是患者不稳定的主要原因，则需要紧急电复律。在病情较稳定的患者中，是否复律取决于许多因素，包括血栓栓塞的风险、抗凝治疗的需要和心房颤动复发的概率。对于所有患者，都应寻找潜在的病因，因为心房颤动最好的治疗方法是治疗其潜在的病因，而不是心房颤动本身（表5–10）。

表5–10 心房颤动相关疾病

心脏疾病	高血压（约占80%）、冠心病、心肌病、瓣膜性心脏病、风湿性心脏病、先天性心脏病、心肌梗死、心包炎、心肌炎
肺部疾病	肺栓塞、慢性阻塞性肺疾病、阻塞性睡眠呼吸暂停
全身性疾病	甲状腺功能亢进症、肥胖、代谢综合征、炎症
术后	任何手术（如心脏手术）
酗酒	“假日心脏综合征”
孤立性心房颤动	与大约10%的心房颤动有关

二、心房颤动的诊治

（一）定义

1. 呼吸困难 呼吸费力，气促或呼吸困难的感觉。

2. 血栓栓塞 血凝块通过血管系统从身体的一个部位到达另一个部位。例如，在心房颤动的情况下，心腔内形成血栓，然后通过动脉循环栓塞到大脑、肠系膜或四肢。

3. 心肌病 对心肌的各种损伤导致心肌收缩

力减弱，最终导致心力衰竭、心律失常和猝死。

（二）临床诊治

1. 流行病学 心房颤动的发病影响占人口总数的1%，是急诊科最常见的可治疗的心律失常。心房颤动的患病率随着年龄的增长而增加。在55岁以下的成年人中，其患病率仅为0.1%，而在80岁以上的成年人中，其患病率大于10%。在心房颤动发病人群中，男性比女性更常见，白种人比黑种人更常见。在心房颤动患者中，80%患有心血管疾病，最常见的是高血压、冠心病、心力衰竭、瓣膜性心脏病和心肌病。其他常见的潜在病因包括肺部疾病（如肺栓塞、慢性阻塞性肺疾病）、阻塞性睡眠呼吸暂停和全身性疾病（如甲状腺功能亢进症、肥胖和糖尿病）。孤立性心房颤动是一个例外，该术语用于描述年龄小于60岁且无明显潜在心肺疾病的心房颤动患者。

2. 病理生理学 从理论上讲，心房颤动是由窦房结（sinoatrial node，SA）外的多个心房折返回路或自律性病灶引起的，导致心房颤动时典型的无组织和无效的心房收缩。快速的心房电活动通过房室结传导，导致不规则的心室反应。在心电图上，心房颤动看起来是不规则的节律，通常是窄QRS波群、没有P波的节律。

3. 并发症 心房颤动有多种临床并发症，其中最重要的是心肌病和血栓栓塞。急性发作时，“心房收缩”（舒张末期心房对心室充盈的贡献）的丧失可导致心输出量减少多达15%。再加上快速心室率时舒张充盈时间缩短，心输出量可能会显著降低，特别是在左心室功能已经很差的患者中。心输出量的降低可导致低血压和心力衰竭症状，包括呼吸困难和疲劳。从长期来看，心房颤动引起心房进行性结构和电生理渐进性的改变，促使心房颤动发作更频繁和持续发作。此外，慢性低水平的心动过速会导致心肌病，进而诱发更多的心房颤动。因此，这被称为心房颤动会“产生”更多的心房颤动。

心房颤动最重要的长期并发症是血栓栓塞。心房颤动时无序、无效的心房收缩导致左心房血流淤滞，尤其是左心耳，从而促进血栓的形成，然后血栓脱落通过动脉循环形成栓塞，导致脑卒中、肠系膜和肢体缺血。心房颤动患者发生脑卒中的风险是普通人群的2～3倍。总体而言，心房颤动相关脑卒中占美国所有脑卒中的25%，其发病率和死亡率几乎是非心房颤动相关脑卒中的2倍。

4. 治疗 心房颤动的治疗具有挑战性，因为心房颤动通常只是一些潜在的心脏、肺部、内分泌或中毒疾病过程的表现。成功的管理首先要解决患者的整体临床状况，寻找可治疗的因素，控制心室率，预防血栓栓塞（图5-4）。治疗方法因患者血流动力学稳定与否而不同。

- 血流动力学稳定：心室率控制和（或）节律控制，使用或不使用抗凝治疗。
- 血流动力学不稳定：如果其血流动力学不稳定与心房颤动节律有关，立即电复律恢复窦性心律。然而，在大多数患者中，血流动力学不稳定是由其他疾病过程（心肌梗死、胃肠道出血、肺栓塞、脓毒症等）引起，而心房颤动仅仅是一个潜在问题的表象。

(1) 心室率控制：在急诊科，控制心室率通常是首要任务。减慢心室对心房颤动的反应可以改善症状，并具有许多积极的血流动力学效应，包括增加舒张期充盈时间，提高每搏量和心输出量，稳定血压。用于控制心室率的药物通过减慢房室结传导起作用（表5-11）。血流动力学不稳定的患者和预激综合征的患者（图5-5）不应使用控制心室率的药物。

(2) 抗凝。

① 抗凝的基本原理：心房颤动期间，不协调的心房收缩导致心房内血栓形成。心房颤动持续时间越长，血栓形成的可能性越大。即使在复律后，也可能有一段时间的“心房顿抑”（复律后心房收缩的延迟，持续数周），在此期间可能发生进一步的血栓形成。如果不进行抗凝治疗，高达6%的患者将在复律后的第1周发生血栓栓塞事件，其不是由于现有血栓的脱落，就是由于“心房顿抑”形成的新血栓的脱落。

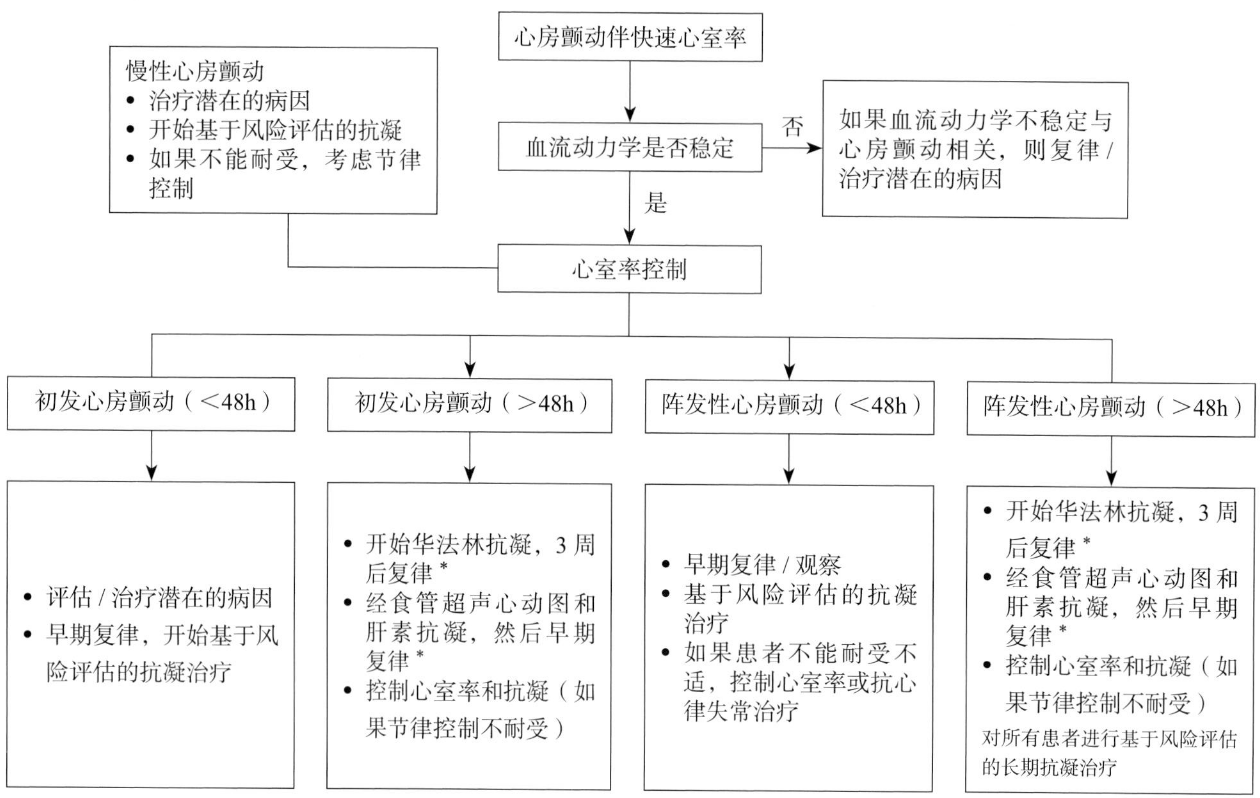

▲ 图 5-4 心房颤动的处理原则

*. 所有心房颤动患者在复律后至少需要4周的抗凝治疗

表 5-11 心房颤动的心室率控制

药 物	作用机制	备 注
钙通道阻滞药（维拉帕米、地尔硫䓬）	阻断钙通道，减慢房室结传导	• 非常有效 • 地尔硫䓬的低血压风险最低，因为它的负性肌力作用最小
β受体阻滞药（美托洛尔、普萘洛尔、艾司洛尔、阿替洛尔）	通过降低交感神经张力减慢房室结传导	• 非常有效 • 与地尔硫䓬相比，它有更多的负性肌力作用，并有更大的低血压风险，特别是在边缘性低血压或左心室功能差的患者中
地高辛	通过迷走神经增加副交感神经张力减慢房室结传导	• 由于起效慢，半衰期长，在急诊科次选 • 可能适用于对房室结药物治疗效果差的快心室率的患者或左心室功能障碍/低血压使房室结药物不适合应用的患者
胺碘酮（口服或静脉注射） 决奈达隆（只有口服）	有β受体阻滞作用的抗心律失常药物	• 效果不如单纯控制心室率的药物 • 如果目标是转复心律，这些药物可能是单药维持正常窦律和控制心室率的方法

② 48h原则：许多医生使用“48h原则”来指导抗凝，即心房颤动持续时间小于48h一般不需要急性抗凝。然而，最近的几项研究表明，即使心房颤动持续时间少于48h，早期血栓并发症的风险也很高。最新的建议是CHA_2DS_2-VASc评分男性大于2分或女性大于3分的患者在复律前应接受急性抗凝治疗，然后在门诊继续进行抗凝治疗（表5-12）。

最近的几项研究表明，对于在急诊室就诊且心房颤动时间小于48h的无复杂临床状况的患者，在

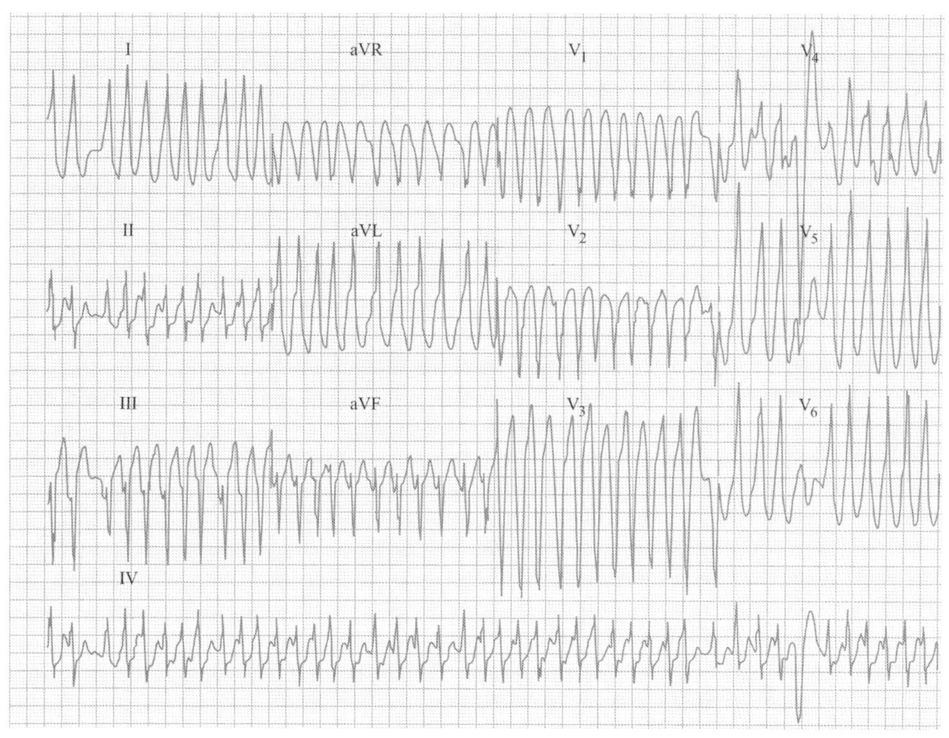

▲ 图 5-5　预激综合征合并心房颤动的心电图

急诊进行复律治疗并直接从急诊出院既安全又划算。

48h 原则的例外情况包括二尖瓣疾病、严重左心室功能障碍或既往有栓塞性脑卒中史的患者，这些患者的心房颤动持续时间无论多短都是不安全的。这些患者的治疗应与心房颤动持续时间超过 48h 的患者相似。心房颤动持续时间超过 48h 的患者应在复律前接受持续抗凝治疗。

③ 抗凝治疗的选择：复律前抗凝治疗包括两种主要方法（表 5-13）。

• 传统方法：在复律前服用直接口服抗凝血药（direct oral anticoagulant，DOAC）或华法林至少 3 周，INR 目标为 2～3。这种方法的优点是经得起“时间的考验”，但会延迟复律。

• 替代方法：经食管超声心动图（transesophageal echocardiography，TEE）如果没有发现血栓，给予直接口服抗凝血药或应用肝素 / 依诺肝素并立即进行复律。这种方法对于出血风险高和有持续症状的患者更快更有效。然而，这种方法需要行经食管超声心动图，出现并发症风险较高。

这两种抗凝治疗方法都必须在复律后至少持续 4 周，以防止在“心房顿抑”期间形成新的血栓。这两种方法都能在 8 周内将血栓栓塞的风险降低到 1% 以下。

(3) 心脏复律。

① 心脏复律有两种方法：直流电复律；药物复律（表 5-14，采用直流电复律是更有效的方法）。无论选择哪种方法，血栓栓塞的风险都是相似的。任何一种方法成功转复的可能性取决于患者的特点、心房颤动的病因、最重要的是心房颤动的持续时间。大约 70% 的新发心房颤动会自发性转复，而心房颤动持续时间较长且合并心房扩大的情况对所有复律方法来说都是难治性的。电复律的总体成功率为 75%～93%，但如果心房颤动超过 1 年，成功率仅为 50% 左右。无论使用何种药物，新发心房颤动药物复律的成功率为 50%～70%，慢性心房颤动的成功率约为 30%。

② 复发风险：据估计，新发心房颤动复律后，高达 30% 的患者将终生保持正常的窦性心律（normal sinus rhythm，NSR）。这一事实表明，每位心房颤动患者都应该至少接受一次心脏复律治疗，并可能终身维持窦性心律。事实上，大多数患者会再次发生心房颤动，特别是那些有高血压、

表 5-12　CHA_2DS_2-VASc 和抗凝建议

参　数	分　值
充血性心力衰竭	1
高血压	1
年龄 65—75 岁	1
年龄≥75 岁	2
糖尿病	1
脑卒中、短暂性脑缺血发作或血栓栓塞	2
血管疾病史	2
CHA_2DS_2-VASc 评分	提示
0：脑卒中低风险	除了阿司匹林，不推荐其他治疗方法
1：脑卒中中风险	DOAC 或华法林[a]优于阿司匹林（女性不治疗也是合理的）
≥2：脑卒中高风险	DOAC 或华法林
由中 - 重度二尖瓣狭窄或机械瓣膜引起的瓣膜性心房颤动患者的脑卒中风险高	华法林

a. DOAC 或华法林治疗的年出血风险约为 2%
DOAC. 直接口服抗凝血药
血管疾病包括心肌梗死史、外周动脉疾病史或主动脉斑块史

左心房扩大、心力衰竭或心房颤动病史超过 1 年的患者。虽然抗心律失常药物可以在一定程度上减少复发的风险，但通常认为这些药物的毒性和致心律失常的风险大于其益处，特别是对于没有心房颤动发作史的患者。然而，对于一些充分控制心室率，但症状仍持续存在或无法控制心室率的患者，可以选择节律控制策略。胺碘酮和普罗帕酮是常用的维持窦性心律的药物。

(4) 消融：维持窦性心律的另一种方法是经导管射频消融，这一方法已引起越来越多的关注和研究。射频消融术推荐用于有症状的心房颤动和轻度或无左心房扩大的患者，这些患者选择节律控制策略，但使用一种或多种抗心律失常药物治疗失败。鉴于慢性抗心律失常治疗存在不良反应和再发方面的缺点，电生理干预可能会变得更广泛。

(5) 药物或电转复：预激综合征的患者不应该接受房室结阻滞治疗（刺激迷走神经或药物治疗），因为这可能导致旁路传导加速，并可能诱发心室颤动和心搏骤停。

预激综合征合并心房颤动的患者应根据病情的稳定程度，接受药物或电转复。

(6) 降低血栓栓塞的风险：心房颤动患者发生脑卒中的风险是一般人群的 2～3 倍。阵发性、持续性或慢性心房颤动患者的风险相同。以前认为，通过心脏复律或抗心律失常药物来重建和维持窦

表 5-13　心脏复律的抗凝治疗

时　间	传统方法	TEE
复律前（心房颤动发作＜48h）	CHADS-VASc 评分＜3 分（女性）或＜2 分（男性）：可推迟抗凝治疗 CHADS-VASc 评分＞3 分（女性）或＞2 分（男性）：在心律转复前至少 2h 服用 DOAC	N/A
复律前（心房颤动发作＞48h）	服用 DOAC 或华法林至少 3 周	如果 TEE 无血栓，给予肝素或依诺肝素并立即进行复律
复律后	服用 DOAC 或华法林至少 4 周	华法林至少 4 周

DOAC. 直接口服抗凝血药；TEE. 经食管超声心动图

表 5-14　心脏复律的药物

药物类别	代表药物	不良反应	提　示
Ⅰc	氟卡尼（口服）	头晕，呼吸困难	CAD 禁用
Ⅰc	普罗帕酮（口服）	头晕，室性心动过速	CAD 禁用
Ⅲ	多非利特（口服）	室性心动过速，尖端扭转型室性心动过速	结构性心脏病者优先考虑，尤其是左心室功能障碍者
Ⅲ	胺碘酮（口服或静脉）	低血压，心动过缓，肺脏毒性，肝毒性，甲状腺功能亢进 / 甲状腺功能减退，光敏性，共济失调，周围神经病变，视物模糊	结构性心脏病者优先考虑，尤其是左心室功能障碍者
Ⅲ	伊布利特（静脉）	室性心动过速，尖端扭转型室性心动过速	针对心房颤动和心房扑动
Ⅲ	维纳卡兰（静脉）	低血压，心动过缓	转复迅速，致心律失常风险低

CAD. 冠状动脉疾病

性心律可以降低这种风险。心房颤动节律管理随访调查（Atrial Fibrillation Follow-up Investigation of Rhythm Management，AFFIRM）研究比较了节律控制组与使用或不使用华法林抗凝的室率控制组，结果显示，室率控制组生存率更高，住院次数更少，生活质量评分更高。有趣的是，一项对节律控制患者的分析发现，脑卒中的风险与维持窦性心律的时间无关。脑卒中的风险似乎与某些合并症的存在、患者是否抗凝密切相关。这些数据表明，即使是罕见或间歇性发作的心房颤动患者也可以从抗血栓治疗中获益，这取决于他们的 CHA_2DS_2-VASc 评分所定义的风险状况。

用于预防血栓栓塞的抗血栓治疗类型（抗凝或抗血小板治疗）取决于患者发生血栓栓塞事件的个体风险和抗血栓治疗出血的风险。CHA_2DS_2-VASc 和 HAS-BLED 评分是确定脑卒中和出血风险的最有效和临床有用的风险分层模型（表 5-15）。

① 抗凝治疗：抗凝治疗包括直接口服抗凝血药（表 5-16）或华法林（INR 目标为 2～3）。总的来说，直接口服抗凝血药现在是非瓣膜性心房颤动的首选抗凝方法，但机械瓣和中 – 重度二尖瓣狭窄相关的心房颤动仍需要华法林抗凝治疗。与华法林相比，直接口服抗凝血药降低了缺血性和出血性脑卒中、大出血和总死亡率。此外，直接口服抗凝血药不需要监测 INR，不容易受到饮食和药物相互作用的影响，也没有华法林那样狭窄的治疗窗口。单次口服给药后 1～2h 达到最大抗凝效果，使得直接口服抗凝血药成为需要紧急抗凝治疗患者的可行选择。直接口服抗凝血药的一些缺点包括成本较高和肾衰竭的患者需要调整剂量。当直接口服抗凝血药首次引入临床时，对于出血或创伤的病例缺乏拮抗药是临床医生的主要关注点。最近，包括抗凝血酶和抗Ⅹa 因子药物在内的逆转药物被批准。单次剂量可以在数分钟内几乎 100% 逆转。对于瓣膜性心房颤动患者（如机械瓣，中度或重度二尖瓣狭窄），华法林仍然是首选抗凝血药。

② 抗血小板治疗：抗血小板治疗包括阿司匹林每天 75～325mg，氯吡格雷每天 75mg，或两者同时服用。阿司匹林降低脑卒中风险的能力有限，估计只有华法林的 1/3。对于没有脑卒中风险的患者，目前的证据表明阿司匹林出血的风险可能超过了其降低脑卒中风险的益处。对于需要抗凝但不能服用华法林或直接口服抗凝血药的患者，氯吡格雷 + 阿司匹林比单用阿司匹林更有效。然而，这种组合与抗凝具有相似的出血风险。

表 5-15 出血评分（HAS-BLED 评分）：用于评估大出血的风险和治疗建议

参数	分值
未控制的高血压（收缩压＞160mmHg）	1
肾脏疾病（肌酐＞2.26mg/dl）	1
肝脏疾病（肝硬化或胆红素超过正常值2倍，肝功能检查超过正常值3倍）	1
脑卒中史	1
既往大出血史或出血倾向	1
INR 不稳定	1
年龄＞65岁	1
使用易导致出血的药物	1
饮酒（每周饮酒8次或以上）	1
HAS-BLED 分值	**治疗建议**
HAS-BLED 评分 0～2 表示低至中度出血风险	建议抗凝
HAS-BLED 评分≥3 分意味着高出血风险	建议替代抗凝治疗

INR. 国际标准化比值

引自 Pisters R; Lane DA; Nieuwlaat R; et al. A Novel User-Friendly Score (HAS-BLED) to Assess 1-Year Risk of Major Bleeding in Patients with Atrial Fibrillation. Chest. 2010; 138 (5): 1093-100.

关联病例

见病例7、病例10和病例11。

三、测试问题与解析

（一）问题

1. 一名75岁男性在轻微的机动车碰撞（motor vehicle collision，MVC）后被送往急诊科。他无不适主诉，心率80次/分，不规则，血压130/70mmHg，血氧饱和度98%。心电图显示心房颤动。以下哪一项是心房颤动最可能的长期并发症？

A. 心肌梗死

B. 脑卒中

C. 低血压

D. 心肌病

2. 一名有高血压病史的83岁女性，因鲜血便就诊于急诊科。她感到头昏眼花，血压85/50mmHg，心率160次/分，心律不齐。心电图证实是新发心房颤动。以下哪一项是该患者的最佳初始治疗？

A. 地尔硫䓬

B. 胺碘酮

C. 直流电复律

D. 输血和静脉输液

3. 一名72岁女性，有高血压和非胰岛素依赖型糖尿病（non-insulin dependent diabetes mellitus，NIDDM）病史，因绊倒摔伤后膝盖疼痛而就诊于急诊科。经检查，她的膝盖有擦伤和挫伤，X线检查阴性。然而，心率80次/分，触诊心律不规则。心电图诊断为心房颤动。她不记得曾经有过这种情况。以下哪一项是其心房颤动的最佳初

表 5-16 直接口服抗凝血药

药物	给药剂量	起效时间（h）	半衰期（h）	拮抗药
达比加群酯	bid	1～3	12～17	艾达赛珠单抗
利伐沙班	每天1次	2～4	5～12	安得塞奈
阿哌沙班	bid	3～4	12	安得塞奈
依度沙班	每天1次	1～2	9～11	安得塞奈
华法林	每天1次	72～96	48～72	维生素K，FFP，PCC

bid. 每天2次；FFP. 新鲜冰冻血浆；PCC. 凝血酶原复合物

始治疗？

A. 阿司匹林

B. 地尔硫䓬

C. 直流电复律

D. 口服抗凝治疗

E. 静脉抗凝治疗

（二）答案与解析

1. 选项B，脑卒中。心房颤动的两个主要并发症是脑卒中和心肌病。心房颤动患者脑卒中的可能性是一般人群的2～3倍。虽然心肌病（选项D）也是心房颤动的并发症，但它远不如血栓栓塞症常见。心肌梗死（选项A）或低血压（选项C）在心室率快的情况下可能发生，然而这个患者的心室率是正常的。

2. 选项D，输血和静脉输液。心房颤动通常与潜在的疾病过程有关。当心房颤动患者表现相对不稳定时，临床医生必须确定哪个过程（心房颤动或其他）是罪魁祸首。心房颤动伴快速心室率的患者很少因心房颤动节律而不稳定，在明显的下消化道出血的情况下，出血和液体的管理应优先于心律/室率控制。因此，其他针对心房颤动的治疗，如地尔硫䓬（选项A）、胺碘酮（选项B）和直流电复律（选项C），应保留至容量复苏完成。

3. 选项D，口服抗凝治疗。患者为无症状性心房颤动，心室率控制良好。CHA_2DS_2-VASc评分为4分［基于高血压（+1），糖尿病（+1），年龄64—74岁（+1），女性（+1）］，血栓栓塞的年风险约为4%。在急诊科开始使用华法林或新型口服抗凝血药（novel oral anticoagulant，NOAC）（而不是由一级医疗－社区医生随访）是合理和适当的，以降低可能发生脑卒中的风险。阿司匹林（选项A）对预防血栓栓塞没有疗效。由于患者心室率正常，不需要使用地尔硫䓬（选项B）等控制心室率。由于患者情况稳定，不需要直流电复律（选项C）。心房颤动的患者开始使用华法林时，不需要静脉肝素或低分子肝素（选项E）桥接。

临床精粹

- 心房颤动的治疗首先要寻找导致心律失常的任何潜在的可逆的原因。
- 在急性情况下，心房颤动的初始治疗通常是通过使用房室结阻滞药来控制心室率。
- 血流动力学不稳定的心房颤动或预激综合征伴快速心室率的患者应考虑立即电复律。
- 持续时间＜48h的稳定的心房颤动患者，如果没有血栓栓塞、二尖瓣疾病或左心室功能障碍的病史，可以在没有抗凝治疗的情况下在急诊科行心脏电复律。
- CHA_2DS_2-VASc评分升高的患者应考虑在进行心律转复前行抗凝治疗，以降低并发症的风险。长期抗凝治疗是基于CHA_2DS_2-VASc评分和出血风险而定。
- 持续时间＞48h或时间不详的稳定的心房颤动患者可以通过两种方式进行复律治疗：①在复律前后进行3～4周的抗凝治疗；②经食管超声心动图成像，如果没有发现心房血栓，则使用肝素/低分子肝素进行急性抗凝治疗，然后进行心律转复并继续抗凝治疗3～4周。
- 心律转复的成功率与心房颤动的持续时间密切相关。高达70%的新发心房颤动会自发性转复。
- 使用华法林（INR目标为2～3）或直接口服抗凝血药可降低血栓栓塞并发症的风险。

参考文献

[1] Connolly SJ, Ezekowitz MD, Yusuf S, et al. Dabigatran versus warfarin in patients with atrial fibrillation. *N Engl J Med*. 2009;361(12):1139–1151.

[2] Connolly SJ, Pogue J, Hart R, et al. Clopidogrel plus aspirin versus oral anticoagulation for atrial fibrillation in the Atrial fibrillation Clopidogrel Trial with Irbesartan for prevention of Vascular Events (ACTIVE W): a randomised controlled trial. *Lancet*. 2006;367(9526):1903–1912.

[3] Fuster V, Rydén LE, Cannom DS, et al. 2011 ACCF/AHA/HRS Focused Updates Incorporated Into the ACC/AHA/ESC 2006 Guidelines for the Management of Patients with Atrial Fibrillation. A Report of the American College of Cardiology Foundation/American Heart Association Task Force on Practice Guidelines. Developed in partnership with the European Society of Cardiology and in collaboration with the European Heart Rhythm Association and the Heart Rhythm Society. *J Am Coll Cardiol*. 2011;57(11):e101–e198.

[4] Gallagher MM, Hennessy BJ, Edvardsson H, et al. Embolic complications

of direct current cardioversion of atrial arrhythmias: association with low intensity of anticoagulation at the time of cardioversion. *J Am Coll Cardiol.* 2002;40:926–933.

[5] Giugliano RP, Ruff CT, Braunwald E, et al. Edoxaban versus warfarin in patients with atrial fibrillation. *N Engl J Med.* 2013;369:2093–2104.

[6] Manning W, Phang R. Prevention of embolization prior to and after restoration of sinus rhythm in atrial fibrillation. Available at: http://www.uptodate.com. Accessed December 16, 2020.

[7] Manning W, Singer E, Lip G, et al. Antithrombotic therapy to prevent embolization in nonvalvular atrial fibrillation. Available at: http://www.uptodate.com. Accessed October 31, 2016.

[8] Michael JA, Stiell IG, Agarwal S, Mandavia DP. Cardioversion of paroxysmal atrial fibrillation in the emergency department. *Ann Emerg Med.* 1999;33(4):379–387.

[9] Patel MR, Mahaffey KW, Garg J, et al. Rivaroxaban versus warfarin in nonvalvular atrial fibrillation. *N Engl J Med.* 2011;365:883–891.

[10] Pollack CV Jr, Reilly PA, Eikelboom J, et al. Idarucizumab for dabigatran reversal. *N Engl J Med.* 2015;373:511–520.

[11] Siegal DM, Curnutte JT, Connolly SJ, et al. Andexanet alfa for the reversal of factor Xa inhibitor activity. *N Engl J Med.* 2015;373:2413–2424.

[12] Stewart S, Hart CL, Hole DJ, McMurray JJ. A population-based study of the long-term risks associated with atrial fibrillation: 20 year follow-up of the Renfrew/Paisley study. *Am J Med.* 2002;113:359–364.

[13] Wolf PA, Abbott RD, Kannel WB. Atrial fibrillation as an independent risk factor for stroke: the Framingham Study. *Stroke.* 1991;22(8):983–988. doi:10.1161/01.str.22.8.983.

[14] Wyse DG, Waldo AL, DiMarco JP, et al. A comparison of rate control and rhythm control in patients with atrial fibrillation. *N Engl J Med.* 2002;347:1825–1833.

[15] Xavier Scheuermeyer F, Grafstein E, Stenstrom R, Innes G, Poureslami I, Sighary M. Thirty-day outcomes of emergency department patients undergoing electrical cardioversion for atrial fibrillation or flutter. *Acad Emerg Med.* 2010;17(4):408–115.

病例 10　节律规则的心动过速

李金龙　译　　文　力　温　伟　校

一名 25 岁男性患者因心悸和头晕来到急诊室。症状大约发生在来诊前 1h，当时他正在看电视。患者无任何胸痛及气短的症状。也否认近期有发热、上呼吸道症状和咯血的情况。既往史和家族史没有特殊，无服药史，不抽烟，也没有使用任何非法药物。体格检查，体温 36.8℃，血压 88/46mmHg，心率 186 次 / 分，呼吸频率 22 次 / 分，呼吸室内空气下外周血氧饱和度 97%。轻度焦虑，无痛苦表情。颈静脉无怒张。两肺呼吸音清，心律规整，无杂音、摩擦音及奔马律。下肢无水肿，四肢脉搏对称。心脏监护仪提示心率 180～190 次 / 分，窄 QRS 波群，心律齐。

➢ 该患者最可能的诊断是什么？

➢ 接下来最合适的诊疗措施是什么？

一、病例 10 的答案：节律规则的心动过速

（一）病例总结：25 岁男性

- 急性发作的心悸和头晕。
- 低血压。
- 窄 QRS 波群心动过速，心率 180～190 次 / 分。

1. 最可能的诊断　室上性心动过速（supraventricular tachycardia，SVT）。

2. 最合适的诊疗措施　重要的是心率控制。建立静脉通路，完善 12 导联心电图。准备为这位血流动力学不稳定的心动过速患者进行心脏电复律。

（二）病例分析

1. 目标

(1) 描述节律规则的心动过速的鉴别诊断（EPA2）。

(2) 通过体征和症状来鉴别稳定和不稳定的节律规则的心动过速患者（EPA1，EPA2，EPA10）。

(3) 描述对于节律规则的心动过速的诊断和治疗方法（EPA3，EPA4）。

2. 思考　对于快速性心律失常的患者，可能会出现严重的并发症，如由于心输出量减低导致的低血压。快速心率会缩短舒张期，影响心室充盈，因此每搏量会降低。此外，心脏氧需求的增加也会导致心肌缺血。因此，当评估快速性心律失常患者的时候，判断血流动力学的稳定性才是至关重要的，这也是一个重要的治疗分支点。

- 不稳定的患者将需要立即进行心脏同步复律，以最快恢复正常心脏节律。
- 稳定的患者可以以心率控制为目标进行药物治疗。

所有患者都需要持续心脏监护、建立静脉通路和检查12导联心电图。节律规则的心动过速包括多种类型的SVT，其节律起源于心房或房室结，还包括室性心动过速（ventricular tachycardia，VT）。对于快速性心律失常的分类见表5-17。作为一般的原则，窄QRS波群的心动过速起源于心室以上，而宽QRS波群的心动过速可以起源于心室以上或心室。

本例患者心率180次/分、血压88/46mmHg，平均动脉压只有60mmHg，低于对于脑及重要器官灌注所必需的65mmHg这个阈值。因此，这位患者存在血流动力学不稳定，急需采取处理措施。

表5-17 不同类型的快速性心律失常

节律规则	窄QRS波群	• 窦性心动过速 • 房性心动过速 • 房室结折返性心动过速 • 房室折返性心动过速 • 心房扑动 • 交界性心动过速
	宽QRS波群	• 室性心动过速 • 逆传型房室折返性心动过速 • 窄QRS波群心动过速伴差异性传导
节律不规则	窄QRS波群	• 心房扑动伴不等比下传 • 心房颤动 • 多灶性房性心动过速
	宽QRS波群	• 多形性室性心动过速 • 窄QRS波群心动过速伴差异性传导

二、节律规则心动过速的诊治

（一）流行病学

临床医生通常依据患者的临床表现将心动过速分为节律规则和节律不规则两类。然而，按照病理解剖学上的起源［房性、交界性（房室结）或室性］是另一种常见的分类方法，因为预后和治疗都是以这种分类方式来进行指导的。心房颤动经常表现为不规则的节律。从病生理上来说，节律规则的心动过速可细分为以下几种。

1. 窦性心动过速非常常见，可以是生理性或病理性的。

2. 室上性心动过速包括房性心动过速、房室结折返性心动过速和房室折返性心动过速。

3. 合并快速心室率的心房扑动（简称房扑）。

4. 交界性心动过速。

5. 室性心动过速。

（二）病理生理学

1. 窦性心动过速 一般来说，窦性心动过速时心率为100～160次/分，它是由于交感神经过度激活或支配窦房结的迷走神经受到抑制所致。其主要特征为起病平缓、节律规整、心电图上P波和QRS波群形态正常。

2. 心房扑动 房扑波频率通常为250～350次/分，心室率一般低于200次/分。其机制是心房内的大折返节律。临床特征包括节律规整、在每个QRS波群前P波表现为锯齿波形。这种锯齿形房扑波在下壁心电图导联（Ⅱ、Ⅲ和aVF）比较明显。

3. 房性心动过速 少见，包括局灶性房性心动过速（起源于单个心房异位病灶，发作突然、心率为150～250次/分）和多灶性房性心动过速［（multifocal atrial tachycardia，MAT），房性心动过速起源于心房内的多个病灶］。它们和肺部疾病，如慢性阻塞性肺疾病，以及心力衰竭有关。MAT是不规则的，也是有危害的。

4. 阵发性室上性心动过速 阵发性室上性心动过速包括房室折返性心动过速（AV reentry tachycardia，AVRT）和房室结折返性心动过速（AV nodal reentry tachycardia，AVNRT）两种类型。AVRT发作突然、心率为150～250次/分、异常P波和短PR间期。AVNRT具有相似的心率，经常看不到P波。AVRT由心房和心室之间的旁路导致，如果电信号传导经过房室结（正向），这时QRS波群是窄的。如果电信号传导经过旁路并逆行通过房室结（反向），则QRS波群是宽的。

5. 室性心动过速 心率通常快速且节律规则，与心脏疾病有关，最多见于冠心病或结构性心脏异常。QRS波群通常是宽的。VT细分为单形性

（单一 QRS 波群形态，这种最为常见）和多形性（多种 QRS 波群形态）。VT 也可分为非持续性（持续时间＜30s）或持续性（持续时间＞30s）。持续性 VT 由于经常恶化成心室颤动或猝死，常需要紧急处理。非持续性 VT 是否需要治疗取决于其病因和临床情况。当出现无脉性 VT 时需要立即进行 CPR 和紧急复苏干预。

（三）临床表现

1. 初始评估 体格检查首先应聚焦于患者的血流动力学稳定性、气道通畅和呼吸状态（ABC）。低血压、肺水肿、急性的意识状态改变、缺血性胸痛和严重的快速心室率（＞220 次 / 分）表明患者情况不稳定，需要心脏电复律。如果患者情况稳定，则需要进行全面的体格检查。

2. 体征和症状 快速性心律失常的患者可表现出一系列的症状，包括心悸、疲乏和虚弱。如果出现头晕、接近晕厥或晕厥，则提示组织低灌注；如果有胸痛和呼吸困难，则提示心肌缺血。如果患者病情比较稳定且能够采集完整病史，则病史应包括症状发生的时间和周围环境、症状的持续时间、既往史（如冠心病、心力衰竭、心律失常、瓣膜疾病和甲状腺疾病）、目前用药、非法药物使用史和家族史（如心脏性猝死、心律失常和其他类型的心脏疾病）。体格检查应重点关注心血管和肺部的查体。体格检查也能提供关于潜在心动过速病因的线索（如贫血的苍白黏膜、甲状腺毒血症的甲状腺肿大、慢性肺病的桶状胸或杵状指）。

3. 影像学及实验室检查 胸部 X 线有助于评估心脏扩大及肺水肿。基础的生化检查能够发现容易诱发快速性心律失常的电解质紊乱（如低钾血症、低钙血症和低镁血症）。床旁超声检查能够帮助评估心腔扩大、射血分数受损和容量状态（如塌陷或充血的下腔静脉）。如果临床有相关提示，则可能需要进行甲状腺功能检测（针对甲状腺功能亢进症）、药物浓度检测（如地高辛）、尿液中药物筛查（如检测可引起快速性心律失常的药物）。

（四）心电图

1. 快速性心律失常 当需要评估快速性心律失常时，一份 12 导联心电图是最有帮助的诊断性检查（图 5-6 和图 5-7）。快速性心律失常可被分为节律规则和节律不规则的心动过速，也可分为窄（＜0.12s）或宽（＞0.12s）QRS 波群心动过速。表 5-18 列举了不同类型的节律规则心动过速的定义、心电图特征的鉴别和治疗。

2. 宽 QRS 波群 SVT 和 VT 虽然在心电图上鉴别宽 QRS 波群 SVT 和 VT 非常困难，但是明确区分两者至关重要，因为 VT 更加危险，治疗方法也不相同。宽 QRS 波群 SVT 往往由于差异性传导所导致（如分支阻滞）。当一个分支在下一次电脉冲到来前还没有完成复极化，则电脉冲在该束支尚处于不应期情况下将沿着处于非不应期的束支传导，这将导致 QRS 波群增宽。而 VT 是在下列情况下容易发作，包括高龄、冠心病史、心力衰竭或既往曾发作过 VT。VT 的心电图特征包括 QRS 波群＞0.16s、严重的电轴左偏、房室分离、心室夺获、室性融合波、胸导 QRS 波群负向同向性和左侧兔耳更高的 RSR 波形等特征。相反，年龄较小、SVT 病史、逆行 P 波、QRS 波群短于 0.16s、正常电轴、既往或目前心电图上表现为典型的束支阻滞图形和对迷走神经刺激有反应，这些均提示 SVT。如果还是不能够明确区分 VT 还是伴有某种差异性传导的 SVT，应当按照 VT 来进行处理。

（五）治疗

所有快速性心律失常的患者都需要监护生命体征和建立静脉通路。如果患者存在低氧血症或呼吸窘迫，则需要进行氧疗和气道支持。如果患者病情不稳定，则应立即进行同步心脏电复律。如果时间允许，电转复前应采取程序性镇静。如果是稳定的患者，应获得一份 12 导联心电图，并且开始药物治疗。治疗潜在的心律失常的病因也是重要的。

1. 节律规则窄 QRS 波群心动过速 针对节律规则窄 QRS 波群心动过速的干预方法包括迷走神

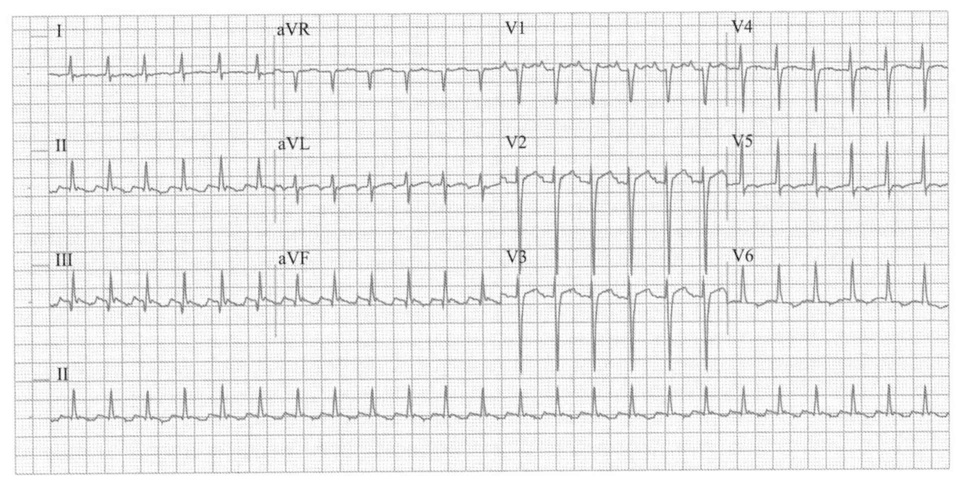

▲ **图 5-6　2∶1 传导的心房扑动**

经许可转载，引自 Longo DL, Fauci AS, Kasper DL, et al. Harrison's Principles of Internal Medicine. *18th ed. New York, NY: McGraw-Hill Education*, 2011 (Figure e30-14).

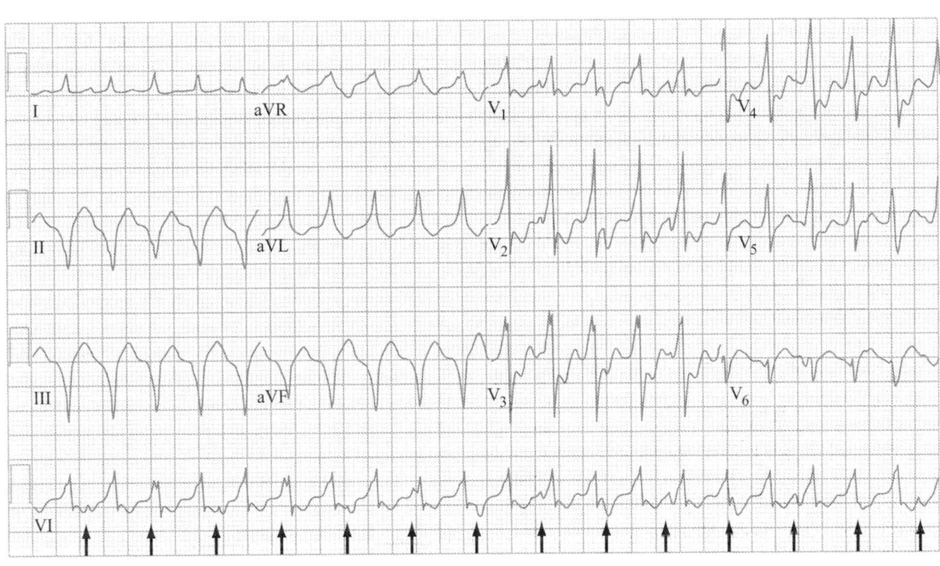

▲ **图 5-7　室性心动过速**

标注箭的 P 波与 QRS 波群毫无关联［经许可转载，引自 Longo DL, Fauci AS, Kasper DL, et al. Harrison's Principles of Internal Medicine. *18th ed. New York, NY: McGraw-Hill Education*, 2011 (Figure 233-10).］

经刺激、腺苷、β 受体阻滞药和钙离子通道拮抗药。迷走神经刺激包括颈动脉窦按摩、Valsalva / 改良 Valsalva（以及更新的反向 Valsalva）动作和潜水反射（如患者面部放置冰块）。虽然迷走神经刺激并不能终止未涉及房室结的心动过速，但能够减缓心率，揭示潜在的节律异常。

2. 节律规则宽 QRS 波群　血流动力学稳定的节律规则宽 QRS 波群心动过速患者可以通过使用胺碘酮、普鲁卡因胺或索他洛尔获益。腺苷被认为可以用于单形性节律规则宽 QRS 波群心动过速，然而如果考虑心房颤动合并预激综合征，则应避免使用（如果是心房颤动合并预激综合征应首选普鲁卡因胺）。

关联病例

见病例 2、病例 3 和病例 9。

表 5-18　节律规则心动过速

窄 QRS 波群		
窦性心动过速	冲动起源于窦房结，心率超过 100 次 / 分	• 治疗潜在病因 • 如果是症状性的，β 受体阻滞药或钙离子通道拮抗药
局灶房性心动过速	• 冲动起源于异位的心房病灶，心率超过 100 次 / 分 • P 波形态与窦性 P 波不同	
交界区性心动过速	• 冲动起源于房室结，心率超过 100 次 / 分 • 缺乏或逆行 P 波	
房室结折返性心动过速	• 折返环在房室结周围，伴随逆行 P 波[a] • 心率为 170～180 次 / 分（波动于 140～280 次 / 分）	• 如果情况稳定，迷走神经刺激或腺苷 • 少见情况需要钙离子通道拮抗药或 β 受体阻滞药 • 如果血流动力学不稳定，同步电转复
顺向型房室折返性心动过速	• 冲动沿着房室结前向传导后通过一条旁路折返回心房，伴随逆行 P 波 • 心率通常在 200～300 次 / 分	
心房扑动	• 折返环在三尖瓣附近最为常见 • “锯齿形”扑动波 • 房室阻滞，2∶1 阻滞最为常见[b] • 心房率约 300 次 / 分 • 心室率是心房率的一部分（例如，2∶1 传导则心室率为 150 次 / 分），如果存在多变的阻滞，则心室率可能不规则	• 不会通过迷走神经刺激或腺苷转复至窦性 • 如果情况稳定，考虑钙离子通道拮抗药、β 受体阻滞药 • 如果血流动力学不稳定，同步电转复
宽 QRS 波群		
室性心动过速	• 冲动起源于心室 • 非常宽的 QRS 波群（超过 160ms），缺乏 P 波（或者少见情况，P 波与 QRS 波群无关联） • 心室率 120～200 次 / 分	• 关注病因（如低钾血症） • 如果情况稳定，普鲁卡因胺 • 二线用药考虑胺碘酮和索他洛尔 • 如果血流动力学不稳定，同步电转复
逆向型 AVRT	• 冲动沿着旁路束支前向传导后通过房室结折返回心房 • δ 波，在 QRS 波群起始处提前出现的斜形向上波形 • 心率 200～300 次 / 分	• 普鲁卡因胺 • 避免使用 β 受体阻滞药、钙离子通道拮抗药或腺苷 • 如果血流动力学不稳定，同步电转复
窄 QRS 波群心动过速伴差异性传导	束支分支阻滞（“差异性传导”） P 波和心率依赖于心动过速的类型	• 治疗潜在节律 • 如果对是否是 VT 存在疑虑，按 VT 处理

a. 逆行 P 波 = 心房向后去极化，从 AV 结到心房。电轴与正常 P 波相反；下壁导联 P 波倒置、aVR 导联 P 波直立
b. 2∶1 房室阻滞 = 每 2 个房扑波有 1 个通过 AV 结然后出现一个 QRS 波群
VT. 室性心动过速

三、测试问题与解析

（一）问题

1. 一名 22 岁棒球运动员来到急诊室，主诉为间断胸痛 12h 伴有明显心悸。他否认外伤史。体格检查，心率 180 次 / 分，心律齐，血压 120/70mmHg，神志清醒。接下来最合适的处置是哪一个？

A. 同步心脏电复律
B. Valsalva 动作
C. 出院返家，48h 内随诊
D. 心电图

2. 一名 87 岁女性患者自诉胸痛和气短。12 导

联心电图显示“锯齿形”波形伴心率150次/分。体格检查，血压90/60mmHg，心率150次/分，心律齐，呼吸频率22次/分，中度呼吸窘迫。接下来最合适的初始治疗是哪一个？

A. 抗凝

B. 同步直流心脏电复律

C. 静脉注射地高辛

D. 静脉注射肾上腺素

3. 一名37岁女性患者因剧烈的胸痛被送至急救中心。其承认2h前吸食过可卡因。体格检查，心率160次/分，心律齐，血压160/90mmHg。最可能在心电图上见到的是以下哪一项？

A. 窦性心动过速

B. 室上性心动过速

C. 室性心动过速

D. 心房颤动

（二）答案与解析

1. 选项D，心电图。该患者血流动力学稳定。在启动初始治疗前必须弄清节律的特征，这就是为什么获得一份心电图是那么重要。出院返家（选项C）不够谨慎，因为该患者存在尚未诊断清楚的心动过速，这样做可能是危险的。心脏电复律（选项A）、Valsalva（选项B）或药物这些治疗方法首先需要明确诊断。举个例子，如果心动过速是由于预激综合征这种旁路传导导致的，像Valsalva这样的迷走神经刺激会加重病情。

2. 选项B，同步直流心脏电复律。典型的心房扑动表现为心电图上锯齿波形。150次/分的心率预示这可能是2∶1传导阻滞。这是一位血流动力学不稳定的，伴随胸痛、呼吸困难，还可能存在心肌缺血的老年患者。因此，需要快速进行心律控制，而心脏电复律是最迅速有效的。抗凝（选项A）更经常用于心房颤动，可以考虑但它排在心率控制之后。地高辛（选项C），如果患者情况稳定（正常血压、心率，以及不伴随胸痛症状）时用地高辛来控制心率是合理的，但在老年患者中它应该谨慎应用，因为它的治疗安全窗比较窄。肾上腺素（选项D）在这种情况下属于禁忌，因为它会增加心脏兴奋性。

3. 选项A，窦性心动过速。尽管可卡因中毒会导致多种心动过速，但目前最常见的是窦性心动过速。这是因为可卡因中毒会导致过度的交感神经刺激。虽然心律最可能是窦性心动过速，但为确保不是其他更严重的心律失常，获取一份心电图是重要的。心房颤动（选项D）更常见于老年患者或那些合并心功能异常（如心力衰竭）的患者。SVT（选项B）在节律规则心动过速中是一种常见的形式，但不如窦性心动过速更普遍。VT（选项C）是一种不常见的节律，经常与心肌缺血、梗死或结构性心脏异常相关联。

临床精粹

- 节律规则的心动过速包括多种类型的室上性心动过速和室性心动过速。
- 作为一般规则，窄QRS波群心动过速往往起源于心室以上，而宽QRS波群心动过速则可能起源于心室以上或心室。
- 如果患者情况不稳定（如低血压、肺水肿、精神状态改变或缺血性胸痛），应该立即进行同步心脏电复律。
- 如果是稳定的患者，应获取一份12导联心电图，并开始药物治疗。
- 如果不能分清VT还是SVT伴有差异性传导，应该按照VT对待。
- 疑似快速性心律失常的患者务必进行心电图检查。

参考文献

[1] Burns E. Atrial flutter. Life in the Fastlane. Feb 7, 2021. https://litfl.com/atrial-flutter-ecg-library/. Accessed on March 17, 2021.

[2] Burns E, Buttner R. Focal Atrial tachycardia (FAT). Life in the Fastlane. March 8, 2021. https://litfl. com/atrial-tachycardia-ecg-library/. Accessed on March 12, 2021.

[3] Burns E, Buttner R. Pre-excitation syndromes. Life in the Fastlane. Feb 8, 2021. https://litfl.com/pre-excitation-syndromes-ecg-library/. Accessed on March 17, 2021.

[4] Burns E, Buttner R. Supraventricular tachycardia (SVT). Life in the Fastlane. March 8, 2021. https://litfl.com/supraventricular-tachycardia-svt-ecg-library/.

Accessed on March 17, 2021.
[5] Burns E, Buttner R. VT versus SVT. Life in the Fastlane. March 5, 2021. https://litfl.com/vt-versussvt-ecg-library/. Accessed on March 17, 2021.
[6] deSouza IS, Martindale JL, Sinert R. Antidysrhythmic drug therapy for the termination of stable, monomorphic ventricular tachycardia: a systematic review. *Emerg Med J*. 2015;32:161.
[7] Liwanag M, Willoughby C. Atrial tachycardia. [Updated 2020 Nov 20]. In: StatPearls [Internet]. Treasure Island (FL): StatPearls Publishing; 2021 Jan. Available from: https://www.ncbi.nlm.nih.gov/books/NBK542235/.
[8] Ortiz M, Martıin A, Arribas F, et al. Randomized comparison of intravenous procainamide vs. intravenous amiodarone for the acute treatment of tolerated wide QRS tachycardia: the PROCAMIO study. *Eur Heart J*. 2017;38:1329.
[9] Tintinalli JE, Ma OJ, Yealy DM, et al, eds. *Tintinalli's Emergency Medicine: A Comprehensive Study Guide*. 9th ed. New York, NY: McGraw-Hill; 2020.
[10] Walls RM, Hockberger RS, Gausche-Hill M, et al, eds. *Rosen's Emergency Medicine: Concepts and Clinical Practice*. 9th ed. Philadelphia, PA: Elsevier; 2018.

病例11　心力衰竭 / 肺水肿

李金龙　译　　文　力　温　伟　校

一名63岁女性患者因呼吸窘迫来到急诊。护送人员没有提供任何既往史信息，但平时服药的袋子里面有呋塞米片。患者体温37.5℃，血压220/120mmHg，心率130次/分，呼吸频率36次/分，在非重复呼吸面罩吸氧情况下氧饱和度93%。患者皮肤湿冷，大量出汗。意识清楚，但因为呼吸困难只能回答是或否。颈静脉怒张至下颌角处，听诊两肺野遍布水泡音，心音规律但是心动过速，伴随S_3/S_4奔马律，双胫前水肿2级。

➢ 该患者最可能的诊断是什么？

➢ 最合适的下一步诊疗措施是什么？

一、病例11的答案：心力衰竭 / 肺水肿

（一）病例总结：63岁女性

- 呼吸窘迫。
- 心力衰竭和液体过负荷的体征，尤其是颈静脉怒张、肺部水泡音和双胫前水肿。
- 血压明显升高、心动过速和低氧血症。

1. 最可能的诊断　心力衰竭和急性心源性肺水肿。

2. 最合适的下一诊疗措施　ABC的管理、减轻心脏前负荷和后负荷、利尿治疗。

（二）病例分析

1. 目标

(1) 认识心力衰竭的临床表现、并发症（EPA1，EPA10）。

(2) 描述心力衰竭的诊断和治疗方法（EPA1，EPA3，EPA4）。

2. 思考　这位63岁女性患者因严重的心力衰竭表现被送至急诊：呼吸困难、呼吸急促、低氧血症、高血压和心动过速。平时使用的药物包括呋塞米，强烈提示既往有心力衰竭病史。该患者临床表现是典型的心力衰竭恶化。快速评估ABC、建立静脉通路、立即开始减轻心脏前后负荷是治疗的主要步骤。同时应吸氧，严重病例可能需要无创正压通气或气管内插管。一旦患者病情稳定，则重要的是尽量识别病情恶化的诱因。诊断性检查应排除急性心肌梗死，这是心力衰竭加重的一个常见病因。

二、心力衰竭 / 肺水肿的诊治

（一）定义

1. 急性心力衰竭　急性（数小时、数天）心脏功能失代偿表现，包括肺水肿和低心排状态，可能进展为心源性休克，也可以是在慢性心力衰竭基础上病情恶化。

2. 心脏重构　心肌细胞在神经及体液因素的影响下，细胞结构和功能发生改变，进而导致心脏功能异常。某些药物能够预防甚至逆转重构。

3. 慢性心力衰竭　慢性（数月、数年）心脏功能异常的表现，症状可能从轻微到严重。

4. 舒张功能异常　由于舒张期心肌松弛能力受损和心室顺应性下降，导致舒张期充盈压增加，但射血分数保持在50%以上。病因可能包括未控

制的高血压、缩窄性心包炎、限制性心肌病和心脏压塞等。

5. 左心衰竭　心力衰竭是由左心室功能异常所致，也被称为“前向”心力衰竭。

6. 右心衰竭　心力衰竭是由右心室功能异常所致，也被称为“后向”心力衰竭。

7. 收缩功能障碍　由于受损的收缩功能（射血分数低于40%）导致低心输出量。病因可能包括心肌梗死、心肌炎和扩张型心肌病等。

（二）临床诊治

1. 背景　心力衰竭被定义为心脏不能提供足够的血流量来满足正常组织代谢所需。心力衰竭很常见，美国有将近700万人患病，并导致每年超过30万例死亡。因为心力衰竭死亡率较高，故急诊医生必须能够熟练识别和治疗此类患者。

2. 病理生理学　心力衰竭是由心室正常松弛和充盈的功能异常（舒张性心力衰竭）或收缩能力异常（收缩性心力衰竭）所致。术语“充血性”指的是由于舒张/收缩功能障碍所导致的液体潴留。心力衰竭的病因很多，最常见的是冠心病（缺血）和高血压病（非缺血）。心力衰竭可能涉及心脏的一侧或双侧。右心衰竭导致全身静脉压升高继而出现外周水肿，而左心衰竭导致肺静脉压升高继而出现肺水肿。每一种都具有不同的症状和体征（表5-19）。

3. 病因　在急诊救治评估过程中，临床医师必须要鉴别患者是心力衰竭还是其他具有相似临床表现的疾病，如急性呼吸窘迫综合征、肺炎、气胸、肺栓塞和慢性阻塞性肺疾病急性加重，这些需要鉴别的疾病见表5-20。临床医师还要尽量确定导致患者病情恶化的原因。最常见的诱因是缺血/梗死，未按医嘱服药、透析和限制饮食。交感神经亢进伴高血压（后负荷增加）能导致急性左心衰竭，而肺栓塞会导致急性右心衰竭。其他引起右心和左心衰竭的病因还包括瓣膜功能异常、心律失常、容量过负荷、肾损伤和医源性病因。甲状腺毒血症、贫血和动静脉瘘会导致高心输出量性心力衰竭。

4. 临床表现

(1) 病史：临床评估的顺序取决于患者的临床状态。如果患者病情稳定，则应获取更为细致全面的病史。重要的病史包括疾病的发生、持续时间、呼吸困难主诉的特点（如端坐呼吸还是劳力性呼吸困难）、任何相关的症状（如胸痛或发热）、既往史（包括既往心脏病史和心脏检查结果），还有目前用药情况（包括近期剂量的变化、任何漏服药物情况）。

(2) 体格检查：心力衰竭患者可以表现出组织低灌注的体征，包括皮肤湿冷、大量出汗、毛细血管充盈时间延长和细脉。如果患者血压低，动脉内血压监测是非常重要的，因为此时血管处于反射性收缩状态，非侵入性的无创血压监测经常是不准确的。肺部听诊会有水泡音或喘鸣音。心脏听诊 S_3 或 S_4 心音常见，还能够听到来自于室间隔缺损、二尖瓣反流的杂音或心房颤动的不规则心律，这些疾病均可以导致急性肺水肿。此外，急诊医师也应该注意到颈静脉怒张或外周水肿这样的异常体征。

(3) 心电图和超声：心电图和超声检查是能够在床旁进行的快速诊断性工具。心电图有助于获得心肌缺血、心肌梗死、心律失常的证据。床旁超声检查有助于快速评估心脏收缩和舒张功能、识别肺部病理性B线（“肺火箭征”表示严重肺水

表5-19　心力衰竭的常见表现

心力衰竭类型	症　状	体　征
右心衰竭	外周水肿，右上腹痛，无肺部症状	重力区水肿，右上腹压痛，肝大，肝颈静脉回流征阳性，颈静脉怒张
左心衰竭	呼吸困难，端坐呼吸，夜间阵发性呼吸困难，疲乏，虚弱，咳嗽	呼吸急促，肺湿啰音或喘鸣音，S_3 或 S_4 心音

表 5-20 心力衰竭的鉴别诊断

呼吸困难

- 支气管哮喘或慢性阻塞性肺疾病急性加重
- 肺炎或急性呼吸窘迫综合征
- 气胸
- 肺栓塞
- 胸腔积液
- 身体适应性下降或肥胖

外周水肿

- 深静脉血栓形成
- 低蛋白血症（肝衰竭、肾病综合征和肾衰竭）

心输出量降低

- 急性心肌梗死
- 药物作用
- 心包压塞
- 瓣膜关闭不全
- 心律失常
- 张力性气胸或液气胸

肿）、评估下腔静脉（例如，用塌陷和充盈来提示容量状态）。

(4) 胸部X线：胸部X线检查非常重要。随着肺部充血加重，间质水肿和Keyley B线变得明显，接下来随着出现肺泡水肿就会导致透光度减低。但请注意，有高达20%的胸部X线检查不能显示心力衰竭患者的静脉充血征象，这主要是在心力衰竭的早期。胸部X线片上的其他发现包括心脏扩大、双肺上野血管影增多和胸腔积液。X线检查还能排除其他引起呼吸困难和呼吸窘迫的原因（如气胸或肺炎）。

(5) 实验室检查：实验室检查包括全血细胞计数、电解质、血尿素氮/肌酐、心脏标志物和尿液分析。如果诊断存在不确定性（例如，同时患有心力衰竭和COPD），则应检测BNP水平。BNP是一种激素，它的释放是心室对受到牵拉而做出的反应。BNP低于100pg/ml诊断心力衰竭的可能性较小，而高于500pg/ml可能性则大大提高。介于这两者之间则诊断存疑。肥胖可导致BNP水平降低，而某些非心脏原因（如老年、肺动脉高压、肾衰竭、肺栓塞、贫血、脓毒症和肝硬化）可升高BNP水平。BNP水平还可以用来监测对治疗的反应，对判断预后也具有重要意义。肝酶检测在肝大的患者中有意义；对于可疑心源性休克的患者，乳酸水平能够评估其组织灌注状态。

5. 治疗 心力衰竭的治疗依赖于临床表现及病因。对由于药物或饮食依从性差导致、伴有轻度肺水肿和液体过负荷的心力衰竭加重，治疗上可能只需要利尿药。伴有低血压和低灌注（心源性休克）的患者，可能需要正性肌力药物（多巴胺/多巴胺酚丁胺或米力农来增加心肌收缩力）、血管活性药物（去甲肾上腺素升高血压来增加冠状动脉舒张期灌注）和试验性小剂量液体来增加前负荷。而伴随缺血的不稳定患者则可能需要心脏导管检查来紧急恢复再灌注。新出现心脏杂音（例如，考虑瓣膜破裂）的患者可能需要去手术室进行最佳的医疗干预。

本例患者表现为继发于儿茶酚胺激增导致的心源性肺水肿（高血压急症）。这类患者通常血容量是正常的，治疗的目标是将体液从肺循环重新再分布到全身的其他部位。治疗方法包括氧疗、减少前负荷和后负荷、利尿治疗。

(1) 氧疗：任何呼吸窘迫的患者都应该考虑通过经鼻高流量氧疗、无创正压通气（持续气道正压或双水平气道正压模式）等方式给予高流量氧气治疗。这样可以减少呼吸做功，通过额外的肺泡复张来增加氧合，以及降低心脏前、后负荷。最终，如果NIPPV不能纠正呼吸衰竭则患者需要进行气管插管。

(2) 其余药物：硝酸甘油（通过舌下、外用或静脉注射途径）在减轻心脏前、后负荷方面是至关重要的。因为起效迅速、可滴定，在危重患者中静脉注射高剂量硝酸甘油是比较好的选择。血管紧张素转换酶抑制药（如依那普利）在减轻心脏后负荷方面有一定作用。如果存在容量过负荷且后负荷已经降低的情况下，应该考虑使用呋塞米或布美他尼等利尿药。由于增加气管插管率和重症监护病房入住率，吗啡不再被推荐作为心力衰竭的标准治疗。

关联病例

见病例7、病例9、病例10、病例13、病例14和病例15。

三、测试问题与解析

（一）问题

1. 一名62岁女性患者因心力衰竭加重被家庭医生诊所送至急诊。患者诉胸痛，大汗，即使在休息时也感到呼吸困难，甚至站不起来。该患者平时口服地高辛和呋塞米来控制心力衰竭。体格检查，血压100/60mmHg，心率150次/分。下列哪一项是心力衰竭加重最可能的原因？

A. 心律失常

B. 心肌缺血和梗死

C. 瓣膜功能异常

D. 甲状腺毒症

2. 一名55岁男性患者的症状为端坐呼吸、呼吸急促。肺部查体听诊有水泡音。双下肢Ⅱ度可凹性水肿、颈静脉怒张。下列哪一项是对这位患者病情的最佳描述？

A. 右心衰竭

B. 左心衰竭

C. 全心衰竭

D. 急性呼吸窘迫综合征

3. 一名58岁男性患者因呼吸困难加重被送进急诊。既往因冠心病而出现心力衰竭。体格检查，血压150/100mmHg，心率104次/分。颈静脉怒张，双肺可闻及水泡音。下列哪一项对于减轻该患者的前负荷和后负荷是最有效和最快速的方法？

A. 利尿药

B. 硝酸甘油

C. 多巴酚丁胺

D. 吗啡

4. 一名54岁男性患者主诉急性加重的疲乏和呼吸困难。既往患有酒精性心肌病和心力衰竭。对于该患者的心力衰竭恶化，下列哪一项是最好的检查方法？

A. 胸部X线、心脏标志物和心电图

B. 胸部CT和D-二聚体检测

C. 超声心动图、心电图和铊心脏核素成像

D. 动脉血气、心脏标志物和肺血管造影

（二）答案与解析

1. 选项B，心肌缺血和梗死。缺血性心脏病是心力衰竭恶化最常见的诱因（也包括药物依从性差）。因此，每位心力衰竭急性加重的患者都应该进行心电图和心脏标志物检测。其他选项（选项A、选项C和选项D）也会导致心力衰竭恶化，但是与此病例给出条件不符。导致老年人心力衰竭恶化最常见的心律失常是伴有快速心室率的心房颤动。

2. 选项C，全心衰竭。由于液体过负荷和右心压力升高，左心衰竭最终会进展为全心衰竭。这位患者具有左心、右心衰竭的证据，包括肺水肿（左心）的体征和症状、外周水肿（右心）和颈静脉怒张（右心）。ARDS（选项D）是由肺毛细血管损伤所导致的，液体渗漏到肺泡和肺间质引起肺水肿，病因包括脓毒症、创伤和重症。相反，左心衰竭时肺水肿是由于左房（左心室舒张末期）压力增高进而导致肺毛细血管静水压力增加所引起。ARDS在没有心力衰竭时与双肺浸润相关。如果患者仅有肺水肿而没有颈静脉怒张或足踝水肿，左心衰竭（选项B）可能性更大。如果患者仅有右心衰竭（选项A），如肺动脉瓣狭窄所致，会有颈静脉怒张和足踝水肿而没有肺水肿。

3. 选项B，硝酸甘油。对于心力衰竭的患者，使用硝酸甘油是最有效和最快速减轻心脏前、后负荷的方法。利尿药（选项A），尤其是襻利尿药，只能减轻心脏前负荷。吗啡（选项D）在失代偿心力衰竭的患者中使用要谨慎，因为会导致呼吸抑制。多巴酚丁胺（选项C）属于肾上腺素能激动药，常用来增加心肌收缩力。

4. 选项A，胸部X线、心脏标志物和心电图。针对心力衰竭急性加重的检查包括胸部X线、心

电图、电解质、血尿素氮/肌酐和心脏标志物，BNP水平也应检测。选项B（胸部CT、心电图和D-二聚体）是用来对可能的栓子栓塞/肺栓塞进行评估。选项C（超声心动图、心电图和铊心脏成像）对那些更稳定的患者较为重要。选项D（动脉血气、心脏标志物和肺血管造影）是肺栓塞的检查方法之一。

临床精粹

- 心力衰竭最重要的病因是冠心病和高血压病，而急性加重最常见的诱因是心肌缺血或梗死、药物治疗依从性差。
- BNP是一种激素，因心室受到牵拉而释放。BNP是诊断心力衰竭的标志物，也可以用来监测对治疗的反应。BNP水平可以被一些非心脏因素所影响。
- 心力衰竭的治疗包括氧疗、针对病因和诱因的治疗、通过减轻心脏前负荷和后负荷缓解症状、利尿、必要时使用正性肌力药物。
- 慢性心力衰竭是一种高死亡率的进展性病征。患者的功能分级(运动耐力)是死亡预后最好的预测因子，也经常被用来指导治疗。
- 慢性心力衰竭治疗的首要目标是利用限盐、利尿药和血管扩张药来缓解充血症状。
- 血管紧张素转换酶抑制药、β受体阻滞药和醛固酮受体拮抗药能减少慢性充血性心力衰竭患者的死亡率。其他大多数药物能够缓解症状，但不影响死亡率。

参考文献

[1] Collins SP, Ronan-Bentle S, Storrow AB. Diagnostic and prognostic usefulness of natriuretic peptides in emergency department patients with dyspnea. *Ann Emerg Med.* 2003;41:532–544.
[2] Horton CF, Collins SP. The role of the emergency department in the patient with acute heart failure. *Curr Cardiol Rep.* 2013;15(6):365.
[3] Levy P, Compton S, Welch R, et al. Treatment of severe decompensated heart failure with high-dose intravenous nitroglycerin: a feasibility and outcome analysis. *Ann Emerg Med.* 2007;50(2):144–152.
[4] Maisel AS, Krishnaswamy P, Nowak RM, et al. Rapid measurement of B-type natriuretic peptide in the emergency diagnosis of heart failure. *N Engl J Med.* 2002;347:161–167.
[5] Marik, PE, Flemmer M. Narrative review: the management of acute decompensated heart failure. *J Intensive Care Med.* 2012;27(6):343–353.
[6] Thiele H, Ohman EM, Desch S, Eitel I, de Waha S. Management of cardiogenic shock. *Eur Heart J.* 2015;36(20):1223–1230.
[7] Tintinalli JE, Ma OJ, Yealy DM, et al, eds. *Emergency Medicine: A Comprehensive Study Guide.* 9th ed. New York, NY: McGraw-Hill; 2019.
[8] Walls RM, Hockberger RS, Gausche-Hill M, eds. *Rosen's Emergency Medicine: Concepts and Clinical Practice.* 9th ed. Philadelphia, PA: Elsevier; 2018.

病例12　高血压急症

胡　振　译　　王旭涛　温　伟　校

一名55岁男性患者因精神状态改变（altered mental status，AMS）被妻子送到急诊科。家属诉患者过去一天神志恍惚，走路不稳。既往有高血压和高脂血症病史，主诉为头痛和视物模糊。经检查患者神志清晰，人物定向准确。眼底镜检查：视盘呈充血、肿胀，边缘不清晰。神经系统查体无阳性定位体征，其他体格检查正常。血压245/140mmHg，心率95次/分，呼吸频率18次/分。呼吸室内空气时外周血氧饱和度为98%，体温正常。

➢ 该患者最可能的诊断是什么？

➢ 最佳治疗方法是什么？

一、病例 12 的答案：高血压脑病

（一）病例总结：55 岁男性

- 高血压病史。
- 头痛和视物模糊。
- 血压 245/140mmHg。
- 查体：双侧视盘水肿和精神状态改变。

1. 最有可能的诊断 高血压脑病。

2. 最佳诊治方法 排除缺血性或出血性脑卒中、中枢神经系统感染和脑占位病变后，获得明确诊断。降血压治疗（具体来说，在第一小时内静脉用药将平均动脉压降低 10%～15%）。并检查是否有其他靶器官受损的情况。

（二）病例分析

1. 目标

(1) 掌握各种高血压急症的表现（EPA1，EPA10）。

(2) 认识高血压急症和高血压亚急症之间的区别（EPA1，EPA2，EPA10）。

(3) 掌握如何在高血压急症情况下管理血压（EPA4）。

2. 思考 此病例是一名 55 岁男性患者，表现为精神状态改变、视盘水肿和严重的高血压，考虑诊断高血压脑病，高血压脑病的定义是指由于血压急剧升高而继发的神经系统异常。高血压脑病是高血压急症之一。美国心脏协会（American Heart Association，AHA）将高血压急症定义为血压水平升高伴靶器官损害。虽然高血压脑病通常与收缩压超过 180mmHg 或舒张压超过 120mmHg 有关，但平时血压正常的患者血压低于上述水平也可能发生高血压脑病。是否有靶器官受损是区分高血压急症和高血压亚急症的关键点。高血压亚急症是指血压升高但无靶器官损害。区分这两种情况至关重要，因为针对这两种情况的血压管理策略是不同的。

一旦患者的 ABC 稳定，首先就要进行头部 CT 检查，以排除颅内占位、出血性或缺血性脑卒中。还应进行实验室检查，以帮助排除可能的代谢性或感染性病因。一旦排除了这些情况，高血压脑病诊断明确后，重点应转向降血压治疗。

应静脉注射降压药以降低患者的血压。早期降压的目标不是使血压恢复正常，因为这会导致大脑低灌注诱发脑缺血。合理的降压目标是在第一小时内将平均动脉压降低 10%～15%。这与没有急性靶器官损伤的慢性高血压患者经典的血压管理方法不同。拉贝洛尔和尼卡地平是高血压脑病降压的一线药物。拉贝洛尔以静脉注射的方式给药，每次 20mg，可重复给药。也可以以 0.5～2.0mg/min 的速度静脉输注。尼卡地平的初始给药剂量为 5mg/h，之后可以每 5 分钟增加 2.5mg/h，最高可达 30mg/h。另一种药物是硝普钠，曾经是经典的一线用药，后来应用有所减少。这种药物以静脉输注的方式给药，输注速度从 0.25μg/（kg・min）开始，最高可增至 10μg/（kg・min）。

二、高血压急症的诊治

（一）定义

1. 高血压 收缩压≥140mmHg 和（或）舒张压≥90mmHg。

2. 高血压急症 在血压升高的情况下出现急性靶器官损害。

3. 高血压脑病 高血压急症的一种类型，其特征是与血压升高相关的神经系统症状。

4. 高血压亚急症 血压升高，但无急性持续性靶器官损害的证据。

（二）临床诊治

1. 流行病学 在发达国家，20%～30% 的成年人患有高血压。男性比女性更常见，血压随年龄增长而呈升高趋势。非洲裔美国人的高血压发病率是白种人的 1.5～2.0 倍。

高血压患者人群中约有 1% 会出现高血压急症。高血压急症占所有急诊科就诊人数的 2%～3%。高血压急症最常见的危险因素是有高血压病史。

2. 血压的自动调节 了解血压的自动调节概念对于处理高血压急症至关重要。自动调节的作用是在血压波动很大的情况下维持靶器官持续、有效的血流量和血液灌注。在大脑中，自动调节

作用通过调整大脑微循环内的脑血流量（cerebral blood flow，CBF）起作用。广泛的脑循环研究表明，在血压正常的患者中，在身体血压变化很大的情况下，CBF可以通过血管收缩和（或）舒张来维持稳定。由于难以准确测量CBF，临床上常用脑灌注压（cerebral perfusion pressure，CPP）作为监测CBF的替代指标。CPP是实现脑组织血流灌注所需的压力梯度。CPP的计算方法是MAP与颅内压（intracranial pressure，ICP）之差。

$$MAP-ICP=CPP$$

其中，MAP可近似为［（2× 舒张压＋收缩压）/ 3］。在正常状态下，CPP的波动范围在50～150mmHg，CBF可以维持正常，脑细胞的氧需求也可以得到满足。

慢性高血压患者即使CPP水平较高但CBF仍可保持正常，然而，如果MAP或CPP下降到正常范围，CBF就会急剧下降，导致脑灌注不足。尽管相关研究并不充分，理论上讲，慢性高血压患者的血压迅速大幅下降也会导致其他靶器官灌注不足。

3. 高血压亚急症　高血压亚急症是指血压急性升高，但没有急性靶器官损害的症状或体征。以前，人们认为高血压亚急症需要立即、积极地降低血压。然而，没有研究表明这种处理方法有益。此外血压过度下降也会导致缺血并发症，如脑卒中、心肌梗死和失明。

在这种情况下，升高的血压应在数天至数周内降低。患者可以从急诊室出院，并在24～48h内接受门诊随访。

4. 高血压脑病　高血压靶器官损害的病理生理学机制尚未完全清楚。目前的理论认为，血压的急剧升高会导致一系列的血管事件，从而导致靶器官损害。当发生高血压脑病时，血压急剧升高会导致大脑血管的内皮细胞功能紊乱而导致脑水肿。高血压脑病临床表现为视力受损、视盘水肿、局灶性神经功能缺损和癫痫发作。高血压脑病在临床上并不常见。为了明确诊断，必须排除导致精神状态改变的其他原因，如脑膜炎、脑炎、缺血性或出血性脑卒中、颅内占位和中毒等原因。

5. 高血压急症　诊断高血压急症需要有血压升高导致急性靶器官功能障碍的证据。这种功能障碍可以包括急性心肌梗死、主动脉夹层、急性左心衰竭、急性肺水肿、脑梗死或出血、急性肾衰竭、先兆子痫 / 子痫、症状性微血管病性溶血性贫血和高血压脑病。

（三）临床评估

主要通过病史、体格检查和适当的辅助检查区分高血压急症和亚急症。由肾脏、心脏或内分泌疾病导致的继发性高血压也需要鉴别。

1. 病史　必须询问患者目前服用药物和使用其他违禁药物情况，尤其是可卡因或拟交感神经物质（去氧肾上腺素和单胺氧化酶抑制药）；这些药物会影响治疗方案（如在使用拟交感神经药物的情况下，必须避免使用β受体阻滞药）。医生需要评估与下列症状有关的靶器官损害，如胸痛（心肌梗死和主动脉夹层）、呼吸困难（心力衰竭和肺水肿）、无尿（肾衰竭）、视力改变（视盘水肿和视网膜出血）、AMS和癫痫发作。对于妊娠超过20周或刚分娩的患者，临床医生应询问有无先兆子痫的症状。

2. 体格检查　体格检查应关注是否有靶器官损害的征象。眼底镜检查可发现视盘水肿、视网膜出血和渗出。心血管方面查体可发现心力衰竭的征象，如颈静脉怒张、第三心音奔马律、肺部啰音和四肢水肿。神经系统检查应评估精神状态和局灶受损的定位体征。

3. 实验室检查　不同类型高血压急症患者的辅助检查项目各不相同。对于怀疑心肌梗死的患者，应进行心电图和心肌标志物检查。还应该检测电解质、肌酐、尿素氮和血红蛋白水平。尿液分析中的蛋白尿和红细胞管型可能提示肾衰竭或肾小球肾炎。胸部X线检查有助于诊断充血性心力衰竭、肺水肿和主动脉夹层。所有出现AMS或局灶性神经功能受损的患者都应进行头部CT检查，以排除颅内占位、缺血性或出血性脑卒中。

（四）治疗

高血压急症是真正需要紧急医疗救助的。立即进行评估和治疗，对降低发病率和死亡率至关重要。患者应予以心电监护，并建立静脉通路。在对 ABC 进行评估并稳定后，治疗就该开始了。首先要让患者感到舒适，然后消除可能导致高血压恶化的因素，如疼痛、尿潴留和缺氧。患者需要立即开始药物降压治疗，以防止不可逆的靶器官损害（急性缺血性脑卒中除外）。在控制血压的同时，应采取明确的措施来处理相关并发症。

治疗高血压急症的常用药物见表 5–21。

1. 硝普钠 硝普钠是一种强效的外周血管扩张药，可通过扩张动脉和静脉来降低前负荷和后负荷，从而使血压快速下降。由于其作用迅速且强效，建议在开始输注时进行动脉压监测。硝普钠可代谢为有毒的氰化物，还会引起反射性心动过速和冠状动脉窃血，急性冠脉综合征时慎用。

表 5–21 常见治疗高血压药物

降压药	首选适应证	推荐起始剂量	不良反应和禁忌证
硝普钠	高血压脑病 主动脉夹层[a]	0.25～10μg/(kg・min）静脉注入	不良反应：反射性心动过速、冠状动脉窃血、高铁血红蛋白血症、氰化物蓄积、乳酸中毒
硝酸甘油	心肌梗死、心力衰竭、左心室功能障碍	20～400μg/min 静脉注入，每 3～5 分钟可上调剂量。平均目标为 100μg/min，最大剂量可达 400μg/min	• 不良反应：低血压 • 禁忌证：严重主动脉瓣狭窄、左心室流出道阻塞和下壁心肌梗死
尼卡地平	高血压脑病、心肌梗死、心力衰竭、脑梗死 / 出血	5mg/h 静脉注射，每 5～15 分钟增加 2.5mg/h，最大剂量为 15mg/h	• 不良反应：低血压；药物蓄积；谨防药物过量性低血压、反射性心动过速 • 禁忌证：严重主动脉瓣狭窄
拉贝洛尔	高血压脑病、心肌梗死、先兆子痫 / 子痫、脑梗死 / 出血	20～40mg 静脉注射，每 10 分钟 1 次，0.5～2mg/min，静脉注射	• 不良反应：低血压 • 禁忌证：急性哮喘、COPD、急性心力衰竭、心脏传导阻滞和拟交感神经药物中毒（如可卡因）
艾司洛尔	高血压脑病、心肌梗死、子痫、脑梗死 / 出血	负荷剂量 500μg/kg，静脉注射 1min 后，25～50μg/(kg・min)，静脉滴注，每 10～20 分钟调整滴定 1 次	同拉贝洛尔
氯维地平	高血压脑病、心肌梗死、充血性心力衰竭、脑梗死 / 出血	1～2mg/h，每 2 分钟加倍 1 次，直至达到理想血压，最大剂量 32mg/h	• 不良反应：反射性心动过速 • 禁忌证：严重主动脉瓣狭窄
依那普利拉	心力衰竭、肾素 – 血管紧张素系统激活	1.25mg，静脉注射，每 6 小时注射 1 次，不能滴定生效	禁用于妊娠和 ACEI 相关性血管性水肿
肼苯哒嗪	先兆子痫 / 子痫	5～10mg 静脉注射，可每隔 10min 重复 1 次	不良反应：反射性心动过速、CNS 和心肌缺血
非诺多泮	肾功能受损的高血压急症	0.1～0.3μg/(kg・min)，静脉注射	禁忌证：眼内压升高

a. 应与 β 受体阻滞药同时使用，以避免反射性心动过速

ACEI. 血管紧张素转换酶抑制药；CNS. 中枢神经系统；COPD. 慢性阻塞性肺疾病

2. β 受体阻滞药 拉贝洛尔是一种选择性 α_1 受体和非选择性 β 受体阻滞药，可降低全身血管阻力，同时维持肾血流量、冠状动脉血流量和 CBF。艾司洛尔是一种短效、速效的选择性 β_1 受体阻滞药，易于滴定。它能有效抑制硝普钠诱发的反射性心动过速。

3. 尼卡地平 尼卡地平是一种二氢吡啶类钙离子通道阻滞药（calcium channel blocker，CCB）。它能透过脑屏障，松弛脑血管平滑肌，减少血管痉挛，对高血压脑病和蛛网膜下腔出血有独特的疗效。它的主要不良反应是血压突然下降和反射性心动过速，冠心病患者不适合。

4. 硝酸甘油 硝酸甘油是一种强效血管扩张药，主要作用于静脉系统。它能降低前负荷，增加流向心内膜下冠状动脉的血流量。它可以通过皮肤贴剂、舌下喷剂、舌下含服片剂或静脉输液形式给药。由于起效迅速，硝酸甘油被认为是心肌缺血、左心室功能障碍和肺水肿患者高血压急症的首选药物。不推荐用于严重主动脉瓣狭窄、左心室流出道梗阻或下壁心肌梗死的患者，因为有可能导致血流动力学不稳定。

5. 非诺多泮 非诺多泮是一种选择性外周 D_1 受体激动药，可同时引起血管扩张和尿钠排泄作用。它具有增加肾血流量和改善肌酐清除率的优点，是治疗肾功能受损的高血压急症的首选药物。

6. 肼苯哒嗪 通过对动脉平滑肌直接的松弛作用引起血管扩张。尽管几十年来，肼苯哒嗪一直是产科医生治疗先兆子痫 / 子痫的首选药物，但由于它与反射性心动过速有关、可能导致中枢神经系统和心肌缺血，因此已不再被用于治疗其他情况下的高血压。由于肼苯哒嗪半衰期为 3～6h，体内作用维持时间能达 36h，其用药管理具有不可预测性。

7. 依那普利拉 依那普利拉是依那普利的体内活性代谢产物，是一种 ACEI 静脉注射剂型。妊娠期禁用。该药可降低全身血管阻力、肺毛细血管压力和心率；还可扩张冠状动脉，但对 CPP 的影响很小。它对伴有急性肺水肿的高血压急症尤其适用。

（五）与高血压急症相关疾病

1. 高血压脑病 最初的目标是在第一小时内将 MAP 迅速降低 10%～15%，并在 24h 内将 MAP 降低不超过 20%～25%。更快速的降压会降低 CPP，导致脑灌注不足和缺血事件。为了更准确地监测患者的血压，强烈建议使用动脉导管测压。首选药物包括拉贝洛尔和尼卡地平，患者应入住重症监护室治疗。

2. 急性脑梗死 急性脑卒中患者通常血压升高。急性血压升高是维持患者分水岭区域血流灌注所必需的。然而，对于缺血性脑卒中患者何时降压，以及血压降低到多少，目前尚存在争议。最近在欧洲进行的一项多中心随机对照试验未能证明降低急性脑卒中患者的血压有任何益处，反而显示出有害的趋势。对于溶栓患者，血压应控制在 180/105mmHg 以下。对于非溶栓患者，普遍接受谨慎降压的观点，应使血压低于 220/120mmHg（避免降压过多或过快）。首选药物包括拉贝洛尔、硝普钠和尼卡地平。

3. 急性心肌梗死 急性心肌梗死降压治疗目标是通过血压降低减少心脏做功，机制是减轻后负荷和增加冠状动脉灌注压。首选药物是硝酸甘油和 β 受体阻滞药。硝酸甘油（舌下含服或静脉注射）可降低左心室充盈压和全身血管阻力，从而减少心肌需氧量和缺血事件。高剂量的硝酸甘油可产生冠状动脉扩张作用。β 受体阻滞药对降低急性冠脉综合征患者的血压和预防室性心律失常都有好处；但会加重左心衰竭，因此应在血流动力学状况稳定后使用。

4. 主动脉夹层 急性主动脉夹层是需要快速、积极降压的高血压急症。这样做是为了降低左心室射血形成的剪切力，限制夹层的进展。目标是控制血压和心率。一线药物是 β 受体阻滞药；与拉贝洛尔相比，艾司洛尔起效更快，更容易滴定。如果 β 受体阻滞药存在禁忌，则可选择钙离子拮抗药。

关联病例

见病例 25、病例 26、病例 28 和病例 29。

三、测试问题与解析

（一）问题

1. 一名 55 岁男性患者因剧烈头痛、复视和呕吐来到急诊科就诊。既往有高血压病史，并服用氯沙坦和硝苯地平。到达医院时血压 210/120mmHg。下一步最好采取以下哪种措施？

A. 观察患者，1h 后复查血压，并对头痛和呕吐采取对症措施

B. 进行头部 CT 检查，服用尼卡地平等降压药，并入住重症监护室

C. 静脉注射呋塞米以降低血压

D. 给患者服用劳拉西泮，帮助其放松

2. 一名 54 岁女性患者来到急诊，要求开具降压药。患者已停药 2 周，下周才能与私人医生预约。平素服用阿替洛尔和氢氯噻嗪。急诊测血压为 190/100mmHg。没有任何不适。患者在急诊已经等了 4h，急着回去上班。以下哪一项是最合适的下一步措施？

A. 将患者药物改为钙离子通道阻滞药

B. 送入重症监护室，开始静脉注射硝普钠

C. 给患者开处方，嘱咐她立即服药，并在 48h 后复诊

D. 告知患者不遵医嘱用药的危险，让患者入院并开始静脉注射拉贝洛尔

3. 一名 38 岁男性患者在一起机动车交通事故后被送往急诊。经过全面评估，确定患者右胫骨骨折。既往有高血压病史，目前正在接受药物治疗。患者因疼痛而坐卧不宁，测血压为 210/104mmHg，除右腿疼痛外，无其他不适。以下哪一项是最合适的下一步治疗措施？

A. 控制疼痛并监测患者的血压

B. 开始使用 β 受体阻滞药并监测患者的血压

C. 因怀疑吸毒或酗酒而致电社会工作者

D. 让患者入院，控制血压

（二）答案与解析

1. 选项 B，进行头部 CT 检查，服用尼卡地平等降压药，并入住重症监护室。该患者很可能患有高血压脑病，需要紧急救治。他有症状性高血压并引起靶器官损害。开始治疗前应进行头部 CT，以排除颅内病变。恰当的治疗应是静脉使用降压药，在 1h 内将平均动脉压降低 10%～15%。由于患者病情严重，继续观察（选项 A）是不合适的。静脉注射呋塞米（选项 C）是治疗心力衰竭患者容量超负荷的药物，不是治疗高血压危象的药物。劳拉西泮（选项 D）对可卡因中毒患者有帮助，但对高血压脑病没有帮助；此外，服用苯二氮䓬类药物后，精神状态可能更难评估。

2. 选项 C，给患者开处方，嘱咐她立即服药，并在 48h 后复诊。该患者患有高血压亚急症。没有与血压升高相关的症状，也没有靶器官损害的征象。患者应重新开始服药，并在 48h 后重新评估血压。由于此前已停用常用药物 2 周，因此没有理由将其药物改为钙离子拮抗药类药物（选项 A）。由于没有症状，血压也没有严重升高，因此不需要入院治疗和静脉用药（选项 B 和选项 D）。

3. 选项 A，控制疼痛并监测患者的血压。虽然此患者有高血压病史，但疼痛难忍可能是导致血压升高的原因。恰当的治疗方法是控制疼痛，将腿部骨折复位，并监测血压。一旦疼痛得到控制，血压很可能会下降。如果疼痛得到控制后血压仍持续严重升高，服用 β 受体阻滞药（选项 B）或入院控制血压（选项 D）是合理的。可能存在吸毒或酗酒（选项 C）的情况，但在呼叫社工前应先进行核实。

临床精粹

- 高血压急症是指血压明显升高伴有靶器官损害，而高血压亚急症是指血压明显升高不伴有靶器官损害。
- 高血压急症最常见的原因之一是患者不坚持服用降压药。
- 谨慎、有节奏地降低血压是至关重要的，以免造成灌注不足和脑缺血事件。
- 高血压急症患者应入住有监护设备的病房，最好是重症监护室。

参考文献

[1] Amin A. Parenteral medication for hypertension with symptoms. *Ann Emerg Med*. 2008;51(3 Suppl): S10–S15.

[2] Chobanian AV, Bakris GL, Cushman WC, et al. The seventh report of the Joint National Committee on Prevention, Detection and Evaluation, and Treatment of High Blood Pressure, The JNC 7 Report. NIH Publication No. 04–5230. Bethesda, MD: National Heart, Lung, and Blood Institute; August 2004.

[3] Cotton DB, Gonik B, Dorman KF. Cardiovascular alterations in severe pregnancy induced hypertension: acute effects of intravenous magnesium sulfate. *Am J Obstet Gynecol*. 1984;148:162–165.

[4] De Gaudio AR, Chelazzi C, Villa G, Cavaliere F. Acute severe arterial hypertension: therapeutic options. *Curr Drug Targets*. 2009;10(8):788–798.

[5] Fisher ND, Williams GH. Hypertensive vascular disease. In: Kasper DL, Braunwald E, Fauci AS, Hauser Sl, Longo DL, Jameson JL, eds. *Harrison's Principles of Internal Medicine*. 19th ed. New York, NY: McGraw-Hill; 2015:1463–1481.

[6] Flanigan JS, Vitberg D. Hypertensive emergency and severe hypertension: what to treat, who to treat, and how to treat. *Med Clin North Am*. 2006;90(3):439–451.

[7] Frakes MA, Richardson LE. Magnesium sulfate therapy in certain emergency conditions. *Am J Emerg Med*. 1997;15:182–187.

[8] Lipstein H, Lee CC, Crupi RS. A current concept of eclampsia. *Am J Emerg Med*. 2003;21:223–226.

[9] McCoy S, Baldwin K. Pharmacotherapeutic options for the treatment of preeclampsia. *Am J Health Sys Pharm*. 2009;66(4):337–344.

[10] Pancioli AM. Hypertension management in neurologic emergencies. *Ann Emerg Med*. 2008;51(3 suppl): S24–S27.

[11] Powers DR, Papadakos PJ, Wallin JD. Parenteral hydralazine revisited. *J Emerg Med*. 1998;16(2):191–196.

[12] Rhoney D, Peacock WF. Intravenous therapy for hypertensive emergencies, part 1. *Am J Health Sys Pharm*. 2009;66(15):1343–1352.

[13] Rhoney D, Peacock WF. Intravenous therapy for hypertensive emergencies, part 2. *Am J Health Sys Pharm*. 2009;66(16):1448–1457.

[14] Sandset EC, Bath PM, Boysen G, et al. The angiotensin-receptor blocker candesartan for treatment of acute stroke (SCAST): a randomised, placebo-controlled, double-blind trial. *Lancet*. 2011;377: 741–750.

[15] Selvidge R, Dart R. Emergencies in the second and third trimesters: hypertensive disorders and antepartum hemorrhage. *Emerg Med Pract*. 2004;6(12):1–20.

[16] Sibai B, Dekker G, Kupfemine M. Preelampsia. *Lancet*. 2005;365:785–799.

[17] Varon J. Treatment of acute severe hypertension: current and newer agents. *Drugs*. 2008;68(3):283–297.

[18] Vaughan CJ, Norman D. Hypertensive emergencies. *Lancet*. 2000;356:411–417.

[19] Vidt DG. Current concepts in treatment of hypertensive emergencies. *Am Heart J*. 1986;111:220–225.

第6章 呼吸系统急症
Pulmonary

病例13 支气管哮喘

李 燕 译 王维展 温 伟 校

急救人员在凌晨3点通知，一名33岁有哮喘病史的女性患者即将送至急诊科，她目前处于严重的呼吸窘迫状态，大汗淋漓，辅助呼吸肌明显参与呼吸运动。在使用非重复吸入面罩吸入100%氧气的情况下，她的脉搏血氧饱和度为89%。肺部听诊显示双肺满布哮鸣音，伴随呼吸音减弱。

➢ 治疗该患者的首要任务是什么？

➢ 纠正低氧血症的治疗方案是什么？

➢ 改善该患者呼吸状况的治疗方案是什么？

一、病例13的答案：哮喘急性加重

（一）病例总结：33岁女性

- 支气管哮喘病史。
- 大汗和严重呼吸窘迫。
- 支气管痉挛伴随呼吸道气流不畅。

1. 优先处置 患者的紧急救治应首先确保开放气道、维持呼吸和循环。当务之急是保护气道和启动通气支持（最初是球囊面罩通气），同时建立静脉通路，连接心电监护，持续监测外周血氧饱和度和血压。

2. 低氧血症的治疗 尽管患者已通过非重复吸入面罩吸入100%的氧气，但仍存在低氧血症，因此需要进一步辅助通气支持。必须迅速决定采用无创持续气道正压通气或双水平气道正压通气还是气管插管。

3. 哮喘急性加重的治疗 在确保患者的氧合和通气稳定后，下一步重点是针对哮喘急性加重进行治疗。基础的一线方案包括沙丁胺醇、异丙托溴铵、糖皮质激素和氧疗。静脉注射硫酸镁可用于重度哮喘发作的患者。气管插管会引发支气管痉挛、喉痉挛、气压伤、低血压，应是最后的手段。然而，如果一线治疗药物对于患者无效，则不应延迟气管插管。

（二）病例分析

1. 目标

(1) 叙述哮喘急性加重导致呼吸窘迫的病理生理学机制（EPA12）。

(2) 叙述哮喘主要的病史和体格检查特征（EPA1，EPA2）。

(3) 讨论针对哮喘患者急性支气管痉挛的治疗方案（EPA4，EPA10）。

2. 思考 该名33岁哮喘患者出现了进行性呼吸困难。初步评估ABC是最重要的。不幸的是当患者到达急诊室时，她已处于危急状态。医务人员不知道患者的既往哮喘发作特点（如病情加重的次数和严重程度、住院情况、入住重症监护室情况、插管情况）、药物使用、合并症或诱发因素。虽然有哮喘病史的患者出现呼吸困难很可能是哮喘急性加重，但要警惕也可能有其他诊断。因此，急诊医生必须边开始治疗边收集相关病史。在病情恶化之前尽早开始治疗对于缓解急性加重至关重要。雾化β受体激动药、抗胆碱能药物和全身使用皮质醇激素对患者的治疗是必需的。该患者可能还需要正压通气支持，气管插管可以保

护气道并优化通气支持。

二、哮喘的诊治

（一）临床诊治

1. 流行病学 美国约有 7.7% 的人口患有哮喘。与白种人（8.1%）相比，黑种人患哮喘的比例（10.1%）更高。在西班牙裔中，波多黎各人（12.8%）比墨西哥人（5.1%）更容易患哮喘。每年约有 160 万人因哮喘急性发作到急诊就诊，3500 多人因哮喘死亡。哮喘每年导致超过 1380 万人无法上学和工作，相关的疾病成本每年估计为 800 亿美元。

2. 病理生理学 哮喘被认为是一种慢性炎症性阻塞性气道疾病。过敏原诱发气管、支气管平滑肌收缩（某种程度上是可逆的）、气管壁增厚、气管腔内出现分泌物积聚，使得气道狭窄导致气流受限。在易感人群中，这些变化会引起反复发作的喘息、呼吸困难、胸闷和咳嗽。哮喘急性发作有两个不同类型，即速发型和迟发型。

(1) 速发型：包括急性气道高反应性和可逆性支气管痉挛。接触过敏原后，支气管在数分钟内开始收缩痉挛，30min 内达到高峰，并在 1～3h 自行或通过治疗缓解。随着持续的过敏原暴露或难治性支气管收缩，速发型会演变为哮喘的迟发型。

(2) 迟发型：开始接触过敏原后 3～4h，主要是炎症成分促成哮喘急性发作。炎性细胞聚集、支气管黏膜水肿、黏膜浆液分泌增多和进一步的支气管收缩都在迟发型哮喘的发展中起着关键作用。迟发型哮喘急性发作需要使用糖皮质激素来治疗，而速发型可以用 β_2 受体激动药来治疗。

3. 临床表现 对疑似哮喘急性加重的患者进行病史采集和体格检查时，应重点排除其他可能诊断，同时评估哮喘急性加重的严重程度。需要了解的主要特征包括症状的性质和时间过程、诱发因素（表 6-1）、到达前的用药情况、任何高风险病史特征（表 6-2）。

表 6-1 哮喘诱因

- 运动
- 冷空气
- 吸烟、空气污染
- 情绪压力
- 过敏原暴露（灰尘、霉菌、花粉、宠物 / 动物暴露、化学烟雾等）
- 感染（主要是病毒性感染）
- 胃食管反流
- 激素水平波动

(1) 病史和体格检查：对于中 – 重度哮喘急性加重的患者，很难获得详细的病史，但不应因此而延误治疗。全面的病史采集可以推迟到治疗开始之后。哮鸣音并不总是继发于哮喘。不典型症状和体征可能包括胸痛、检查时有喘鸣音、肺部啰音、单侧或双侧腿部水肿、发热。如果出现任何这些症状或体征，应立即进行检查，以确定其他诊断。

表 6-2 高危因素

- 既往使用正压通气治疗哮喘（如气管插管、无创双水平正压通气）
- 既往住院或入住重症监护病房
- 频繁急诊就诊
- 频繁使用沙丁胺醇气雾剂
- 当前使用或最近停用吸入或口服糖皮质激素
- 合并基础的躯体或精神疾病
- 社会经济地位低下
- 使用毒品，如吸入可卡因

(2) 诊断性检查：无并发症的哮喘患者不需要进行常规实验室检查、血气分析、胸部 X 线片和心电图检查。表 6-3 列出了这些诊断性检查的适应证。

（二）紧急治疗重点

治疗所有哮喘急性加重患者的当务之急包括对患者的 ABC 状态进行初步评估。在简要询问病史和重点体格检查后，应迅速开始使用短效支气管扩张药和全身应用皮质醇激素治疗。如果担心新型呼吸道病原体传播，如可引发严重

COVID-19，应尽量减少雾化操作并采取适当的防护措施。严重的哮喘患者需要建立外周静脉输液通路、持续氧疗和心电监护。在进行这些处置的同时，医生应采集病史，进行体格检查并开始恰当的治疗。

氧气、压缩空气和氦氧混合气。应给予氧疗以维持成人脉搏血氧饱和度至少90%，婴儿、孕妇和合并心脏病的患者脉搏血氧饱和度至少95%。氧气是雾化药物的首选输送载体，但也可以使用压缩空气和氦氧混合气。氦氧混合气产生更多层流气流，并可将雾化颗粒输送到更远端的气道。氦氧混合气可能仅对初始治疗无效的重度哮喘患者有益。

表6-3 推荐的辅助检查及适应证

静脉血气或动脉血气
- 对呼吸肌疲劳但尚未严重到需要气管插管的患者确定二氧化碳潴留的程度或评估病情的严重程度

胸部X线
- 体温大于38℃
- 不明原因的胸痛
- 低氧血症
- 有合并症/可能其他诊断
- 体检时发现啰音

心电图
- 持续性心动过速
- 有合并症/可能其他诊断

1. 肾上腺素能和抗胆碱能药物

(1) 吸入肾上腺素能药物：通过雾化吸入或定量吸入器（metered dose inhaler，MDI），吸入沙丁胺醇是治疗哮喘急性加重的主要方法（表6-4）。间隔装置与MDI一起使用，因为直接吸入药物可能很困难。药物从吸入器喷入间隔装置中，然后患者从间隔装置中缓慢吸入药物。MDI正成为首选的初始治疗方法，因为雾化可能增加通过气溶胶传播呼吸道病原体的风险。然而，在严重哮喘的情况下，当患者因呼吸窘迫而无法配合使用MDI时，可能需要持续雾化吸入较高剂量（10～25mg/h）的沙丁胺醇。

β_2受体激动药与肺部受体结合并激活腺苷环化酶，导致细胞内环磷酸腺苷增加，进而肌浆网钙离子浓度下降，随后支气管平滑肌松弛。这些药物的不良反应通常很轻微，包括心动过速、紧张、颤抖或不安。左旋沙丁胺醇是消旋沙丁胺醇的R-异构体，开发此药的目的是帮助减少与沙丁胺醇相关的不良反应。然而，随机试验显示左旋沙丁胺醇与沙丁胺醇相比没有临床优势。

(2) 全身性肾上腺素能药物：由于吸入性肾上腺素能药物的不良反应较小，并且疗效相当，因此全身使用肾上腺素能药物已不再受到青睐。不过也有报道称，对于标准治疗有抵抗性的严重哮喘患者，全身使用β受体激动药不会产生明显的临床不良反应。对于严重哮喘急性发作且不能耐受吸入治疗的患者，可肌内或皮下注射肾上腺素或特布他林。极少数情况下，肾上腺素和特布他林也可以非常谨慎的以静脉推注或连续输注的方式给药。一般来说，特布他林是优选的，因为它具有β_2受体选择性和较少的心脏不良反应。

表6-4 肾上腺素能药物和抗胆碱能药物治疗哮喘的剂量

吸入肾上腺素能药物（沙丁胺醇、左旋沙丁胺醇）	• 雾化吸入：2.5～5mg，每15～20分钟吸入1次，持续1h，然后每30分钟吸入1次，持续1～2h • MDI：每15～20分钟吸入4～8喷，持续1h，然后每30分钟1次，持续1～2h
吸入性抗胆碱能药（异丙托溴铵）	• 雾化吸入：0.02%溶液0.5ml • MDI：2喷
全身性肾上腺素能药物	• 肾上腺素：0.3～0.5mg，SC或IM，每20分钟1次；最大剂量为1mg • 特布他林：0.25mg，SC或IM，每20分钟1次；最多3剂

IM. 肌内注射；MDI. 定量吸入器；SC. 皮下注射

(3) 吸入抗胆碱能药物：当与沙丁胺醇联合使用时，抗胆碱能药物（如异丙托溴铵）可适度改善肺功能，并降低中-重度哮喘发作患者的入院率。抗胆碱能药物可降低细胞内环磷酸鸟苷浓度，从而减少迷走神经介导的中、大支气管收缩。由于全身吸收很少，吸入性抗胆碱能药物几乎没有不良反应。

2. 糖皮质激素 全身性使用糖皮质激素（口服或静脉注射）在急性和慢性哮喘中均有效果，存在以下情况时应尽早使用。

- 中度或重度哮喘急性发作。
- 哮喘急性发作持续存在多日（超过3天）。
- 对初始支气管扩张治疗无效的轻度哮喘，或尽管每天吸入糖皮质激素（inhaled corticosteroid，ICS）哮喘发作仍然持续。

一些医生认为有必要更广泛地使用糖皮质激素，对于所有到急诊科就诊或经单次沙丁胺醇治疗无法缓解症状的患者，提倡吸入糖皮质激素。

糖皮质激素作用于迟发型哮喘急性发作并调节炎症反应。它们已被证明可以改善肺功能，降低住院率，并降低在急诊科治疗过程中早期接受治疗的患者复发率。口服泼尼松龙（剂量40～60mg）通常优于静脉注射甲泼尼龙（剂量125mg），因为它侵入性较小且疗效相当。对于呼吸困难且无法吞咽的严重呼吸窘迫患者、呕吐、烦躁不安或昏睡的患者，应静脉使用糖皮质激素。对于适合从急诊室出院的患者，单剂量地塞米松（0.6mg/kg，最大剂量15mg）在儿童和成人中的疗效均相当于5天的泼尼松剂量。

3. 其他药物制剂

(1) 白三烯受体拮抗药：每天使用白三烯受体拮抗药，持续数月可以改善肺功能，哮喘症状也会减轻。然而，白三烯受体拮抗药在哮喘急性发作的急诊治疗中作用有限。

(2) 镁剂：静脉注射硫酸镁可使严重哮喘急性发作患者受益，并可降低住院率。虽然对轻-中度哮喘急性加重没有益处，但全球哮喘倡议将静脉注射硫酸镁列为最高推荐级别。2g硫酸镁静脉注射，15～30min输注完毕。虽然镁剂治疗的耐受性一般较好，但报告的不良反应有低血压、潮红感和不适。肾衰竭和高镁血症患者禁用，因为它会导致明显的肌无力。

(3) 甲基黄嘌呤：哮喘急性加重期不建议使用甲基黄嘌呤类药物（如茶碱）。在使用β受体激动药和糖皮质激素治疗的基础上加用甲基黄嘌呤类药物，可改善肺功能，但不能显著减轻症状或缩短住院时间。

(4) 氯胺酮：0.4～0.5mg/kg的氯胺酮静脉推注并在30min内输注相同剂量已被证明对轻-中度哮喘发作有益。氯胺酮也是气管插管的首选诱导剂，在使用正压通气时可能有助于镇静。

(5) 单克隆抗体：在门诊治疗重度哮喘急性发作的最新进展是使用针对IgE、IL-4和IL-5的单克隆抗体。这些药物已被证明可将严重过敏性和嗜酸粒细胞性哮喘急性发作频数降低50%，住院率降低80%。

4. 正压通气 正压通气适用于对治疗无反应的严重呼吸窘迫或即将发生呼吸衰竭的患者。对于能够自我保护气道的患者，可以使用CPAP或BiPAP模式的无创正压通气。NIPPV具有直接扩张支气管作用，抵消内源性呼气末正压（positive end-expiratory pressure，PEEP），复张萎陷肺泡，改善通气/灌注失衡，减少呼吸做功。如果使用BiPAP模式，呼吸机参数应设置为吸气压8～15cmH_2O，呼气压4～5cmH_2O。使用NIPPV 30～60min后，患者症状未能改善很可能需要气管插管。获取动脉血气值可帮助进行评估。此外，对于因二氧化碳潴留导致轻-中度意识水平改变的患者，可以考虑短期（30min）尝试BiPAP。对于因躁动或病情严重恶化而无法耐受NIPPV的患者，可尝试给予氯胺酮使患者放松并可能扩张支气管。氯胺酮1mg/kg静脉注射，随后0.5～2mg/(kg·h)持续输注。

有创正压通气或气管插管仅用于呼吸衰竭患者：清醒患者气管插管前应使用适当的诱导剂（如氯胺酮）和肌松药（如罗库溴铵）。氯胺酮是首选的诱导剂，因为它可刺激儿茶酚胺释放，松弛支气管平滑肌，导致支气管扩张。

哮喘患者插管后，应设置呼吸机参数达到允许性高碳酸血症的目标，其目的是通过低呼吸频率和低潮气量、增加呼气时间来最大限度地减少动态过度充气（即呼吸叠加或自动通气），同时限制平台压。关键是必须认识到，机械通气的哮喘患者发生肺过度充气和内源性呼气末正压的风险很高，可能导致危及生命的并发症，如张力性气胸或心搏骤停。建议初始设置是辅助控制（assist control，AC）模式，呼吸频率为每分钟8～10次，潮气量为6～8ml/kg，无外源性PEEP，吸呼比（inspiratory-to-expiratory，I/E）为1：4，吸气流速为80～100L/min。

如果患者在插管后病情没有改善，许多病例报告都记录了吸入麻醉药（如七氟烷和氟烷）可以获益，但提供这种治疗同时也存在很大的风险。

（三）入院和出院标准

哮喘急性发作是一种异质性疾病，应根据个体情况对患者做出相应处置。对治疗反应良好的患者适合出院。在最终决定让患者出院之前，患者应能够呼吸室内空气（或达到其基准氧气需求量）时在急诊室内自由活动。治疗后呼气峰流量（peak expiratory flow，PEF）大于预测值60%的患者在考虑随访时间和危险因素后可以出院。治疗后PEF为预测值的40%～60%的患者也可以出院，具体取决于门诊随访、患者危险因素和对治疗的反应。如果患者在治疗4～6h后仍无反应，治疗前PEF低于预测值的25%，或治疗后PEF低于预测值的40%，应考虑住院治疗。

1. 出院处方 从急诊出院的哮喘急性发作患者出院医嘱包括沙丁胺醇MDI，间隔装置，5～7天疗程的口服糖皮质激素和ICS MDI。大多数患者通常接受至少5天的口服糖皮质激素治疗，但可以根据症状的缓解情况和自我监测的峰流量值停止口服糖皮质激素。如果糖皮质激素治疗的持续时间少于3周，同时使用吸入糖皮质激素进行持续的预防性治疗，或者患者最近没有接受过糖皮质激素治疗，则不需要逐渐减量。ICS应处方给所有哮喘患者，不再推荐单独使用沙丁胺醇治疗。多项研究表明，ICS可改善肺功能、减轻症状并减少β受体激动药的“紧急使用”。单次用药后即可观察到ICS的益处，长期用药可达到治疗效果。此外，可以与口服糖皮质激素一起开始治疗，不必担心增加的全身性不良反应。

2. 随访 哮喘持续控制不佳且反复急性发作的患者，应转至门诊进行密切随访，可以增加其他药物，如长效吸入性β_2受体激动药、口服白三烯受体拮抗药和获批用于治疗重度哮喘的单克隆抗体。

3. 患者教育 在等待出院期间，应与患者一起检查吸入装置的使用情况，并指导患者如何在家中监测峰流量读数。此外，应向患者介绍常见的哮喘诱发因素，以及如何避免这些诱发因素。患者还应收到有关何时返回急诊的书面和口头指导。最后，应在2～7天安排患者门诊复诊，让哮喘专科医生或专注于哮喘患者的诊所进行治疗，更有可能减少未来的急诊就诊。如无法到门诊医生处复诊的患者可以被指导返回急诊复查。

关联病例

见病例1、病例11、病例14和病例15。

三、测试问题与解析

（一）问题

1. 一名24岁男性因哮喘急性加重被送往急诊科。以下哪一项是评估其疾病严重程度的最合适方法？

A. 肺活量测定

B. 肺弥散能力测定

C. 病史、体格检查和呼气峰流量检测

D. 肺泡氧合张力的测量

2. 一名19岁女性患者因哮喘急性加重入院，可能是由花粉和寒冷天气诱发。她的住院治疗方案包括静脉注射糖皮质激素、阿奇霉素、吸入β_2受体激动药和抗胆碱能药物。以下哪种药物最有可能成为她出院处方计划的一部分？

A. 茶碱

B. 抗生素

C. 镁剂

D. 抗阻胺药

E. 糖皮质激素

3. 一名38岁男性患者因呼吸急促、喘息和咳嗽来到急诊。他从小就有哮喘病史，通常口服长效β受体激动药，还偶尔吸入β受体激动药。检查显示呼吸困难，呼吸频率28次/分，脉搏血氧饱和度为91%，无发热，血压为110/70mmHg。肺部检查显示弥漫性哮鸣音和呼吸音减弱。经过两轮沙丁胺醇雾化治疗后，他的喘息持续存在，血氧饱和度没有变化。下一步最重要的是以下哪一项治疗？

A. 阿奇霉素

B. 硫酸镁

C. 泼尼松

D. 茶碱

（二）答案与解析

1. 选项C，病史、体格检查和呼气峰流量检测。病史和体格检查、呼气峰流量（如有需要）是评估哮喘严重程度的可靠且相当准确的方法。虽然肺活量测定（选项A）提供了重要的信息，但它非常繁琐，在急诊很少使用。肺的弥散能力（选项B）对肺部纤维化疾病有用，但对哮喘无效。肺泡氧合张力（选项D）无法测量，只能间接计算；肺泡和动脉血氧浓度之间的差值很重要，因为它可以识别间质性疾病或肺内分流。

2. 选项E，糖皮质激素。住院后通常会使用糖皮质激素来治疗气道炎症。其他经典治疗药物包括$β_2$受体激动药和口服白三烯受体拮抗药。茶碱（选项A）是一种辅助药物，疗效有限且不良反应多，在门诊治疗中作用不大。除非患者已知患有肺炎，否则抗生素（选项B）无意义；在此病例中未提供任何有关此方面的信息。镁剂（选项C）在急性加重时静脉注射，不是门诊治疗的一部分。抗组胺药（选项D）可用于治疗过敏症状，但不属于哮喘治疗方案。

3. 选项C，泼尼松。在紧急情况下，哮喘急性发作最重要的治疗干预措施是全身性应用糖皮质激素，口服或静脉注射均可。口服泼尼松被认为是安全有效的。在严重急性加重的1h内开始全身性糖皮质激素治疗可降低住院率，提高生存率。如果患者患有肺炎，可以考虑使用阿奇霉素（选项A），但其重要性不如糖皮质激素。在给予全身糖皮质激素治疗后，静脉注射硫酸镁（选项B）可能对重症哮喘有帮助。茶碱（选项D）对哮喘急性发作的疗效最差，但在所有其他药物都用到极致的情况下，茶碱还能提供少量额外的支气管扩张作用。

临床精粹

- 在对严重哮喘急性发作患者进行病史采集和体格检查的同时开始沙丁胺醇治疗。
- 哮喘急性发作时应尽早给予糖皮质激素，并持续至少5～7天。
- 测量峰值流量以帮助评估哮喘的严重程度并监测治疗期间的病情进展。
- 使用低于传统呼吸机的参数设置，以防止气管插管的哮喘患者出现气压伤。
- 所有哮喘患者出院时都应持续吸入糖皮质激素用于预防性治疗。
- 首次出现“喘息”症状的患者可能有哮喘以外的病因，如异物、肺炎或心力衰竭。
- 在极度呼吸窘迫的患者中有时没有喘息声，可能是由于气道中的空气流动很少。
- 尽量减少气管插管、无创正压通气和雾化吸入过程中气溶胶的产生并使用适当的个人防护设备，可以限制新型呼吸道病原体的传播。

参考文献

[1] Camargo CA, Rachelefsky G, Schatz M. Managing asthma exacerbations in the emergency department: summary of the National Asthma Education and Prevention Program Expert Panel Report 3 guidelines for the management of asthma exacerbations. *J Allergy Clin Immunol*. 2009;124:S5–s14.

[2] Cates CJ, Welsh EJ, Rowe BH. Holding chambers (spacers) versus nebulisers for beta-agonist treatment of acute asthma. *Cochrane Database Syst Rev*. 2013;9:CD000052.

[3] Dhuper S, Chandra A, Ahmed A, et al. Efficacy and cost comparisons of bronchodilator administration between metered dose inhalers with disposable spacers and nebulizers for acute asthma treatment. *J Emerg Med*. 2011;40(3):247–255.

[4] Global Initiative for Asthma. Global Strategy for Asthma Management and Prevention, 2019. Accessed June 25, 2022. https://ginasthma.org/reports/2019-gina-report-global-strategy-forasthma-management-and-prevention/.

[5] Goodacre S, Cohen J, Bradburn M, et al. Intravenous or nebulized magnesium sulphate versus standard therapy for severe acute asthma (3 Mg trial): a double-blind, randomized controlled trial. *Lancet Respir Med*. 2013;1:293–300.

[6] Israel E, Reddel HK. Severe and difficult-to-treat asthma in adults. *N Engl J Med*. 2017;377(10):965–976.

[7] Kew KM, Kirtchuk L, Michell CI, Griffiths B. Intravenous magnesium sulfate for treating adults with acute asthma in the emergency department. *Cochrane Database Syst Rev*. 2014;1:CD010909.

[8] Krishnan JA, Davis SQ, Naureckas ET, Gibson P, Rowe BH. An umbrella review: corticosteroid therapy for adults with acute asthma. *Am J Med*. 2009;122(11):977–991.

[9] Quandrel M, Lavery RF, Jaker M, Atkin S, Tortella BJ, Cody RP. Prospective, randomized trial of epinephrine, metaproterenol, and both in the prehospital treatment of asthma in the adult patient. *Ann Emerg Med*. 1995;26(4):469–473.

[10] Simons FER, Gu X, Simons KJ. Epinephrine absorption in adults: intramuscular versus subcutaneous injection. *J Allergy Clin Immunol*. 2001;108:871–873.

[11] Suau SJ, DeBlieux PM. Management of acute exacerbation of asthma and chronic obstructive pulmonary disease in the emergency department. *Emerg Med Clin North Am*. 2016;34(1):15–37.

[12] Weingart SD, Trueger NS, Wong N, Scofi J, Singh N, Rudolph SS. Delayed sequence intubation: a prospective observational study. *Ann Emerg Med*. 2015;65(4):349–355.

病例14 深静脉血栓形成和肺栓塞

成丽英 译　　王维展 温 伟 校

患者，男性，34岁，因突发呼吸急促和右侧胸痛，并且深呼吸时痛感加重而就医。症状自早晨起出现，活动后加剧，无发热、寒战、恶心、呕吐或咳嗽等其他症状。患者有多次枪伤史，导致上背部持续疼痛和T_{10}水平截瘫。在院期间已戒烟，否认饮酒或使用非法药物。1周前患者出院，开始接受康复治疗。目前患者口服对乙酰氨基酚、氢可酮和布洛芬以缓解疼痛，但随着康复治疗的进行，疼痛感有所增加。患者既往有高血压病史，正在服用氢氯噻嗪和赖诺普利；同时有抑郁症史，正在服用氟西汀治疗。入院体检显示轻度呼吸困难，心率101次/分，血压110/78mmHg，呼吸26次/分，外周血氧饱和度96%（鼻导管吸氧2L/min），双肺呼吸音清晰，左小腿有轻微肿胀，下肢感觉缺失。实验室检查显示白细胞计数为10×10^9/L，血红蛋白、血细胞比容、电解质和肾功能均于正常范围内。12导联心电图显示窦性心律，心率为101次/分。胸部X线显示双肺底轻度肺不张，无胸腔积液。

➢ 该患者最可能的诊断是什么？

➢ 下一步的诊断步骤是什么？

一、病例14的答案：肺栓塞

（一）病例总结：34岁男性

- 急性发作的右侧胸膜炎样胸痛伴呼吸困难。
- 不伴发热、寒战、恶心、呕吐、咳嗽。
- T_{10}水平截瘫。
- 既往有高血压、抑郁症病史。
- 左小腿肿胀。
- 实验室和胸部X线检查结果未见明显异常。

1. 最可能的诊断　继发于左下肢深静脉血栓形成的肺栓塞。

2. 下一步诊断步骤　对于肺栓塞和深静脉血栓（deep venous thrombosis，DVT）形成的评估，有多种方法可供选择，包括D-二聚体水平检测、静脉多普勒超声、肺通气-灌注核素扫描、肺动脉CTA、肺动脉导管造影，可以根据具体情况选择应用。

（二）病例分析

1. 目标

(1) 叙述急性肺栓塞的临床表现和处理原则（EPA1，EPA4）。

(2) 掌握在急诊环境下合理的肺栓塞诊断策略（EPA3）。

(3) 掌握 D- 二聚体检测和肺动脉 CTA 对于诊断深静脉血栓和肺栓塞的灵敏度、特异度和局限性（EPA3）。

2. 思考　患者因近期外伤卧床休息，这是静脉血栓栓塞的主要危险因素。患者入院时急性呼吸困难、胸痛、窦性心动过速和单侧下肢肿胀的临床表现，在缺乏诊断其他心肺疾病的明确证据情况下，考虑诊断急性肺栓塞的风险很高。疑似肺栓塞的患者应进行心电图和胸部 X 线检查，作为初始评估的一部分。因为大多数临床症状并非 PE 所特有的，心电图在临床诊断和与其他病因的鉴别诊断中具有重要意义，如缺血性心脏病、心包炎和心律失常。胸部 X 线检查虽然缺乏特异性，但在这种情况下，正常的胸部 X 线有助于排除其他诊断，如肺炎、气胸和心力衰竭等疾病。动脉血气分析可用于评估呼吸困难的患者，但同样这些化验在诊断肺栓塞时是非特异性的。一般综合考虑临床、影像学和心电图资料，可以做出肺栓塞的初步诊断。接下来的诊治步骤包括维持心肺功能的稳定、启动经验性抗凝治疗、进一步明确诊断。

二、深静脉血栓和肺栓塞的诊治

（一）定义

1. 肺动脉 CTA（computed tomography pulmonary angiography，CTPA）　利用静脉注射对比剂和 CT 成像来评估肺动脉血管和检查肺栓塞的影像学技术。灵敏度约为 85%，特异度为 96%。

2. D- 二聚体测定　测定血液中交联纤维蛋白降解产物的水平。该检测有很高的灵敏度和很高的阴性预测值。因此，阴性检测结果结合临床评估可排除静脉血栓栓塞症。

3. 深静脉血栓形成　在深静脉中形成血栓。小腿深静脉（胫静脉）血栓不仅难以检测，而且比近端深静脉血栓引起栓塞的可能性要小很多。

4. 肺动脉造影术　通过插管到肺动脉并注入对比剂以评估肺栓塞的技术。由于其侵入性，其并发症发生率高于非侵入性检查。

5. 肺栓塞　肺动脉阻塞，通常由来自下肢或骨盆深静脉的血栓引起。在罕见情况下，气泡、脂肪滴、羊水、寄生虫团块或肿瘤细胞也可能引起肺栓塞。

6. 静脉多普勒超声　将静脉直接显像与多普勒血流信号相结合的超声成像方式，可以评估四肢深静脉系统的腔内通畅性和可压缩性、血栓的存在。这种成像方式对髂静脉、股静脉和腘静脉的评估最为准确。

7. 通气 – 灌注（VENTILATION-PERFUSION，V/Q）扫描　是一种核素成像技术，利用灌注来描绘血流的分布，利用通气扫描来测量肺部的气流。对两幅图像进行对比分析解释。使用这种成像方式诊断肺栓塞会有一定局限性，一部分患者不能最终确诊，因此，主要在不能进行 CTPA 的情况下使用。

（二）临床表现

高达 60% 未经治疗的近端深静脉血栓患者会发展为肺栓塞。然而，深静脉血栓的临床特征往往是非特异性的，临床上可能包括疼痛、压痛、肿胀、水肿和红斑。在评估深静脉血栓形成的前瞻可能性时，应考虑体格检查和患者发展成血栓栓塞症的风险因素（表 6–5），然后可以将这些信息应用到诊断流程中（图 6–1）。

影像学检查　多普勒超声是评估深静脉血栓最常用的检查方法。由经验丰富的超声医师操作，其近端深静脉血栓检测的准确率接近 98%。急诊医生通过床旁两点式加压超声检查法检查腘静脉或股静脉的深静脉血栓可以达到相似的准确性。酶联免疫吸附试验（enzyme-linked immunosorbent assay，ELISA）测定 D- 二聚体可以作为深静脉血栓的筛查工具。由于其很高的灵敏度，D- 二聚体阴性提示没有急性血栓。因此，对于低危险且 D- 二聚体阴性的患者，可以排除深静脉血栓的诊断。中等危险或较高危险的患者，应将超声作为一线检查手段（图 6-1）。静脉造影是诊断深静脉血栓的传统金标准。然而，由于静脉造影的侵入性、对对比剂过敏反应的风险，以及同样准确的新技

表 6-5　血栓栓塞性疾病的危险因素

获得性因素	基础疾病	遗传因素
• 既往静脉血栓栓塞性疾病史 • 制动 • 恶性肿瘤 – 活动期 • 肥胖 • 创伤 • 手术史（4 周内） • 妊娠 • 吸烟 • 中心静脉导管 • 使用雌激素 • 狼疮抗凝因子	• 心力衰竭 • 肾病综合征 • 心肌梗死 • 脑卒中 • 高黏滞综合征 • 克罗恩病	• 凝血因子Ⅴ Leiden 突变 • 蛋白 C 和蛋白 S 缺乏 • 抗凝血酶Ⅲ缺乏 • 其他血液因子缺乏

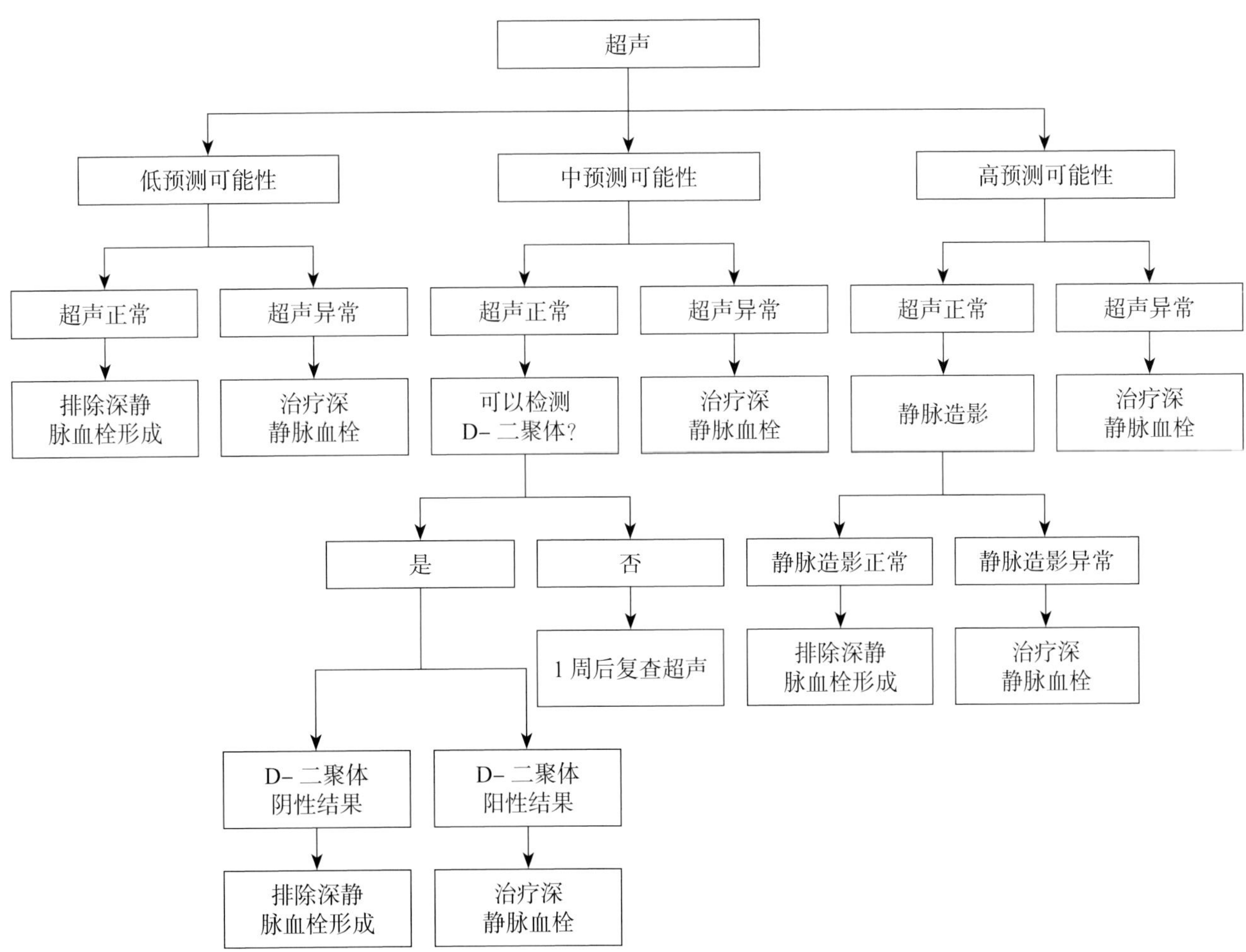

▲ **图 6-1**　疑似下肢深静脉血栓形成的诊断流程

术的出现，静脉造影目前在临床实践中很少使用。

（三）治疗

所有在腘静脉或更高部位诊断为深静脉血栓的患者都应给予抗凝治疗。治疗的主要目的是防止血栓扩展和栓塞。对于广泛深静脉血栓累及髂静脉和股静脉的患者，应考虑溶栓治疗，以减少静脉血栓的后遗症。对于孤立的小腿深静脉血栓，目前还没有通用的治疗指南，许多专家推荐3个月的抗凝治疗，也有推荐可以暂不治疗，1周后再次复查超声评估血栓的进展来决定是否给予治疗。但有深静脉血栓病史或有明显危险因素的孤立性小腿深静脉血栓患者还是应该进行抗凝治疗。

1. 肝素和低分子肝素 对于大多数患者，急性期治疗应使用肝素、低分子肝素或口服Ⅹa因子抑制药进行抗凝治疗。依诺肝素是一种常用的低分子肝素，也是首选的初始用药物。依诺肝素具有较低的大出血和肝素诱导的血小板减少症的风险，在妊娠期使用也是安全的。依诺肝素可皮下注射，患者可以在家中自行使用。磺达肝癸钠是选择性的Ⅹa因子抑制药，需要皮下注射。患者如果有明显的肾功能不全应接受肝素治疗。以上这些药物的使用主要是作为华法林治疗的过渡，应与华法林联合使用，直到INR达到治疗性目标。

2. 华法林 不应单独使用，因为在开始治疗的初期，华法林会引起高凝。利伐沙班、达比加群和阿哌沙班是已经获批准用于深静脉血栓和肺栓塞的口服Ⅹa因子抑制药，它们不需要监测INR水平（表6-6）。大多数病情稳定的患者将需要至少3个月的治疗，而有些患者可能需要更长时间的治疗，最长可达1年。决定患者是否长期使用抗凝治疗取决于其特定风险（如出血）和治疗获益。应与基层社区医生进行沟通，确定适当的治疗时间是至关重要的。

在最佳的抗凝治疗期间仍发生复发性DVT的

表6-6 深静脉血栓形成/肺栓塞的治疗选择

药 物	负荷剂量	维持剂量	监测指标
普通肝素（UFH）	5000U（80U/kg）	1000U/h［18U/（kg·h）］	目标PTT 50～90s
低分子肝素			
依诺肝素	无	1.5mg/kg，SC qd或 1mg/kg，SC bid	无
达肝素钠	无	200U/kg，SC qd或 100U/kg，SC bid	无
磺达肝癸钠	无	＜45kg：5mg/d 50～100kg：7.5mg/d ＞100kg：10mg/d	无
长期口服药物治疗			
华法林[a]	5mg，PO qd	调整	目标INR 2～3
利伐沙班	15mg，PO bid×21d	20mg PO qd	无
达比加群酯	10mg，PO bid×7d	5mg PO bid	无
阿哌沙班	150mg，PO bid （5～10天的注射抗凝治疗后）	150mg PO bid （若出血风险增加，则110mg PO bid）	无

a. 华法林初期应与普通肝素或低分子肝素一起联合使用，直到INR达到治疗性目标

bid. 每天2次；INR. 国际标准化比值；PO. 口服；PTT. 部分凝血酶原时间；qd. 每天1次；SC. 皮下注射

患者应接受高凝状态的评估，并考虑放置下腔静脉滤器。下腔静脉滤器对于抗凝禁忌证患者也很有用。然而，这些滤器本身存在导致血栓形成和肺栓塞的风险，并且随着时间的推移其效果也逐渐减低。

（四）肺栓塞诊治

1. 背景　肺栓塞的诊断并不容易。它的临床表现是多变的，有时很隐匿，有时可能以其他急性心肺疾病的临床症状作为首发。大多数患者首先表现为呼吸困难和胸膜炎性胸痛；10% 的患者出现心血管衰竭。肺栓塞的其他症状和体征包括呼吸急促、心动过速、低氧血症、咳嗽、焦虑和低热。继发于肺栓塞的咯血是由肺梗死引起的一种不常见、晚期的临床表现。确诊的 PE 患者可以表现出典型的三联征，即呼吸困难（73%）、胸膜炎性胸痛（66%）和心动过速（30%）。

2. 诊断　尽管在急诊科有多种检验和影像学检查方法，但肺栓塞的诊断仍然是有难度的。对于出现与肺栓塞相关的症状和体征，即胸痛、呼吸困难、呼吸急促和低氧血症的患者，应在就诊时行心电图和胸部 X 线检查。虽然这些手段的特异性差，诊断效果是有限的，但可以排除一些其他疾病。

(1) 胸部 X 线：大多数肺栓塞患者的胸部 X 线显示一种或多种异常，包括心脏扩大、基底段肺不张、肺浸润影或胸腔积液。然而，没有一种异常是肺栓塞特有的。在严重的肺栓塞中，可以注意到栓塞近端肺血管扩张和远端血管突然消失（Westermark 征）。肺栓塞发生后 24～72h，由于肺表面活性物质丧失，可能会出现肺不张和局灶性肺浸润。胸部 X 线片上可以观察到胸腔积液，还有比较少见的肺梗死征象，即以胸膜为基底顶点指向肺门的三角形或圆形阴影（Hampton 驼峰）。

(2) 心电图：在某些情况下，心电图可以显示右心负荷增加的变化，这对肺栓塞的诊断更特异，如 $V_{1\sim4}$ 导联 T 波倒置，不完全或完全性右束支阻滞，以及经典但不常见的 $S_{Ⅰ}$-$Q_{Ⅲ}$-$T_{Ⅲ}$ 改变。窦性心动过速虽然是非特异性的，但仍然是肺栓塞患者中最常见的心电图表现（70%），还有 25% 的肺栓塞患者心电图是正常的。

3. 危险分层　当疑诊肺栓塞时，最重要的第一步是危险分层，或确定诊断预测的可能性。有多种评分系统可供使用，可以将患者分为低、中、高风险类别。Wells 标准是一个常用的评分系统（表 6–7）。一个经验丰富的临床医生的临床判断准确性似乎与这些结构化的决策评分工具接近。

表 6–7　评估肺栓塞预测可能性的 Wells 标准

标　准		分　数
疑似深静脉血栓形成		3
其他诊断的可能性小于 PE		3
心率超过 100 次 / 分		1.5
近 4 周内有制动或手术史		1.5
DVT/PE 病史		1.5
咯血		1
恶性肿瘤（目前或最近 6 个月内正在接受治疗）		1
分数范围	PE 平均预测可能性	风险分层
0～2	4%	低
3～6	21%	中
大于 6	67%	高

DVT. 深静脉血栓形成；PE. 肺栓塞

引自 Wells PS, Anderson DR, Rodger M, et al. Derivation of a simple clinical model to categorize patient's probability of pulmonary embolism: increasing the model's utility with the simpliRED d-dimer. Thromb Haemost. 2000;83:416–420.

肺栓塞排除标准（Pulmonary Embolism Rule-Out Criteria，PERC）是另一种常用的临床决策规则（表 6–8）。这个规则只适用于肺栓塞风险较低的患者。如果患者满足 8 个临床标准，肺栓塞的诊断预测可能性小于 1%，就不需要再进一步检查，因为肺栓塞的风险低于检查本身的风险。但由于仅靠临床变量是不足以支撑进一步治疗决策的，中到高诊断预测可能性的患者必须进行进一步的排查，直到肺栓塞诊断被证实或排除或确定出其他疾病诊断。

4. D– 二聚体检测 与 DVT 一样，最近的许多研究都在利用高灵敏度的 D– 二聚体对肺栓塞进行诊断。由于 D– 二聚体的高灵敏度，其价值是其阴性预测值，而不是其阳性预测值。正常的 D– 二聚体水平有助于排除不符合肺栓塞排除标准的低预测可能性患者的肺栓塞。正常 D– 二聚体水平也可以用来排除中等预测可能性患者的肺栓塞。由于血管内血栓形成可能发生在肺栓塞和 DVT 以外的其他疾病情况下，因此，D– 二聚体升高的特异性是有限的。换句话说，非病理性血凝块可能导致 D– 二聚体假阳性，在这种情况下应该进行进一步影像学检查。在高风险个体中，D– 二聚体检测阴性不能有效排除肺栓塞。因此不必进行这项检测，因为即便是阴性结果也不能排除对影像学检查的需要。

表 6–8 肺栓塞排除标准

- 年龄＜50 岁
- 脉搏低于 100 次 / 分
- SaO_2＞94%
- 无单侧下肢肿胀
- 无咯血
- 无近期外伤或手术史
- 既往无 PE 或 DVT
- 无激素使用

DVT. 深静脉血栓形成；PE. 肺栓塞；SaO_2. 动脉氧饱和度

5. 影像学检查

(1) 高分辨率 CTPA：如果可行（例如，患者能配合并能平躺在 CT 设备中，没有对比剂过敏），CTPA 是首选的影像学检查，其已经成为评估高风险 PE 患者标准的初始诊断检查（图 6–2）。此外，多层螺旋 CT 血管造影（multidetector CT angiography，MDCTA）在很大程度上取代了单排 CT 仪。根据 PIOPED Ⅱ 研究，MDCTA 诊断肺栓塞的灵敏度为 83%，特异度为 96%。肺部 MDCTA 阴性结果可以安全的排除肺栓塞。它具有 86% 的阳性预测值和 95% 的阴性预测值。由于 PIOPED Ⅱ 研究的局限性，这些结果可能不适用于肾衰竭、孕妇和危重患者。

对于 MDCTA 结果阴性的高肺栓塞预测可能性的患者，建议进行进一步检查。这些患者代表了一个独特的群体，肺栓塞高风险可能但检查结果为阴性。可选择的检查包括重复肺部 MDCTA、肺动脉造影、V/Q 扫描和下肢静脉超声检查。

(2) V/Q 扫描：当 CTPA 不能做或有禁忌时，应进行 V/Q 扫描。V/Q 核素扫描的结果可将患者分为四种类型，即正常、低概率、不确定概率和高概率。与 DVT 的诊断类似，临床对肺栓塞的怀疑决定了 V/Q 扫描的预测可能性和准确性。因此，V/Q 扫描后的后续管理应根据临床印象和 V/Q 扫描结果而定。有一项研究报道称，V/Q 扫描联合胸部 X 线具有与肺部 CTPA 相同的诊断准确性。

(3) 超声心动图：对于血流动力学不稳定和诊断性影像学检查禁忌的患者，可使用床边超声心动图来寻找右心室（right ventricular，RV）受牵拉或压力过负荷的征象，如 RV 增大、RV 功能减低、室间隔运动异常和三尖瓣反流。这些结果可以在血流动力学不稳定的情况下支持肺栓塞的推断，为及早进行挽救生命的治疗提供依据。

6. 实验室检查 D– 二聚体检测的最大意义是其阴性预测价值。脉搏血氧饱和度监测和动脉血气分析对诊断肺栓塞并不敏感，不能用于指导诊断。尽管在肺栓塞的诊断过程中获得动脉血气分析结果是常规做法，但多项研究表明，正常的 PaO_2、正常的 $PaCO_2$ 和正常的肺泡 – 动脉氧梯度不能排除肺栓塞的诊断。在导致血流动力学紊乱的大面积肺栓塞患者中可能会出现高碳酸血症、呼吸性酸中毒和（或）乳酸性酸中毒，这些预示着梗阻性休克和即将发生的呼吸停止。

7. 治疗 临床医生的职责是要将影像学结果、实验室检查结果及临床表现结合起来，以确定对 DVT/PE 如何进行治疗。对稳定的 PE 患者治疗通常与 DVT 相同。对于死亡率高达 20%～30% 的大面积 PE 患者（导致明显的血流动力学紊乱），建议采用溶栓治疗和（或）介入治疗。没有结论性的研究证明溶栓治疗在次大面积肺栓塞患者中具有长期生存优势。然而，一些文献表明，在次大

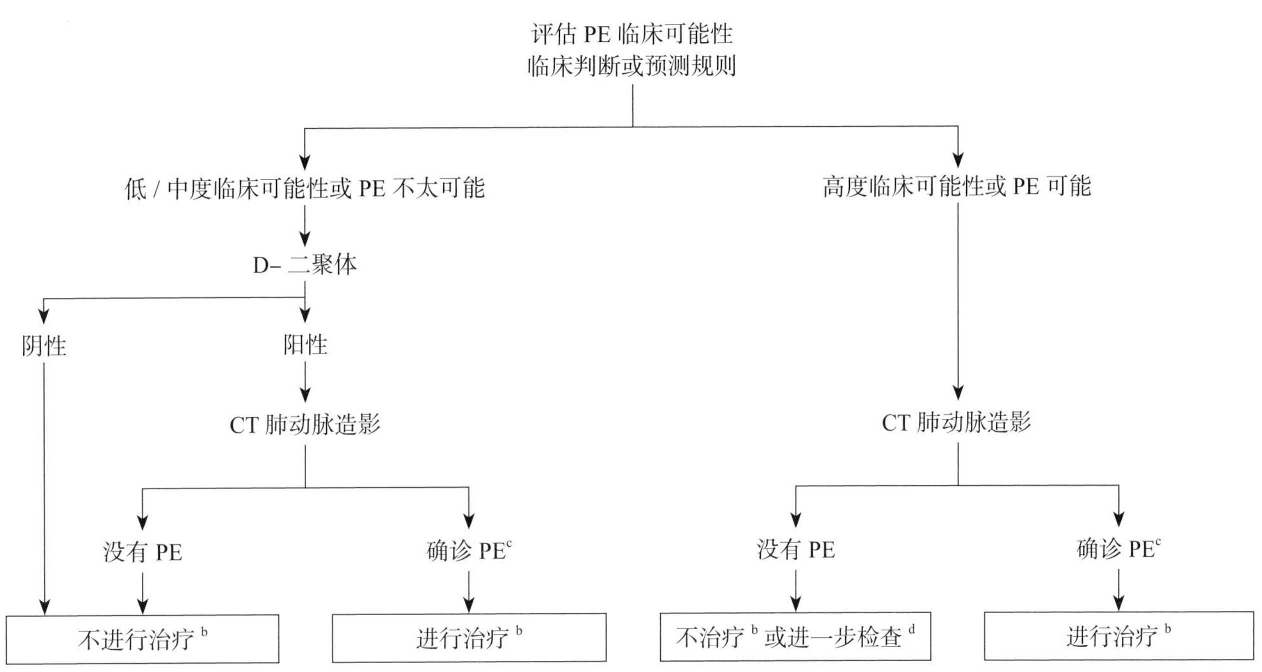

▲ **图 6–2　疑似急性肺栓塞的诊断流程**

PE. 肺栓塞

a. 两种互相可替代的分类方案可用于临床可能性的评估，即三级方案（临床 PE 可能性定义为低、中等或高）或两级方案（PE 不太可能或 PE 可能）。在使用中度敏感的检测方法时，D- 二聚体检测应限于 PE 临床可能性低或 PE 不太可能分类的患者，而高度敏感的检测方法也可应用于临床 PE 可能性为中等的患者。请注意，在住院患者中疑似 PE 时，血浆 D- 二聚体检测的用途有限。b. 治疗是指对肺栓塞进行抗凝治疗。c. 如果 CT 肺动脉造影能够看到位于肺段或更近端水平的肺动脉的栓子，则 PE 可诊断。d. 如果患者 CT 肺动脉造影结果为阴性，但临床可能性高，在停止 PE 特定治疗之前应需要进一步检查［经许可转载，引自 Konstantinides S, Torbicki A, Agnelli G, et al. 2014 ESC guidelines on the diagnosis and management of acute pulmonary embolism. Eur Heart J. 2014;35(43):3033-3069, 3069a-3069k.］

面积肺栓塞患者中接受半剂量溶栓治疗可降低肺动脉高压发病率。

关联病例

见病例 1、病例 13 和病例 15。

三、测试问题与解析

（一）问题

1. 一名 52 岁男性患者，胸膜炎性胸痛和气短病史 3 天。平素身体健康。生命体征及体格检查正常。以下哪种检查对排除肺栓塞最有用？

A. 心电图

B. 胸部 X 线

C. 动脉血气分析

D. D- 二聚体水平

E. 氧饱和度

2. 下列呼吸急促的患者中哪一个临床诊断肺栓塞的可能性最低？

A. 67 岁男性，3 周前进行了双侧全膝关节置换术

B. 38 岁男性，5 周前进行了单纯的开放式阑尾切除术

C. 35 岁女性，正在接受卵巢癌治疗

D. 35 岁男性，15 年前交通事故后发生深静脉血栓

E. 26 岁女性，10 天前进行了阴道分娩，无并发症

3. 一名 57 岁男性患者到急诊就诊，主诉突发呼吸急促伴胸膜炎性胸痛。近日被诊断患有淋巴瘤，目前左锁骨下静脉内留置导管用于化疗。既往身体健康，无特殊病史。入院生命体征：心

率 105 次 / 分，血压 126/86mmHg，呼吸频率 28 次 / 分，外周血氧饱和度 100%。双肺呼吸音清。心律齐，未闻及杂音。左臂轻度水肿，无压痛。双下肢无水肿，小腿触诊无疼痛。导管穿刺部位干燥，无渗血。以下哪一项检查对该患者的诊断意义最小？

A. CXR

B. 心电图

C. CT 肺动脉造影

D. D– 二聚体检测

E. 多普勒超声检查上肢和下肢深静脉

（二）答案与解析

1. 选项 D，D– 二聚体水平。D– 二聚体是一个灵敏度高但特异度差的指标。D– 二聚体水平在帮助排除低至中等预测可能性患者的肺栓塞方面，其阴性预测价值是最有意义的。在这些患者中，正常的 D– 二聚体水平诊断肺栓塞的可能性不高，并且不需要其他进一步的诊断检查。心电图检查（选项 A）在肺栓塞患者中通常是正常或非特异性的，因此对于排除该患者的肺栓塞并不是最有用的。胸部 X 线片（选项 B）表现通常也正常，尽管可能会发现 Westermark 征或 Hampton 驼峰。ABG 检查结果（选项 C）往往令人困惑，结果异常通常可是慢性阻塞性肺疾病或肺炎等基础疾病的结果。在有 DVT/PE 风险的健康患者中，动脉血气分析显示低 PaO_2 更有意义，但不能用于诊断。氧饱和度（选项 E）很少降低，在肺栓塞检查中不是很有意义。

2. 选项 B，38 岁男性，5 周前进行了单纯的开放式阑尾切除术。卧床制动（选项 A）、恶性肿瘤（选项 C）、既往 DVT 病史（选项 D）、妊娠（选项 E）、获得性或遗传性高凝状态都是 DVT 和肺栓塞的危险因素。虽然手术是已知的危险因素，但手术时间长短和术后活动受限是直接促成血栓形成的因素。进行单纯的阑尾切除术的患者发生 DVT 的风险最小。双侧膝关节置换术患者在很长一段时间内活动受限，有发生 DVT 和 PE 的风险。卵巢癌患者因其恶性肿瘤高凝状态而存在风险。既往有 DVT 的患者一生中 DVT 复发的风险当然更大。正常阴道分娩 10 天的患者发生 DVT 的风险高于一般人群。

3. 选项 D，D– 二聚体检测。该患者很可能是肺栓塞，但导致胸痛和呼吸急促的其他原因也必须要考虑在内。D– 二聚体检测对该患者意义不大，因为他是高风险患者；该检查只应在低或中等风险患者中进行。CXR（选项 A）可以显示其他可能的肺部病变，包括肺炎、中心静脉置管引起的气胸（也可以确认导管的位置）。心电图（选项 B）将有助于心源性病因的诊断，如心律失常。CT 肺动脉造影（选项 C）将能够诊断肺栓塞及其他与症状相关的病因。多普勒超声（选项 E）可以检查静脉系统的血栓形成和肺栓塞可能的栓子来源，包括上肢深静脉。这项检查对于该患者是有意义的，因为他进行了深静脉置管，这可能是血栓形成的原因。

临床精粹

- 肺栓塞的临床表现是复杂的，因此临床高度怀疑是启动肺栓塞诊断流程的最重要因素。
- D– 二聚体具有高灵敏度，对排除深静脉血栓形成和肺栓塞具有阴性预测价值。
- 通气 – 灌注扫描对疑似肺栓塞的肾衰竭患者和孕妇的风险分层是有价值的。
- MDCTA 已成为肺栓塞高预诊可能性且无禁忌证的患者首选检查方法。
- 80% 的肺栓塞是由髂静脉、股静脉或腘静脉的 DVT 发展而来。
- 对于大多数患者，静脉血栓栓塞的急性抗凝治疗包括普通肝素，低分子肝素或口服 Xa 因子抑制药。

参考文献

[1] Anderson DR, Kahn SR, Rodger MA, et al. Computed tomographic pulmonary angiography vs. ventilation perfusion lung scanning in patients with suspected pulmonary embolism: a randomized controlled trial. *JAMA*. 2007;298(23):2743–2753.

[2] Baile EM, King GG, Muller NL, et al. Spiral computed tomography is comparable to angiography for the diagnosis of pulmonary embolism. *Am J Respir Crit Care Med*. 2000;161(3 Pt 1):1010–1015.

[3] Come PC. Echocardiographic evaluation of pulmonary embolism and its response to therapeutic interventions. *Chest*. 1992;101(4 Suppl):151S-162S.

[4] Courtney M, Kline J, Kabrhel C, et al. Clinical features from the history and physical examination that predict the presence of absence of pulmonary embolism in symptomatic emergency department patients: results of a prospective, multi-center study. *Ann Emerg Med*. 2010;55(4):307–315.

[5] Crisp JG, Lovato LM, Jang TB. Compression ultrasonography of the lower extremity with portable vascular ultrasonography can accurately detect deep venous thrombosis in the emergency department. *Ann Emerg Med*. 2010;56:601–610.

[6] Dupras D, Bluhm J, Felty C, et al. Institute for Clinical Systems Improvement. Venous thromboembolism diagnosis and treatment. http://bit.ly/VTE0113. Updated January 2013.

[7] Kline JA. Venous thromboembolism. In: Tintinalli JE, Stapczynski J, Ma O, Yealy DM, Meckler GD, Cline DM, eds. *Tintinalli's Emergency Medicine: A Comprehensive Study Guide*. 8th ed. New York, NY: McGraw-Hill; 2016.

[8] Kline JA, Courtney DM, Kabrhel C, et al. Prospective multicenter evaluation of the pulmonary embolism rule-out criteria. *J Thromb Haemost*. 2008;6:772–780.

[9] Konstantinides S, Torbicki A, Agnelli G, et al. 2014 ESC guidelines on the diagnosis and management of acute pulmonary embolism. *Eur Heart J*. 2014;35(43):3033–3073.

[10] Raja AS, Greenberg JO, Qaseem A, et al. Evaluation of patients with suspected acute pulmonary embolism: best practice advice from the Clinical Guidelines Committee of the American College of Physicians. *Ann Intern Med*. 2015;163(9):701–711.

[11] Rogers RL, Winters M, Mayo D. Pulmonary embolism: remember that patient you saw last night? *Emerg Med Pract*. 2004;6(6):1–20.

[12] Sadigh G, Kelly A, Cronin P. Challenges, controversies, and hot topics in pulmonary embolism imaging. *AJR*. 2011;196(3):497–515.

[13] Sadosty AT, Boie ET, Stead LG. Pulmonary embolism. *Emerg Med Clin North Am*. 2003;21(2):363–384.

[14] Schouten HJ, Geersing GJ, Koek HL, et al. Diagnostic accuracy of conventional or age adjusted D-dimer cut-off values in older patients with suspected venous thromboembolism: systematic review and meta-analysis. *BMJ*. 2013;346:f2492.

[15] Stein PD, Fowler SE, Goodman LR, et al. Multi-detector computed tomography for acute pulmonary embolism. *N Engl J Med*. 2006;354(22):2317–2327.

[16] Stein PD, Saltzman HA, Weg JG. Clinical characteristics of patients with acute pulmonary embolism. *Am J Cardiol*. 1991;68(17):1723–1724.

[17] van der Hulle T, Cheung WY, Kooij S, et al. Simplified diagnostic management of suspected pulmonary embolism (the YEARS study): a prospective, multicentre, cohort study [published correction appears in Lancet. 2017 Jul 15;390(10091):230]. *Lancet*. 2017;390(10091):289–297.

[18] Wells PS, Anderson DR, Rodger M, et al. Excluding pulmonary embolism at the bedside without diagnostic imaging: management of patients with suspected pulmonary embolism presenting to the emergency department by using a simple clinical model and d-dimer. *Ann Intern Med*. 2001;135(2):98–107.

病例 15　细菌性肺炎

成丽英　译　　王维展　温　伟　校

一名 70 岁女性患者因发热和呼吸急促从护理院紧急转至急诊科。家属报告称，患者已咳嗽并咳痰 2 天，今日来院前出现呼吸困难和意识模糊。患者既往有糖尿病、高血压和高脂血症病史。入院体检发现：体温 38.9℃，心率 104 次 / 分，血压 130/85mmHg，呼吸 28 次 / 分，外周血氧饱和度 87%，给予鼻导管 3L/min 吸氧后血氧饱和度为 96%。神清，回答问题欠流利。家属诉平素言语清晰。全身皮肤干燥而温暖。心律齐，未闻及 S_3 和 S_4 心音。听诊右肺底部有干啰音。患者无颈静脉怒张、双下肢水肿、小腿疼痛等临床表现。

➢ 患者最可能的诊断是什么？

➢ 该患者下一步应如何诊治？

一、病例 15 的答案：细菌性肺炎

（一）病例总结：70 岁女性

- 发热，咳嗽、咯痰，气促。
- 呼吸急促，心率略快，低氧。
- 右肺底有干啰音，但无心力衰竭或外周深静脉血栓形成的临床表现。

1. 最有可能的诊断　社区获得性肺炎。

2. 急诊处理　吸氧改善氧合，给予静脉输注抗生素，进行血和痰培养，进一步收住院治疗。

（二）病例分析

1. 目标

(1) 陈述社区获得性肺炎和医院获得性肺炎的定义（EPA1，EPA2）。

(2) 掌握肺炎的各种临床表现（EPA1）。

(3) 掌握肺炎的诊治原则，包括经验性抗生素治疗的最佳选择方法（EPA4）。

2. 思考 该70岁女性患者的病史和体格检查结果与肺炎是相符的。不同的患者群体肺炎的临床表现和常见病原微生物各不相同。虽然在免疫功能低下和老年群体中肺炎的发病率和死亡率较高，但及早治疗可改善患者预后。这些治疗包括经验性抗生素使用、病情评估和呼吸支持。

二、细菌性肺炎的诊治

（一）定义

社区获得性肺炎（community-acquired pneumonia，CAP）：发生在普通人群或社区中的肺炎。

医院获得性肺炎（hospital-acquired pneumonia，HAP）：住院48h后或更长时间发生的肺炎。

呼吸机相关性肺炎（ventilator-associated pneumonia，VAP）：在气管插管后超过48～72h发生的肺炎。

（二）临床诊治

1. 病理生理学 肺炎主要是由误吸或吸入致病微生物到肺部引起的，较少见可由血行传播引起。宿主防御功能（如黏膜纤毛清除能力或整体免疫系统）受损的患者、菌血症患者或误吸风险高的患者发生肺炎的可能性更高。这些高风险患者包括老年人、吸烟者、呕吐反射受损或酗酒者、AIDS患者。病毒性呼吸道感染也可以继发细菌性肺炎。

2. 微生物学 社区获得性肺炎最常见的病原体是肺炎链球菌、肺炎支原体、肺炎衣原体和呼吸道病毒。医院获得性肺炎最常见的病原体是革兰阴性杆菌，如铜绿假单胞菌、大肠埃希菌、肺炎克雷伯菌和嗜麦芽窄食单胞菌。吸入性肺炎通常是多种病原体共同引起，这其中包括厌氧菌。免疫功能受损的患者更易感染不常见的细菌、真菌和病毒，如曲霉菌、巨细胞病毒、结核分枝杆菌和耶氏肺孢子菌。虽然在没有血清学或微生物学证实的情况下难以确定具体的病原体，但病史信息可能有助于根据临床症状和特定感染的危险因素缩小可能的病原体范围（表6–9）。

3. 临床表现

(1) 病史：细菌性肺炎的典型表现包括发热、咳脓痰、呼吸困难和胸膜炎性胸痛。然而，老年患者可能只是轻微或没有呼吸道症状。老年患者可能表现为精神状态改变或基线功能下降。

(2) 体格检查：可以发现发热、呼吸急促、心动过速、低氧等症状。病情严重时可表现为呼吸窘迫、明显的低氧血症、发绀、精神状态改变或低血压。听诊时可闻及喘鸣音、干啰音、湿啰音或支气管呼吸音。呼吸音减弱和叩诊浊音提示胸腔积液的存在。老年患者和免疫受损患者可能有不典型的体征，例如，老年人通常无发热（甚至体温过低）。在这些患者中，呼吸急促可能是肺炎最敏感的征象。

(3) 超声检查：心脏和肺部床旁超声检查有助于区分呼吸困难是心源性或肺源性。例如，心源性病因的患者可能有射血分数降低、心包积液和（或）心室扩大。肺炎的超声表现包括B线（从胸膜延伸至屏幕底部并随肺滑动一起移动的垂直伪影）、C线（胸膜线曲线增厚）、肺实变（类似肝组织）和（或）胸腔积液。

(4) 放射检查：胸部X线上明显的浸润有助于诊断肺炎，但不是必需的。在某些情况下，初始胸部X线阴性的患者可能在补液后出现“弥散”的浸润。如果临床高度怀疑肺炎，则有必要进行胸部CT，因为CT比X线更敏感。此外，CT还可能有助于排除呼吸困难的其他原因，如肺栓塞。

(5) 影像学检查：影像学表现的浸润影特点可以提示（但不能确定）可能的病原微生物。例如，肺炎链球菌或克雷伯菌的典型表现为大叶性实变。金黄色葡萄球菌、铜绿假单胞菌和流感嗜血杆菌通常会引起多叶性病变。多发的云雾状浸润影符合军团菌、支原体和衣原体感染表现。吸入性肺炎通常导致特定肺区域（上肺叶后段或下肺叶上段）浸润。细菌性肺炎也可出现空洞性病变、胸腔积液和肺大疱。免疫功能低下的患者很可能有不典型的影像学表现（如弥漫性或多叶性浸润）。

表 6-9 特定的病原体、危险因素和典型表现

病原体	危险因素	典型临床表现
衣原体	接触感染者	轻度亚急性疾病；发热，咽痛，间断剧烈干咳
流感嗜血杆菌	糖尿病，慢性阻塞性肺疾病，恶性肿瘤，酗酒，营养不良，镰状细胞病，免疫功能低下	慢性咳嗽和咳痰的隐匿性进展（急性发作较少见）
肺炎克雷伯菌	糖尿病，酗酒，慢性阻塞性肺疾病，慢性衰弱性疾病，吸入风险	急性起病，发热，寒战，胸痛，砖红色胶冻样痰
军团菌	吸烟，器官移植，免疫功能低下，慢性肺病	重症伴高热，嗜睡，咳嗽。可能伴有胃肠道症状（腹痛、呕吐、腹泻）、心肌炎、胰腺炎、肾盂肾炎、鼻窦炎
支原体	接触感染者	亚急性疾病（“游走性肺炎”）；咽痛，咳嗽，头痛，发热，身体不适；可能伴有大疱性鼓膜炎、皮疹、关节炎
铜绿假单胞菌	长期住院，居住护理院，大剂量类固醇激素，结构性肺病，囊性纤维化	严重肺炎，发绀，意识模糊
金黄色葡萄球菌	静脉吸毒，近期流感感染，慢性肺病，免疫功能低下，误吸风险	隐匿性低热发作，呼吸困难，咳痰
肺炎链球菌	糖尿病，镰状细胞病，脾切除术，恶性肿瘤，酗酒，心血管疾病，免疫功能低下，老年人，2 岁以下儿童	突然出现寒战，胸膜炎性胸痛，血性或铁锈色痰

4. 治疗 肺炎患者的初始救治包括评估 ABC，必要时要采取措施稳定心肺功能，对于严重呼吸窘迫或呼吸衰竭的患者可能需要氧疗或气管插管。

抗生素：应及时应用抗生素以降低死亡率并改善患者预后。抗生素的选择通常基于通过评估危险因素、临床表现（包括症状的严重程度和脓毒症的存在）和影像学检查结果来确定的最可能病原体。对于没有耐药风险的患者最好用阿莫西林或多西环素治疗。有合并症、过去 3 个月内使用过抗生素或对大环内酯类耐药风险高的肺炎链球菌的患者可以在门诊治疗，药物选择包括呼吸喹诺酮类药物（如左氧氟沙星、莫西沙星）或联合治疗（阿莫西林 / 克拉维酸盐或头孢菌素加大环内酯类或多西环素）。

住院治疗的药物选择可包括 β 内酰胺类加大环内酯类或多西环素，或呼吸喹诺酮类单药治疗。病情需要入住重症监护病房的患者应接受广谱抗生素治疗。可使用 β 内酰胺类（头孢他啶）加大环内酯类或呼吸喹诺酮类药物。如果怀疑铜绿假单胞菌或社区获得性耐甲氧西林金黄色葡萄球菌（methicillin-resistant Staphylococcus aureus，MRSA）感染，则需要额外的抗菌谱覆盖（例如，用哌拉西林 – 他唑巴坦、头孢吡肟、头孢他啶或美罗培南治疗铜绿假单胞菌；万古霉素或利奈唑胺治疗 MRSA）。如果担心吸入性肺炎，考虑加用抗厌氧菌药物，如氨苄西林 – 舒巴坦。

医院获得性肺炎的患者存在多重耐药菌的风险，应接受三药联合治疗：①抗铜绿假单胞菌头孢菌素（头孢吡肟或头孢他啶）、抗铜绿假单胞菌碳青霉烯（亚胺培南或美罗培南）或哌拉西林 – 他唑巴坦；②抗铜绿假单胞菌氟喹诺酮类药物（环丙沙星或左氧氟沙星）；③抗耐甲氧西林金黄色葡萄球菌（利奈唑胺或万古霉素）。

5. 住院治疗或门诊治疗 需要考虑的因素包括患者的年龄和合并症、体格检查和诊断结果、口服药物耐受能力、社会状况、获得密切随

访的可能性。两种常用的临床预测标准是 CURB-65 评分和肺炎严重程度指数（Pneumonia Severity Index，PSI）。CURB-65 评分的参数包括精神状态、血尿素氮、呼吸频率、血压和年龄；每个参数得 1 分。0～1 分表示门诊就诊；2 分表示密切观察下门诊治疗或短期住院治疗；3～5 分表示住院或重症监护病房治疗。CURB-65 评分参数包括以下方面。

- 意识障碍。
- 血液中尿素氮含量＞19mg/dl。
- 呼吸频率＞30 次 / 分。
- 收缩压＜90mmHg 或舒张压＜60mmHg。
- 年龄＞65 岁。

肺炎严重程度指数使用了类似的参数，还包含共存疾病、心率和体温。显然，任何生命体征不稳定、呼吸窘迫、缺氧、严重感染或顽固性呕吐的患者都需要住院治疗。

关联病例

见病例 1、病例 13 和病例 14。

三、测试问题和解析

（一）问题

1. 患者男性，55 岁，有酗酒史，主诉发热伴咳嗽 1 个月，咳绿色痰，痰中带血。查体发现牙齿排列不良伴口臭，呼吸音粗，杵状指。胸部 X 线片示右下叶 2cm 空洞病变伴气液平面。以下哪一种是最合适的治疗？

A. 隔离患者并开始抗结核治疗

B. 入院并开始静脉注射氨苄西林 – 舒巴坦

C. 安排门诊支气管镜检查

D. 出院时口服阿莫西林 – 克拉维酸

2. 女性患者，25 岁，无既往病史，表现为发热和咳痰。查体：体温 38.8℃，心率 115 次 / 分，呼吸 20 次 / 分，血压 115/89mmHg，外周血氧饱和度 97%。右肺可闻及啰音。胸部 X 线示右肺中叶浸润。以下哪一种是最合适的治疗方案？

A. 入院静脉注射头孢曲松和万古霉素

B. 入院静脉注射头孢曲松和阿奇霉素

C. 门诊口服阿奇霉素治疗

D. 门诊口服阿莫西林治疗

3. 男性患者，65 岁，50 包年吸烟史，既往有慢性阻塞性肺疾病和糖尿病病史，表现为干咳、寒战和胸膜炎性胸痛。查体：体温 38.9℃，心率 110 次 / 分，血压 140/89mmHg，呼吸 24 次 / 分，外周血氧饱和度为 92%。桶状胸，双肺散在喘鸣音。胸部 X 线片示左下肺叶浸润及胸腔积液。以下哪一种是最好的治疗方法？

A. 门诊用阿奇霉素治疗

B. 门诊用左氧氟沙星治疗

C. 住院用头孢曲松、阿奇霉素和万古霉素治疗

D. 住院用头孢曲松和阿奇霉素治疗

4. 男性患者，89 岁，因发热和咳嗽被救护车从养老院送至急诊科。查体：体温 39.9℃，心率 120 次 / 分，血压 89/69mmHg，呼吸 36 次 / 分，外周血氧饱和度 82%，面罩吸氧。皮肤湿冷，神志嗜睡，左侧呼吸音减弱。以下哪一项是最合适的初始干预？

A. 静脉注射抗生素和静脉输液

B. 抽血培养

C. 给患者气管插管

D. 胸部 X 线检查

（二）答案与解析

1. 选项 B，入院并开始静脉注射氨苄西林 – 舒巴坦。酗酒史、牙周病病史和 X 线检查提示吸入性肺炎。空洞性病变的鉴别诊断包括厌氧菌、金黄色葡萄球菌、肺炎克雷伯菌、铜绿假单胞菌、结核病和真菌感染。氨苄西林 – 舒巴坦可为假定的厌氧菌感染提供恰当的抗菌药物覆盖。如果患者与活动性结核病患者有接触史，则建议使用抗结核药物（选项 A）。门诊支气管镜检查（选项 C）不适用，因为抗生素尚未首先使用。对于免疫功能正常的患者，出院后口服抗生素（选项 D）可能是合适的，但对于该患者是不可取的。

2. 选项 D，门诊口服阿莫西林治疗。这位年

轻患者感染了社区获得性肺炎，可以在门诊口服阿莫西林或多西环素治疗。由于耐药性，阿奇霉素（选项 C）不再被推荐作为 CAP 的单一抗生素治疗。患者没有耐药肺炎链球菌感染的危险因素，不需要头孢曲松和万古霉素（选项 A）。该患者不需要静脉注射抗生素和住院（选项 B），但是如果该患者住院，静脉注射头孢曲松和阿奇霉素将是 CAP 的合理选择。

3. 选项 D，住院用头孢曲松和阿奇霉素治疗。该患者存在合并症和生命体征异常，适合住院治疗。考虑到患者的肺部疾病、高热、心动过速、低氧血症和 COPD 的存在，门诊治疗是不合适的。如果该患者只能门诊治疗，那么口服左氧氟沙星（选项 B）将是一个合理的选择。单独使用阿奇霉素（选项 A）的门诊治疗不适合 COPD 患者；添加一种 β 内酰胺类药物（如阿莫西林 / 克拉维酸）将是一种选择。如果该社区耐药肺炎球菌明显流行，则可联合万古霉素（选项 C）。

4. 选项 C，给患者气管插管。虽然其他选项都是适当的干预措施，但该患者有缺氧呼吸衰竭需要插管。气道和呼吸不稳定是需要紧急处置的。该患者需要明确的气道和呼吸支持、早期抗生素使用和静脉液体复苏、适当的循环支持、并入住重症监护病房。早期抗生素和静脉输液（选项 A）是脓毒症治疗的重要组成部分，是氧合改善后的下一个优先事项。如果不会造成延误，一般在静脉注射抗生素之前先进行血培养（选项 B）；胸部 X 线（选项 D）对评估肺炎或其他病情很重要，但要再一次强调，氧合改善优先于影像学检查。

临床精粹

- 在临床症状和特定感染的风险因素基础上，现病史信息有助于缩小可能病原体的范围。
- 老年患者和免疫功能受损的患者表现可能不典型（临床和影像学检查）。
- 胸部 X 线检查是疑似肺炎患者的重要诊断性检查。然而，正常的 X 线检查结果并不能排除肺炎可能。
- 经验性抗生素的选择基于最可能的病原体（通过评估风险因素、临床表现和影像学结果来确定）。
- 在确定是否需要住院时需要考虑的因素包括患者的年龄和合并症、体格检查和诊断结果、口服药物耐受能力、社会情况、获得密切随访的可能性。

参考文献

[1] Cortellaro F, Colombo S, Coen D, Duca PG. Lung ultrasound is an accurate diagnostic tool for the diagnosis of pneumonia in the emergency department. *Emerg Med J.* 2012;29:19–23.

[2] File TM. Community-acquired pneumonia. *Lancet.* 2003;362:1991–2001.

[3] Fine MJ, Auble TE, Yealy DM, et al. A prediction rule to identify low-risk patients with communityacquired pneumonia. *N Engl J Med.* 1997;336:243–250.

[4] Kalil AC, Metersky ML, Klompas M, et al. Management of adults with hospital-acquired and ventilatorassociated pneumonia: 2016 clinical practice guidelines by the Infectious Diseases Society of America and the American Thoracic Society. *Clin Infect Dis.* 2016;63:e61–111.

[5] Marx JA, Hockberger RS, Walls RM, eds. *Rosen's Emergency Medicine: Concepts and Clinical Practice.* 8th ed. Philadelphia, PA: Saunders; 2014.

[6] Metlay JP, Kapoor WN, Fine MJ. Does this patient have community-acquired pneumonia? Diagnosing pneumonia by history and physical examination. *JAMA.* 1997;278:1440–1445.

第7章 消化系统急症

Gastrointestinal

病例16 急性腹痛/胰腺炎

王维展 王 璞 译 李金龙 张新超 校

一名55岁男性因腹痛2天乘私家车来到急诊科。既往有高脂血症、高血压病和肥胖病史。疼痛位于上腹部，向背部放射，自诉恶心，并有多次非血性、非胆汁性呕吐，今晨排便正常。否认吸烟史，并诉每天饮4～6杯啤酒。体格检查：血压136/78mmHg，心率110次/分，呼吸20次/分，体温37.5℃，血氧饱和度98%，痛苦貌，皮肤无黄染，上腹部有轻微的腹胀和压痛，肠鸣音正常。

➢最可能的诊断是什么？

➢如何确诊？

一、病例16的答案：急性腹痛

（一）病例总结：55岁男性

- 急性上腹部疼痛，并放射至背部2天。
- 多次非出血性、非胆汁性呕吐。
- 既往高血压病、高脂血症和肥胖病史。
- 上腹部压痛。

1. 最可能的诊断 急性胰腺炎、胆绞痛、急性胆囊炎、消化性溃疡、食管炎和不典型的心脏疾病。

2. 如何确诊 首先进行实验室检查，包括全血细胞计数、肝功能检查、淀粉酶和脂肪酶检查；影像学检查，包括腹部/盆腔右上象限（right upper quadrant，RUQ）超声或CT。因为上腹痛可能是急性冠脉综合征的不典型首发症状，对于有明显心脏危险因素的患者进行心电图和肌钙蛋白检查。

（二）病例分析

1. 目标

(1) 描述各种病因引起的急性腹痛的症状、体征和病理生理学机制（EPA1，EPA12）。

(2) 能够根据临床诊断、医疗资源可及性、患者特征制订合理的诊断和治疗策略（EPA1，EPA3，EPA4）。

(3) 描述急性胰腺炎的诊断和严重程度分层（EPA1，EPA3，EPA12）。

2. 思考 这名患者为中年男性，表现为急性上腹疼痛，并放射至背部。根据年龄和疼痛部位，急性胰腺炎或胆道病变是最有可能的病因，其他病史和诊断性检查可能有助于鉴别诊断。每天大量饮酒和放射至背部的上腹痛支持急性胰腺炎的诊断，考虑到胰腺位于腹膜后位置，疼痛放射至背部是急性胰腺炎的典型特征之一，早期应检查血清淀粉酶和脂肪酶水平，如果结果不明确，并且临床上高度怀疑胰腺炎，则可进行腹部/盆腔CT（CT scan of the abdomen/pelvis，CTAP）。值得注意的是，CTAP并非诊断急性胰腺炎之必需。

是否进行CT检查，重要的是要综合考虑辐射暴露风险、诊断的准确概率和资源利用率。CTAP特别有助于诊断急性胰腺炎的并发症，包括胰腺假性囊肿、出血性胰腺炎或坏死性胰腺炎。患者出现黄疸或右上腹和上腹部同时疼痛，这可能提示胰腺炎的病因是胆道梗阻或胆结石。在这些病例中，右上腹超声检查可能有助于病情评价。如果发现有胆道梗阻，内镜逆行胰胆管造影

（endoscopic retro-grade cholangiopancreatography，ERCP）可以提供更可靠的治疗方法。患者的基础治疗包括使用乳酸林格溶液进行液体复苏等。

二、急性腹痛 / 胰腺炎的诊治

（一）定义

1. 急腹症　指最近发作的腹痛。急腹症患者需要紧急评估。

2. 牵涉痛　起源于深层结构，并扩散到远处。牵涉痛的产生基于皮肤的传入神经元和腹腔内结构之间存在共享的中枢通路。牵涉痛的一个典型例子是脾脏破裂刺激左半膈肌，从而引起左肩牵涉痛（也称为 Kehr 征），这是由膈神经和锁骨上神经共同由颈神经支配而导致。

3. 躯体疼痛　躯体疼痛是由壁腹膜受到刺激引起，这种类型的疼痛主要由支配腹壁的脊神经纤维介导，表现为尖锐、持续且通常定位清晰的疼痛。躯体疼痛可能是由 pH 和温度的变化（感染和炎症）或压力升高（手术切口）引起。

4. 内脏疼痛　这种疼痛通常表现为钝痛、痉挛痛、深部痛，它是由支配器官的内脏神经所引起。腹部内脏正常胚胎发育的结果是对称的双侧自主神经支配，因此内脏疼痛可以在中线位置感知，拉伸、扭转、蠕动、化学刺激、缺血或炎症均可引起内脏刺激。

（二）临床诊治

1. 流行病学　腹痛是急诊患者常见的主诉，占总就诊量的 5%～10%。了解疾病病理生理学、流行病学、临床表现、实验室和影像学检查的局限性对评估急诊腹痛患者非常重要。由于腹痛的鉴别范围十分广泛，并且有多种影像学检查方式可供选择，急诊科医务人员必须采取系统的方法来评估这些患者。

2. 鉴别诊断　全面的鉴别诊断将考虑多种因素，包括患者的年龄、性别、详细的病史和体格检查。根据患者腹痛的位置进行鉴别诊断可能有助于指导进一步的检查，表 7–1 提供了一个根据腹痛位置的鉴别诊断指南；此外，还可以根据广泛的病理学类别进行鉴别诊断，如出血、感染、炎症、穿孔、梗阻、代谢和缺血性病因。

3. 临床表现

(1) 病史：全面采集病史有助于鉴别诊断，并指导有针对性的检查和治疗。采集病史时需要获得的关键特征包括以下方面。

• 症状的发作：记录症状发作的时间，包括近期用药、接触、活动和既往外伤情况。对发病方式进行准确分类也至关重要，疼痛是突然开始还是逐渐开始的？是严重的还是轻微的？是间歇

表 7–1　根据腹痛位置的鉴别诊断

<table>
<tr><td colspan="2">弥漫性腹痛
腹膜炎、早期阑尾炎、肠梗阻、胃轻瘫、肠胃炎、毒品戒断、肠扭转、胰腺炎、代谢紊乱（糖尿病酮症酸中毒、酒精性酮症酸中毒、尿毒症）
急症：主动脉瘤（破裂、渗漏）、主动脉夹层、肠系膜缺血、肠穿孔</td></tr>
<tr><td>右上腹疼痛
阑尾炎（盲肠后）、胆绞痛、胆管炎、胆囊炎、Fitz-Hugh-Curtis 综合征、肝炎、肝瘀血
其他：肺炎（右下叶）、肺栓塞、心肌梗死</td><td>左上腹疼痛
脾破裂、胰腺炎、胃炎、胃溃疡
其他：肺炎（左下叶）、肺栓塞、心肌梗死</td></tr>
<tr><td>右下腹疼痛
阑尾炎、憩室炎（盲肠）、异位妊娠、子宫内膜异位症、克罗恩病（末端回肠炎）、肠脂垂炎、腹股沟疝、Meckel 憩室、卵巢囊肿、卵巢扭转、盆腔炎、肠炎、睾丸扭转、尿石症、尿路感染
急症：主动脉瘤（渗漏、破裂）</td><td>左下腹疼痛
憩室炎（乙状结肠）、异位妊娠、子宫内膜异位症、膀胱炎、肠脂垂炎、腹股沟疝、卵巢囊肿、卵巢扭转、盆腔炎、肠炎、睾丸扭转、尿石症、尿路感染
急症：主动脉瘤（渗漏、破裂）、缺血性结肠炎</td></tr>
</table>

性还是持续的?

• 疼痛的特征：要求患者用自己的语言描述疼痛。明确是锐痛、钝痛或绞痛，可能有助于进一步缩小鉴别诊断的范围并调整检查方案。

• 持续时间：询问疼痛的持续时间。患者是否患有慢性腹痛，或者这一次的疼痛发作是否更为严重？询问患者过去是否经历过类似的发作也会有所帮助。

• 既往用药和手术史、社会史和家族史：腹痛患者的病史采集应包括既往诊断和腹部手术史，目前用药，近期旅行、接触或创伤，职业暴露和性活动。对于女性患者，了解生育史和月经史非常重要。家族史在某些情况下也会有所帮助（如炎症性肠病）。

• 相关症状：对相关症状进行全面回顾有助于鉴别腹痛的病因。例如，与晕厥相关的腹痛可能考虑腹主动脉瘤破裂或异位妊娠破裂，与排尿困难相关的腹痛则需考虑肾盂肾炎或肾结石。

(2) 体格检查：体格检查应包括患者的外观和体位。例如，腹膜炎患者可能躺着一动不动，因为即使是轻微的活动也会引起明显的疼痛；然而，肾结石患者经常不停地走来走去或在检查床上辗转反侧，很难保持舒适的姿势。应评估皮肤是否有皮疹、黄疸、苍白和出汗。检查腹部是否有手术瘢痕和腹胀，触诊腹部是否有压痛、肿块、疝和器官肿大。如果患者出现与体格检查不相符的疼痛，应警惕肠系膜缺血。此外，进行泌尿生殖检查（包括直肠、睾丸或骨盆）也有助于确定疼痛的病因。

(3) 实验室检查：患者评估应聚焦于识别潜在的严重医疗状况。实验室和影像学检查不应采用“散弹式”方式，而应根据患者的具体情况并基于医生的鉴别诊断进行。如肝功能检查有助于评估肝炎、胆结石或胆囊炎。尽管通常要求进行全血细胞计数，但请记住，白细胞计数升高对腹腔内病变既不敏感也不具有特异性。

(4) 影像学检查：需要时应进行影像学检查。腹部 X 线有助于发现梗阻、穿孔和尿石症（图 7-1），但是灵敏度较低。超声在评估胆道病变、肾积水、妊娠并发症、卵巢和睾丸病变时最适宜；床旁超声检查有助于更快速地诊断危及生命的紧急情况，如腹主动脉瘤。CT 是阑尾炎、尿石症、肠系膜缺血、主动脉瘤和胰腺炎等疾病的首选。

4. 治疗 应根据病情采取个体化治疗策略。对于出现腹痛伴低血压的患者医务人员应立即开始复苏，同时应考虑到可能导致失血或血容量不足的危及生命的紧急情况。对于病情看似稳定的患者，也需要考虑潜在的可能需要紧急干预的危及生命的情况。患者生命体征的改变需格外重视，例如，通常血压高的患者如果血压变得正常可能就是一个危险信号，同样，由于药物（如 β 受体阻滞药）和正常衰老，老年患者可能不会出现明显的心动过速。镇痛，包括麻醉药，可以考虑给正在疼痛发作的患者使用。如果经全面评估后仍未确定诊断，可以继续观察，也可在严格谨慎的预防措施下考虑让患者出院，但必须告知何时返回急诊室进行再次评估。

5. 特殊人群：女性腹痛

(1) 鉴别诊断：出现腹痛的育龄女性鉴别范围更广，包括女性生殖器官病变。急性阑尾炎、胆道疾病、尿路感染和妇科问题是育龄女性腹痛最常见的原因。

(2) 病史和体格检查：病史应包括月经史、性行为史、生育史和手术史。体格检查通常应包括盆腔检查，以评估附件压痛、宫颈举痛、肿块、出血和分泌物。必要时，应送检宫颈拭子以评估性传播感染和阴道炎。

(3) 实验室检查：实验室评估应包括全血细胞计数、尿液分析和完整的肝功能代谢检查，这些可以提供额外的信息，帮助支持或排除某些诊断。重要的是，妊娠测试（血清或尿液）应在患者评估的早期进行，因为这对鉴别诊断十分重要。妊娠试验呈阳性的腹痛可能需要考虑异位妊娠、胎盘早剥、分娩等疼痛病因。

6. 特殊人群：老年患者腹痛

(1) 流行病学：老年患者（年龄>65 岁）约占急诊就诊患者的 15%，其中约 1/3 的患者会住院治疗。与年轻人相比，老年患者的重症患病率普遍

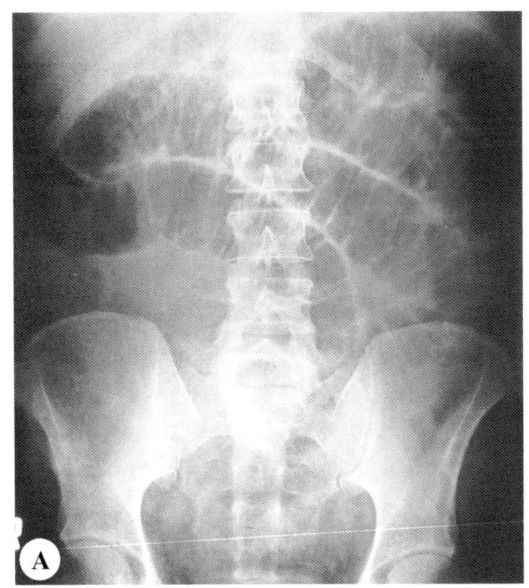

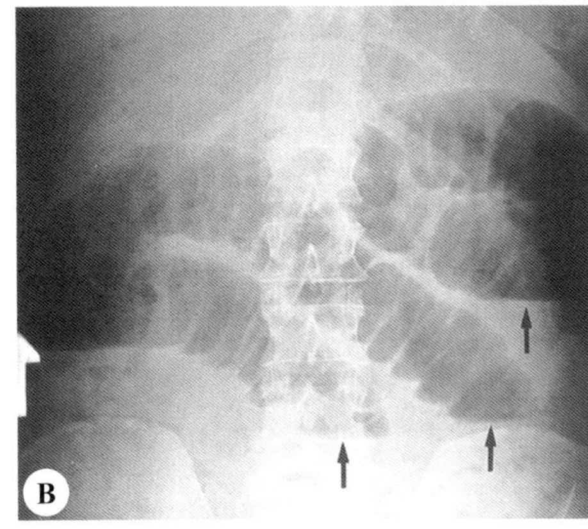

▲ 图 7–1 仰卧位（A）和直立位（B）的腹部 X 线显示小肠扩张，并伴有气液平（箭）

经许可转载，引自 Zinner MJ, Schwarz SI, Ellis H, et al. Maingot's Abdominal Operations. 10th ed. New York, NY: McGraw-Hill Education; 1997:24.

增加，需要手术干预的占比估计高达 30%。此外，与老年人急性腹痛相关的死亡率接近 10%。老年患者的腹痛常见诊断包括胆道疾病（23%）、憩室病（12%）、肠梗阻（11%）和病因不明（11%）。

(2) 病史和体格检查：由于表现不典型、症状延迟、生命体征变化难以预测、体格检查不可靠，老年人急性腹痛的诊断具有挑战性。对于大多数老年患者，即使症状看似轻微，也应进行全面的诊断评估，以明确是否存在严重的病变或可能以腹部不适为表现的腹部外疾病（如不典型的心肌缺血）。需要铭记的是，老年患者服用的药物不仅可能导致腹部问题，还可能改变临床表现（例如，β 受体阻滞药可能会减弱对应激的心率或脉搏反应）。

(3) 影像学检查：影像学检查可以提高急诊科各种急腹症的诊断准确性，但同样重要的是要牢记，任何检查的诊断准确性都取决于受检患者的先验概率、特异度、灵敏度和疾病患病率。由于老年人的腹痛更常与严重病变相关，因此当无法明确病因时，应当寻求适当的专科会诊，必要时，患者可能需要留院观察或住院。

7. 特殊人群：慢性或复发性腹痛患者 慢性或复发性腹痛患者的诊断和管理是急诊医生面临的最棘手挑战之一，其困难包括建立准确的诊断、安排适当的诊断检查、确定合适的镇痛药物、确保随访落实。

同急性腹痛患者所采取的方法一样，对慢性腹痛的评估也应从全面的病史采集开始，触发或减轻腹痛的体位或动作可能有助于确定疼痛起源的脏器。体格检查应有针对性地用于帮助梳理基于病史制订的鉴别诊断，而不是独立的寻找病理变化，换言之，病史指导体格检查。由于心理因素，体格检查结果也可能难以解释，特别是疼痛呈慢性、复发性且严重时。

（三）急性胰腺炎诊治

1. 病理生理学 胆结石是急性胰腺炎最常见的病因（占病例的 40%～70%），值得注意的是，胆石性胰腺炎的肝功能检查也可能会异常升高。大量饮酒是第二常见的病因（占病例的 25%～30%），对于酗酒超过 5 年（每天饮酒超过 5 杯）的患者，酒精更容易导致胰腺炎。第三个常见原因是高甘油三酯血症（占全球病例的 10%），然而，这种病因在孕妇中更为常见，占病例的 50%。其他不太常见的原因包括囊性纤维化、近期内镜逆行胰胆管造影术、创伤、药物、缺血、感染、高钙血症、自身免疫病、蝎子蜇伤和特发性病因。

2. 诊断标准 急性胰腺炎是一种胰腺急性炎症性疾病，可影响所有年龄段的成年人。如果患者符合以下三个标准中的两个，则可确定急性胰腺炎的诊断。

(1) 符合急性胰腺炎的腹痛特点（如放射至后背的上腹疼痛）。

(2) 血清脂肪酶 / 淀粉酶水平超过正常上限的3倍。

(3) 影像学支持诊断［CTA 和 CT 动脉门静脉造影（computed tomography angiography and CT arterial portography，CTAP）、右上腹超声］。

3. 治疗 急诊的紧急处置包括充分的静脉液体复苏以防止肾功能不全。由于血管内容量转移至第三间隙，以及经口摄入不足、恶心和呕吐，患者通常会继发低血容量。尽管以前大剂量液体复苏是基础治疗，但最近的文献表明，更保守的补液可能降低死亡率和胰腺坏死的风险。建议首先快速输注 1L 乳酸林格溶液，然后以 5～10ml/（kg · h）输注，并频繁进行重新评估来监测总体容量状态。对于上行性胆管炎或胆总管结石患者，应进行 ERCP 以防止病情恶化。胆石性胰腺炎患者可能需要在出院前进行胆囊切除术，因为这种情况下疾病复发很常见。总体上，当病因是酒精、代谢因素或解剖异常时（如胰腺分裂和壶腹周围十二指肠憩室）胰腺炎的复发很常见。

表 7–2　RANSON 标准

入院时		
项　目	标　准	
WBC＞16 000/mm³	否（0 分）	是（1 分）
年龄＞55 岁	否（0 分）	是（1 分）
葡萄糖＞200	否（0 分）	是（1 分）
AST＞250	否（0 分）	是（1 分）
LDH＞350	否（0 分）	是（1 分）

评分：低于 3 分 =0%～3% 的死亡率；3～5 分 =11%～15% 的死亡率；6 分或以上 =40% 的死亡率

AST. 天冬氨酸转氨酶；LDH. 乳酸脱氢酶；WBC. 白细胞

4. 预后 虽然轻症病例的死亡率低于 1%，但重症病例可能会导致多器官衰竭，死亡率高达 47%。最常用的严重程度评估体系是 Ranson 标准（表 7–2）和 BISAP 积分（表 7–3）、APACHE Ⅱ 相对不常用。重症胰腺炎的标准是存在靶器官功能障碍、Ranson 评分为 3 分或以上、BISAP 评分为 3 分或以上、APACHE Ⅱ 评分为 8 分或以上，或 CT 伴有明显胰腺坏死，这类患者需要入住监护室并密切监测病情。

表 7–3　BISAP 评分

项　目	标　准	
BUN＞25mg/dl	否（0 分）	是（1 分）
精神状态受损（定向障碍、淡漠、嗜睡、昏迷或木僵）	否（0 分）	是（1 分）
2 个或以上 SIRS 标准（T＞38 ℃ 或＜36 ℃；HR＞90 次 / 分；RR＞20 次 / 分；或 $PaCO_2$＜32mmHg；WBC＞12 000/mm³，＜4000/mm³ 或＞10% 杆状核粒细胞）	否（0 分）	是（1 分）
年龄＞60 岁	否（0 分）	是（1 分）
胸腔积液	否（0 分）	是（1 分）

评分：0～2 分 = 死亡率低于 2%；3～5 分 =5%～20% 的死亡率

BUN. 血尿素氮；HR. 心率；RR. 呼吸频率；SIRS. 全身炎症反应综合征；T. 温度；WBC. 白细胞

关联病例

见病例 19、病例 21、病例 35 和病例 36。

三、测试问题与解析

（一）问题

1. 一名 30 岁女性在晚饭后出现上腹痛。既往有类似但不太严重的上腹痛发作。她最近被诊断为胃食管反流病，并使用了质子泵抑制药（proton pump inhibitor，PPI），但无法缓解疼痛。此次疼痛发作严重且已经持续了 3h。查体：体温 38℃，心率 100 次 / 分，呼吸 20 次 / 分，血压 130/90mmHg。腹部检查无压痛。给予 30ml 抗酸药和 4mg 硫酸吗啡可部分缓解疼痛。以下哪一项计划最合适？

A. 进行全血细胞计数、脂肪酶、肝功能检测和胆囊超声检查

B. 出院后，由社区医生随访 2 周

C. 将患者送入医院进行上消化道内镜检查

D. 检查肌钙蛋白和 12 导联心电图

E. 咨询胃肠病科进行急诊内镜逆行胰胆管造影术

2. 一名 21 岁健康男性出现急性腹痛。无中毒外观，体温 37.7，心率 90 次 / 分，血压 124/80mmHg。体格检查右下腹有局灶性压痛。患者自诉疼痛最初始于脐部附近，后来向右下腹转移。CTAP 可确诊急性阑尾炎。阑尾炎的脐周疼痛属于以下哪种性质的疼痛?

A. 躯体疼痛

B. 内脏疼痛

C. 间歇性疼痛

D. 疼痛随身体活动而改善

E. 牵涉痛

3. 一名 70 岁男性因腹痛和腹胀到急诊室就诊。患者上腹部可见 10cm 的搏动性肿块，表情痛苦，血压 70/50mmHg。接下来最好的处理措施是下列哪一项?

A. 腹部超声

B. 无对比剂 CTAP

C. 使用对比剂 CTAP

D. 开始使用广谱抗生素

E. 紧急外科会诊

（二）答案与解析

1. 选项 A，进行全血细胞计数、脂肪酶水平、肝功能和胆囊超声检查。该患者有复发性上腹部疼痛，以前归因于胃食管反流病，然而，PPI 对她的症状控制不佳，这表明诊断可能不准确。她的复发症状很可能是由胆道疾病引起的，目前的表现高度怀疑是复杂的胆道疾病，如急性胆囊炎。未经诊断就让患者出院（选项 B）是不合适的。在没有进一步检查的情况下，上消化道内镜检查（选项 C）此时不适用。肌钙蛋白和心电图（选项 D）不太可能有阳性结果，因为患者没有胸痛症状。急诊 ERCP（选项 E）在没有进一步影像学检查来证实胆道疾病的情况下为时过早。

2. 选项 B，内脏疼痛。内脏疼痛是由支配内脏器官的神经纤维引起的，通常定位不准，当这些神经纤维被激活时，通常会引起身体中线位置的钝痛。在阑尾炎中，阑尾腔的阻塞（通常来自阑尾结石）可能会导致腔内压力增加和阑尾扩张，最初导致脐周区域的内脏疼痛。躯体疼痛（选项 A）更具局限性，疼痛更尖锐。间歇性疼痛（选项 C）更常见于胆绞痛或肠绞痛。随着运动而改善的疼痛（选项 D）可能是由于关节炎而不是阑尾炎。牵涉痛（选项 E）发生在疼痛从原发部位放射到继发部位时。

3. 选项 E，紧急外科会诊。患者血流动力学不稳定，并具有提示腹部动脉瘤破裂的体征和症状。CT 可能会延迟他的治疗，在这种情况下是禁忌的。虽然腹部超声（选项 A）可能有助于确定诊断，但它也可能导致最终手术干预的延迟。放置大口径静脉输液管，为大量输液做准备，以及立即请血管外科医生会诊是很重要的。CTAP（选项 B 和 C）会延迟诊断和治疗。抗生素（选项 D）没有帮助，这并非是一个感染性疾病。

临床精粹

- 大多数经急诊科全面评估后诊断为不明原因腹痛的患者疼痛会自行消退。
- 在急诊科系统评估急性腹痛患者至关重要，包括生命体征、全面的病史和体格检查。根据患者腹痛的位置进行鉴别诊断可能是一种有用的方法。
- 患有急性腹痛的老年患者更有可能出现严重的病变。
- 急性胰腺炎的疼痛通常表现为上腹中部向背部放射痛，并被描述为灼热或钻痛。
- 胰腺炎最常见的两个原因是胆结石和饮酒。
- 对于出现急性腹痛的女性，育龄期患者应尽早进行尿液妊娠试验，并始终将盆腔检查视为完整体格检查的一部分。

参考文献

[1] Ewald N, Hardt PD, Kloer HU. Severe hypertriglyceridemia and pancreatitis: presentation and management. *Curr Opin Lipidol*. 2009;20:497–504.

[2] Gravante G, Garcea G, Ong SL, et al. Prediction of mortality in acute pancreatitis: a systematic review of the published evidence. *Pancreatology*. 2009;9:601–614.

[3] Natesan S, Lee J, Volkamer H, Thoureen T. Evidence-based medicine approach to abdominal pain. *Emerg Med Clin North Am*. 2016;34(2): 165–190.

[4] Rui P, Kang K, Ashman JJ. National Hospital Ambulatory Medical Care Survey: 2016 emergency department summary tables. Centers for Disease Control and Prevention. Accessed June 27, 2022. https://www.cdc.gov/nchs/data/nhamcs/web_tables/2016_ed_web_tables.pdf

[5] Spangler R, Pham TV, Khoujah D, Martinez JP. Abdominal emergencies in the geriatric patient. *Int J Emerg Med*. 2014;7:43–51.

[6] Tenner S, Baillie J, DeWitt J, Vege SS. American College of Gastroenterology guideline: management of acute pancreatitis. *Am J Gastroenterol*. 2013;108:1400–1415; 1416.

[7] Tintalli JE, Ma O, Yealy DM, et al. *Tintinalli's Emergency Medicine Manual: A Comprehensive Study Guide*. 9th ed. New York, NY: McGraw-Hill; 2020.

[8] Wu BU, Johannes RS, Sun X, Tabak Y, Conwell DL, Banks PA. The early prediction of mortality in acute pancreatitis: a large population-based study. *Gut*. 2008;57(12):1698–1703.

病例 17　消化道出血

王维展　王　璞　译　　李金龙　邓　颖　张新超　校

一名 43 岁男性在晕厥发作后被紧急医疗服务（emergency medical services，EMS）送往急诊科。测得患者收缩压 80mmHg、心率 120 次 / 分后，护理人员放置 18G 静脉导管并立即输注 1L 生理盐水。患者自诉连续 3 天出现黑色、柏油样大便，每天 3～4 次，今日从座位上站起时突然昏倒，有轻微上腹部疼痛和头晕，否认呕血、便血、胸痛和气短。既往有吸烟史，并且每天喝 1～2 杯啤酒。体格检查：体温 36.6℃，血压 92/45mmHg，心率 113 次 / 分，呼吸 24 次 / 分。面色苍白，上腹部有轻微压痛，无蜘蛛痣、男性乳房发育、肝掌或腹水；直肠检查显示明显黑粪。

➢ 最可能的诊断是什么？

➢ 最佳治疗是什么？

一、病例 17 的答案：消化道出血

（一）病例总结：43 岁男性

- 数次黑粪后出现心动过速和低血压。
- 腹部压痛。
- 大量饮酒史。

1. 最可能的诊断　上消化道（gastrointestinal，GI）出血伴出血性休克。

2. 最佳治疗　ABC（气道、呼吸和循环）的稳定，包括建立静脉通路和容量复苏，考虑使用血液制品和质子泵抑制药。内镜检查适用于早期诊断和治疗。

（二）病例分析

1. 目的

(1) 描述上消化道出血和下消化道出血在临床表现和结局的不同（EPA1，EPA2）。

(2) 描述消化道出血患者的首要处理、评估和管理（EPA3，EPA10）。

2. 思考　根据患者的心率和静息时的低血压，该患者属于Ⅲ级出血性休克，这些体征与高达 1500～2000ml 的急性失血有关。在确定出血部位之前，首要的处理是稳定患者的 ABC，包括置入 2 条大口径静脉输液管，输注晶体液，并监测患者的血压、心率、脉搏、血氧饱和度和尿量。实验室检查包括全血细胞计数、电解质、肾功能和肝功能、凝血功能检查，此外还应查验血型和交叉配血。起始处理包括确定是否有严重的失血，维持血流动力学稳定，并确定是否存在活动性出血。静脉 PPI 治疗已被证明可以改善出血并减少对内镜检查的额外需要，PPI 还可降低高危出血性溃疡患者的再出血率并减少输血需求。

病情稳定后，应采集重点病史以确定可能的消化道出血的病因。长期使用 NSAID 或阿司匹林可能提示胃炎；患者的病史和体格检查并没有提示明显的门脉高压的病因或体征（如蜘蛛痣、男

性乳腺发育、肝掌或腹水）；尽管柏油样大便的病史提示上消化道出血，但目前仍不能排除 Treitz 韧带远端出血（下消化道出血）的可能性。上消化道内镜检查可能是该患者最有价值的诊断和治疗方式。早期区分上消化道出血和下消化道出血很重要，因为与下消化道出血患者相比，上消化道出血患者发生快速大量出血的可能性更大；同样，将上消化道出血患者分为静脉曲张出血和非静脉曲张出血是有益的，对于疑似静脉曲张出血的患者，应经验性给予生长抑素类药物（如奥曲肽）治疗。

二、消化道出血的诊治

临床诊治

1. 病理生理学 根据发生在 Treitz 韧带（即十二指肠与小肠其余部分的交界处）近端还是远端将消化道出血分为上消化道或下消化道出血。

(1) 上消化道出血与下消化道出血：上消化道出血的常见原因包括消化性溃疡、食管胃底静脉曲张、Mallory-Weiss 撕裂、食管炎和胃炎；下消化道出血最常见的病因是痔疮、憩室病、血管发育不良、恶性肿瘤、炎症性肠病和感染性疾病。上消化道快速的出血可能表现与下消化道出血相似，尽管该出血点实际位于 Treitz 韧带近端。在儿童，Meckel 憩室、息肉、肠扭转和肠套叠是消化道出血的常见原因。

(2) 显性出血与隐性出血：消化道出血可表现为显性出血或隐性出血。显性出血在临床上表现为呕血、咖啡渣样呕吐、黑粪或便血；隐性消化道出血通常在患者出现临床贫血或慢性失血引起的小细胞性贫血时被发现。显性消化道出血需要紧急处理，重点是复苏和止血，而隐性出血可能需要治疗症状性贫血，并转诊至消化科或普外科以确诊和治疗病因。

2. 临床表现

(1) 病史：采集病史时，临床医生应关注出血的性质、持续时间和出血量。通常，上消化道出血患者表现为呕血或黑粪，而便血则提示下消化道出血，然而，情况并非总是如此，这取决于出血的速度和出血量。询问是否存在晕厥、乏力、胸痛、呼吸困难和意识模糊等症状十分必要，因为这些症状往往提示大量失血。此外，危险因素评估可能有助于确定出血的原因（表 7–4）。

表 7–4 消化道出血的病因、临床特征和危险因素

病 因	临床特征和危险因素
食管胃底静脉曲张	酒精中毒，肝硬化
消化性溃疡病	幽门螺杆菌感染，使用 NSAID，饮酒，吸烟，遗传
胃炎	使用 NSAID，饮酒，激素，烧伤，重大创伤，头部受伤
食管贲门黏膜撕裂	最近呕吐或恶心，饮酒，食管炎
主动脉肠道瘘	既往腹主动脉重建史
憩室病	高脂肪饮食，高龄
结肠癌	体重减轻，排便习惯改变
血管发育不良	高龄，心血管合并症

NSAID. 非甾体抗炎药

(2) 体格检查：应特别注意评估低血容量性休克的体征（如呼吸急促、心动过速或低血压）。皮温低、皮肤苍白或出汗提示血容量不足，结膜、甲床或黏膜苍白提示贫血；如果存在慢性肝病的特征（如黄疸、海蛇头、蜘蛛痣、肝掌或男性乳房发育），应考虑静脉曲张出血。虽然大多数消化道出血患者不会出现腹痛，但腹部检查也应侧重于识别腹膜体征，如肌紧张和反跳痛。应进行直肠检查，明确是否有痔疮、肛裂和少量出血。

(3) 实验室检查：开通静脉通路后，应进行全血细胞计数、电解质、血尿素氮 / 肌酐、凝血功能检查、血型和交叉配血。

3. 治疗

(1) 初始治疗：治疗从稳定 ABC 开始。可能需要气管插管以保护气道并防止误吸。静脉通路（多个、大口径外周或中心）是重中之重，容量复苏从晶体溶液开始，根据生命体征和尿量指导补液量；对于输注晶体液后血流动力学仍不稳定、持续失血或血红蛋白低于 7g/dl 的患者，应考虑输

4. 治疗

(1) 补液：补充液体和电解质是治疗急性腹泻的基础。对于可以耐受经口途径的轻度脱水患者，通常仅需要口服补液治疗（oral rehydration therapy，ORT），口服补液制剂包括预混溶液。世界卫生组织建议对能够耐受口服补液的患者使用ORT。口服补液制剂可以在家自制，也可以在市场上购买。尽管患者通常使用运动饮料等替代品，但这些饮料的钾含量可能不足以充分补充机体丢失的钾。其他液体替代品，如苹果汁或可乐，可能含糖量过高，导致分泌性丢失增加。对于那些容量丢失更严重的人，老年患者或婴儿，住院和静脉补液是必要的。

(2) 药物制剂：双环醇水杨酸盐可用于缓解胃肠道症状，由于有双环醇脑病的风险，不应用于免疫功能低下的患者。益生菌可能有助于重建健康的肠道菌群。对于病情没有好转或免疫功能低下的疑似细菌感染（如志贺菌、弯曲杆菌、沙门菌）的中－重度患者，可考虑使用抗生素。然而，这些疾病往往是自限性的，特别是在儿科患者中，产志贺毒素的大肠埃希菌尚未被证明能从抗生素治疗中获益，并可能导致溶血尿毒综合征。

(3) 抗生素：由于细菌耐药性增加，以及考虑到与抗生素使用相关的不良后果，制订了新的指南来指导旅行者腹泻的抗生素使用。这些指南建议，只有在症状为中度（例如，"令人痛苦"或干扰计划活动）或重度（例如，"丧失行为能力"并阻碍计划活动）时才考虑使用抗生素。建议使用的抗生素包括阿奇霉素1000mg口服一次或500mg口服3天，左氧氟沙星500mg口服3天，或环丙沙星500mg口服3天。较新的药物是利福昔明200mg口服，每天3次，连用3天，对于不能服用阿奇霉素或氟喹诺酮类药物的患者，可选用本药。然而，利福昔明不应用于假定为侵袭性腹泻的病例（如沙门菌、志贺菌、弯曲杆菌或肠侵入性大肠埃希菌）。贾第鞭毛虫用甲硝唑500mg口服治疗，每天2次，连续5天，并且通常需要进行虫卵和寄生虫检测以确诊。

5. 旅行者腹泻预防 预防旅行者腹泻的最佳办法是避免在高风险地区进食和饮水。应建议旅行者只饮用瓶装水和不加冰的饮料，并避免食用街头小贩的食物、新鲜沙拉、蔬菜和水果，或来自不卫生地区的食物。对于前往偏远或资源有限地区旅行的人来说，"煮沸饮水、烹熟食物、削掉果皮或直接不吃"仍然是合理的建议。美国CDC推荐服用双环醇水杨酸盐，每片262mg，每次2片，每天三餐和睡前咀嚼服用，但不建议预防性应用抗生素（如阿奇霉素或利福昔明），除非是免疫功能低下的特殊群体。药物预防（双环醇水杨酸盐或抗生素）的使用时间不应超过3周。

关联病例

见病例16。

三、测试问题与解析

（一）问题

将以下病因（A至D）与问题1～4中的临床情况相匹配。

A. 大肠埃希菌

B. 轮状病毒

C. 金黄色葡萄球菌

D. 弧菌种

1. 冬季，一名在日托所工作的24岁女性出现大量水样泻。

2. 一名22岁大学生在春假期间去科苏梅尔旅行并出现腹泻。

3. 几名工人在聚餐后的4h内出现水样腹泻和严重呕吐。

4. 一名45岁男性食用生牡蛎，2天后出现腹部绞痛、发热和水样泻。

5. 一名健康大学生因轻度腹部绞痛2天、每天3次非血性稀便及食欲缺乏就诊于急诊科。查体显示黏膜干燥，腹部轻度弥漫性压痛，无腹膜炎。初始生命体征：血压114/70mmHg，心率84次/分，体温37℃。以下哪一项诊断检查最适合该患者？

A. 粪便培养

B. 腹部和盆腔 CT

C. 虫卵和寄生虫检测

D. 生化全套检查（complete metabolic panel，CMP）

（二）答案与解析

1. 选项 B，轮状病毒。轮状病毒通常引起水样腹泻，在冬季尤其常见。它是全世界婴儿和儿童腹泻的最常见病因。疫苗已显著降低其在美国的发病率，但仍很常见。这位在日托所工作的患者很容易受到感染。

2. 选项 A，大肠埃希菌。肠毒性大肠埃希菌是去墨西哥的旅行者腹泻的最常见病因，其次是空肠弯曲杆菌、志贺菌和沙门菌。

3. 选项 C，金黄色葡萄球菌。由于产生毒素，金黄色葡萄球菌通常在食物摄入后数小时内引起明显的呕吐和腹泻。

4. 选项 D，弧菌种。生海鲜可能含有弧菌；因此，食用生牡蛎的患者可能会感染弧菌。

5. 选项 D，CMP。该患者既往体健，近期无旅行史。患者无重症表现，如迁延不愈、剧烈腹痛或发热、血性腹泻或大量腹泻。生命体征稳定。体格检查：黏膜干燥提示有脱水的迹象。最合适的下一步治疗是液体复苏（静脉注射或口服），并评估和纠正电解质紊乱。大便培养（选项 A）、虫卵和寄生虫检测（选项 C）更适合有特殊情况的患者，如免疫功能低下、症状严重或近期旅行。对于有已知基础病（如炎症性肠病）、严重腹痛或腹膜炎的患者，应进行进一步影像学检查，如 CT（选项 B）。

临床精粹

- 绝大多数急性腹泻的病因是感染。
- 大多数急性腹泻是自限性的。
- 应关注特殊患者人群，包括婴儿、老年人、免疫功能低下者或孕妇，以及最近前往偏远地区或卫生资源有限地区的旅行者。
- 严重脱水、严重血性腹泻、伴有高热的严重腹痛和迁延不愈可能是复杂性腹泻的预警信号，需要进一步评估。
- 抗生素使用后出现腹痛和腹泻的患者应考虑艰难梭菌。
- 一般情况下，急性且无并发症的旅行者腹泻可口服电解质溶液和止泻药治疗，可能不需要抗生素。

参考文献

[1] Ahlquist DA, Camilleri M. Diarrhea and constipation. In: Braunwald E, Faucis AS, Kaspar DL, et al, eds. *Harrison's Principles of Internal Medicine.* 15th ed. New York, NY: McGraw Hill; 2001.

[2] Centers for Disease Control and Prevention. Traveler's Health Yellow Book. Chapter 2: traveler's diarrhea. Accessed December 4, 2020. https://wwwnc.cdc.gov/travel/yellowbook/2020/preparinginternational-travelers/travelers-diarrhea.

[3] GBD 2016 Diarrhoeal Disease Collaborators. Estimates of the global, regional, and national morbidity, mortality, and aetiologies of diarrhoea in 195 countries: a systematic analysis for the Global Burden of Disease Study 2016. *Lancet Infect Dis.* 2018;18:1211–1228.

[4] King CK, Glass R, Bresee J, et al. Managing acute gastroenteritis among children: oral rehydration, maintenance, and nutritional therapy. *MMWR Recomm Rep.* 2003;52:1–16.

[5] Lazarciuc N. Chapter 28: diarrhea. In: Walls R, Hockberger R, Gausche-Hill M, eds. *Rosen's Emergency Medicine: Concepts and clinical practice.* 9th ed. Philadelphia, PA: Elsevier; 2017:249–256.

[6] World Health Organization. Diarrhoeal disease. May 2, 2017. Accessed December 4, 2020. https://www.who.int/news-room/fact-sheets/detail/diarrhoeal-disease.

第 8 章　泌尿生殖系统急症

Renal/Genitourinary

病例 21　肾结石

吴　淼　译　　白镓玮　杜贤进　校

一位 30 岁男性因突发腹痛及背痛至急诊就诊。患者入睡时无不适，睡眠中突发剧烈腹痛及背痛，疼痛从右背部放射至腹部，并扩展到骶尾部。更换睡姿不能缓解疼痛，起床活动后疼痛可缓解。既往无特殊病史。查体可见全身大汗，自诉中等程度疼痛。血压 128/76mmHg，心率 106 次 / 分，体温 37.4℃，呼吸 28 次 / 分。心脏查体提示心动过速，无心脏杂音。肺部听诊无异常。腹部查体显示肠鸣音正常，右侧肋脊角压痛阳性。尿常规检查显示显微镜下血尿。

➢ 该患者最可能的诊断是什么？

➢ 诊断依据是什么？

➢ 下一步治疗方案是什么？

一、病例 21 的答案：肾结石

（一）病例总结：30 岁男性

- 急性发作的严重右侧肋腹痛。
- 中度疼痛。
- 否认既往有类似症状。
- 镜下血尿。

1. 最可能的诊断　肾结石。

2. 确诊的检查　尿常规检查、全血细胞计数、基本生化检查、腹部 CT 或肾脏超声。

3. 下一步治疗　开始静脉输液，先给予足够的镇痛治疗，再完善影像学检查。

（二）病例分析

1. 目标

(1) 认识肾结石患者的病史和典型临床表现（EPA1）。

(2) 描述适用肾结石诊断的实验室和放射学检查（EPA3）。

(3) 描述肾结石的急诊治疗和管理策略（EPA4）。

2. 思考　该患者具有非常典型的肾结石表现：男性、显微镜下血尿和突发疼痛，疼痛从右背部放射至腹部及腹股沟。急诊医生必须保持警惕并排除具有相似临床表现的其他急性腹痛病因（表 8-1）。肾结石患者通常很难找到舒适体位。这与其他急性腹痛患者不同，后者在避免活动、保持仰卧或膝胸位时疼痛可部分缓解。与肾结石相关的疼痛通常描述为持续或阵发性绞痛。尿液呈深褐色可能代表尿液中有陈旧性出血（例如，来自于肾盂的结石），而鲜红色血尿提示更有可能是下尿路结石。在体格检查中，患者通常血压正常，无发热，但可能有心动过速。发热可能提示伴有尿路感染（如肾盂肾炎）或其他疾病（如阑尾炎）。这个患者的心动过速很可能是由疼痛导致。肋脊角压痛阳性和显微镜下血尿则高度提示尿路疾病。

二、肾结石的诊治

（一）定义

1. 草酸钙结石　肾脏结石最常见的类型，X 线不能透过。

2. 肾盂积水　肾结石时由于结石的梗阻导致。

表 8-1　肾结石的鉴别诊断

分　类	病　因
胃肠道	阑尾炎
	胆道结石
	肠梗阻
	胃肠道憩室
	消化性溃疡
肾 / 泌尿道	肾动脉栓塞
	肾盂肾炎
产科 / 妇科	宫外孕
	卵巢扭转
	盆腔炎
其他	主动脉夹层
	肌肉骨骼相关背部疼痛
	睾丸扭转

3. 肾结石　泌尿系统结石的一种情况。

（二）临床诊治

1. 流行病学　肾结石是一种影响到 10% 美国人口的常见病。肾结石是由尿液离子过饱和引起，因此，尿离子排泄增加和尿量减少是结石形成的常见因素。结石形成的发生概率取决于多种外在和内在的危险因素，包括饮食、职业、气候、药物、性别和年龄（表 8-2）。肾结石在男性中比女性更常见（3∶1），其发病率高峰在 30—50 岁。暴露在高温下的人，无论是因为地理环境还是职业暴露，脱水的风险都会增加，这也会增加结石形成的风险。过度暴露在阳光下的人会因为维生素 D 的产生增加而导致钙的吸收增加，这加大了尿路结石形成的风险。某些药物也会使人容易形成结石。

2. 病理生理学　钙结石（草酸钙和磷酸钙）是最常见的结石类型，占尿路结石的 75% 以上。其他类型的结石包括磷酸铵镁、尿酸和胱氨酸结石。尿酸结石往往发生在尿 pH 下降（低于 6）和高尿酸血症的患者。胱氨酸结石发生在胱氨酸尿的背景下，胱氨酸尿是一种相对常见的常染色体隐性遗传病，导致胃肠道和肾脏转运胱氨酸、鸟氨酸、精氨酸和赖氨酸的缺陷。磷酸铵镁（鸟粪石）结石在女性中更为常见，并与产尿素酶微生物（如变形杆菌、假单胞菌和克雷伯菌）引起的泌尿系统感染有关。

表 8-2　肾结石形成的危险因素

分　类	病　因
代谢因素	高钙尿
	高尿酸尿
	低枸橼酸尿
	高草酸尿
	原发性甲状旁腺功能亢进
	肾小管酸中毒
年龄	30—50 岁
性别	男女比例为 3∶1
饮食	钙、蛋白质和草酸盐的摄入增加
环境因素	炎热、干燥、日照增加
药物因素	乙酰唑胺
	阿昔洛韦
	别嘌呤醇
	抗酸剂
	利尿药（如氢氯噻嗪、呋塞米）
	糖皮质激素
	茚地那韦
	丙磺舒
	茶碱
	氨苯蝶啶
	维生素 D 和维生素 C

3. 临床表现

(1) 病史和体格检查：绝大多数肾结石患者会因急性发作的绞痛性或非绞痛性肾区疼痛至急诊就诊。非绞痛性疼痛很可能是由上尿路结石引起，而绞痛很可能是由输尿管结石牵拉引起。其他症状还包括心动过速、呼吸急促和高血压等，这些都是对疼痛的反应。发热、脓尿和严重的肋脊角压痛属于梗阻性结石的危急情况，通常会导致感染性休克和临床状况迅速恶化。此外，表现为持续恶心和呕吐或难治性疼痛的患者也需要住院治疗。

(2) 实验室检查：中段尿的显微镜检查对于诊断很有帮助。血尿的量与梗阻程度无关。虽然镜下血尿存在于90%的肾结石病例中，但完全性输尿管梗阻是可以没有血尿的。除了显微镜检查外，还应进行尿培养和药敏检测。

(3) 影像学检查：肾、输尿管和膀胱的X线检查通常有助于发现尿路结石，因为90%的结石不透射线。在许多医疗机构中，CT平扫是评估急性肾绞痛的首选方法，CT成像可以确定结石的大小和位置。此外，CT成像还在评估阑尾、主动脉和结肠疾病方面具有优势。值得注意的是，疼痛主要是由结石（如输尿管结石）阻塞输尿管导致输尿管痉挛引起的。非梗阻性肾结石通常不引起症状，但在CT成像上也可被发现。最后，肾脏超声检查也可用于确定肾盂积水的存在，但其灵敏度低于CT成像，不能准确评估结石的大小或位置。无论检查结果如何，临床医生应结合影像学结果和临床表现来进行综合判断。孕妇和儿童一般应首先进行超声成像，以避免辐射暴露。

4. 治疗　围绕肾结石治疗的关键问题包括疼痛控制、梗阻程度的确定和感染的识别。

(1) 控制疼痛：对于肾结石患者，充分镇痛是至关重要的，不能因为等待检查结果而延迟用药。根据疼痛的严重程度，可能需要静脉注射阿片类药物（如吗啡或氢吗啡酮）和NSAID（如酮咯酸）。NSAID在肾功能不全、老年和糖尿病患者中应谨慎使用。

(2) 静脉输液：对患者容量状况的评估将决定静脉输液的总量和种类。应该避免过多的液体输入，因为这并不能帮助排出结石。因为最终的治疗是基于正在形成的结石类型，所以对尿液进行过滤和回收排出的结石进行成分分析对于未来指导长期治疗很重要。

(3) 感染识别：梗阻性结石伴尿路感染通常是泌尿外科急症，需要紧急行尿路减压术（如输尿管支架或放置肾盂引流管）。应用广谱抗生素、尿液和血液病原学培养、脓毒症监测都至关重要。

(4) 入院标准：大多数小结石（直径小于6mm）通常不需要手术干预即可排出。住院治疗的绝对指征包括疼痛控制欠佳、持续恶心和呕吐、尿路感染引起的脓毒症、单肾或移植肾梗阻、急性肾衰竭、高钙血症危象或其他严重的合并症。对于上述情况，以及发热、无梗阻的单肾或移植肾、有尿路感染征象的梗阻性结石、尿外渗、严重的并发症和不可能排出的结石（即输尿管近端大结石）的患者，应进行泌尿外科会诊。使用α受体阻滞药（如坦索罗辛）促进结石排出的治疗方法已被证明可以使排石率增加、排石时间缩短和疼痛减轻。对于结石直径超过8mm、持续疼痛或保守治疗排石失败的患者，需要手术治疗。结石排出的平均时间因大小和位置而异。大多数小结石患者可在7天内从泌尿外科或初级保健机构出院。

(5) 门诊治疗：医生应向患者提供NSAID（如布洛芬）的处方，提供短期口服阿片类药物（如氢可酮）治疗突发性疼痛，必要时使用镇吐药（如昂丹司琼），以及排石治疗（如坦索罗辛）。还应指导患者增加饮水量和充分排尿，收集排出的结石用于成分分析。最后，应嘱咐患者在出现发热、呕吐或无法控制的疼痛时再次就诊。

关联病例

见病例16和病例24。

三、测试问题与解析

（一）问题

1. 一名38岁女性在排出肾结石后，她的主治医生告知她排出了磷酸铵镁结石。她最有可能是由以下哪一种微生物引起的尿路感染？

A. 变形杆菌

表 8-3 急性阴囊痛的鉴别诊断

诊 断	要 点	临床表现	治 疗
附睾炎	• 男童：可能是由于无菌性反流或大肠埃希菌引起 • <35 岁：通常因衣原体或淋球菌感染引起 • >35 岁：通常因大肠埃希菌和克雷伯菌感染引起 • 多缓慢起病。可能有发热和泌尿系统症状	• 压痛，红斑，阴囊发热（最初可能孤立位于附睾 / 睾丸后外侧） • 尿道分泌物（±） • 疼痛随着阴囊抬高而改善（Prehn 征） • 多普勒超声：睾丸血流量增加，附睾低回声增大	抗生素，镇痛，阴囊抬高卧床休息，阴囊支撑，冰袋
Fournier 坏疽	• 多种微生物感染引起的会阴部、生殖器或肛周区域的坏死性筋膜炎 • 危险因素：糖尿病、免疫缺陷、长期酗酒 • 40% 死亡率	• 系统性疾病 • 阴囊疼痛（最初疼痛与查体不相符），会阴红斑和肿胀。后期表现为硬结、瘀斑、捻发音 • 超声：阴囊弥漫性肿胀增厚	液体复苏，静脉注射抗生素，外科清创。考虑高压氧治疗
阴囊积水	慢性起病	• 阴囊肿胀和透光 • 超声：腔内充满液体	泌尿外科随诊
腹股沟疝	不同的表现取决于年龄和疝气类型	• 腹股沟和阴囊肿胀伴疼痛 • 如嵌顿或绞窄有肠梗阻迹象（±）	手术（如果没有嵌顿、绞窄或肠梗阻的迹象，可转诊到门诊）
睾丸炎	• 病毒感染最常见（如腮腺炎） • 细菌性睾丸炎通常伴有附睾炎 • 多慢性起病	• 睾丸压痛和肿胀 • 全身性症状（±）多为细菌性睾丸炎或腮腺炎伴腮腺炎性睾丸炎	细菌感染使用抗生素，其他对症治疗（镇痛、卧床休息、阴囊支撑、冰敷）
睾丸肿瘤	• 年轻男性最常见的恶性肿瘤 • 精原细胞瘤最多 • 慢性起病	• 通常为无痛性肿胀，肿瘤出血时也可能出现疼痛 • 睾丸肿块，坚硬，肿胀 • 超声：睾丸内肿块	紧急转诊到泌尿外科。可能需要根治性睾丸切除术，放疗和化疗
睾丸附件扭转	• 睾丸的四个退化残留结构之一发生扭转（最常见睾丸附件） • 常见于 7—14 岁男孩 • 恶心和呕吐较睾丸扭转少见	• 急性痉挛性疼痛（尽管不如睾丸扭转严重） • 软结节（睾丸或附睾头附近），“蓝点征” • 超声：正常或增加的睾丸血流	镇痛、卧床休息、阴囊支撑。通常在 3～10 天好转。如果病情严重可考虑手术切除

2. 临床表现

(1) 病史：当询问病史时，临床医生应关注疼痛的发生和持续时间，减轻和加重的因素，以及任何其他相关症状，如恶心和呕吐、发热、尿道分泌物或排尿困难。值得注意的是，由于牵涉性疼痛，有些患者可能主诉腹部疼痛而不是阴囊疼痛。此外，询问以前是否有类似的发作或最近是否有外伤也是很重要的。典型的睾丸扭转患者表现为下腹部、腹股沟区或阴囊突然剧烈疼痛。常见伴随恶心和呕吐。这种疼痛通常发生在剧烈的体力活动或创伤之后，有时在睡眠中也会发作。外伤后阴囊疼痛如果持续超过 1h 是不正常的，需要进一步检查。既往的发作能够自发性缓解的也并不少见。

(2) 体格检查：在体格检查时，临床医生应密切关注阴囊肿胀、皮肤变化、阴茎分泌物或皮疹、腹股沟淋巴结肿大或疝气、睾丸压痛或可触及的肿块等表现。典型的睾丸扭转是弥漫性的压痛和肿胀，并伴有睾丸异常位置（水平位置，睾丸不能垂直悬挂）。患侧通常会出现提睾反射的丧失。然而，这些病史或检查结果并不能明确地将睾丸扭转与其他疾病区分开来。此外，婴儿和儿童可能缺乏典型的检查结果。

(3) 鉴别诊断：睾丸扭转的主要鉴别之一是睾丸附件的扭转，睾丸附件是米勒管的一小部分残余。有阴囊疼痛的 7—12 岁男孩，超过 50% 会有睾丸附件扭转；这种情况与睾丸扭转不同，因为它的发病更缓慢，压痛局限在睾丸上极（相对于整个睾丸），以及有完整的提睾反射。

- 睾丸附属物扭转：逐渐发生，睾提肌反射完整，局部压痛。
- 睾丸扭转：突然发生，患侧提睾反射丧失，整个睾丸疼痛。

(4) 诊断性检查：睾丸扭转在很大程度上是一种临床诊断，不能因诊断性检查而延误泌尿外科评估。如果诊断不明确，建议采用彩色多普勒超声检查。超声不仅可以提供有关睾丸血流灌注的有价值信息，还可以对不存在睾丸扭转的阴囊疼痛患者进行其他诊断。值得注意的是，睾丸部分扭转或自发复位的患者在超声上可以检测到血流。许多时候在睾丸扭转患者的尿液检查中可以发现白细胞，临床医生的诊断不能被这些信息干扰。

3. 治疗　确定性的治疗方法包括紧急尝试人工手法复位，如果不成功则需要手术干预。因为大多数睾丸扭转方向是由外向内，手法复位时应该像“打开一本书”一样由内向外旋转。成功的复位可以显著缓解疼痛。如果疼痛没有改善或加重，则应尝试相反方向的操作。在复位开始前应静脉注射镇痛药。虽然手法复位可以明显减轻疼痛，但手术是最终确定性的治疗方法，在成功的手法复位后可以安排择期手术。

关联病例

见病例 16 和病例 21。

三、测试问题与解析

（一）问题

1. 一名 22 岁棒球运动员来急诊就诊，主诉 10h 前突发严重右侧睾丸疼痛。否认有创伤史。查体，右睾丸弥漫性压痛和变硬，疼痛与体位改变无关。右侧有明显睾提肌反射。下面哪一项是最好的处置？

A. 继续观察

B. 口服抗生素

C. 卧床休息，冰敷阴囊，抬高阴囊

D. 睾丸急诊多普勒超声

2. 一名 32 岁男性慢跑者来急诊科就诊，主诉急性发作严重的左睾丸疼痛。诊断为睾丸扭转，并成功进行手法复位。以下哪一项是对这个患者最合适的建议？

A. 可能不需要进一步的治疗

B. 如果再次发生扭转，可能需要手术探查

C. 手术矫正是必要的，但不一定需要紧急进行

D. 手术探查仍需进行，并应在 24h 内进行

将可能的诊断（A 至 F）与问题 3～6 中的临床情境相匹配。

A. 睾丸附件扭转

B. 睾丸扭转

C. 附睾炎

D. 睾丸炎

E. 睾丸肿瘤

F. 急性前列腺炎

3. 一名 24 岁男性自诉左侧阴囊疼痛严重，持续 24h 以上。尿分析显示 WBC 25/HPF，多普勒血流显示睾丸内血流增加。

4. 一名 58 岁男性主诉尿急、排尿困难、腰痛和射精痛。

5. 一名 14 岁男孩主诉睾丸疼痛 2 天。检查发现睾丸有一个柔软的结节。透光显示患处有一个小的蓝色斑点。

6. 一名 28 岁男性主诉阴囊发沉。检查发现右睾丸有一个坚硬的无痛性肿块。

（二）答案与解析

1. 选项 D，睾丸急诊多普勒超声。该患临床

病史与睾丸扭转一致。提睾肌反射存在并不能排除这种疾病。当病史和体格检查涉及睾丸扭转时，急诊睾丸超声检查是下一个最佳步骤。继续观察（选项 A）是不合适的，因为扭转不解除，睾丸功能会持续下降。口服抗生素（选项 B）没有帮助，因为这不是一个感染过程。卧床休息、冰冻和抬高阴囊（选项 C）不能恢复睾丸的血流量，只会增加坏死的可能性。

2. 选项 C，手术矫正是必要的，但不一定需要紧急进行。手法复位扭转的睾丸可以将紧急情况转变为可择期矫正的情况，除非再发扭转，不需要紧急急诊手术（选项 D）；也因此通常在手法复位后应继续观察患者 1～2h。如果手法复位不能根治，在住院期间或短期内需要进一步的治疗（选项 A）。由于复发的可能性很高，医生不应等待再次扭转发作后（选项 B）才采取行动。

3. 选项 C，附睾炎。多普勒超声发现与附睾炎一致的是血流量增加或正常。此外，附睾炎的疼痛通常是逐渐发生的。50% 的附睾炎患者有脓尿或细菌尿。

4. 选项 F，急性前列腺炎。急性前列腺炎常见于老年患者。尿急、排尿慢、尿频、射精时会阴疼痛是常见症状。最常见的致病微生物是大肠埃希菌。适当的抗生素选择包括氟喹诺酮类药物（环丙沙星、左氧氟沙星、诺氟沙星）、复方新诺明。

5. 选项 A，睾丸附件扭转。睾丸附件扭转的典型表现为睾丸软结节（上极），不涉及整个睾丸（睾丸扭转）疼痛，在进行透光照射时可以看到“蓝点”。彩色多普勒血流增加或正常。睾丸附件扭转时的提睾反射通常存在，而在睾丸扭转时通常不存在。

6. 选项 E，睾丸肿瘤。睾丸肿瘤典型表现为无痛性肿块。

临床精粹

- 在急性阴囊或腹部疼痛的鉴别诊断中，应始终考虑睾丸扭转可能。
- 病史或检查结果不能明确区分睾丸扭转和其他疾病。
- 时间就是睾丸。如果怀疑睾丸扭转，必须立即进行泌尿外科会诊。
- 睾丸扭转的根本治疗是手术。可以临时性尝试手法复位。

参考文献

[1] Lewis AG, Bukowski TP, Jarvis PD, Wacksman J, Sheldon CA. Evaluation of acute scrotum in the emergency department. *J Pediatr Surg*. 1995;30:277–282.

[2] Mufti RA, Ogedegbe AK, Lafferty K. The use of Doppler ultrasound in the clinical management of acute testicular pain. *Br J Urol*. 1995;76:625–627.

[3] Paushter D, Lin E. Testicular torsion imaging. Medscape. Accessed July 4, 2022. https://emedicine. medscape.com/article/381204–overview.

[4] Rabinowitz R. The importance of the cremasteric reflex in acute scrotal swelling in children. *J Urol*. 1984;132:89–90

[5] Ringdahl E. Testicular torsion. *Am Fam Physician*. 2006;74(10):1739–1743.

[6] Tintinalli JE, Stapczynski JS, Ma OJ, et al, eds. *Emergency Medicine: A Comprehensive Study Guide*. 8th ed. New York, NY: McGraw-Hill; 2016.

[7] Walls RM, Hockberger RS, Gausche-Hill M, eds. *Rosen's Emergency Medicine: Concepts and Clinical Practice*. 9th ed. Philadelphia, PA: Elsevier; 2018.

病例 23　高钾血症

吴　森　译　　白镓玮　杜贤进　校

一名 42 岁女性患者，既往有长期高血压病史，血压控制欠佳，也有糖尿病病史。此次因“乏力”来急诊科就诊。5 天前开始出现全身乏力，食欲减退，恶心和疲劳，今天症状明显恶化，几乎不能下床。患者长期遵嘱服用二甲双胍、格列吡嗪、氢氯噻嗪和赖诺普利。此次发病无明显的诱因，否认其他患者接触史、出血或创伤病史。在家测血压 200/110mmHg，血糖在 16.7～22.2mmol/L 之间。急诊分诊时生命体征：体温 35.8℃，心率 52 次 / 分，血压 205/108mmHg，呼吸频率 24 次 / 分，外周血氧饱和度 100%。查体精神欠佳，黏膜轻微干燥，脉率规整但缓慢，50 次 / 分，其他心肺检查未见异常。腹部柔软，无压痛，无腹胀。双膝有轻度对称性凹陷性水肿（1^+）。嗜睡，可唤醒，定向力正常。其他体格检查都正常。患者就诊时的血糖为 18.2mmol/L。图 8–1 是监护仪上患者的初始心律。

➢ 该最可能的诊断是什么？
➢ 下一步处置是什么？
➢ 该患者潜在病因的鉴别诊断是什么？

一、病例 23 的答案：高钾血症

（一）病例总结：42 岁女性

• 高血压和糖尿病病史，尽管坚持药物治疗，但近期仍难以控制。

• 进行性全身无力、恶心和不适超过 5 天。

• 心动过缓、高血压、嗜睡、精神欠佳和轻度外周水肿。

• 床旁快速血糖为 18.2mmol/L。

• 心电图显示宽 QRS 波群节律（图 8–2）。

1. 最可能的诊断　急性肾衰竭导致的高钾血症。

2. 下一步处置方案　紧急处置 ABC，开始持续心电监护，建立静脉通路，检测血清钾水平。可能需要紧急血液透析，并应查明根本原因。药

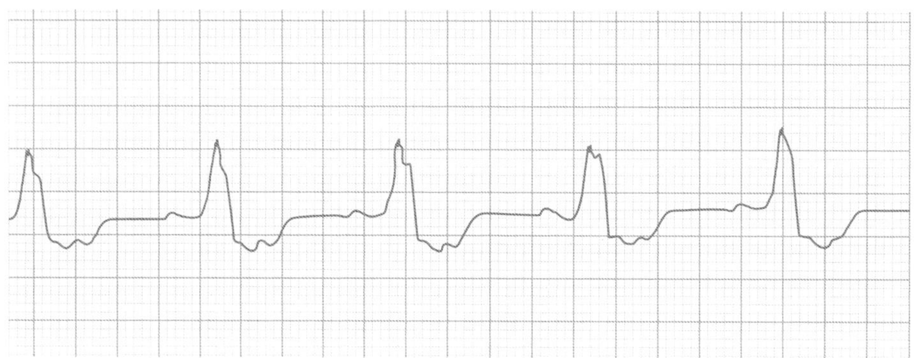

▲ **图 8–1**　心电图节律

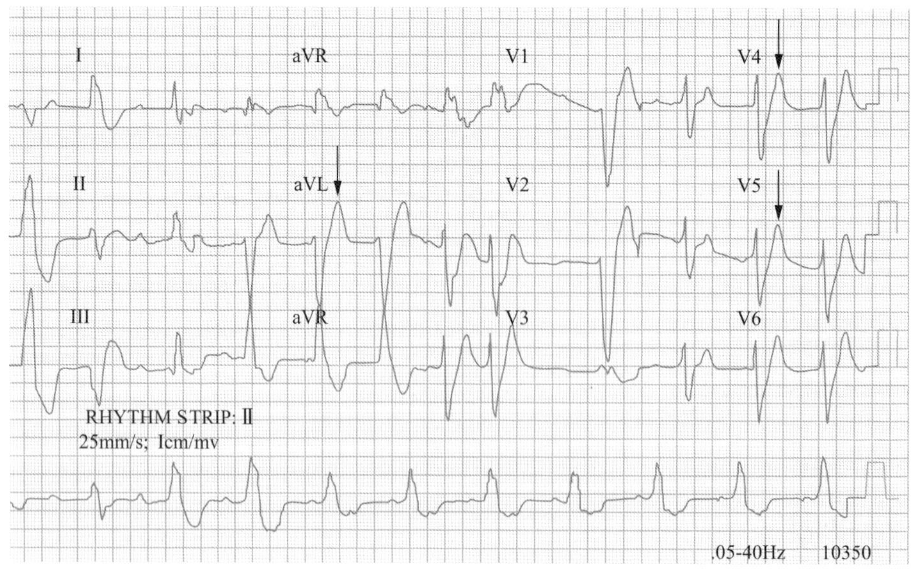

▲ **图 8–2　12** 导联心电

与高钾血症相一致的特征性心电图变化包括宽 QRS 波群和高尖 T 波（箭）

物治疗应包括以下内容。

• 钙剂稳定心肌细胞，防止室性心律失常 / 循环衰竭。

• 胰岛素 /β 肾上腺素能激动药将钾转移至细胞内。

• 利尿药 / 聚苯乙烯钠排钾。

潜在病因的鉴别诊断：肾衰竭引起的钾排出障碍，过量摄入 / 药物作用，细胞损伤或从细胞内转移到细胞外。

（二）病例分析

1. 目标

(1) 叙述高钾血症的病理生理（EPA12）。

(2) 认识高钾血症的临床表现（症状、临床体征和检查结果）（EPA1，EPA3）。

(3) 叙述疑似高钾血症的诊治方法（EPA4）。

2. 思考 患者是一名 42 岁女性，表现为进行性全身无力、恶心和不适超过 5 天。嗜睡，精神不振，有轻度外周水肿，快速血糖为 18.2mmol/L。首先要解决 ABC 问题，该患者血氧饱和度是 100%，气道和呼吸是稳定的。目前，血压明显升高，同时，心电图显示宽 QRS 波群节律。高钾血症是最有可能的诊断。心电图显示有严重的危及生命的心律不齐。立即采取措施降低血清钾和稳定心肌细胞是至关重要的。胰岛素会将钾离子转移至细胞内，通过缓慢静脉注射氯化钙有助于稳定心肌细胞，降低致命性心律失常的风险。缓慢的静脉注射对于防止意外的短暂高钙效应很重要。本病例具有急性肾衰竭导致高钾血症的典型表现。肾脏疾病恶化引起的尿毒症可引起恶心、不适、肌痛和精神状态变化。急性肾衰竭患者还经常出现液体超负荷的症状，如肺水肿引起的呼吸急促和第三间隙细胞外液增多引起的腿部肿胀。该患者可能需要立即进行血液透析，以迅速降低全身钾负荷。

二、高钾血症的诊治

临床诊治

1. 钾平衡 大多数钾集中在细胞内，血清（细胞外）钾仅占全身钾储存量的 2% 左右。在正常状态下，血清钾浓度被严格调节控制以维持细胞膜内外适当的离子浓度梯度。正是离子浓度梯度的存在使动作电位成为可能。钾离子通过 Na^+/K^+–ATP 酶被主动转运到细胞内以交换钠离子。胰岛素和 β 肾上腺素能药物能刺激钾进入细胞。钾大多数通过尿液排出，只有少量通过粪便排出。长期的钾平衡在很大程度上是由醛固酮系统调节的。

2. 病理生理学

(1) 病因：肾脏的钾排泄可因肾脏功能的任何损害、各种各样的药物治疗而明显受损。一些内在和外在因素可以导致肾功能受损。关于药物，两种常见且强效的肾脏钾排泄抑制药是血管紧张素转换酶抑制药和保钾利尿药（如螺内酯）。地高辛可以抑制 Na^+/K^+–ATP 酶，从而阻断细胞内钾的再摄取。地高辛中毒的一个严重后果就是高钾血症。钾也受血清 pH 和渗透压梯度的影响。在糖尿病酮症酸中毒等酸中毒情况下，钾离子被排出细胞以换取氢离子进入细胞内。此外，细胞大量破坏可将钾释放到细胞外引起高钾血症，如横纹肌溶解和肿瘤溶解综合征。

(2) 高钾血症的影响：当血清钾浓度升高时，细胞膜电位梯度 / 静息膜电位发生改变，细胞变得更加易激惹，其正常去极化和复极化的能力受损。在骨骼肌细胞中表现为肌肉痉挛或无力。当心肌细胞受到影响时，心脏传导系统受损可导致传导阻滞、心律失常，甚至心搏骤停。

(3) 分类：从实验室的角度来看，血清钾的正常范围是 3.5～5.0mmol/L。在健康人群中，5.1～5.5mmol/L 通常不被认为是显著升高。当血清钾为 5.5～6.9mmol/L 时是令人担忧的。这些患者通常需要治疗且必须密切观察。不同的血钾浓度分类范围患者的临床表现会有很大差异。严重的高钾血症被定义为 7mmol/L 或更高，此时患者无论症状如何，都必须进行积极治疗。

3. 临床表现

(1) 体征和症状：虽然高钾血症可能是多种疾病的并发症，但它常见于肾功能恶化的患者。表 8–4 总结了与高钾血症和肾衰竭相关的临床表现。当高钾血症是由其他的原因引起时，如泌尿道梗阻、糖尿病酮症酸中毒或横纹肌溶解，其症状和体征通常与这些疾病一致。单纯高钾血症，即使很严重，也可能表现为症状很轻微或无症状，以及正常的体格检查。然而，高钾血症可以迅速发展为心律失常和心搏骤停。早期怀疑和识别特征性心电图表现对及时诊断和治疗至关重要。

表 8-4　肾衰竭和高钾血症的症状

症状	高钾血症	慢性肾衰竭
疲劳	+	++
乏力	++	+
感觉异常	+	+
麻痹	+	
心悸	+	
厌食、恶心、呕吐	+	+
水肿		+

(2) 心电图变化：高钾血症具有特征性的心电图变化。其典型表现是“高尖”或“超急期”的 T 波，增宽的 QRS 波群，PR 和 QT 间期延长。在严重的高钾血症中，P 波消失和非常宽的“正弦”QRS 波群往往是预后不良的表现。还可能有许多其他非特异性形态变化或传导延迟。许多研究描述了这些心电图变化的逐步进展过程，并试图将这些变化与血清钾水平联系起来。但实际上血清钾与特定心电图表现之间的相关性很差，心电图的变化顺序难以准确预测血清钾水平。严重高钾血症患者的心电图变化可能很小，而相对轻微的高钾血症可能有突出的心电图发现。尽管存在这些局限性，识别任何典型心电图表现通常是快速诊断和治疗高钾血症的最佳方法。

(3) 实验室检查：肾衰竭引起的高钾血症患者实验室检查结果通常表现为轻度贫血、高钾血症和碳酸氢盐水平降低。实验室检查还可以帮助确定高钾血症的其他病因，如 CK 可以评估横纹肌溶解症，静脉血气 / 血清酮体可以评估糖尿病酮症酸中毒，尿酸 /LDH 可以评估肿瘤溶解综合征。条件允许时，床边钾检测可快速诊断高钾血症。处理血液标本时如发生溶血可能会出现钾水平假性升高。仔细处理血液标本可以减少溶血的风险。通过大口径针头抽血且不使用真空采血管也可以降低这种风险。

(4) 影像学检查：目前还没有影像学方法可以诊断高钾血症，但影像学检查可以帮助发现患者高钾血症的病因。急性肾衰竭时，胸部 X 线可显示心影增大，肺血管充血、胸腔积液等提示液体超负荷的征象。在长期高血压和症状性尿毒症患者中床边超声心动图经常出现心包积液和左心室肥厚的表现。此外，超声检查也可以显示泌尿道梗阻性疾病中肾积水的存在。

4. 治疗　临床疑似高钾血症时，早期积极治疗是至关重要的，能够挽救生命。通常治疗有三个目标：稳定心肌细胞、钾的细胞内转移和钾的排出。一旦启动治疗后就可以进行下一步的检查，以明确潜在的病因并进行治疗。表 8-5 总结了治疗高钾血症的常用药物。

(1) 钙剂稳定心肌

• 作用机制：稳定心肌细胞和预防不稳定心律失常及心搏骤停的主要治疗方法是静脉注射钙剂。钙剂不能直接治疗高钾血症，但它能迅速（在数秒到数分钟内）恢复细胞膜的正常离子梯度，从而防止心肌细胞兴奋性过高，重建心肌细胞的正常去极化和复极化。对于任何疑似高钾血症的患者，以及任何与此诊断相符的心电图变化，应优先考虑立即给予静脉注射钙剂。对于出现心搏骤停的血液透析患者，经验性静脉补钙也是合理的，因为高钾血症是这类人群心搏骤停最常见原因之一。

• 给药方式：钙注射剂有两种形式，即氯化钙和葡萄糖酸钙。和葡萄糖酸钙比较，氯化钙每单位体积含有大约 3 倍的元素钙，刺激性更强，特别是通过外周静脉给药时。一般在心搏骤停或接近骤停的情况下使用氯化钙，最好通过中心静脉导管给药。葡萄糖酸钙可以安全地通过外周静脉注射，适用于更稳定的患者。

表 8–5　治疗高钾血症的常用药物

药　物	可用规格	剂　量	起效时间
钙	10% 氯化钙（14mmol/10ml） 10% 葡萄糖酸钙（4.65mmol/10ml）	10～20ml 缓慢静注 20～30ml 缓慢静注	数分钟
碳酸氢钠	44.6mmol/50ml	50～150ml	数分钟至数小时
胰岛素	普通	5～10U，静脉注射	1～2h
葡萄糖	50% 葡萄糖溶液	25～50g	1～2h
沙丁胺醇	5mg/ml 浓缩液	10～20mg，雾化	1～3h
聚磺苯乙烯	15g/60ml 混悬液	15～60g，每 6 小时	数小时至数天
帕替罗默（Veltassa）	混悬粉	8.4～25.2g/d	数天

• 剂量问题：钙剂静脉注射的治疗效果是短暂的，并在给药后 10～20min 内开始消退。对于反复或持续 ECG 改变或血流动力学不稳定的患者，可能需要反复给药。既往认为钙是地高辛中毒患者的禁忌证，因为可能会导致不可逆的强直性心脏收缩和心搏骤停。尽管这种担忧并没有得到当前文献的支持，但如果使用，务必非常谨慎。

(2) 钾的细胞内转移：当使用钙剂稳定心肌细胞时，胰岛素（与葡萄糖合用）和沙丁胺醇可以通过将钾向细胞内转移而迅速降低血清钾浓度。

• 胰岛素：静脉注射 5～10U 普通胰岛素可以有效降低血清钾约 0.5mmol/L 并持续 1～2h。单独使用胰岛素可引起低血糖，因此通常与 25～50g 的 50% 葡萄糖一起使用。除了密切监测血清钾水平外，任何接受胰岛素治疗的患者也应该同时监测血糖水平。特别是晚期肾衰竭患者清除胰岛素的能力受损，更容易发生医源性症状性低血糖。

• 沙丁胺醇：沙丁胺醇是一种 β_2 肾上腺素受体激动药，可通过雾化器大剂量（10～20mg）给药，与胰岛素协同作用驱动钾向细胞内转移。血清钾可持续降低 1～3h。不良反应包括震颤和心动过速，但优点是无须静脉注射即可快速给药。

• 碳酸氢钠：碳酸氢钠输注是一种非一线、有争议的治疗方法，理论上，在酸中毒的情况下，碳酸氢钠会促进钾向细胞内转移。由于碳酸氢钠增加了血清 pH，较少的钾与 H^+ 交换，暂时降低了血清钾水平。目前的证据不太支持这是一种有效的治疗方法，但在高钾血症伴严重酸血症的情况下，仍然可以考虑使用。

(3) 钾的排泄：虽然前文讨论的所有治疗方法都能快速有效地稳定高钾血症患者，但它们只是暂时的急救措施，最终仍需要排出体内多余的钾。对于仍能排尿的患者，襻利尿药（如呋塞米）在清除大量钾方面非常有效。对于无尿患者，聚磺苯乙烯可口服或直肠给药来结合并清除钾（肠道功能正常的患者）。这个过程可能需要数小时，对于需要紧急降低血清钾水平的患者不太有用。其他结合剂（如帕替罗默）未来可能很快取代聚磺苯乙烯在高钾血症治疗中的地位。

(4) 透析：透析是所有肾脏疾病和高钾血症患者清除钾的最终治疗方法。当评估是否需要透析时，应重点考虑中央静脉通路、血流动力学稳定性和专业设备或 / 人员的可用性。整个过程是侵入性的，耗时较长。一旦确定需要透析，就应立即开始进行准备。

关联病例

见病例 5、病例 21 和病例 24。

三、测试问题与解析

（一）问题

1. 一名55岁女性患者被救护车送到急诊科，无脉，心电图显示宽QRS波群。右臂有透析瘘管。除胸外按压，以下哪一种治疗方法对该患者最合适？

A. 静脉注射50%葡萄糖25g

B. 静脉推注碳酸氢钠50ml

C. 立即开始血液透析

D. 缓慢静脉推注氯化钙20ml

2. 一名45岁男性在沙漠中迷路2天后被送到急诊。他有严重脱水和虚弱的症状。主诉胸闷。血清钾为7.2mmol/L。12导联心电图显示超急期T波。与急性心肌梗死相比，以下哪一项心电图表现更具有高钾血症的特征？

A. 窄而高尖的T波

B. 越来越宽的T波

C. ST段压低

D. 胸前导联受累

3. 一名严重肾脏疾病患者被发现有高钾血症，心电图有高尖T波。难以建立血管通路，但生命体征稳定。下面哪一项是目前最合适的临时措施？

A. 吸入沙丁胺醇2.5mg，加入3ml生理盐水中

B. 口服碳酸氢钠与聚磺苯乙烯直肠给药

C. 吸入沙丁胺醇20mg，口服聚磺苯乙烯30g

D. 口服葡萄糖25g

（二）答案与解析

1. 选项D，缓慢静脉推注氯化钙20ml。该患者因高钾血症而发生心搏骤停的概率很高。钙是唯一一种快速有效的稳定心肌的药物。碳酸氢盐（选项B）不是一线治疗，它的起效比钙慢，其疗效有争议。透析（选项C）需要血流动力学稳定。如果患者复苏成功，葡萄糖（选项A）和胰岛素将是疑似高钾血症患者的重要持续管理措施。

2. 选项A，窄而高尖的T波。高钾血症的ST段和T波变化可能与心肌梗死的心电图表现相似，高钾血症的非特异性症状也常与心肌梗死患者相类似，尤其是老年患者。高钾血症的T波往往更窄、更尖，而不是越来越宽（选项B）。与急性心肌梗死相关的超急期T波通常涉及胸前导联（选项D）。ST段压低（选项C）与心肌梗死更具相关性，而ST段抬高更具有高钾血症的特征。

3. 选项C，吸入沙丁胺醇20mg，口服聚磺苯乙烯30g。高剂量吸入沙丁胺醇（10～20mg）可快速、无创、有效降低血钾，其机制是上调骨骼肌中的Na^+/K^+/ATP酶泵活性，加快钾从细胞外向细胞内转移。标准剂量的2.5mg沙丁胺醇（选项A）剂量太低，对钾水平没有任何显著影响。离子交换树脂，如聚磺苯乙烯，可以通过胃肠道排钾，但效果较慢，因此建议同时吸入沙丁胺醇。口服葡萄糖（选项D）和口服碳酸氢盐（选项B）在高钾血症的急诊处理中没有作用。

临床精粹

- 肾衰竭和高钾血症的症状通常是非特异性的，必须结合病史、危险因素和心电图来明确诊断。
- 血清钾水平升高可见于酸中毒，如糖尿病酮症酸中毒。
- 高钾血症与细胞膜静息电位破坏有关，导致肌细胞易激（肌肉痉挛和无力），并可导致心律失常和心搏骤停。
- 对于已知或疑似肾衰竭的患者，ECG变化符合高钾血症特征，应立即作为危及生命的紧急情况进行治疗，不要等待实验室结果。
- 高钾血症的心电图表现进展非常迅速，不会依次经历所有阶段。
- 高钾血症引起危及生命的心律失常时静脉用钙剂是首选的解毒剂，但其效果短暂，必须后续使用其他药物。
- 血液透析是高钾血症的最终治疗方法，尽管保留肾功能的患者有时可以不借助透析进行治疗。

参考文献

[1] Dépret F, Peacock WF, Liu KD, Rafique Z, Rossignol P, Legrand M. Management of hyperkalemia in the acutely ill patient. *Ann Intensive Care*. 2019;9(1):32.
[2] Evans KJ, Greenberg A. Hyperkalemia: a review. *J Intensive Care Med*. 2005;20(5):272–290.
[3] Littmann L, Gibbs MA. Electrocardiographic manifestations of severe hyperkalemia. *J Electrocardiol*. 2018;51(5):814–817.
[4] Long B, Warix JR, Koyfman A. Controversies in management of hyperkalemia. *J Emerg Med*. 2018;55(2):192–205.
[5] Mattu A, Brady WJ, Robinson DA. Electrocardiographic manifestations of hyperkalemia. *Am J Emerg Med*. 2000;18(6):721–729.
[6] Palmer BF, Clegg DJ. Hyperkalemia. *JAMA*. 2015;314(22):2405–2406.
[7] Palmer BF, Clegg DJ. Hyperkalemia across the continuum of kidney function. *Clin J Am Soc Nephrol*. 2018;13(1):155–157.
[8] Parham WA, Mehdirad AA, Biermann KM, Fredman CS. Hyperkalemia revisited. *Texas Heart Inst J*. 2006;33(1):40.
[9] Wang K, "Pseudoinfarction" pattern due to hyperkalemia. *N Engl J Med*. 2004;351(6):593–593.
[10] Watson M, Abbott KC, Yuan CM. Damned if you do, damned if you don't: potassium binding resins in hyperkalemia. *Clin J Am Soc Nephrol*. 2010;5(10):1723–1726.
[11] Weisberg LS. Management of severe hyperkalemia. *Crit Care Med*. 2008;36(12):3246–3251.
[12] Weiss JN, Qu Z, Shivkumar K. Electrophysiology of hypokalemia and hyperkalemia. *Circ Arrhythmia Electrophysiol*. 2017;10(3):e004667.

病例 24　尿路感染

白镓玮　译　　严　颜　杜贤进　校

一名 24 岁女性患者，因"持续腰痛 1 周伴发热 2 天"来急诊科就诊。1 周前患者排尿时出现右侧腰痛，为持续性钝痛，无放射性，疼痛评分 5/10，2 天前患者出现了发热伴恶心，无呕吐，于昨晚口服 600mg 布洛芬，今晨仍感腰痛，故来急诊科就诊。患者性生活频繁，上次月经为 1 周前，否认有阴道分泌物及腹痛。生命体征：体温 38.3℃，心率 112 次 / 分，呼吸频率 15 次 / 分，血压 119/68mmHg。体格检查显示右侧肋脊角区有压痛。

➢ 该患者最有可能的诊断是什么？
➢ 最佳的确诊试验是什么？
➢ 最佳的治疗方法是什么？

一、病例 24 的答案：急性肾盂肾炎

（一）病例总结：24 岁女性

- 排尿困难、腰痛 1 周，发热、恶心 2 天。
- 发热及心动过速。
- 肋脊角压痛。

1. 最有可能的诊断　尿路感染（urinary tract infection，UTI）并发肾盂肾炎。

2. 确诊检查　尿液分析显示有白细胞和可能的细菌。

3. 治疗　抗生素、补液、镇痛、退热药和排除其他疾病。

（二）病例分析

1. 目标

(1) 识别尿路感染的临床症状和体征（EPA1）。

(2) 叙述尿路感染的诊断和治疗（EPA3，EPA4）。

(3) 叙述泌尿系统不同部位感染的特点及其不同的治疗方法（EPA2，EPA4）。

2. 思考　该患者的症状（即排尿困难、腰部疼痛、恶心和发热）与急性肾盂肾炎相符，即肾实质感染。初步检查包括评估患者的生命体征是否平稳，并立即处理任何威胁生命的状况，包括脓毒症。随着检查进行的同时，患者应接受静脉输液以维持血容量并使用退热药（如对乙酰氨基酚）。鉴别诊断应包括膀胱炎、肾盂肾炎、尿道炎和阴道炎。此外，出现全身性症状（如发热）的患者应进行其他疾病评估，包括异位妊娠、脏器穿孔、肾结石感染、盆腔炎性疾病、输卵管卵巢脓肿、阑尾炎、胰腺炎、结肠炎和肺炎。

实验室检查有助于明确诊断。尿液分析通常显示有白细胞、红细胞和细菌。尿培养对指导抗生素的使用至关重要。如果患者发热，还应留取血培养。建议进行全血细胞计数、电解质和肾功能检查。肾盂肾炎的患者通常不需要影像学检查。然而，临床表现为肾盂肾炎但尿液分析为阴性的患者，以及疑似尿路梗阻的患者，应接受影

像学检查。在急诊科，这些检查通常是超声或增强CT。支持治疗包括静脉输液、镇痛、退热和镇吐。无并发症的急性肾盂肾炎患者可以进行为期10～14天的口服抗生素治疗（如氟喹诺酮类药物）并居家休息。在病情严重的情况下，患者应被收住院，并接受静脉抗生素治疗。

二、尿路感染的诊治

（一）定义

1. 急性肾盂肾炎 继发于尿路感染的肾实质和集合系统炎症。典型表现为发热、寒战和腰痛。

2. 复杂UTI 基础患有免疫系统疾病、结构性或神经性尿路疾病的患者中发生的尿路感染，这些疾病降低了标准抗生素治疗的有效性。

3. 膀胱炎 膀胱炎症，通常会导致排尿困难、尿频、尿急和耻骨上疼痛。

4. 血尿 尿中含有血液，可以是镜下或肉眼可见。

5. 单纯UTI 一种尿路结构和功能正常的尿路感染，一般通过3～5天的抗生素治疗可根除。

（二）临床诊疗

1. 流行病学 尿路感染是急诊科常见急症之一，其严重程度从简单的膀胱炎到肾盂肾炎，甚至可能导致脓毒症及休克。尿路感染在女性中更为普遍，但在儿童中，男孩在1岁之前也容易受到影响。儿童的尿路感染需要进一步的超声检查以排除先天性异常。16—35岁女性的主要风险因素包括性交、妊娠、膀胱导尿插管和使用避孕套，随着女性年龄的增长，额外的风险因素包括妇科手术和膀胱脱垂。在男性中，导致尿液潴留的病症随着年龄的增长而增加，尿路感染的发生率也随之增加。良性前列腺增生是老年男性的主要风险因素。尿路感染的终身患病率估计为男性14 000例/10万，女性53 000例/10万。

2. 病理生理学 常见情况下，致病微生物直接通过尿道进入泌尿系统。人体本身对尿路感染有许多防御机制，包括频繁的尿液排出、尿液中尿素氮浓度和尿液酸化、尿道上皮内衬。正常的尿道周围菌群中包括乳酸菌属，提供了共生的保护机制。肛周区域和阴道都是潜在的细菌定植部位，距离女性尿道口更近；女性的尿道也比男性短得多，这使得尿道口更接近膀胱，这些因素增加了外部微生物感染女性泌尿道的风险。男性的尿路感染通常是良性前列腺增生、肾结石、尿道内插管（手术或导管插入）或免疫功能受损所致。

(1) 微生物学：尿路感染通常由单一种类细菌引起。80%的感染来自大肠埃希菌，属于革兰阴性杆菌。表皮葡萄球菌是尿路感染的第二大常见致病菌，常见于性活跃的年轻女性。其他尿路感染致病菌包括其他肠杆菌科细菌（如肺炎克雷伯菌和变形杆菌）、铜绿假单胞菌、肠球菌和葡萄球菌［甲氧西林敏感性金黄色葡萄球菌（methicillin-sensitive Staphylococcus aureus，MSSA）和耐甲氧西林金黄色葡萄球菌（MRSA）］。在急诊科很少需要准确鉴定细菌，因为定量培养的“金标准”需要花费几天时间。但如果患者需要住院治疗或门诊治疗失败，则尿培养在治疗上会起到重要作用。

(2) 鉴别诊断：在出现尿路感染症状的患者中，应注意排除其他病因。宫颈炎、外阴阴道炎和盆腔炎是女性中需要重点排除的疾病，这些疾病更有可能会出现分泌物，尿液分析中缺乏细菌，以及缺乏尿频和尿急的症状。如果考虑到这些诊断，患者应接受进一步盆腔检查。如果怀疑淋病或者沙眼衣原体感染，应进行DNA探针取样，进行湿式涂片检查，如果确定诊断则应对这些疾病进行治疗。如果育龄期女性伴有任何尿路症状也应考虑妊娠可能并进行检测。在男性中，在确认膀胱炎或肾盂肾炎之前，应先排除尿道炎和前列腺炎的诊断。

3. 临床表现 尿路感染可分为下尿路（尿道和膀胱）感染和上尿路（输尿管和肾脏）感染。下尿路感染的症状局限，通常为腹股沟部位阵发性绞痛、尿频、尿急、排尿困难、尿液恶臭、颜色深或出现血尿。患有上尿路感染的患者通常看起来更加严重，更有可能出现异常的生命体征和全身症状（如发热、寒战、恶心和呕吐）。区分下泌尿道感染和上泌尿道感染非常重要，因为治疗方法有很大差异。

(1) 尿液采集：尿路感染的诊断主要依靠尿液分析和培养。收集无菌尿液至关重要，因为污染的样本可能导致尿液分析出现假阳性结果。耻骨上膀胱穿刺和导尿可以提供最佳的样本；然而，这两种方法都是侵入性的，会引起患者不适。留取清洁中段尿是标准方法，如果操作正确，可以提供充足的样本。在儿童中，在会阴部放置袋子来收集尿液的方式应该避免，因为污染率很高。使用避孕套导尿收集尿液对于尿液分析是不可取的，因为男性龟头会接触到收集容器。被污染的尿液会显示有细胞成分（如上皮细胞），不应用于确定诊断尿路感染。尿液分析（urinalys，UA）的方法包括尿液试纸条测试和尿液显微镜检查。表 8–6 列出了尿液分析中不同项目对于尿路感染的灵敏度和特异度。

表 8–6 尿液分析中不同项目对于尿路感染的灵敏度和特异度

诊断试验	灵敏度（%）	特异度（%）
白细胞酯酶	83（67～94）	78（64～92）
亚硝酸盐	53（15～82）	98（90～100）
LE 或 N*	93（90～100）	72（58～91）
WBC	73（32～100）	81（45～98）

LE. 白细胞酯酶；N. 亚硝酸盐；WBC. 白细胞
*. LE 和 N 都检测了，但只需要一个为阳性

(2) 尿液试纸：尿液试纸条通过测量两种特定的物质来检测尿路是否感染。一是白细胞酯酶，它是白细胞在泌尿道崩解过程中释放的化合物；二是亚硝酸盐，它是一些革兰阴性菌（如大肠埃希菌）通过还原尿液中的硝酸盐产生的化合物。

(3) 尿液显微镜检查：显微镜检查涉及尿液中的白细胞、细菌和其他可见物。传统上，尿液显微镜检查诊断 UTI 的标准包括每高倍视野存在 5 个以上白细胞或红细胞（red blood cells，RBC）或 2^+ 级细菌。显微镜检查的标准存在较大争议，应将白细胞、红细胞和细菌的存在与临床表现相结合，以明确 UTI 的诊断。

(4) 尿培养：尽管尿液分析结果可以提供初步诊断，但真正的明确诊断需要培养，每毫升＞100 000 个菌落形成单位。在急诊科应该对高风险人群包括婴儿和儿童留取尿培养。老年人、成年男性、孕妇、有并发症的个体，或者初始抗感染治疗失败的患者也应该进行尿培养。尿液的革兰染色也可能对诊断有帮助，但不是常规检查指标。

(5) 影像学检查：大多数出现尿路感染症状的患者在急诊科不需要进行影像学检查。然而，有尿路感染的临床症状或体征但尿液分析结果为阴性的患者，以及疑似尿路梗阻合并尿路感染的患者通常需要进行影像学检查。此外，对于 4 岁以下女童和所有男性的首次尿路感染，也应进行影像学检查。影像学检查包括超声检查、CT、静脉肾盂造影（intravenous pyelography，IVP）和放射性核素扫描。超声检查是在急诊科进行的初始检查，因为它快速、无创，可以查出许多异常，包括肾周脓肿、输尿管积水、尿路结石、肾盂肾炎和先天性畸形。CT 对于检测这些异常问题更为敏感，但会将患者暴露于较高的辐射水平之下，并且通常需要静脉注射对比剂。静脉肾盂造影和放射性核素扫描通常不在急诊进行，而是在住院或门诊检查。

4. 治疗 对于急诊科医生来说，选择正确的抗生素治疗是一大挑战。这其中的影响因素有很多，包括患者的药物过敏史、细菌的敏感性、社区与医院菌群分布、当地抗生素耐药率、患者存在的基础疾病、支付能力。表 8–7 列出了用于治疗尿路感染最常用的抗生素。

(1) 非复杂性膀胱炎：非复杂性膀胱炎的患者可以在门诊进行治疗。选择的抗生素必须对大肠埃希菌有效，包括磺胺甲噁唑（trimethoprim sulfamethoxazole，TMP-SMX）、阿莫西林 – 克拉维酸钾、呋喃硝唑、环丙沙星和左氧氟沙星。通常治疗疗程 3～5 天。长期治疗通常没有益处。然

表 8-7 尿路感染类型和抗生素治疗方案选择

感染类型	给药方案	注意事项
非复杂性下尿路感染	• TMP-SMX DS 1 片，每天 2 次，持续 3～5 天 • 环丙沙星 250mg，每天 2 次，持续 3～5 天 • 缓释型呋喃妥因 100mg，每天 2 次，持续 3～5 天 • 阿莫西林 / 克拉维酸 875/125mg，每天 2 次，持续 3～5 天	无培养提示 [a] 依据社区流行特点调整
非复杂性上尿路或复杂下尿路感染	• 环丙沙星 500mg，每天 2 次，持续 7～14 天 • 缓释型呋喃妥因 100mg，每次 2 次，持续 7～14 天 • 阿莫西林 / 克拉维酸 875/125mg，每天 2 次，持续 7～14 天	如果严重，建议接受尿培养

a. 由于耐药性的增加，应考虑尿液培养

TMP-SMX DS. 甲氧苄啶 – 磺胺甲噁唑双强度

而，在怀疑有亚临床上尿路感染、抗生素耐药率高的社区、老年 / 幼年患者、存在基础疾病的患者中，推荐长疗程（即 7～10 天）。为了缓解症状，医生经常开具非那吡啶，这种药物在尿液中有较高浓度，能缓解排尿时的疼痛和刺激。该药物会导致尿液颜色发生明显变化，通常呈深橙色至红色。非那吡啶禁用于葡萄糖 -6- 磷酸脱氢酶缺乏的患者，因为可能导致药物诱导性溶血。

(2) 非复杂性肾盂肾炎：非复杂性肾盂肾炎可以在门诊进行治疗，前提是患者能够耐受口服药物治疗、症状轻微、能够进行良好的随访且不在妊娠期。治疗方案是 TMP-SMX、阿莫西林 – 克拉维酸钾或氟喹诺酮类抗生素口服治疗 10～14 天。所有患有肾盂肾炎的孕妇都需要住院治疗（表 8-8）。

表 8-8 肾盂肾炎的入院标准

- 随访障碍
- 极端年龄（老年 / 幼年）
- 门诊治疗失败
- 免疫受损人群
- 不耐受口服抗生素
- 尿路梗阻
- 妊娠期
- 脓毒症 / 休克（考虑重症监护）

(3) 复杂性肾盂肾炎：复杂性肾盂肾炎需要住院并进行静脉注射抗生素治疗。抗生素的选择包括 TMP-SMX、头孢曲松、庆大霉素（可与氨苄西林合用）和氟喹诺酮类药物。在更严重的病例中，如疑似脓毒症或耐药菌株感染，可能需要使用头孢吡酮、氨苄西林加妥布霉素或哌拉西林 – 他唑巴坦。

(4) 随访：所有尿路感染的儿童和男性出院后都需要泌尿外科随访，以评估是否存在潜在的解剖结构异常。患有复杂性尿路感染的成人也需要随访，并进行泌尿系统评估。

5. 特殊人群

(1) 孕妇：孕妇需要特别关注。即便简单的无症状菌尿也需要治疗，尽管患者在临床上无症状，但消除菌尿是非常重要的。因为这增加了早产、围生期婴儿死亡和孕妇肾盂肾炎的风险。一线治疗药物包括青霉素类（如阿莫西林和氨苄西林）和头孢菌素类。氟喹诺酮类和四环素类是已知的致畸剂，孕妇禁止使用。对于妊娠晚期、疑似肾盂肾炎、不能口服药物的患者，应考虑住院治疗。

(2) 留置导尿管：一些患者需要长期留置导尿管，这是感染的源头。对于这些患者，无症状菌尿的治疗是不必要的，因为频繁使用抗生素会增加微生物的耐药性。通常拔除导尿管可消除菌尿。无法脱离导尿管的有症状患者应该进行抗生素治疗、更换导尿管。如果考虑有全身性感染的高风险则需要住院治疗。

关联病例

见病例 16、病例 21 和病例 31。

三、测试问题与解析

（一）问题

1. 一名 64 岁女性患者因精神状态改变而被家属送至急诊就诊。该患者有多发性硬化症病史，自行进行导尿。家属称过去几天患者一直感觉不适。来诊当天呕吐并出现异常行为。生命体征：血压 83/38mmHg，心率 135 次 / 分，呼吸 26 次 / 分，直肠温度 38.8℃。询问病史和体格检查后，接下来最恰当的步骤是下列哪一项？

A. 进行尿液分析和培养

B. 使用广谱抗生素

C. 进行腰椎穿刺

D. 建立静脉通路，予以心电监护

E. 安排密切随访后，让患者出院

2. 一名 24 岁女性患者因为持续 2 天的尿急伴排尿疼痛来到急诊科。自称已妊娠，经超声检查为妊娠 2 周。体格检查：自主体位，血压 115/70mmHg，心率 81 次 / 分，呼吸频率 16 次 / 分，体温 37.2℃。尿液分析显示 WBC 5/mm^3，白细胞酯酶 1$^+$，细菌 1$^+$。尿液亚硝酸盐和血液检测均为阴性。检查结果回报时，患者诉疼痛已经缓解，排尿无困难，要求返家。以下哪种管理方式最合适？

A. 让患者住院接受静脉抗生素治疗

B. 让患者出院，并开具抗生素处方，告知患者只有在培养结果为阳性时才需要使用

C. 要求患者接受另一次检查，以评估淋病和沙眼衣原体感染

D. 在急诊室为患者注射一剂环丙沙星，并让患者返家后致电医院了解她的培养结果

E. 开呋喃妥因处方，服用 5～7 天，并要求她随后找产科医生复诊

3. 一名 65 岁男性患者，有高血压和良性前列腺增生（benign prostatic hyperplasia，BPH）病史，因尿潴留和导尿尿液分析显示尿路感染而前来急诊科。泌尿外科医生评估后返家，并留置导尿管，1 周后到泌尿外科门诊复诊。以下哪种抗生素最适合这位患者？

A. 复方新诺明（TMP-SMX），每天 2 次，口服 3 天

B. 呋喃妥因 100mg，每天 2 次，口服 14 天

C. 阿莫西林 100mg，每天 3 次，口服 14 天

D. 环丙沙星 500mg，每天 2 次，口服 14 天

E. 左氧氟沙星，每天 250mg，口服 3 天

4. 以下哪位患者患肾盂肾炎后可以安全地出院，并进行密切随访？

A. 妊娠中期的 23 岁女性

B. 13 岁女孩，尽管接受了镇吐药物治疗，但无法进食

C. 88 岁男性，伴有尿潴留和脱水

D. 67 岁女性，尿液检测显示 3$^+$ 细菌，有磺胺过敏史，并且有红斑狼疮病史

E. 44 岁女性，经 CT 显示肾结石和肾积水

（二）答案与解析

1. 选项 D，建立静脉通路，予以心电监护。该患者可能确实患有尿路感染同时生命体征不稳定。急诊医学的治疗主要是首先解决患者的 ABC。这名患者血压低（83/38mmHg），因此处理的第一步是建立静脉通路并给予补液。应予以心电监护以监测血压、心率和心律。一旦稳定了 ABC，下一步应进行实验室检查，包括尿液分析和培养（选项 A）。还应该接受广谱抗生素治疗（选项 B）和退热药。该患者可能需要进行腰椎穿刺（选项 C），但首先应解决 ABC 问题。该患者需要住院治疗，不应出院（选项 E）。

2. 选项 E，开立呋喃妥因 5～7 天的处方，并要求她随后找产科医生复诊。患者妊娠，尿液分析显示存在尿路感染。如果尿路感染未经治疗，妊娠患者容易引发早产和围产期死亡。因此，该患者应接受 5～7 天的呋喃妥因或青霉素类抗生素治疗，并找产科医生复诊。患者不需要因静脉注射抗生素而住院（选项 A）。如果诊断为肾盂肾炎，则可能需要住院治疗。患者不应等待培养结果并延迟接受抗生素治疗（选项 B）。尽快清除菌尿是非常重要的。此时患者没有淋病或衣原体的症状（如阴道分泌物），因此不需要进一步评估这些情况（选项 C）。氟喹诺酮类药物（如环丙沙星，选

项 D）在妊娠患者中禁忌，因为会增加胎儿畸形的风险（如肌腱发育不良）。

3. 选项 D，环丙沙星，500mg，每天 2 次，连续服用 14 天。患有前列腺增生或其他下尿路梗阻的男性自动被归类为复杂尿路感染。复杂尿路感染需要使用恰当的抗生素进行 14 天的治疗。急诊医师还应考虑对患者进行尿培养，并通过密切的随访以指导如何管理导尿管，并且及时了解有没有严重的合并症，如果能做到这些则患有前列腺增生或其他下尿路梗阻的患者可以带导尿管出院。TMP-SMX，每天 2 次，连续 3 天（选项 A），是社区获得性非复杂性尿路感染的首选方案。对于妊娠期尿路感染，呋喃妥因（选项 B）是常用的治疗方法。单独应用阿莫西林（选项 C）已不再适用于任何尿路感染，因为该药的耐药问题很严重。左氧氟沙星（选项 E）在这种情况下也是适当的，但是疗程应延长（10～14 天）而不是 3 天。

4. 选项 D，一名 67 岁女性，尿液中有 3^+ 细菌，对磺胺类药物过敏，并有狼疮病史。尽管患有慢性疾病，但该患者离院回家是安全的。由于该患者对磺胺类药物过敏，因此不应使用 TMP-SMX。其他治疗选择包括喹诺酮类药物、阿莫西林 / 克拉维酸和呋喃妥因。其他所有患者都应该住院治疗。所有患有肾盂肾炎的孕妇（选项 A）都需要入院治疗。13 岁女孩（选项 B）和 88 岁男性（选项 C）需要静脉补液。44 岁女性（选项 E）患有尿路梗阻并伴有尿路感染，应归为复杂尿路感染。这些患者有很高的感染性休克风险。对于大多数住院的患者，应当进行尿培养以指导抗生素治疗。

临床精粹

- 所有男性的尿路感染都被认为是复杂尿路感染。
- 通过非污染的尿液样本培养可以明确 UTI 的诊断。
- 出现尿路感染症状的女性患者应注意排除其他病因，如宫颈炎、外阴 – 阴道炎和盆腔炎等疾病。
- 所有检查发现有菌尿的孕妇都需要抗生素治疗，以防止并发症发生。
- 梗阻性肾结石伴有 UTI 的患者存在进展为脓毒症 / 休克的风险，需要紧急泌尿外科会诊。
- 应根据 UTI 的类型、当地社区的耐药情况、患者对药物的耐受能力而提供个性化抗生素治疗。

参考文献

[1] Askew K. Urinary tract infections and hematuria. In: Tintinalli JE, Stapczynski JS, Cline DM, Ma OJ, Cydulka RK, Meckler GD, eds. *Tintinalli's Emergency Medicine: A Comprehensive Study Guide*. 9th ed. New York, NY: McGraw-Hill; 2020.

[2] Ban KM, Easter JS. Selected urologic problems. In: Marx JA, Hockberger RS, Walls RM, eds. *Rosen's Emergency Medicine: Concepts and Clinical Practice*. 9th ed. Philadelphia, PA: Mosby Elsevier; 2017.

[3] Dielubanza EJ, Schaeffer AJ. Urinary tract infections in women. *Med Clin N Am*. 2011;95:27–41.

[4] Lane DR, Takhar SS. Diagnosis and management of urinary tract infection and pyelonephritis. *Emerg Med Clin N Am*. 2011;29:539–552.

[5] Nicolle LE. Uncomplicated urinary tract infection in adults including uncomplicated pyelonephritis. *Urol Clin N Am*. 2008;35:1–12.

[6] Schrock JW, Reznikova S, Weller S. The effect of an observation unit on the rate of ED admission and discharge for pyelonephritis. *Am J Emerg Med*. 2010;26:682–688.

第9章　神经系统急症

Neurologic

病例25　精神状态改变

邓　颖　译　　李　燕　温　伟　校

患者，男性，76岁，因“精神状态改变（AMS）”由养老院转入急诊科。由于其意识模糊，无法提供关于病情的任何相关信息。通过紧急医疗服务系统了解到患者4周前发生胫骨骨折，随后一直住在养老院。既往高血压、糖尿病和慢性阻塞性肺疾病病史。生命体征：血压150/90mmHg，心率110次/分，呼吸20次/分，体温36.7℃，外周血氧饱和度92%（鼻导管吸氧4L/min）。体格检查：意识模糊，对语言刺激反应差，双侧瞳孔等大等圆，直径4mm，对光反射灵敏；全身皮肤黏膜干燥，弹性差；心动过速；双侧呼吸音对称、清晰；腹部柔软，无压痛；左下肢石膏固定，双侧脚趾毛细血管再充盈时间2s内，股动脉搏动正常。运动和感觉检查结果正常。床旁快速血糖6.94mmol/dL。实验室检查：白细胞计数12×10^9/L，血红蛋白100g/L，钠110mmol/L，钾4.1mmol/L，血尿素氮18.6mmol/L，肌酐88.4μmol/L，镁1.7mmol/L。尿液药物筛查结果为阿片类和苯二氮䓬类阳性，其余尿液指标均在正常范围内，无感染迹象。

➤该患者最可能的诊断是什么？

➤下一步如何诊治？

一、病例25的答案：精神状态改变

（一）病例总结：76岁男性

• 既往高血压、糖尿病和COPD病史。

• AMS体征。

• 左下肢胫骨骨折，因石膏固定导致活动受限。

• 心动过速和脱水。

• 实验室结果与显著的低钠血症和肾前性氮质血症一致。

1. 最可能的诊断　电解质紊乱（低钠血症）和氮质血症（肾前性）引起AMS。

2. 下一步治疗　生理盐水静脉输注补液，并考虑使用少量高渗盐水。

（二）病例分析

1. 目标

(1) 认识AMS患者临床表现的多样性，了解其诊断标准（EPA1，EPA2，EPA3，EPA7）。

(2) 描述AMS患者的适当检查和初始管理（EPA3，EPA4，EPA10）。

2. 思考　一名76岁男性患者，因AMS从养老院就诊于急诊科。考虑其病因，不能排除基础感染（如肺炎、脑膜炎和尿路感染）、电解质紊乱和代谢异常（如低血糖、高血糖、低钠血症和尿毒症）、内分泌异常（如甲状腺功能减退症和肾上腺危象）、颅内病变（如脑血管意外和硬膜下出血）、多种药物过量（如苯二氮䓬类、镇静药、阿片类和抗胆碱能药）、谵妄和缺氧等可能。AMS的其他常见病因，如中毒和戒断综合征等也不能忽视。一旦患者的ABC问题得到解决，则需立即测量指尖血糖，从而排除低血糖。该患者出现脱水症状，应立即检测电解质，并静脉补液进行液体复苏。在体格检查过程中，应留意皮肤是否存在感染性压疮。应去除患者的石膏，在石膏下和

背部检查皮肤，检查结果记录在图表中。一旦诊断为低钠血症，应根据急性程度（48h 内）、严重程度和症状进行综合治疗。快速纠正低钠血症可对神经系统造成破坏，引起渗透性脱髓鞘综合征。对于渗透性脱髓鞘综合征风险较低的患者，可给予补充适量的高渗盐水（如 3%NaCl）。

二、精神状态改变的诊治

（一）定义

1. 焦虑 过度不安。

2. 昏迷 意识严重改变，任何刺激都不能唤醒患者。

3. 谵妄 意识和认知的整体障碍，通常为一过性和可逆性，表现为波动的神经精神认知障碍。

4. 痴呆 判断、记忆、推理和理解等功能进行性和不可逆性下降。

5. 反应迟钝 通常由外部原因（如感染、中毒和代谢状态）引起的觉醒或意识水平降低。

6. 嗜睡 警觉性水平降低，需要轻微的刺激才能唤醒，醒后能回答简单的问题或做一些简单的活动，但反应迟钝。

（二）临床诊疗

1. 流行病学 精神状态改变患者约占所有急诊科患者的 2%、所有住院患者的 10%、老年住院患者的 50%。"精神状态改变"一词通常是指个体正常精神状态的改变，其反映了行为、言语、理解水平、判断、情绪或意识水平的变化。

2. 病理生理学 网状激活系统决定了机体的觉醒水平。网状激活系统的信号通过脑干中的脑桥到达丘脑，然后投射到双侧大脑半球。该通路的任何破坏都将导致觉醒水平下降；其损害通常分为三大类：器质性、功能性（或精神性）和混合性障碍。器质性原因具有病理学基础，主要是由于系统或代谢的改变；这其中包括中枢神经系统或血管系统的结构性病变。功能性或精神性疾病的生理基础尚不清楚。

3. 临床表现 AMS 患者的诊断具有挑战性，需结合完整的病史和体格检查（AMS 的部分原因列表见表 9–1）。

(1) 病史：由于患者通常不能提供可靠的病史，因此尽可能多的从与患者相关联的人员获得信息很重要（如家人、朋友、旁观者和养老院工作人员）。紧急医疗服务人员可以通过描述运送患者的场景（如现场的空药瓶）提供线索。家人可以描述患者最近的疾病、担忧和精神状态。药物是精神状态改变的另一个潜在原因，虽然患者可能不记得自己服用了哪种药物，但询问他们最近用药是否有任何变化是有帮助的。

(2) 格拉斯哥昏迷量表（Glasgow Coma Scale，GCS）：在保证 ABC 稳定的情况下，可以通过测定格拉斯哥昏迷量表评分对神经功能进行整体评估。该量表利用睁眼、运动功能和言语功能评估，快速评估意识改变，评分越高表示意识水平越高。GCS 评分≤8 的患者应考虑为重度颅脑损伤。

(3) 神经系统检查：检查患者精神状态的方法有多种，但可以从询问患者姓名、现在的地点和今天的日期等基本定向问题开始。应检查瞳孔的大小和反应性。应注意运动，尤其是癫痫样活动或身体一侧缺乏运动（提示脑卒中）或特定脊髓水平以下缺乏运动（提示脊髓损伤）。任何怀疑脊髓损伤的情况都需要放置颈托和脊柱制动。应给患者脱衣并转到一侧，以寻找任何创伤体征、药物贴片或感染源。应特别注意容易忽略的区域，如皮肤褶皱之间或绷带 / 敷料下。

4. 特殊人群 对儿童和老年患者应给予特殊重视，他们更可能有危及生命的病因存在。在儿科患者中，癫痫持续发作后状态、头部损伤和意外误服药物等是 AMS 的常见原因。在老年人群中，精神状态改变可能与现存痴呆同时存在，在意识模糊和健忘的老年患者中区分痴呆和谵妄之间的差异至关重要（表 9–2）。AMS 的共同原因包括电解质紊乱和脱水、低血糖、高血糖和甲状腺激素异常等。老年人由于增龄性大脑萎缩更易发生硬膜下血肿，也增加了桥接静脉撕裂的概率。多药治疗、治疗性用药过量、药物调整和药物间相互作用也常导致老年 AMS。

表 9-1　体格检查提示精神状态改变的潜在病因

血压	神经系统（运动 / 感觉）
• 严重高血压 – 高血压脑病，颅内压增高，甲状腺毒症，颅内出血，子痫，中毒（如拟交感神经药、5-羟色胺综合征） • 显著低血压 – 感染性休克，心源性休克，神经源性休克，药物反应，心肌梗死	• 局灶性运动或感觉缺陷 – 脑卒中，占位性病变，低血糖，Todd 瘫痪，Wernicke 脑病 • 扑翼样震颤 – 肝衰竭，尿毒症，其他代谢紊乱 • 强直 / 反射亢进 – 神经阻滞药恶性综合征，5-羟色胺综合征 • 新发瞳孔不对称或瞳孔固定 – 脑卒中，占位性病变 • 双侧针尖样瞳孔 – 中毒（如阿片类药物、可乐定、有机磷酸盐），脑桥卒中 • 双侧瞳孔散大 – 中毒（如拟交感神经药物、抗胆碱能药物、致幻剂）
脉搏	**眼底检查**
• 心动过缓 – 中毒（如 β 受体阻滞药、钙通道阻滞药、地高辛），颅内压升高，甲状腺功能减退症 • 心动过速 – 脓毒症，中毒（如三环抗抑郁药、拟交感神经药、抗胆碱能药、地高辛），甲状腺毒症，心输出量减少，戒断综合征，缺氧，低血糖	• 视盘水肿或视网膜出血 – 占位性病变，高血压脑病，蛛网膜下腔出血
呼吸	**颈部**
• 通气不足 – 中毒（如阿片类、巴比妥类），脑卒中，颅压升高，COPD，CO_2 潴留 • 过度通气 – 甲状腺毒症，水杨酸盐过量，酸中毒，脓毒症，HF，COPD • 呼吸气味 – 烂苹果味（酮症酸中毒、中毒摄入）；肝臭（肝性脑病）；酒臭（乙醇或其他挥发性物质中毒）	• 颈项强直或其他脑膜刺激征，伴或不伴发热 – 中枢神经系统感染，蛛网膜下腔出血
体温	**腹部**
• 发热 / 高热 – 脓毒症，感染（包括 CNS、泌尿道、皮肤、肺炎等），中毒（如抗胆碱能药、水杨酸盐、拟交感神经药、神经阻滞药恶性综合征、5-羟色胺综合征、戒断综合征），脑卒中，中暑，甲状腺毒症 • 体温过低 – 脓毒症，中毒（如酒精、巴比妥类），甲状腺功能减退症 / 黏液水肿昏迷，低血糖	• 腹水 / 肝大 – 肝性脑病，自发性细菌性腹膜炎，HIV，肝炎

（续表）

一般外观	皮肤
• 头部创伤或隐匿性血肿体征 – 颅内出血（考虑隐匿性体征，如鼓室积血、视网膜出血、CSF 鼻漏）	• 针头痕迹 – 胃肠外药物滥用，感染 • 瘀点 / 紫癜 – 颅内出血，落基山斑疹热，CNS 感染（脑膜炎奈瑟菌），脓毒症

CNS. 中枢神经系统；COPD. 慢性阻塞性肺疾病；CSF. 脑脊液；HF. 心力衰竭

引自 Karas S. Behavioral emergencies: differentiating medical from psychiatric disease. Emerg Med Pract. 2002;4(3):7–8.

表 9–2　谵妄和痴呆的特征

谵　妄	痴　呆
突然发作：数天至数周	逐渐发作：通常是进行性
早期定向障碍	晚期定向障碍
时刻变化	相对稳定
意识水平改变	意识水平通常正常
注意力持续时间短	晚期注意力持续时间受损

引自 Data from Smith J, Seirafi J. Delirium and dementia. In: Rosen P, Barkin R, eds. Emergency Medicine, Concepts and Clinical Practice. 7th ed. Philadelphia, PA: Mosby; 2009:1372.

5. 治疗　迅速评估疾病的严重程度，并迅速处理任何危及生命的状况（表 9–3 描述了一些危急情况）。一旦 ABC 问题得到解决和稳定，应该采用基于系统的方法，结合病史和体格检查来制订鉴别诊断和治疗计划。医生经常使用助记口诀来帮助记忆可能的病因和治疗方法。其中，AEIOU TIPS 是一个流行的助记口诀，用于记忆 AMS 的可治疗病因（表 9–4）。

(1) 感染：发热、近期感染史或查体中发现的任何感染迹象都需要立即处理。发热伴意识状态改变的患者不应遗漏脓毒症的诊断。任何疑似脑膜炎的患者在等待诊断结果时均应接受经验性类固醇、静脉注射头孢曲松和万古霉素治疗。如果病史和体格检查表明存在任何其他感染源（如压疮性溃疡、心内膜炎、肺炎或泌尿系统感染），应采集标本进行细菌培养，立即开始抗生素治疗，并将之前的留置管和导尿管撤除或更换。还应考虑发热的非感染原因（如中毒和内分泌系统疾病）。

表 9–3　引起意识障碍的危急和紧急情况

危急
• 缺氧 / 弥漫性脑缺血 – 呼吸衰竭，心力衰竭，心肌梗死 • 全身性疾病 – 低血糖 • 中枢神经系统感染 • 高血压脑病 • 颅内压升高
紧急
• 缺氧 / 弥漫性脑缺血 – 重度贫血 • 全身性疾病 – 电解质 / 液体平衡紊乱 – 内分泌疾病（甲状腺 / 肾上腺） – 肝衰竭 – 营养 /Wernicke 脑病 – 脓毒症 / 感染 • 中毒和戒断 – CNS 镇静药 – 乙醇 – 药物不良反应（如水杨酸盐、拟交感神经和抗胆碱能毒性；血清素综合征或神经阻滞药恶性综合征） • CNS 疾病 – 创伤 – 感染 – 脑卒中 – 蛛网膜下腔出血 – 癫痫 / 癫痫发作（发作后状态、非惊厥性癫痫持续状态、复杂部分性癫痫持续状态） • 肿瘤

CNS. 中枢神经系统

(2) 代谢和电解质紊乱：低血糖是 AMS 的常见代谢原因。如果无法快速测定指尖血糖，可根据经验给予 50% 葡萄糖一支（25g 葡萄糖）；也可考虑肌内注射胰高血糖素，作为反调节激素升高葡萄糖水平。同时，应对患者低血糖的原因进行评估和记录。AMS 的解决方案与低血糖的纠正与处置取决于低血糖的原因（例如，注射胰岛素后不进食，口服磺脲类药物过量或感染）。AMS 的其他代谢原因列于表 9-5。

表 9-4　AEIOUTIPS- 可治疗的 AMS 的原因

A	酒精（中毒 / 戒断）
E	癫痫，电解质，脑病（肝、高血压、Wernicke），内分泌疾病（甲状腺 / 肾上腺）
I	胰岛素（低血糖 / 高血糖），肠套叠
O	阿片类药物，氧气（缺氧）
U	尿素氮（代谢）
T	创伤，体温（低体温症、高热）
I	感染（全身性、CNS），摄入（药物 / 毒素）
P	精神病学，卟啉症
S	休克，蛛网膜下腔出血，脑卒中，癫痫发作，占位性病变，毒蛇咬伤

AMS. 精神状态改变；CNS. 中枢神经系统

(3) 甲状腺功能减退症：分为原发性（甲状腺功能障碍）和继发性（垂体 TSH 缺乏）两大类。甲状腺功能减退可引起谵妄，严重时可导致昏迷。甲状腺功能减退引起 AMS 时，需使用 T_3 或 T_4 静脉注射替代甲状腺素。一旦患者 AMS 消退，可继续口服左甲状腺素进行甲状腺激素替代治疗。

(4) 甲状腺功能亢进症：甲状腺功能亢进症可导致患者兴奋和焦虑。甲状腺毒症是甲状腺本身或异位组织分泌过量的甲状腺激素、过度给予外源性甲状腺激素导致循环甲状腺激素过多的状态。甲状腺毒症的症状包括意识模糊、精神错乱、昏迷、震颤、反射亢进和瘫痪。甲状腺危象是一种危及生命的甲状腺毒症，表现为发热、心动过速、肺水肿、嗜睡、呕吐、腹泻、腹痛和黄疸。需要通过特定顺序给予多种药物来治疗甲状腺危象，以避免病情恶化。治疗的第一步是非选择性 β 受体阻滞药（首选普萘洛尔）降低交感神经兴奋性。其次，应给予 PTU 或甲巯咪唑以阻断 T_4 的合成。第三，给予碘剂抑制储存的 T_4 释放。最后，糖皮质激素用于治疗任何潜在的自身免疫过程，如 Graves 病。

(5) 肾上腺危象：肾上腺危象是一种危及生命的肾上腺功能不全，并伴有神经病学表现，即意识模糊、定向障碍和嗜睡。治疗包括纠正基础疾病，氢化可的松替代，必要时静脉输液和升压药

表 9-5　代谢原因和电解质紊乱导致精神状态改变

疾　病	病　因	临床表现	治　疗
低血糖	感染或过量应用胰岛素或口服磺脲类药物	AMS，意识不清，癫痫发作，发作后状态延长	50% 葡萄糖静脉注射或口服；胰高血糖素肌内注射
低钠血症	脱水或容量超负荷	AMS，局灶性神经系统异常，癫痫发作	如果患者正在发作癫痫，静脉注射 3% 生理盐水
高钠血症	脱水或容量超负荷	AMS，无力，神经功能缺损	补液 逐渐降低血钠
低钙血症	代谢异常或副肿瘤综合征	躁动，肌肉抽搐，癫痫发作	静脉补充钙
高钙血症	代谢异常或副肿瘤综合征	昏睡，意识模糊	静脉补液
尿毒症	尿毒症性脑病	谵妄，扑翼样震颤，癫痫发作	通过静脉补液水化和血液透析纠正潜在的电解质紊乱

维持血压。

(6) 癫痫：癫痫是AMS的常见原因。首先应排除低血糖的可能。苯二氮草类药物是癫痫发作的一线治疗药物。如果患者正在使用抗惊厥药物，应检查血清药物水平。如果浓度较低，应加大抗惊厥药物的使用剂量。

(7) 颅内肿块：颅内肿块可引起AMS。既往癌症史、局灶性神经系统表现、头痛或视盘水肿提示应进行头部CT。如果有水肿或占位效应，考虑给予糖皮质激素减少血管源性水肿。静脉造影可以增强CT鉴别肿块的能力，特别是脑脓肿。如果发现脑脓肿，立即给予抗生素治疗。对于显著CT异常，应立即进行神经外科会诊。这些患者通常需要入住重症监护病房。

(8) 药物和酒精：临床体征和症状可提示摄入的药物类型(如镇静/催眠药物、拟交感神经药物、抗胆碱能药物、胆碱能药物或阿片类药物)。不是每种毒物都有特定解毒剂，但大多数中毒可通过支持性措施进行治疗。乙醇中毒是急诊常见的中毒类型。需要对这些患者进行全面评价，以排除AMS的其他原因，如脑卒中、低血糖、Wernicke脑病、颅内出血。一旦排除严重原因，患者通常需要支持性治疗，直至达到临床清醒并可以安全出院。

(9) 戒断：戒断状态也可能导致AMS。乙醇和苯二氮草类药物戒断的患者通常存在肾上腺素能亢进、兴奋和意识模糊。这些患者需要给予苯二氮草类药物、支持性治疗和住院监护。

(10) 创伤：对于有头部创伤的AMS患者，应立即进行头部CT，排除颅内损伤（如急性出血、颅骨骨折或任何其他颅内压升高的原因）。如有任何阳性发现，应联系创伤或神经外科会诊。

(11) 其他考虑因素：治疗取决于基础病因诊断。由于AMS可能会让家庭感到恐惧，因此在评估和管理过程中提供咨询和支持至关重要。最近，已证实使用物理约束对患者是有害的，因此建议应咨询精神科医生并使用化学而非物理约束。

关联病例

见病例4、病例26、病例28、病例30、病例39、病例51、病例54、病例56和病例57。

三、测试问题与解析

（一）问题

1. 患者女性，77岁，由女儿陪同就诊于急诊科。既往患者神志清醒，能够独立进行日常生活活动。过去1周内，食欲差、饮食少。昨天，尿失禁发作。今天早上，患者醒来后意识模糊，无法遵循指令，并且一直胡言乱语（询问她死去的丈夫在哪里）。入院查体：心率132次/分，体温39℃，脱水外观。患者精神状态改变的最可能原因是什么？

A. 阿尔茨海默病

B. 酒精中毒

C. 多药治疗

D. 尿路感染

2. 患者男性，45岁，因AMS就诊于急诊科。既往患者接受了3次右肩手术，术后因疼痛多次就医。患者经济状况一直不佳。入院前一名工友发现其躺在地上，手里拿着一瓶伏特加和一个空药瓶，随即拨打了120急救电话。以下哪一项是最适合的下一步？

A. 给予纳洛酮

B. 给予维生素 B_1

C. 获得快速指尖血糖

D. 评估患者的ABC

3. 患者女性，68岁，因AMS就诊于急诊科。在拜访朋友时，患者开始口齿不清，意识模糊，随后出现四肢抽搐，并且反应迟钝。急救人员到达时，患者有意识，但不能说话，不能遵循指令。测血压为160/90mmHg。她被立即送至急诊科。处理完ABC后，下一步该患者最合适的处理措施是什么？

A. 给予劳拉西泮

B. 检查快速指尖血糖

C. 进行头部 CT

D. 给予拉贝洛尔

（二）答案与解析

1. 选项 D，尿路感染是 AMS 的常见原因，尤其是老年人群。快速症状发作、尿失禁、发热和心动过速提示尿路感染伴发脱水为 AMS 的原因。阿尔茨海默病（选项 A）不会快速进展，而是随时间推移逐渐进展。病史和体格检查未提示酒精中毒（选项 B）或多种药物治疗（选项 C）。

2. 选项 D，评估患者的 ABC。AMS 患者的 ABC 评估始终优先。在进行诊断和治疗干预之前，应评估患者的 ABC，并解决相关的任何问题。患者有发生低血糖的风险，应在 ABC 处理后获得快速指尖血糖（选项 C）。如果检查与阿片类药物过量一致（如针尖样瞳孔、呼吸抑制和低血压），该患者可能需要纳洛酮（选项 A），但是首先评估 ABC。如果患者需要给予葡萄糖，也应考虑给予硫胺素（选项 B）。在葡萄糖前给予硫胺素治疗很重要，因为硫胺素缺乏患者输注葡萄糖可导致 Wernicke 脑病。

3. 选项 B，检查快速指尖血糖。低血糖可模拟脑卒中症状，并可导致癫痫发作。对于所有出现脑卒中或癫痫症状的患者，应快速测定指尖血糖。在这种情况下，从朋友处获得的病史对诊断很关键。她可能发生了癫痫发作，并可能处于癫痫发作后状态。然而，口齿不清和意识模糊的病史提示可能发生脑卒中。由于她不再表现出癫痫发作，无须劳拉西泮（选项 A）。一旦她的病情稳定，她应接受 CT（选项 C），但应在血糖检测后进行。她的血压不需要立即治疗，因此此时不需要拉贝洛尔（选项 D）。

临床精粹

- 利用所有可能的资源（如家人、旁观者、紧急医疗服务人员、养老院工作人员、医疗警报手环和既往病历），发现可能有助于确定 AMS 病因的重要线索。
- AMS 的鉴别诊断范围广，AEIOU TIPS 概述了 AMS 的常见可治疗病因。详细的病史和体格检查将有助于指导鉴别诊断。
- 对危重患者 ABC 的评估，应优先于详细病史和体格检查。
- 所有 AMS 患者均应检测快速指尖血糖。
- 不要将精神错乱的老年患者归为痴呆，首先要排除引起精神错乱的器质性原因。
- 儿科患者的 AMS 通常指向严重或危及生命的潜在病因。
- 在 AMS 原因不明的情况下，确保完全暴露患者的皮肤并记录皮肤检查结果。

参考文献

[1] Abraham G, Zun LS. Delirium and dementia. In: Walls R, Hockberger R Gausche-Hill M, eds. *Rosen's Emergency Medicine: Concepts and Clinical Practice*. 9th ed. New York, NY: Elsevier; 2017.

[2] Han J, Wilber S. Altered mental status in older patients in the emergency department. *Clin Geriatr Med*. 2013;29(1):101–136.

[3] Huff JS. Altered mental status and coma. In: Tintinalli JE, Stapczynski J, Ma OJ, et al, eds. *Emergency Medicine: A Comprehensive Study Guide*. 8th ed. New York, NY: McGraw-Hill; 2016.

[4] Huff JS. Confusion. In: Walls R, Hockberger R Gausche-Hill M. *Rosen's Emergency Medicine: Concepts and Clinical Practice*. 9th ed. New York, NY: Elsevier; 2017.

[5] Koita J, Riggio S, Jagoda A. The mental status examination in emergency practice. *Emerg Med Clin North Am*. 2010;28(3):439–451.

[6] Lei C, Smith C. Depressed consciousness and coma. In: Walls R, Hockberger R, Gausche-Hill M, eds. *Rosen's Emergency Medicine: Concepts and Clinical Practice*. 9th ed. New York, NY: Elsevier; 2017.

[7] Nassisi D, Okuda Y. ED management of delirium and agitation. *Emerg Med Prac*. 2007;9(1):1–20.

[8] Odiari E, Sekhon N, Han J, David E. Stabilizing and managing patients with altered mental status and delirium. *Emerg Med Clin North Am*. 2015;33(4):753–764.

[9] Young J, Rund D. Psychiatric considerations in patients with decreased levels of consciousness. *Emerg Med Clin North Am*. 2010;28(3):595–609.

病例26 晕厥

宋娟娟 译 李燕 温伟 校

患者男性，66岁，在家中厨房做早餐时出现晕厥，家人将其送至急诊科。晕厥发生前，面色苍白且湿冷，醒后立即恢复。患者能够回忆晕厥发生前后的情景，并主诉自己在跌倒前感觉头晕和心悸，但无头痛、胸痛、呼吸短促、恶心、复视或大小便失禁。既往史：2年前因急性心肌梗死行冠状动脉支架置入术，术后常规服用药物，包括阿司匹林、β受体阻滞药和降脂药，近期没有增加新的药物或改变服药剂量。急诊科就诊时，患者生命体征如下：血压143/93mmHg，心率65次/分，呼吸18次/分，体温37.1℃，外周血氧饱和度97%（未吸氧状态下）。体格检查发现有心脏奔马律，未观察到颈动脉杂音、神经系统异常、便血或直立性低血压。12导联心电图显示：正常窦性心律，75次/分，Ⅱ、Ⅲ和aVF导联Q波（与6个月前的心电图相比无显著变化），两次孤立的室性早搏。目前患者感觉良好，想返家。

➢该患者最可能的诊断是什么？

➢接下来最好的处理是什么？

一、病例26的答案：晕厥

（一）病例总结：66岁男性

- 晕厥发作。
- 跌倒前头晕目眩和心悸。
- 既往心肌梗死病史。
- 心电图显示下壁导联Q波和室性期前收缩，但就诊时无急性缺血性改变。

1. 最可能的诊断 晕厥，最可能是心律失常引起并且自行缓解。

2. 最佳的下一步处理 管理ABC，建立静脉通路，持续心电监测。

（二）病例分析

1. 目标

(1) 认识晕厥患者病史和体格检查中的高风险特征（EPA1，EPA2，EPA10）。

(2) 叙述如何评估晕厥患者和选择性诊断试验的作用（EPA2，EPA3，EPA4）。

(3) 了解如何正确地进行风险分层，识别哪些是需要住院或门诊随访的患者（EPA2，EPA7，EPA10）。

2. 思考 晕厥有许多病因，通常在急诊过程中很难确切地识别。急诊医生的主要任务是识别并治疗那些危及生命的原因。如果没有这些立即需要干预的情况，那么主要就是对患者进行风险分层，以评估不良结果的可能性。根据本例患者心肌梗死的病史和昏倒前出现的心悸，因心脏原因导致晕厥的风险很高。应立即对患者进行心电监护并开放静脉通路，如发现异常，应立即进行治疗。如果患者出现脱水，应给予静脉补液；如果存在心律失常（如室性心动过速），应立即进行电复律或电除颤。如果患者病情稳定，则应在心电监护的基础上继续进行检查。患者入院或出院取决于病史、体格检查和诊断性的辅助检查。如果怀疑晕厥是由心脏病因所致，患者应入住监护病房。

二、晕厥的诊治

（一）定义

1. 体位性低血压 体位改变，突然站立后，收缩压下降≥20mmHg或舒张压下降≥10mmHg。

2. 体位性心动过速 体位改变，突然站立后，心率每分钟增加≥30次。

3. 晕厥先兆 晕厥前的症状，包括头晕目眩和视力变化，伴有不同程度的意识改变，但未完全意识丧失。

4. 晕厥 一过性广泛性脑供血不足所致的短暂意识丧失状态，发作时患者因肌张力消失不能保持正常姿势而倒地。一般为突然发作，迅速恢复，很少有后遗症。

5. 血管迷走性晕厥　由于迷走神经反射，血管舒缩反应障碍引起的全身血压急剧下降，不能维持正常脑灌注压而突然出现短暂意识丧失。典型特征为出汗、胸前发热、恶心和面色苍白，并伴有血管扩张性低血压和（或）严重的心动过缓。

（二）临床诊疗

1. 流行病学　晕厥是急诊科常见的急症之一，占急诊科就诊患者的 1%～1.5%，占所有住院患者的 6%。晕厥的潜在病因广泛，包括以下情况。

- 心源性（结构性或致心律失常性心脏病）。
- 反射介导（如血管迷走性、情境性）。
- 体位性（如低血容量、脓毒症相关外周血管扩张或药物）。
- 精神疾病。
- 血管疾病。
- 神经源性。
- 特发性。

不必要或不适当的辅助检查可能增大患者的经济负担，并延长急诊滞留时间。临床医生通过仔细的病史采集和体格检查，可以更好地对患者进行风险分层，并确定哪些患者需要入院接受进一步评估或心脏监测，哪些患者可以安全出院接受门诊随访。

2. 心源性晕厥　心源性晕厥是指因心输出量突然急剧下降而继发的肌肉张力丧失。心律失常（如缓慢性心律失常、快速性心律失常、心脏传导阻滞）和扰乱血流流出或前负荷的结构性缺陷是导致血流量突然变化的原因。血流量的减少最终导致大脑灌注不足，引起晕厥。患有各种器质性心脏病（如主动脉瓣狭窄、肥厚性心肌病、致心律失常性右心室发育不良、冠心病、心力衰竭、心室肥厚和心肌炎）的患者风险最高。与劳累相关的晕厥也增加了对潜在心脏病因的怀疑。

(1) 心律失常：缓慢性心律失常的原因包括窦房结疾病、二度 / 三度房室传导阻滞和起搏器功能障碍。快速性心律失常包括室性心动过速（尖端扭转型室性心动过速）、心室颤动、起源于结内和心房的室上性心动过速，其中一些可能与预激综合征、Brugada 综合征或长 QT 间期综合征等疾病相关。当晕厥由快速性心律失常引起时，患者可能在晕厥发生前主诉心悸。

(2) 机械性病因：心源性晕厥的病因还应考虑机械性原因，如心脏压塞和主动脉夹层，这两种疾病都会导致功能性心输出量显著下降。还必须考虑大面积肺栓塞，因为它会引起右心室流出道梗阻，从而导致前负荷降低和晕厥。右心室劳损和扩张也可导致心律失常。就其严重性而言，机械性病因通常会立即危及生命。

3. 反射性晕厥　反射介导的晕厥包括血管迷走神经性晕厥和情境性晕厥。迷走反射的兴奋可以引起短暂性心动过缓和低血压，导致意识和运动张力的丧失。迷走神经性晕厥患者的前驱症状包括胸前发热、恶心、头晕和意识丧失之前的濒危感。情境性晕厥的触发因素包括咳嗽、排尿、排便、呕吐、Valsalva 动作和情绪反应（如恐惧、惊讶和厌恶）。突发性反射性晕厥的其他原因还包括颈动脉窦疾病或对颈部过度敏感的压力感受器的刺激（如衣领紧绷、刮胡子）。这些患者通常都会有与晕厥发作有关的特定动作（如将头向某个方向转动）。研究表明，反射性晕厥患者的心血管发病率或死亡率并没有增加。遗憾的是，在急诊科对这一类型的晕厥做出明确的诊断是有困难的，往往最后都是排除性诊断。

4. 体位性低血压

(1) 体位性低血压是晕厥的常见原因，其定义为直立时收缩压下降≥20mmHg，舒张压下降≥10mmHg，或者心率增加≥30 次 / 分。出汗、头晕和黑矇可能提示直立性晕厥，站立后这些症状的再现比血压的实际数值变化更有临床意义。70 岁以上无症状的患者中高达 40% 可能存在体位性低血压。体位性低血压与血容量不足、脓毒症相关的外周血管扩张、药物治疗和自主神经功能不稳定相关，而自主神经功能不稳定可在糖尿病、帕金森病、多发性硬化和其他神经肌肉疾病等多种慢性疾病中出现并不断进展。

(2) 低血容量：所有晕厥患者都需要考虑是否有突然失血导致的低血容量。任何年龄段的患者都有可能发生急性消化道出血，最初的出血可能是隐匿性的，因为出血积存于下消化道。老年患者可因腹主动脉瘤（abdominal aortic aneurysm，AAA）破裂或渗漏而大量失血，腹部或腰部疼痛是最常见症状，但晕厥也可能是腹主动脉瘤破裂的唯一主诉。育龄期女性正常宫内妊娠或异位妊娠破裂均可出现晕厥。前者可能是与妊娠相关的正常心血管变化引起体位性低血压所致，而后者则是危及生命的出血的唯一表现。

(3) 脓毒症：导致晕厥的低血压不一定与容量丢失有关。脓毒症患者，尤其是老年患者，晕厥可以为首发临床表现。这些患者的低血压是由于感染引起的炎症反应导致血管紧张度降低所致，实际上是血管内容量的相对不足。有高血压病史的脓毒症患者可能有看似“正常”的血压，但实际上和他们自己平时的血压相比已经处于低血压的状态了。

(4) 药物治疗 / 多重用药：对于老年人，药物治疗 / 多重用药是晕厥的另一个重要原因。降压药、抗抑郁药、抗心绞痛药、镇痛药、中枢神经抑制药、可延长 QT 间期的药物（如红霉素、克拉霉素、胺碘酮和氟哌啶醇）、胰岛素、口服降糖药和自行配药等均是常见的罪魁祸首。病史复杂的老年患者风险尤其大，应对所有晕厥的患者详细询问用药史。要密切关注最近对用药方案的补充或调整，包括非处方药或营养补充药。

5. 神经源性病因 神经源性晕厥很少见，除非将癫痫也纳入到晕厥的鉴别诊断。然而，癫痫发作和晕厥应该被区分开来，并被视为具有不同检查程序的独立诊断。癫痫发作通常可以通过目击者提供的类似癫痫发作的病史迅速识别，特别是既往有癫痫发作史。体格检查结果（如咬舌和大小便失禁）和观察到的发作后状态也会提示该病，发作后状态通常在数分钟至数小时内消退。

然而，两者的区别并不总是那么简单。短暂的脑干缺氧可能导致短暂的强直 – 阵挛活动伴意识丧失；这些发作表现为癫痫样发作。然而，与癫痫发作后状态相比，由脑干短暂缺氧导致的发作后精神错乱或嗜睡的持续时间是短暂的。突然出现剧烈头痛伴有意识丧失提示蛛网膜下腔出血（subarachnoid hemorrhage，SAH），也是需要与晕厥鉴别。晕厥的其他神经系统原因还包括偏头痛、锁骨下窃血综合征、椎基底动脉短暂性脑缺血发作或脑卒中。

6. 精神疾病 有时患有精神疾病的患者会主诉突然失去意识。这些患者的病史可能包括多次先前的类似发作。通常，这些事件造成的身体伤害很小，并且没有与心源性晕厥相关的体征或症状；一个重要的线索是患者会回忆晕厥发作期间的事件和症状。焦虑（无论是否伴有过度换气）、转换障碍、躯体化、惊恐发作和屏气发作都是可能导致晕厥的精神疾病表现。然而，晕厥的精神和情感病因被认为是一种排除性诊断。只有在适当的实验室或辅助检查排除了较严重的病因后，才应考虑这一诊断。值得注意的是，许多最常用的抗精神病药物会导致 QT 间期延长，这可能导致室性心律失常。

7. 临床表现与诊断

(1) 诊断的挑战：让患者和医务人员都非常沮丧的是，因晕厥到急诊科就诊的患者中，约有一半的晕厥发作的病因未被诊断。更不幸的是，这部分患者是一个混杂的群体，其中估计有 45%～80% 的患者可能患有心脏病。尽管根据病史血管迷走神经性晕厥和情境性晕厥可以被高度怀疑，但血管迷走神经性晕厥的真正确诊还需要额外的检查，而这在急诊科是无法提供的。

虽然血管迷走性 / 情境性晕厥确实在老年患者中发生，但除非病史完全具有指向性（如明显的前驱期、见血即晕厥、咳嗽后晕倒），并且没有任何身体或诊断检查结果引起人们对更严重病因的担忧，否则在急诊科中不能轻易做出这种诊断。相反，年轻、健康的患者，如果有非劳累性血管迷走性晕厥病史，则不用再做过多诊断性检查。

在评估晕厥的所有诊断工具中，唯一的 A 级指南由美国急诊医师学会（American College of Emergency Physicians，ACEP）制订，该指南要求进行详细的病史采集、全面的体格检查和心电图检查，以识别心力衰竭患者（识别不良结局风险较高的患者）。仅从病史和体格检查收集的信息就能确定 45% 的晕厥患者潜在的病因。

(2) 病史和体格检查：初步评估的目的有两方面：①查明患者到底发生了什么；②确保晕厥事件没有造成伤害。需逐步捋清晕厥发生的过程，包括从旁观者或家庭成员那里获得详细的描述。阐明前驱症状、癫痫样活动、发作后状态和其他相关不适（如头痛、胸痛、呼吸短促、胃肠道出血）非常重要。

值得注意的是，晕厥先兆（如头晕、眩晕）和晕厥已被证明在未来发生不良临床事件的风险几乎是相同的，因此应被视为同样危险的诊断。换句话说，如果有心脏危险因素的患者因晕厥先兆到急诊科就诊，应进行与晕厥相同的检查。年轻患者应询问其是否有早期心脏病或猝死家族史。Brugada 综合征、肥厚型心肌病和长 QT 间期综合征等罕见遗传病可出现晕厥。进行彻底的体格检查以寻找创伤迹象、测量直立位生命体征也都是必要的。

(3) 实验室检查：尽管通过实验室检查很少能阐明晕厥的病因，但在某些情况下也可以有所帮助，当然前提还是要以病史和体格检查为指导。简单低价格的实验室检查包括检测贫血的全血细胞计数，检测低血糖的床旁快速血糖，以及检测电解质紊乱和脱水、肾脏疾病或消化道出血证据的生化代谢指标。毒物筛查对于药物相关性晕厥的即时评估和病情稳定很少有帮助。

此外，对于中毒的怀疑不应阻止临床医生进行完整的评估。尿液分析是一种简单而有用的筛查测试，可以提供有关葡萄糖、感染、患者的水化状态、酮体存在与否等信息。育龄女性应进行尿妊娠试验，因为未知的妊娠和异位妊娠可出现晕厥。如果怀疑急性冠脉综合征，应检测肌钙蛋白，如果怀疑肺栓塞或夹层，应检测 D– 二聚体。

(4) 影像学检查：只有那些病史或检查结果提示特定疾病的患者才应该进行进一步的检测。这可能包括连续心脏监护、超声心动图、多普勒超声血管检查或 CT（头部、胸部、腹部）。急诊床旁超声目前对于初始评估心脏压塞、急性心脏瓣膜病变、主动脉瘤 / 夹层和右心负荷增加（提示肺栓塞）等方面越来越有帮助。

8. 治疗　晕厥评估的最终目标是诊断和治疗，急诊科医生的决策流程比专科医生或门诊医生的决策流程更有针对性（图 9–1）。晕厥发作后出现病情不稳定的患者必须进行紧急处理，包括持续性低血压、危及生命的心律失常、活动性失血、急性冠脉综合征、血流动力学显著恶化的肺栓塞和心脏压塞患者。与往常一样，对于病情不稳定的患者要优先处理 ABC 的问题。在晕厥的背景下，病史和体格检查应该用来指导诊断思维，但不应影响急诊救治。

(1) 入院标准：不明原因晕厥和高危临床特征（如高龄、心电图异常、既往心脏病史和劳力性晕厥）的患者需要入院进一步检查，如心脏负荷试验、倾斜试验、心肌标志物、心导管检查、心脏电生理检查和连续心脏监测。

(2) 不良预后的风险识别：2017 年 ACEP 与美国心脏协会 / 美国心脏病学会 / 心律学会合作共同发布指南，强调了与胸痛患者相似的晕厥患者的风险分层。高龄、心力衰竭、结构性心脏病或冠心病、异常心电图与晕厥不良结局相关。高危患者的晕厥前事件应作为晕厥进行评估和治疗，因为两者的病因相同，只是由于大脑灌注不足的程度不同而有所区分。血流动力学稳定的晕厥患者可以根据他们短期不良结果的风险决定住院或出院并进行门诊随访。已经制订了几种临床决策规则来帮助确定哪些患者可以安全的出院回家：SFSR 标准，OESIL 标准，ROSE 标准，CSRS 标准和 FAINT 标准（F= 心力衰竭，A= 心律失常，I= 初始心电图异常，N=NT-proBNP，T= 高敏肌钙蛋白）（表 9–6）。

心电图异常是所有 5 个评分标准中唯一的共同特征，尽管“异常”可以用多种方式来定义。

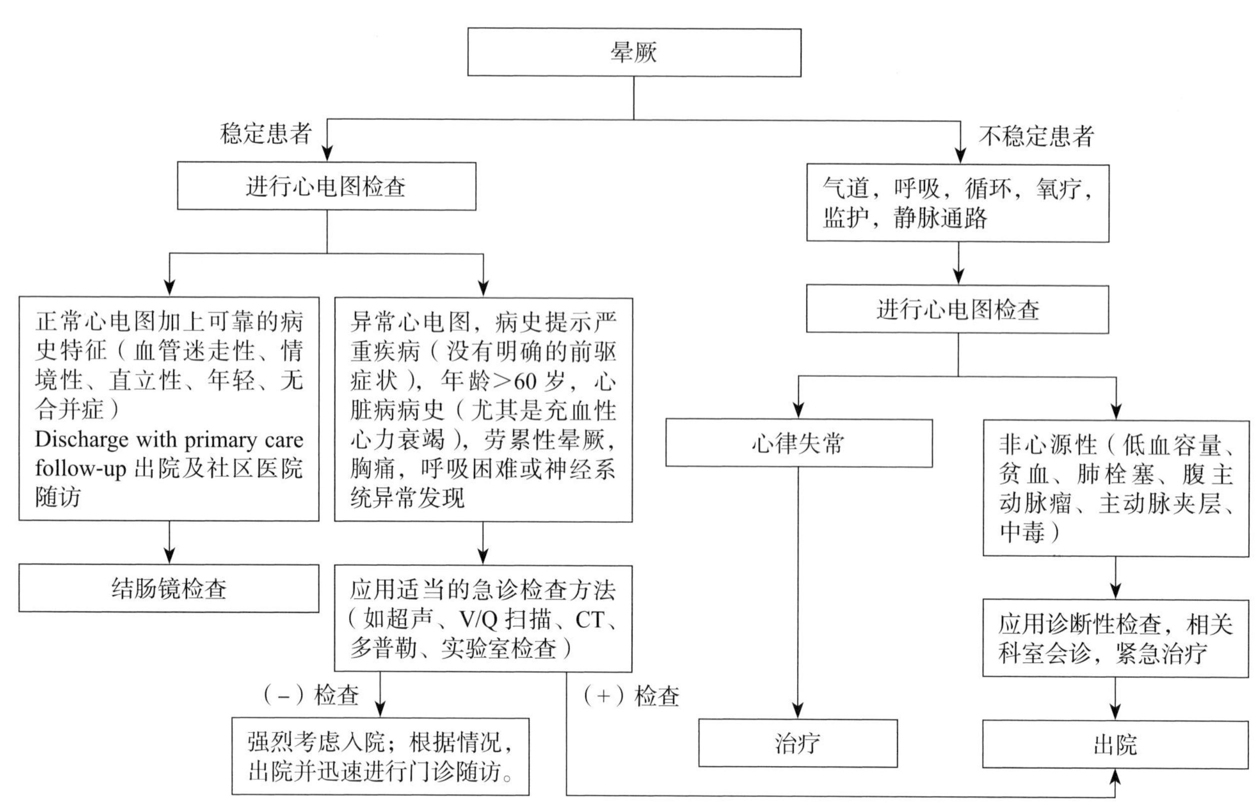

▲ **图 9–1　晕厥评估流程图**

V/Q. 通气 – 灌注

如果 ROSE 或 FAINT 标准中的心脏标志物 BNP 被认为是心力衰竭病史的替代指标，那么这就进一步强调了已知的心脏病史是晕厥不良预后的高危因素。最近的一项 Meta 分析显示，CSRS 是最佳预测工具，在高危患者中不良结局的似然比最高，在低危患者中不良结局的似然比最低。无论考虑哪种规则标准，全面评估患者临床表现和个性化临床判断仍是不可替代的。这些决策标准许多仍在等待外部验证，并且具有不同的灵敏度和特异度。事实上，还有一项 Meta 分析表明，在预测晕厥患者严重不良后果的风险时，临床判断与几种评分规则的结果一样好。

(3) 出院考虑：年轻患者如果是非劳累性晕厥、无合并症或心脏病史、无心源性猝死家族史、首次出现晕厥且心电图正常，通常可以从急诊直接出院。如果晕厥再发，应将患者转给社区医生，以便协调可能需要的任何门诊检查。晕厥患者如果从事特殊职业，如重型机械操作员、飞行员或医疗工作者，可能需要更快地被转诊和通知相应的行政主管机构。即使晕厥的病因是良性的，如血管迷走性晕厥，在患者驾驶时发病也可能是致命的。记住要考虑到晕厥的其他可能危及生命的非心脏原因，如血管事件（蛛网膜下腔出血、主动脉夹层、腹主动脉破裂、胃肠道出血）、肺栓塞和异位妊娠。对于那些晕厥原因不明确的患者，在决定如何处理时，将临床判断与使用各种晕厥风险分层标准相结合是比较合理的。

关联病例

见病例 2、病例 6、病例 9、病例 10、病例 28、病例 30、病例 36 和病例 51。

三、测试问题与解析

（一）问题

1. 患者男性，34 岁，在工作时晕倒被送入急诊科。患者否认任何前驱症状。无心脏性猝死家族史。到达急诊科时，卧位血压 119/77mmHg，心率

表 9-6 各种晕厥标准的比较

类 型	症 状	心电图	实验室监测	PMH	生命体征	年龄	结 局
SFSR	气促	ECG 异常	Hct＜30%	HF	SBP＜90mmHg		30 天不良结局
OESIL	无前驱症状	ECG 异常		心脏疾病		＞65 岁	12 个月全因死亡率
ROSE	胸痛伴晕厥	ECG 异常	Hgb＜9g/dl 粪便潜血（+） BNP≥300pg/ml		氧饱和度≤94% HR≤50 次 / 分		30 天不良结局
CSRS	没有血管迷走性晕厥的倾向	ECG 异常	肌钙蛋白升高	心脏疾病	SBP＜90 或＞180mmHg		30 天不良结局
FAINT		ECG 异常 心律失常	高敏肌钙蛋白升高 BNP 升高	HF			30 天不良结局

每种晕厥风险规则都旨在识别那些有猝死风险的患者。每种规则都略有不同。优秀的临床医生应该了解其基本原理、效用和局限性

BNP. 脑利尿钠肽；CSRS. 加拿大晕厥风险评分；ECG. 心电图；FAINT.F= 心力衰竭，A= 心律失常，I= 初始心电图异常，N=NT- 脑利尿钠肽前体，T= 高敏肌钙蛋白；Hct. 红细胞压积；HF. 心力衰竭；Hgb. 血红蛋白；HR. 心率；PMH. 既往史；ROSE. 急诊晕厥风险分层；SBP. 收缩压；SFSR. 旧金山晕厥规则

引自 SFSR：San Francisco Syncope Rules.

72 次 / 分，呼吸 16 次 / 分。坐位血压 114/70mmHg，心率 76 次 / 分。心电图显示窦性心律，心率 72 次 / 分。体格检查未发现任何异常结果。目前，患者神志清楚，无不适主诉。对该患者进行全面评价后，考虑以下哪一项是晕厥最可能的病因？

A. 心律失常

B. 体位性低血压

C. 特发性晕厥

D. 情境性晕厥

2. 患者男性，22 岁，在踢足球时摔倒在地，被送往急诊室。患者意识清楚，否认胸痛、呼吸困难或任何其他身体不适主诉。无外伤。否认既往疾病史。体格检查无明显异常。他的心电图中以下哪一项与危及生命的晕厥原因有关？

A. 心率 55 次 / 分

B. $V_{5\sim6}$ 深而窄的 Q 波

C. 窦性心律不齐

D. QTc 为 415ms

3. 患者男性，46 岁，早晨在家中发生晕厥后被其妻子送到急诊科。患者职业为司机，否认既往疾病病史。目前主诉轻度胸痛和呼吸短促，单侧小腿肿胀。血压 110/53mmHg，心率 118 次 / 分，呼吸为 21 次 / 分，血氧饱和度为 96%（未吸氧状态）。以下哪一项实验室检查最有助于确定该患者晕厥的原因？

A. 全血细胞计数

B. 肌钙蛋白

C. pro-BNP

D. D- 二聚体

4. 患者男性，82 岁，在超市晕厥后被 120 医护人员送到急诊科。目击者声称患者突然晕倒并头部撞击到地面。目前意识清楚，无任何不适主诉。既往病史包括颈动脉狭窄，服用阿司匹林和氯吡格雷，植入起搏器 / 除颤器（原因不明）。在管理该患者时，下一步最合适的是什么？

A. 头部 CT

B. 颈动脉多普勒超声

C. 创伤超声评估

D. 心脏监测和开放静脉通路

（二）答案与解析

1. 选项 C，特发性晕厥。所有晕厥的患者中

约 50% 无明确病因。晕厥的心源性病因（如心律失常，选项 A）最令人担忧，因为这会导致发生心脏性猝死的风险增加。该患者无任何心脏疾病的症状、家族史，并且实验室检查和 ECG 无异常；因此，心脏疾病可能性不大。患者的生命体征未提示体位性低血压（选项 B）。此外，情境性晕厥（选项 D）是晕厥的常见原因，但该患者的病史与咳嗽、排尿、排便、呕吐、Valsalva 动作或情绪反应不相关。情境性晕厥是身体对触发因素（如咳嗽、吞咽、排便和排尿）的异常自主反射所致。

2. 选项 B，$V_{5\sim6}$ 深而窄的 Q 波。该心电图发现提示不对称性的室间隔肥厚，与肥厚型心肌病心电图表现相一致。肥厚型心肌病是常见的心脏遗传性疾病之一，由于心脏在用力收缩时动态阻塞左心室流出道，导致心输出量减少，故病情凶险。晕厥发作后完全恢复的年轻健康患者仅有轻度心动过缓（选项 A）并不是什么问题。窦性心律失常（选项 C）是 RR 间期随呼吸的正常变化。男性的 QT 间期延长是>440ms，女性>460ms（选项 D）。QT 间期延长综合征与猝死相关，尤其是年轻运动员。发现 QT 间期延长应提示对该患者用药情况、家族史和潜在的电解质失衡进行更全面的研究。

3. 选项 D，D- 二聚体。该患者最有可能的诊断是肺栓塞。具有低危 Wells 评分的患者，如果 D- 二聚体阳性，应该立即行胸部 CTA 来明确是否诊断肺栓塞。该患者长时间的开车使其具有深静脉血栓形成和随后肺栓塞的风险。肺栓塞和许多其他结构性心脏病一样，可阻塞心脏流出道，从而引起晕厥。全血细胞计数（选项 A）将帮助诊断晕厥患者是否有贫血。肌钙蛋白（选项 B）用于诊断急性冠脉综合征，pro-BNP（选项 C）是诊断心力衰竭的标志物。值得注意的是，该患者存在单侧小腿肿胀，而心力衰竭患者通常存在双侧凹陷性下肢水肿。

4. 选项 D，心脏监测和开放静脉通路。该患者晕厥后面临的危急问题有可能不仅是颅内出血，还有心律失常。在对患者进行心脏监护并建立静脉通道后，应进行头部 CT（选项 A）。颈动脉多普勒超声（选项 B）和胸部 X 线片可能有助于晕厥的诊断，但最重要的是首先排除危及生命的心律失常。该患者曾发生跌倒并使用抗血小板药物，创伤超声评估（选项 C）适用于排除该患者的创伤性损伤；然而，对该患者的初始管理应着重于监测心脏并开放静脉通路。

临床精粹

- 晕厥患者评估的主要目标是识别复发和死亡风险较高的患者。
- 晕厥的病因多种多样，成功的诊断取决于全面的病史采集和正确使用诊断方法。
- 当晕厥与劳累相关时，应重点考虑心源性病因。
- 在晕厥之前出现心悸的患者通常有快速性心律失常。
- 情境触发因素包括咳嗽、排尿、排便、呕吐、Valsalva 动作和情绪反应。
- 当晕厥与剃须或过紧的衣领有关时，应考虑颈动脉窦过敏。
- 当患者能够回忆晕厥过程中的症状或事件时，病因应考虑精神疾病。
- 即使是最有经验的临床医生也无法明确高达 50% 患者的晕厥原因。
- 年轻、正常心电图、无合并症和既往无疾病史的晕厥多为良性晕厥。
- 不稳定的晕厥患者应该立即进行紧急治疗以稳定病情，首先解决 ABC 问题。

参考文献

[1] Bastani A, et al. Comparison of 30-day serious adverse clinical events for elderly patients presenting to the emergency department with near-syncope versus syncope. *Ann Emerg Med.* 2019;73:274–280.

[2] Carlson MD. Syncope. In: *Harrison's Principles of Internal Medicine*. 19th ed. New York, NY: McGraw-Hill; 2015.

[3] Constantino G, Casazza G, Reed M, et al. Syncope risk stratification tools vs clinical judgement: an individual patient data meta-analysis. *Am J Med.* 2014;127:1126 e13–25.

[4] De Lorenzo RA. Syncope. In: *Rosen's Emergency Medicine: Concepts and Clinical Practice*. 6th ed. St Louis, MO: Mosby; 2005.
[5] Dipaola FCG, Perego F, Borella M, et al. San Francisco Syncope Rule, Osservatorio Epidemiologico sulla Sincope nel Lazio risk score, and clinical judgment in the assessment of short-term outcome of syncope. *Am J Emerg Med*. 2010;28:432–439.
[6] Dovgalyuk J, Holstege C, Mattu A, Brady WJ. The electrocardiogram in the patient with syncope. *Am J Emerg Med*. 2007;25(6):688–701.
[7] Huff JS, Decker WW, Quinn JV, et al; American College of Emergency Physicians. Clinical policy: critical issues in the evaluation and management of adult patients presenting to the ED with syncope. *Ann Emerg Med*. 2007;49:431–434.
[8] Kessler C, Tristano JM, DeLorenzo R. The emergency department approach to syncope: evidencebased guidelines and prediction rules. *Emerg Med Clin N Am*. 2010;28:487–500.
[9] Probst MA, Gibson T, Weiss RE, et al. Risk stratification of older adults who present to the emergency department with syncope: the FAINT score. *Ann Emerg Med*. 2020;75(2):147–158.
[10] Quinn J. Syncope. In: *Tintinalli's Emergency Medicine: A Comprehensive Study Guide*. 8th ed. New York, NY: McGraw-Hill; 2015.
[11] Quinn JV, Stiell IG, McDermott DA, et al. Derivation of the San Francisco syncope rule to predict patients with short-term serious outcomes. *Ann Emerg Med*. 2004;43:224–232.
[12] Reed MJ, Newby DE, Coull AJ, et al. The ROSE (Risk Stratification of Syncope in the Emergency Department) study. *J Am Coll Cardiol*. 2010;55(8):713–721.
[13] Schipper JL, Kapoor WN. Cardiac arrhythmias: diagnostic evaluation and management of patients with syncope. *Med Clin North Am*. 2001;85(2):423–456.
[14] Serrano LA, Hess EP, Bellolio MF, et al. Accuracy and quality of clinical decision rules for syncope in the emergency department: a systematic review and meta-analysis. *Ann Emerg Med*. 2010;56(4):362–373.
[15] Shen WK, Sheldon RS, Benditt DG, al. 2017 ACC/AHA/HRS guidelines for the evaluation and management of patients with syncope. *Circulation*. 2017;136(5):e60–e122.
[16] Soteriades ES, Evans JC, Larson MG, et al. Incidence and prognosis of syncope. *N Engl J Med*. 2002;347:878–885.
[17] Sun BC, Emond JA, Camargo CA Jr. Direct medical costs of syncope-related hospitalizations in the United States. *Am J Cardiol*. 2005;95(5):668–671.
[18] Sweanor RAL, Redelmeier RJ, Simel DL, et al. Multivariable risk scores for predicting short-term outcomes for emergency department patients with unexplained syncope: a systematic review. *Acad Emerg Med*. 2021;28(5):502–510.
[19] Thiruganasambandamoorthy V, Kwong K, Wells GA, et al. Development of the Canadian Syncope Risk Score to predict serious adverse events after emergency department assessment of syncope. *CMAJ*. 2016;188(12):E289–E298.

病例 27　头晕 / 眩晕

宋娟娟　译　　李　燕　温　伟　校

患者女性，52 岁，无既往病史。2h 前出现头晕、恶心伴呕吐，就诊于急诊。患者早上醒来时身体状况正常。在倾身关掉闹钟后仰卧躺下时感到视物旋转，恶心和干呕。上述症状持续约 2min 自行消退。随后，当她翻身下床时症状再次出现。无任何视力变化、吞咽或说话困难、麻木、虚弱和头痛。患者既往无上述症状发作史。检查时患者在担架上坐直不敢活动并不停呕吐，医生检查时患者转头又诱发视物旋转。查体：体温 36.7℃，血压 136/86mmHg，心率 92 次 / 分，呼吸 18 次 / 分，无局灶性运动或感觉缺陷。

➢ 该患者最可能的诊断是什么？
➢ 最恰当的下一步处理是什么？
➢ 最佳的治疗方法是什么？

一、病例 27 的答案：头晕 / 眩晕

（一）病例总结：52 岁女性

- 短暂、反复发作的眩晕。
- 伴恶心和呕吐。
- 头部运动似乎会引发这些发作。

1. 最可能的诊断　良性阵发性位置性眩晕（benign paroxysmal positional vertigo，BPPV）。

2. 最恰当的下一步处理　详细的神经系统检查，包括脑神经、眼球震颤、小脑功能和步行试验。进行 Dix-Hallpike 试验。

3. 最佳的治疗方法　Epley 法和使用镇吐药。

（二）病例分析

1. 目标

(1) 描述头晕的鉴别诊断（EPA2）。

(2) 描述有助于缩小鉴别诊断范围的头晕特征（包括发生时间、触发因素和持续时间）（EPA1，EPA2）。

(3) 回顾查体内容有助于区分周围性和中枢性头晕的病因（EPA1，EPA2）。

(4) 描述头晕的治疗和管理（EPA4）。

2. 思考 头晕包括多种感受（如头昏 / 接近晕厥、眩晕、身体失衡），当患者使用“头晕”一词时，要他们准确地描述其意含可能是一项挑战。此外，头晕可由一系列非前庭、全身性、外周前庭和中枢神经系统疾病引起。因此，对于临床医生而言，将少数有着潜在危及生命病因的患者和大多数由良性病因造成头晕的患者区分开来是具有挑战性的。病史和体格检查对于诊断过程至关重要，在急诊科是否进行进一步检查取决于之前收集的病史和体格检查结果。治疗的目标除了缓解症状外，还包括要解决已经确定的病因。该患者的眩晕特点为间歇性、快速发作、头部运动可触发、可自行缓解（尽管重复出现）。这些特征提示 BPPV 的诊断，该病不需要任何血液检查或神经影像学检查。该患者的主要治疗是使用镇吐药和使用 Epley 手法缓解症状。

二、头晕 / 眩晕的诊治

（一）定义

1. 良性阵发性位置性眩晕 外周性眩晕的最常见原因，由内耳充满液体的半规管中耳石移位引起。

2. 头晕 感觉到失衡、头晕目眩或周围旋转感。头晕是一个不精确的术语，临床医生应尽量更准确地描述这些症状。

3. 眩晕 当患者不动时，出现周围环境旋转或摆动的运动感觉。

（二）临床诊疗

1. 病因 头晕在急诊科十分常见，几乎在急诊每一个班次都能遇到（有时候一班多次）。头晕患者评估的关键是鉴别非前庭性、外周前庭性和中枢神经系统的病因（表 9-7 和表 9-8）。非前庭性病因包括体位性低血压、低血容量、低血糖、心律失常、心肌缺血、肺栓塞、贫血、电解质紊乱、一氧化碳中毒、感染 / 脓毒症和血管迷走神经性发作。外周前庭性病因包括良性阵发性位置性眩晕、前庭神经炎、迷路炎和梅尼埃病；中枢神经系统病因包括短暂性脑缺血发作（transient ischemic attack，TIA）、脑卒中和小脑出血。

2. 前庭综合征的分类 传统的教学强调让患者分辨“头晕”一词含义的重要性（如头昏、旋转感、不平衡）。然而，患者往往难以选择一个可靠的术语来描述他们的症状。此外，一个特定的描述（如头昏与眩晕）不能可靠地与一系列确定的鉴别诊断相关联。一种新的方法是利用时间、触发因素和症状持续时间将头晕分为急性前庭综合征（acute vestibular syndrome，AVS）、自发性阵发性前庭综合征（spontaneous episodic vestibular syndrome，sEVS）或触发性发作性前庭综合征（triggered episodic vestibular syndrome，tEVS）。

- 如果患者主诉突然发作且症状持续数小时至数周，应怀疑急性前庭综合征。
- sEVS 表现为反复、自发发作（没有触发），持续数秒至数天（通常为数分钟至数小时）；相关症状有助于鉴别诊断。
- tEVS 持续数秒到数分钟，由头部或身体的运动引起。Dix-Hallpike 法有助于鉴别 BPPV 和中枢性病因导致的 tEVS。

因为无论基础病因是什么，运动都会加重眩晕，所以在进行这种分类时，必须注意对诱发 / 触发眩晕的因素和加重眩晕的因素进行区分。

3. 临床表现

(1) 病史：全身性疾病引起的眩晕往往伴随胸痛、呼吸困难、心悸、感染症状等，中枢性疾病引起的眩晕往往伴随头痛、局灶性麻木或无力、复视、构音障碍、吞咽困难、行走困难等症状。心血管疾病的危险因素（如糖尿病、高血压、高脂血症、吸烟）、既往脑卒中病史会增加 TIA 或脑卒中的风险。

(2) 体格检查：体格检查首先应关注识别任何危及生命的紧急情况（即评估 ABC）并寻找导致头晕的全身性疾病（例如，感染 / 脓毒症引起的发热或体温过低，低血容量或其他类型休克，贫血引起的皮肤黏膜苍白）。完整的神经系统检查也是至关重要的，因为在识别急性脑卒中患者时，通常比神经影像学更敏感。临床医生应该努力寻找任何脑神经异常、局灶性无力、感觉缺陷和小脑

表 9–7　中枢性与外周性眩晕的特征比较

类　别	外周性眩晕	中枢性眩晕
持续时间	急性发作，间歇性反复发作（数分钟、数小时）	逐渐出现，症状持续
相关的耳鸣、听力丧失	经常出现	通常不存在
其他神经功能缺陷（脑神经麻痹、构音障碍、肢体无力）	不存在	经常出现

表 9–8　急性前庭综合征、自发性阵发性前庭综合征和触发性发作性前庭综合征的比较

急性前庭综合征（AVS） 突然发作，症状持续数小时至数周，神经系统检查包括 HINTS Plus 检查法，用于区分前庭神经炎和脑卒中		
病　因	**要　点**	**症状 / 体征**
前庭神经炎	常见原因；前庭神经缺陷（常为病毒性或炎性）；自限性（几天到几周）	症状持续数小时至数天；见表 9–9 中预期的 HINTS Plus 检查结果
迷路炎	不常见的原因；中耳炎并发症	伴有耳痛、耳鸣、听力丧失；其他类似前庭神经炎的表现；见表 9–9 中预期的 HINTS Plus 检查结果
脑卒中	约 25%AVS 患者病因；有脑水肿和脑积水的风险	通常存在其他神经系统体征 / 症状；见表 9–9 中预期的 HINTS Plus 检查结果
小脑出血	有脑积水和脑疝的风险	可能伴有头痛和（或）精神状态改变
AVS 的其他较少见原因：多发性硬化症、硫胺素缺乏		
自发性阵发性前庭综合征（sEVS）		
病　因	**要　点**	**症状 / 体征**
前庭性偏头痛	sEVS 最常见的良性病因；无永久性后遗症；治疗方法类似偏头痛	有偏头痛病史，反复发作的头晕，持续数分钟到几天；先兆症状（+/–）、畏光、畏声、头痛
梅尼埃病	由于耳蜗和迷路的内淋巴增加所致；需转诊到 ENT	反复发作的眩晕持续数分钟至数小时；伴有耳胀，听力下降，耳鸣
后循环短暂性脑缺血发作	48h 内有脑卒中风险	通常伴有其他神经系统体征 / 症状
如果伴有突然发作、剧烈头痛和（或）颈部疼痛，应考虑椎动脉剥离为 sEVS 的原因		
触发性发作性前庭综合征（tEVS）		
病　因	**要　点**	**症状 / 体征**
良性阵发性位置性眩晕	眩晕最常见的原因；由于耳石从耳室移位到半规管；在女性中更常见；发病高峰年龄 50—60 岁；治疗：复位手法［如 Epley（最常用），Gufoni，深悬头位法］	由头部运动触发且持续时间<2min 的发作；两次发作之间无眩晕（尽管可能持续恶心）；无自发性或凝视诱发的眼震；Dix-Hallpike 试验可诱发垂直向上和旋转眼球震颤
tEVS 的其他原因包括直立性低血压（可能是偶然出现的，而不是 tEVS 的病因）、颅后窝肿瘤和脱髓鞘疾病。如果出现复视、头痛、脑神经异常或小脑检查结果异常、BPPV 的不典型眼球震颤或对手法复位效果不佳，要考虑为中枢性病因		

BPPV. 良性阵发性位置性眩晕；ENT. 耳、鼻、喉；HINTS Plus. 头脉冲 – 眼震 – 垂直眼偏斜检查

功能障碍的证据。任何新出现的在没有帮助的情况下不能坐着或行走也要考虑颅内疾病。如果患者在检查时有症状，HINTS Plus 检查有助于区分中枢性和外周性病因。

• 头脉冲：患者看着检查者的鼻子，头部迅速旋转。
  - 外周性：眼球迅速回到中线位置。
  - 中枢性：没有迅速回到中线位置。
• 眼球震颤：患者跟随检查者的手指，眼球向不同方向移动。
  - 外周性：单向水平眼震。
  - 中枢性：双向水平、垂直、扭转眼震。
• 偏斜试验：患者遮盖一只眼睛，用一只眼睛看着检查者的鼻子。
  - 外周性：无偏斜。
  - 中枢性：偏斜阳性（遮盖去除后眼睛进行矫正）。

(3) 影像学检查：诊断不明确或疑似中枢性病因的头晕患者应该进行神经影像学检查。CT 很容易获得并能够快速识别脑出血，因此通常是最先采用的检查。然而，CT 阴性不能排除缺血性脑卒中。实际上 CT 对症状发生后第一个 24h 内颅后窝缺血性脑卒中的灵敏度可能只有 7%～16%。对于怀疑有椎动脉夹层的患者，以及那些可能从溶栓或血管内介入治疗中受益的患者，CTA 是有帮助的。对于多发性硬化和脑肿块等疾病，MRI 比 CT 更敏感。对于急性缺血性脑卒中，MRI 弥散加权成像常被认为是金标准；然而，在最初的 48h 内，可能有多达 20% 的后循环卒中被漏诊。这再次强化了进行详细的病史采集和体格检查对于鉴别急性脑卒中患者的重要性。

(4) 其他诊断性检查：诊断性检查应根据病史采集和体格检查产生的鉴别诊断进行调整。许多出现头晕症状的患者不需要复杂的急诊诊断流程（如典型的 BPPV 或前庭神经炎）。对于那些可能存在全身性疾病的患者，需要做进一步的检查（例如，怀疑低血糖时检查血糖，怀疑有心肌缺血或心律失常时进行心电图检查）。

4. 眩晕的评估办法

(1) 眼球震颤：检查自发性眼震（直视前方）和凝视诱发性眼震（向左和向右看）是神经系统检查的另一个关键部分。迅速消失的对称水平眼震可能是生理性的。单向水平眼震提示外周性病因，如前庭神经炎或迷路炎。然而，双向水平、垂直或旋转性眼震提示中枢性病因，如脑卒中。

(2) 交替遮盖试验：偏斜试验，也称为交替遮盖试验，对脑卒中具有特异性（但不敏感）。在交替遮盖试验中，患者注视医生的鼻子。医生轮流遮盖患者的一只眼睛每 1～2 秒交替一次。正常情况下，患者的眼睛固定盯在医生的鼻子上，没有任何垂直矫正。在有中枢性病变的患者中，眼睛去除遮挡后会出现垂直偏斜。

(3) 头脉冲试验（head impulse test，HIT）：HIT 检查患者的前庭 - 眼反射。它要求患者注视医生的鼻子。医生扶住患者的头部，轻轻左右转动（大约从中线位置转动 20°），然后随机地从左或右迅速转回中线。当患者的眼球随头部转动并超过医生的鼻子，导致校正性扫视出现时，即为异常 HIT，这意味着外周病因。在正常 HIT 中，患者的眼睛固定注视在医生的鼻子上（即没有校正性扫视），这提示中枢性病因。

(4) 头脉冲 - 眼球震颤 - 偏斜检查（HINTS Plus Exam）：当患者检查时出现眼球震颤（自发或凝视诱发）和持续性眩晕时，可以进一步使用 HINTS Plus 检查（表 9–9）。尽管测试名称中列出了评估的顺序，但具体检查时最简单容易的顺序通常是先进行凝视以测试眼球震颤，然后过渡到偏斜测试，最后进行头脉冲测试。Plus 部分包括临床医生在每个患者的耳朵附近摩擦他们的拇指和手指，以检查听力损失。新出现的听力损失提示有中枢性病因（尽管它也可能与迷路炎有关）。要想熟练进行 HINTS 检查需要不断的练习，作为一项重要的技能，它对识别眩晕中枢性原因的灵敏度高达 100%。

(5) Dix-Hallpike 动作：对于符合 BPPV 症状且检查无眼震的患者，应进行 Dix-Hallpike 测试。患者开始处于坐位，然后临床医生迅速使患者仰

表 9-9 急性前庭综合征的 HINTS Plus 检查

类 别	外周性病因（以下所有项目均必须存在）	中枢性病因（以下有一项存在即怀疑）
头脉冲试验	异常（存在矫正性扫视）	正常（无矫正性扫视）
眼球震颤	单向水平	双向水平、垂直或旋转
偏斜试验	无垂直偏斜	存在垂直偏斜
听力丧失	无（迷路炎除外）	可能存在

卧，头部向下悬垂于担架外，向一侧转 45°，颈部向后伸展 20°。在此过程中，患者需要保持眼睛睁开，以便临床医生观察 15～30s 以内的眼球震颤。让患者恢复到坐姿，再次观察 30s 以内是否有眼球震颤。之后将头转向对侧相反的方向，重复测试。患有良性阵发性位置性眩晕的患者可能会经历长达 15s 的无症状期，随后出现眩晕和渐强渐弱型眼球震颤（垂直向上和旋转）。

5. 治疗 对眩晕患者治疗的目的通常是针对潜在病因（尤其是非前庭性和中枢性病因）的处理和缓解患者症状。

(1) Epley 手法：BPPV 患者可以通过耳石的手法复位缓解症状（如 Epley 手法，图 9-2）。临床医生将患者置于一整套动作中，目的是将耳石从半规管移到耳蜗内；据报道，其有效率在 40%～70%，复发率约为 30%。

(2) 药物治疗：非 BPPV 外周性眩晕的患者应接受对症治疗，包括镇吐药和短期的前庭抑制药（抗胆碱能药，如东莨菪碱；抗组胺药，如苯海拉明、盐酸苯海拉明、美克洛嗪）。二线药物包括钙离子通道阻滞药（如西尼地平、氟桂利嗪、尼莫地平）和苯二氮䓬类药物（如氯硝西泮、地西泮）。

抗胆碱能药和抗组胺药被认为具有中枢性作用。从理论上讲，它们作用于中枢前庭系统的感觉神经末梢，减少前庭刺激的传入信号，从而阻断内耳前庭 - 小脑通路。苯二氮䓬类药物，尤其是地西泮，被认为能增强 γ- 氨基丁酸（GABA），

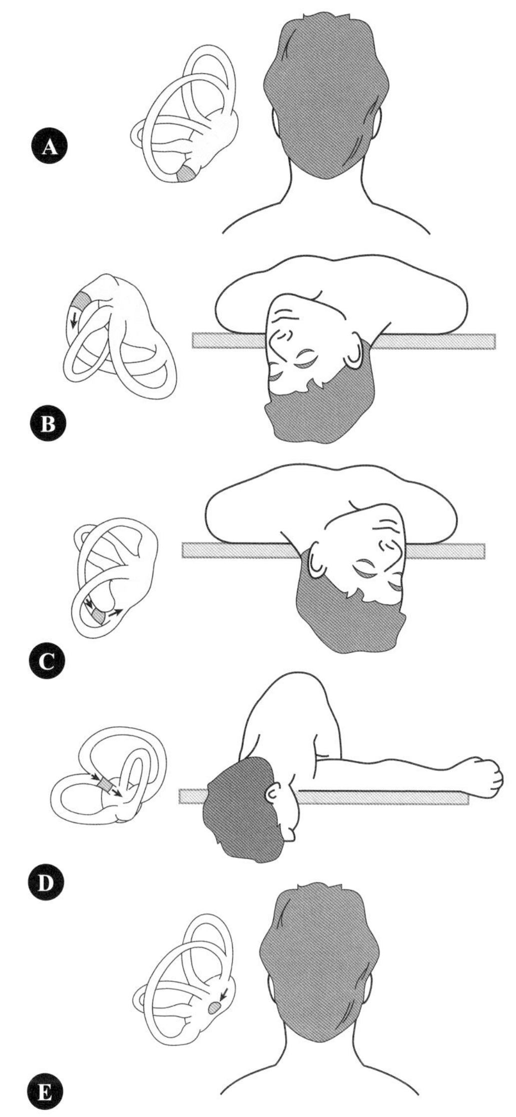

▲ **图 9-2 左侧 Epley 手法**

A. 显示患者处于直立位。耳石位于半规管内。B. 显示患者处于仰卧位，头向左侧自由悬垂，耳石向下移动到半规管中。C. 显示患者处于仰卧位，头向右侧自由悬垂，耳石进一步向下移动，几乎到半规管的末端。D. 显示患者侧卧，倾斜着肩膀和头朝向地面，耳石从半规管流出，进入球囊。E. 显示患者再次处于直立位。耳石已经移动到球囊的中心并保持自由（引自 Tintinalli JE, Ma OJ, Yealy DM, et al, eds. Emergency Medicine: A Comprehensive Study Guide. 9th ed. New York, NY: McGraw-Hill; 2019.）

这是一种抑制性神经递质，可减少前庭神经传递；然而，这些药物可能引起嗜睡，应尽快停用。钙离子通道阻滞药对眩晕的作用机制尚不清楚。

关联病例

见病例 28。

三、测试问题与解析

（一）问题

1. HINTS Plus检查的哪一项结果与脑卒中有关?

A. 偏斜试验阴性

B. 听力正常

C. 头脉冲试验正常

D. 单向水平眼球震颤

请为以下问题2～4中的诊断选择最合适的选项。

A. 急性前庭综合征

B. 自发性阵发性前庭综合征

C. 触发性发作性前庭综合征

2. 良性阵发性位置性眩晕。

3. 前庭神经炎。

4. 梅尼埃病。

（二）答案与解析

1. 选项C，脉冲试验正常。与脑卒中相关的HINTS检查结果包括HIT阴性（无矫正扫视）；偏斜试验阳性，存在垂直偏斜（选项A）；听力损失（选项B）；和双向水平、垂直或旋转眼震（选项D）。

2. 选项C，触发性发作性前庭综合征。BPPV是tEVS的一种类型。tEVS的其他潜在原因包括体位性低血压、颅后窝肿瘤和脱髓鞘疾病。

3. 选项A，前庭神经炎、迷路炎、脑卒中和小脑出血可引起AVS。

4. 选项B，自发性阵发性前庭综合征可由梅尼埃病、前庭性偏头痛和后循环短暂性脑缺血发作等疾病引起。

临床精粹

- 对头晕患者进行评估的关键在于区分非前庭性、外周前庭性和中枢神经系统病因。
- 利用症状出现的时间、触发因素和持续时间将头晕分为急性、自发性发作性和触发性发作性前庭综合征，有助于缩小鉴别诊断范围。
- 全面完整的神经系统检查非常重要，因为在识别急性脑卒中患者时，它通常比神经影像学检查更敏感。
- HINTS Plus检查应在持续性眩晕和眼球震颤的患者中进行，因为其对识别眩晕的中枢性病因的灵敏度高达100%。
- 对于与良性位置性阵发性眩晕有相同症状且检查无眼球震颤的患者，应进行Dix-Hallpike试验，然后通过Epley手法复位进行治疗。
- 对眩晕患者治疗的目的通常是针对潜在病因（尤其是非前庭性和中枢性病因）的处理和缓解患者症状。

参考文献

[1] Edlow JA, Gurley KL, Newman-Toker DE. A new diagnostic approach to the adult patient with acute dizziness. *J Emerg Med*. 2018;54:469–483.

[2] Jung I, Kim JS. Approach to dizziness in the emergency department. *Clin Exp Emerg Med*. 2015;2:75–88.

[3] Lotstein J. A Simplified approach to the patient with dizziness. *emDOCs*. March 31, 2016. Accessed on March 17, 2021. http://www.emdocs.net/8488–2/

[4] Tintinalli JE, Ma OJ, Yealy DM, et al, eds. *Emergency Medicine: A Comprehensive Study Guide*. 9th ed. New York, NY: McGraw-Hill; 2019.

病例28　脑卒中/短暂性缺血发作

邓　颖　译　　李　燕　校

患者，女性，75岁，既往有2型糖尿病和高血压病史。因“左侧瘫痪和左侧视野缺损2h”就诊于急诊科。2h前患者开始出现口齿不清，不能活动。家属立即拨打急救电话，将患者送到急诊科。途中患者指尖血糖为11.28mmol/L。到达急诊后，给予心电监护并建立静脉通路。查体：体温

36.8℃，血压 175/90mmHg，心率 90 次 / 分，呼吸 16 次 / 分。双眼向右凝视。能正确服从命令，但不能回答问题。右侧的神经系统查体正常，但左侧的面部下垂、运动活动显著减少、深腱反射减弱和轻触感觉减低。

➢ 该患者最可能的诊断是什么？

➢ 下一步最合适的处理是什么？

➢ 最佳的治疗方法是什么？

一、病例 28 的答案：脑卒中

（一）病例总结：75 岁女性

• 2h 前急性发作左侧视野缺损、失语和左侧偏瘫。

• 既往高血压和 2 型糖尿病病史。

• 指尖血糖为 11.28mmol/L。

• 血压 175/90mmHg。

1. 最可能的诊断　脑卒中。

2. 最适合的下一步处理　立即进行头部 CT。

3. 最佳治疗方法　没有禁忌证的情况下，静脉溶栓。

（二）病例分析

1. 目标

(1) 认识急性脑卒中的临床表现（EPA1，EPA10）。

(2) 描述疑似脑卒中患者的诊断和治疗方法（EPA3，EPA4）。

(3) 描述美国国立卫生研究院脑卒中评分量表（EPA5，EPA12）。

2. 思考　该患者出现的急性发作的局灶性神经功能缺损是脑血管意外（cerebrovascular accident，CVA）的典型症状。处理的重点包括 ABC、生命体征的稳定、仔细的病史采集和体格检查，与其他可能出现类似 CVA 症状的病因相鉴别，如低血糖。头部 CT 平扫可以快速确定 CVA 是缺血性还是出血性。如果是缺血性的，患者可能需要静脉溶栓治疗。目标是快速完成评估，如果符合条件，则在患者到达急诊科的 60min 内开始启动治疗，我们必须要有“时间就是脑组织”这样的意识。值得注意的是，约 75% 的急性脑卒中患者同时伴有高血压。急诊临床医生不要迅速把血压降下来，这样做会减少脑灌注，对治疗是不利的。只有收缩压超过 220mmHg 或舒张压超过 120mmHg，才需要降低血压。

二、脑卒中 / 短暂性脑缺血发作的诊治

（一）定义

1. 美国国立卫生研究院（National Institutes of Health，NIH）脑卒中评分量表　一种床旁评估工具，能够对脑卒中相关神经功能缺损进行可重复的定量测量。

2. 脑卒中　由于大脑的血管供血发生紊乱而导致大脑功能的迅速丧失，也被称为脑血管意外。

3. 溶栓药　降解血栓的药物，用于治疗心肌梗死、肺栓塞和脑卒中。

4. 短暂性脑缺血发作　当大脑特定区域的血液供应暂时中断时发生，通常被称为“小卒中”，症状通常持续数分钟至数小时，但在 24h 内消退。

（二）临床诊疗

1. 流行病学和病理生理学　脑卒中是一种严重且常见的疾病，美国每年有超过 79.5 万人患病，是美国第五大死亡原因，也是致残的主要原因之一。平均而言，20% 的患者将在 1 年内死亡。许多幸存的患者遗留神经功能缺陷，可能无法生活自理。脑卒中分为缺血性和出血性。症状因梗死 / 出血类型、部位和累及的脑组织范围而有很大差异（缺血性脑卒中综合征见表 9–10，出血性脑卒中综合征见表 9–11）。87% 的脑卒中是由于血栓或栓塞导致脑血管阻塞而引起的缺血性脑卒中，通常见于 50 岁以上的患者，表现为突发的局灶性神经功能缺损。出血性脑卒中通常见于年轻患者，由脑实质内或蛛网膜下腔脑血管出血引起。

(1) 鉴别诊断：脑卒中需要鉴别的范围很广泛，包括神经系统疾病，如癫痫发作 /Todd 麻痹；复杂的偏头痛；非惊厥性癫痫持续状态；脱髓鞘疾病的发作，如多发性硬化症；脊髓损伤。鉴别诊断还要排除中毒 / 代谢异常，如低血糖和高血糖、低钠血症或高钠血症、药物过量和肉毒中毒。排除

感染性病因，如全身性感染、贝尔面瘫、脑膜炎/脑炎、落基山斑疹热和脑脓肿。排除心脏或血管原因，如高血压脑病、颈动脉/主动脉/椎动脉夹层、蛛网膜下腔出血或脑血管炎。其他病因包括肿瘤、镰状细胞危象、维生素缺乏、抑郁症、精神疾病和中暑。

表 9–10　缺血性脑卒中综合征

综合征	症　状
短暂性脑缺血发作	24h 内神经功能恢复，与未来血栓性脑卒中高度相关
优势大脑半球	对侧麻木无力，视野缺损，凝视，构音障碍，失语症
非优势大脑半球	对侧麻木无力，视野缺损，对侧忽视，构音障碍
大脑前动脉	对侧无力（下肢比上肢更严重），轻度感觉缺陷，呼吸困难
大脑中动脉	对侧麻木无力（面部、上肢比下肢更明显），失语症（如果为优势半球）
大脑后动脉	视力低下，精神状态改变伴记忆受损，皮质盲
椎基底动脉	头晕，眩晕，复视，吞咽困难，共济失调，同侧脑神经麻痹，对侧无力（交叉缺陷）
基底动脉闭塞	四肢瘫痪，昏迷，闭锁综合征（要除外向上凝视的瘫痪）
腔隙性脑梗死	单纯运动或感觉缺陷

(2) 类似小卒中的贝尔面瘫：贝尔面瘫是单侧面瘫的最常见原因，最初可被误认为脑卒中。这是一种急性周围神经病变，影响第Ⅶ对脑神经（面神经），该神经负责舌头前 2/3 的味觉，并发出支配面部肌肉和头皮的运动神经。目前尚不清楚贝尔面瘫的病因，但人们认为它可能与以下触发因素有关，包括但不限于精神压力、自身免疫病和先前病毒感染（如单纯疱疹病毒）的再激活。鉴别贝尔面瘫和脑卒中很重要，因为如果临床高度怀疑贝尔面瘫的患者不需要进一步实验室检查、影像学检查或住院。要鉴别贝尔面瘫和脑卒中，必须依靠详细的病史采集和体格检查。

- 贝尔面瘫的前驱症状包括耳内或耳周疼痛。典型表现为单侧面部肌肉下垂，包括面部上、下肌肉［如前额、眼睑和（或）嘴］。
- 脑卒中引起的单侧面瘫不影响前额，因为前额由来自脑干的第Ⅶ脑神经支配，它来自于脑干，是双侧支配的。

表 9–11　出血性脑卒中综合征

综合征	症　状
脑出血	临床上可能与脑梗死难以区分，对侧麻木无力，失语，偏身忽视（取决于半球），头痛，呕吐，嗜睡，高血压更常见
小脑出血	突发头晕，呕吐，躯干不稳定，凝视麻痹，木僵

2. 临床表现

(1) 病史：病史和体格检查仍然是评估脑卒中患者的基础。症状可能包括乏力、麻木、视觉缺陷、四肢或面部协调障碍、脑神经麻痹、构音障碍或认知障碍（如失语或偏身忽视）。由于溶栓药物只能在出现缺血性脑卒中症状后的 4.5h 内使用，因此准确掌握脑卒中发生的时间至关重要。如果患者醒来时有症状或无法沟通，临床医师必须确定患者最后一次清醒且“正常”的时间。脑卒中在老年人（75% 发生于 75 岁以上的患者）和非洲裔美国人中更常见。脑卒中的其他危险因素还包括短暂性脑缺血发作史或既往脑卒中史、高血压、动脉粥样硬化、心脏疾病（如心房颤动、心肌梗死和瓣膜病）、糖尿病、颈动脉狭窄、血脂异常、高凝状态、吸烟和饮酒。

(2) 临床表现：尽管具有挑战性，但通过将症状与循环区域相关联，临床推断损伤的解剖位置是可能的（图 9–3）。例如，失语通常对应的是左半球脑卒中；偏身忽视症通常提示右半脑卒中；交叉体征（如右侧面部下垂伴左侧肢体无力）通常提示脑干受累。在急性脑卒中患者中，大多数诊断性检查方法用于排除神经系统损害的其他病因，并确定是否有使用 rt-PA 的禁忌证。血氧

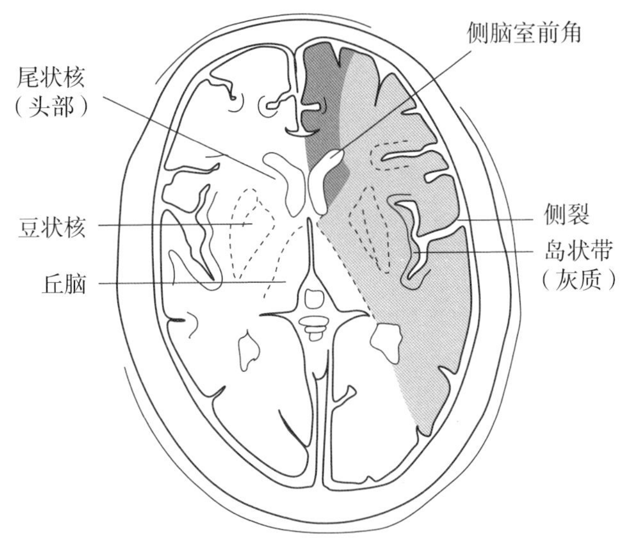

▲ 图 9-3　大脑和血流区域的解剖学

深蓝色为大脑前动脉（anterior cerebral artery，ACA）的分布，浅蓝色为大脑中动脉（middle cerebral artery，MCA）的分布，白色为大脑后动脉（posterior cerebral artery，PCA）的分布（经许可转载，引自 Schwartz DT. Emergency Radiology: Case Studies. New York, NY: McGraw-Hill Education, 2008: 505.）

饱和度监测可以用来排除缺氧引起的神经功能损害。

(3) NIH 脑卒中评分量表：脑卒中的评估要使用 NIH 脑卒中评分量表（NIH Stroke Scale，NIHSS）（表 9-12），这是一个标准化的评估工具，用于衡量脑卒中导致的神经功能损伤程度。它多方面评估大脑的功能状态，如意识、视觉、感觉、运动、言语和语言。分数范围是 0～42 分，评分超过 20 分，通常表示脑卒中比较严重。

(4) 心电图：由于心脏异常在脑卒中患者中常见，因此应进行心电图检查。最常见的心律失常是心房颤动。虽然最终将进行进一步的心血管检查，但这些检查应作为住院前诊治的一部分进行，以免延误患者的急诊诊疗。

(5) 实验室检查：指尖血糖是重要的床旁检查，严重的低血糖和高血糖症状可能与急性脑卒中相似，这些情况可以通过患者正常的血糖水平迅速排除。其他血液检查通常包括全血细胞计数、血小板（使用溶栓药物时，血小板应高于 $100 \times 10^9/L$）、凝血功能检查、电解质和心脏标志物。凝血功能检查对于接受抗凝治疗和脑出血风险较高的患者很重要。

(6) 影像学检查：疑似脑卒中的患者应该进行诊断性影像学检查，通常是头部 CT 平扫。CT 对于排除脑出血至关重要，因为临床上很难鉴别出血性脑卒中和缺血性脑卒中。脑出血是溶栓治疗的绝对禁忌证，通常需要神经外科会诊。缺血性脑卒中的早期 CT 表现是灰白质分化丧失，这是由于缺血脑组织内水分浓度增加导致基底神经节核难以区分、脑回肿胀和脑沟消失。另一个早期 CT 表现是闭塞血管内密度增加，这代表血栓或栓子。其他成像方式，如增强 CT 和 MRI，在检测缺血性脑卒中方面可能相当于或超过 CT 的效果。MRI 在亚急性和慢性出血的诊断上优于 CT，MRI 梯度回波序列也能发现其他血管病变，如血管畸形、淀粉样血管病等。然而，进行这些检查所需的时间可能会延迟 rt-PA 给药的时效性。

3. 治疗

(1) 初始治疗：脑卒中患者应作为危重患者进行管理。当务之急是评估和稳定 ABC；对需要溶栓的患者进行正式评估；处理合并症（如高血压）。由于脑卒中的治疗具有高度的时效性，许多医院都有“脑卒中小组”或“脑卒中中心”，便于对脑卒中患者进行及时诊断和治疗。为应对治疗急性脑卒中患者，美国国家神经疾病和脑卒中研究所（National Institute of Neurological Disorders and Stroke，NINDS）制订了从患者到达医院到启动治疗的时间目标，其中包括患者到达后 10min 内要进行医生评估，15min 内通知神经科医生，25min 内完成头部 CT，45min 内完成 CT 阅片。对符合条件的缺血性脑卒中患者，指南建议患者到达医院后 60min 内给予 rt-PA，这是脑卒中救治的“黄金一小时”（表 9-13）。

(2) 阿替普酶：阿替普酶是一种静脉注射溶栓药，可以恢复缺血性脑卒中的组织灌注，是唯一获得美国食品药品管理局（Food and Drug Administration，FDA）批准的脑卒中溶栓药物。1995 年 NIH/NINDS 研究发现，如果在症状发生后 3h 内给予阿替普酶，与安慰剂相比，可改善 3 个月后的神经功能结局。2009 年 5 月，美国心脏协

表 9–12　美国国立卫生研究院脑卒中评分量表

项　目	评分标准	评　分
意识水平问题 （月份和年龄）	• 两个问题回答均正确 • 一个问题回答正确 • 两个问题回答均不正确	0 1 2
意识水平指令 （按指令睁闭眼；非瘫痪侧握拳 / 松开）	• 两项均正确 • 一项正确 • 两项均不正确	0 1 2
凝视 （只测试水平眼球运动）	• 正常 • 部分凝视麻痹 • 强迫凝视或完全凝视麻痹	0 1 2
视野 （面对面检查视野）	• 无视野缺损 • 部分偏盲 • 完全偏盲 • 双侧偏盲（失明，包括皮质盲）	0 1 2 3
面神经麻痹 （指导患者露出牙齿或扬起眉毛或闭眼）	• 正常 • 轻微（微笑时鼻唇沟变平、不对称） • 部分（下面部完全或几乎完全瘫痪） • 完全（单或双侧瘫痪，上下面部缺乏运动）	0 1 2 3
上肢运动（左 / 右）	• 上肢于要求位置坚持 10s，无下落 • 上肢能抬起但不能维持 10s，下落时不撞击床或其他支持物 • 试图抵抗重力，但不能维持坐位 90° 或仰位 45° • 不能抵抗重力，上肢快速下落 • 无运动	0 1 2 3 4
下肢运动（左 / 右）	• 要求位置坚持 5s，无下落 • 5s 末下落，不撞击床 • 5s 内下落到床上，可部分抵抗重力 • 不能抵抗重力，下肢快速下落 • 无运动	0 1 2 3 4
肢体共济失调 （双侧指鼻 – 指和足跟 – 趾）	• 无 • 一侧肢体共济失调 • 双侧肢体共济失调	0 1 2
感觉 （检查对针刺的感觉和表情）	• 无感觉缺失 • 轻度感觉缺失 • 重度感觉缺失	0 1 2
语言 （命名、阅读测试）	• 无失语，正常 • 轻中度失语 • 重度失语 • 不能说话或完全性失语	0 1 2 3
构音障碍 （阅读或重复单词）	• 正常 • 轻 – 中度 • 重度	0 1 2

（续表）

项 目	评分标准	评 分
忽视症和注意力不集中	• 无异常 • 视、触、听、空间觉；任何一种双侧刺激模式下对一侧的忽视 • 严重的偏身忽视；超过一种形式的偏身忽视；不认识自己的手，只对一侧空间定位	0 1 2

引自 National Institutes of Health, 2000.

表 9-13 缺血性脑卒中 * 静脉溶栓标准

入选标准
- 年龄≥18 岁
- 缺血性脑卒中的临床标准
- 明确的发作时间，小于 4.5h

排除标准
- 轻度脑卒中症状
- 神经系统体征快速改善
- 既往颅内出血或颅内肿瘤
- 动静脉畸形或动脉瘤
- 血糖＜2.8mmol/L（50mg/dl）或＞22.2mmol/L（400mg/dl）
- 脑卒中发作时癫痫发作
- 21 天内胃肠道或泌尿道出血
- 1 周内不可压迫部位的动脉穿刺或腰椎穿刺
- 近期心肌梗死
- 14 天内接受过大手术
- 治疗前持续性重度高血压（收缩压＞185mmHg，舒张压＞110mmHg）
- 90 天内有脑卒中史
- 90 天内有头部外伤
- 目前口服抗凝血药或凝血酶原时间＞15s 或 INR＞1.7
- 48h 内使用肝素或部分活化凝血酶原时间延长
- 血小板计数＜100 000/mm^3

*. rt-PA 应慎用于有严重脑卒中症状、NIH 脑卒中量表评分大于 20 分的患者

引自 Adams HP, Brott TG, Furlon AJ, et al. Guidelines for thrombolytic therapy for acute stroke. Circulation. 1996;94:1167.

会 / 美国卒中协会（AHA/ASA）对急性卒中后溶栓药的应用指南进行了修订，将治疗窗口期从 3h 延长至 4.5h，从而使更多的患者从中获益。

最近的研究表明，使用溶栓药物的治疗窗口期可能更长。然而，越早给药越好，因为"时间就是脑组织"，神经组织会随着卒中的进展而损害加重。rt-PA 通常以 0.9mg/kg 的剂量给药，最大剂量为 90mg，其中 10% 的剂量作为静脉注射，其余剂量在 60min 内输注。在最初的 24h 内不使用肝素和阿司匹林。对于最近一直服用阿司匹林的患者，不应拒绝使用溶栓药物。此外，血管内治疗，如动脉内溶栓和机械取栓）可以用于一小部分急性缺血性卒中患者。在症状发作 24h 内就诊的急性缺血性卒中患者可考虑血管内治疗，但机械取栓不应阻止或延迟 rt-PA 的应用。

(3) 血压控制：脑卒中患者血压升高一般不予治疗，高血压可以维持脑灌注压。然而，当收缩压＞220mmHg 和舒张压＞120mmHg 时就需要降压，最好使用容易滴定的药物来降压，如静脉滴注 β 受体阻滞剂、钙离子通道阻滞剂或硝酸酯类。初始降压目标是不应超过当前平均动脉压的 15%。rt-PA 给药时血压应低于 185/110mmHg。

(4) 出血性脑卒中：出血性脑卒中的治疗与缺血性脑卒中是不同的，包括使用尼莫地平等降压药控制血压，可能需要使用冷沉淀或血小板改善凝血功能，并请血液科医生和神经外科医生会诊。这些患者应在重症监护病房密切监测，根据需要采取预防癫痫的措施，并监测颅内压。

关联病例

见病例 26、病例 27 和病例 30。

三、测试问题与解析

（一）问题

1. 患者女性，62 岁，因"言语不清、右臂无力和麻木 3h"就诊于急诊科。检查时，发现她的右侧上下肢力量和感觉下降，并伴有右侧反射亢

进。以下哪一项描述是最可能的病因？

A. 出血性脑卒中

B. 缺血性脑卒中

C. 药物诱导

D. 创伤诱导

E. 代谢相关

2. 患者男性，80岁，右臂和右腿无力1h后在急诊科接受治疗及评估。以下哪一项是溶栓治疗最显著的禁忌证？

A. 双侧脑梗死

B. 出血性脑卒中

C. 高血压相关脑卒中

D. 糖尿病

3. 患者女性，65岁，既往体健，因“左面部下垂、右臂无力和麻木2h”被送往急诊科。否认服用任何药物史。以下哪一项是最紧急的辅助检查？

A. 床旁血糖和头部CT

B. 心电图和心肌标志物

C. 凝血功能试验

D. 头部MRI

4. 男性患者，75岁，因“右臂无力和左面部下垂”在急诊科就诊。血压为175/105mmHg。以下哪一项是高血压的最佳治疗？

A. 给予小剂量拉贝洛尔，将血压降至160/90mmHg以下

B. 将血压降低至120/80mmHg以下

C. 继续监测患者，但不需要对其血压进行干预

D. 如果适合接受rt-PA治疗，将血压降低至160/100mmHg以下

（二）答案与解析

1. 选项B，缺血性脑卒中。该患者可能患有急性脑卒中。缺血是脑卒中最常见的病因（由于血栓形成、栓塞或低灌注），占脑卒中的80%。出血性脑卒中（选项A）是第二常见的病因。药物诱导性脑卒中（选项C）也会发生，尤其是使用可卡因，但并非最常见。创伤（选项D）可能导致脑损伤，但该患者无创伤性损伤病史或体格检查证据。代谢相关的急性脑损伤（选项E）并不常见。

2. 选项B，出血性脑卒中。rt-PA给药的适应证包括发病时间明确的缺血性脑卒中、可明确的神经功能缺损和平扫CT无颅内出血证据。rt-PA治疗的禁忌证各不相同，包括但不限于脑卒中时癫痫发作、颅内出血史、尽管接受了抗高血压治疗但血压仍持续高于185/110mmHg、近期手术或胃肠道出血、近期心肌梗死、妊娠、肝素或华法林使用导致的活化部分凝血活酶时间（activated partial thromboplastin time，aPTT）或INR升高，或血小板计数低于100 000/mm^3。双侧脑梗死（选项A）的预后明显更差，但不是溶栓治疗的禁忌证。高血压（选项C）存在于大多数脑卒中患者中，除非接受治疗后仍不能控制且在恶性范围内，否则不是溶栓治疗的禁忌证。糖尿病（选项D）不是溶栓治疗的禁忌证。

3. 选项A，床旁血糖和头部CT。床旁快速血糖和头部CT是评价可能的脑卒中患者最紧急优先的诊断检查。凝血功能试验（选项C）、全血细胞计数和血小板计数不应延迟rt-PA给药，除非患者正在服用抗凝血药或怀疑有血小板减少。无对比剂的头部CT，而不是MRI（选项D），通常是排除出血或肿瘤引起神经功能受损的最初影像学检查。尽管MRI可提供更多信息，但其成本高、可及性有限、患者接触受限和其他禁忌证（如患者幽闭恐惧症或金属植入物）限制了其使用。除非患者有胸痛，否则不优先进行ECG和心肌酶检查（选项B）。

4. 选项C，继续监测患者，但无须对其血压进行干预。在急性脑卒中时，不要急于给予降压药降压，高血压可以维持脑灌注压，除非血压大于220/120mmHg。在适合rt-PA的患者中，目标血压低于185/110mmHg。如果患者存在需要紧急降低血压的并发疾病（如高血压脑病、急性肾衰竭或心力衰竭），合理的目标是降低平均动脉压的15%，然后在接下来的24h内继续降低5%～10%。因此，表示较低血压阈值的其他选择（选项A、选项B和选项D）是不正确的。

临床精粹

- 脑卒中可能以多种形式存在，脑卒中的鉴别诊断范围很广。
- 临床医生必须仔细询问病史，包括症状发作的时间。
- 贝尔面瘫是周围性面神经麻痹的常见原因，影响面部上部和下部肌肉，而脑卒中不影响面部上部肌肉。
- 美国国立卫生研究院脑卒中评分量表用于评估脑卒中带来的神经损害。
- 床旁血糖测量和头部CT是疑似脑卒中时最紧急优先的辅助检查。
- 脑卒中急诊治疗的目的是稳定ABC，评估可能的溶栓治疗，并解决合并症。
- 由于“时间就是脑组织”，因此应尽快对符合条件的缺血性脑卒中患者开始溶栓治疗。
- 溶栓治疗的主要禁忌证包括出血性脑卒中、重度低血糖或高血糖、未控制的重度高血压或显著的出血性疾病。

参考文献

[1] Adams HP Jr, del Zoppo G, Alberts MJ, et al. Guidelines for the early management of adults with ischemic stroke: a guideline from the American Heart Association; American Stroke Association Stroke Council; Clinical Cardiology Council; Cardiovascular Radiology and Intervention Council, and the Atherosclerotic Peripheral Vascular Disease and Quality of Care Outcomes in Research Interdisciplinary Working Groups. *Stroke*. 2007;38:1655–1711.

[2] Asimos AW. Code stroke: a state-of-the-art strategy for rapid assessment and treatment. *Emerg Med Prac*. 1999;1(2):1–24.

[3] Centers for Disease Control and Prevention. Stroke facts and statistics. Updated 2020 September. Accessed February 2021. https://www.cdc.gov/stroke/facts.htm.

[4] Del Zoppo GJ, Saver JL, Jauch EC, Adams HP Jr. Expansion of the time window for treatment of acute ischemic stroke with intravenous tissue plasminogen activator: a science advisory from the American Heart Association/American Stroke Association. *Stroke*. 2009;40(8):2945–2948.

[5] Diedler J, Ahmed N, Sykora M, et al. Safety of intravenous thrombolysis for acute ischemic stroke in patients receiving antiplatelet therapy at stroke onset. *Stroke*. 2010;41(2):288–294.

[6] Hacke W, Kaste M, Bluhmki E, et al. Thrombolysis with alteplase 3 to 4.5 hours after acute ischemic stroke. *N Engl J Med*. 2008;359(13):1317–1329.

[7] Huang P, Khor GT, Chen CH, et al. Eligibility and rate of treatment for recombinant tissue plasminogen activator in acute ischemic stroke using different criteria. *Acad Emerg Med*. 2011;18(3):273–278.

[8] Latchaw R, Alberts M, Lev M. Recommendations for imaging of acute ischemic stroke: a scientific statement from the American Heart Association. *Stroke*. 2009;40;3646–3678.

[9] Lewandowski C, Barsan W. Treatment of acute ischemic stroke. *Ann Emerg Med*. 2001;37(2):202–216.

[10] Powers WJ, Rabinstein AA, Ackerson T, et al. Guidelines for the early management of patients with acute ischemic stroke: 2019 update to the 2018 guidelines for the early management of acute ischemic stroke: a guideline for healthcare professionals from the American Heart Association/American Stroke Association. *Stroke*. 2019;50:e344–e418.

[11] The National Institute of Neurological Disorders and Stroke. Bell's palsy fact sheet. Updated 2020 October. Accessed February 2021. https://www.ninds.nih.gov/Disorders/Patient-Caregiver-Education/Fact-Sheets/Bells-palsy-Fact-Sheet#3050_2.

[12] The National Institute of Neurological Disorders and Stroke rt-PA Stroke Study Group. Generalized efficacy of tPA for acute stroke. *Stroke*. 1997;28:2119–2125.

[13] The National Institute of Neurological Disorders and Stroke rt-PA Stroke Study Group. Tissue plasminogen activator for acute ischemic stroke. *N Engl J Med*. 1995;333(24):1581–1587.

[14] Tintinalli JE, Kelen GD, Stapczynski JS, eds. *Emergency Medicine*. 8th ed. New York, NY: McGraw-Hill; 2015:1430–1439.

[15] Tintinalli JE, Ma OJ, Yealy DM, et al. *Emergency Medicine*. 9th ed. New York, NY: McGraw-Hill; 2020:1119–1136, 1160–1161.

[16] Virani SS, Alonso A, Benjamin EJ, et al. Heart disease and stroke statistics—2020 update: a report from the American Heart Association. *Circulation*. 2020;141:e139–e596.

病例29 头 痛

宋娟娟 译　　李 燕 温 伟 校

患者，女性，50岁，主因“突发严重头痛10h”就诊急诊科。患者自诉头痛呈弥漫性，搏动性，阳光下活动时加重。无发热、颈部疼痛、麻木、乏力、呕吐和视力改变。上述症状进行性加重，感焦虑。既往病史和家族史无明显异常。否认服用任何药物，否认吸烟，只有社交场合少量饮酒。查体：体温36.9℃，血压136/72mmHg，心率88次/分，呼吸16次/分。急性病容。双侧瞳孔等大等圆，对光反射灵敏。眼底镜检查未见视盘水肿。颈部活动时症状加重。神经系统检查，包括脑神经反射、肌力、感觉、肌腱反射和指鼻试验均正常。头部CT未见明显正常。

➢ 该患者最可能的诊断是什么？

➢ 下一步的检查是什么？

一、病例 29 的答案：头痛

（一）病例总结：50 岁女性

- 持续的剧烈头痛 10h。
- 畏光和神经系统查体未见异常。
- 头部 CT 正常。

1. 最可能的诊断　蛛网膜下腔出血。

2. 下一步检查　腰椎穿刺（lumbar puncture，LP）或 CTA。

（二）病例分析

1. 目标

(1) 掌握区分头痛的危急、紧急和非紧急病因（EPA1，EPA2，EPA10）。

(2) 描述不同类型头痛的治疗方法（EPA4）。

2. 思考　头痛是急诊科常见的症状，其鉴别诊断包括从良性到危及生命的各种疾病。评估头痛患者时，临床医生的目标是识别出病情严重或危及生命的患者，并减轻症状。首先评估 ABC，如无异常，应评估神经功能、精神状态和中枢神经系统感染的体征。能够识别任何“危险信号”是至关重要的，如神经功能受损、发热、免疫功能低下状态或凝血功能障碍病史，这些发现往往提示更严重的病情。本例患者表现为急性严重头痛，自诉这是“她一生中最糟糕的头痛”。其症状的急性发作和严重程度可能与 SAH 有关。CT 可能会漏诊 SAH，因此应进行 LP 检查以评估是否有血性或黄变的脑脊液，并评估是否有脑膜炎。虽然上面提到了一些检查，但临床医生不应仅仅依赖影像学和实验室检查，临床的评估和判断是最重要的。

二、头痛的诊治

（一）定义

1. 原发性头痛　没有明确原因的头痛。最常见的是偏头痛、紧张性头痛和丛集性头痛。

2. 继发性头痛　由脑膜炎或颞动脉炎等明确的潜在疾病引起的头痛。

3. 蛛网膜下腔出血　出血进入蛛网膜和大脑周围软脑膜之间的蛛网膜下腔。

（二）临床诊疗

1. 头痛的分类　头痛可由多种颅内和颅外疾病引起，其病因按危急程度可分为紧急病因（表 9–14）与非紧急病因（如原发性头痛综合征、腰椎穿刺后头痛）。尽管只有少数头痛患者具有潜在危及生命的病因，但能够识别出这些患者是至关重要。

表 9–14　头痛的严重和危急原因

- 急性闭角型青光眼
- 贫血
- 脑脓肿
- 脑肿块 / 肿瘤
- 一氧化碳中毒
- 颈动脉或椎动脉夹层
- 高血压脑病
- 缺氧
- 脑膜炎 / 脑炎
- 高山病
- 嗜铬细胞瘤
- 可逆性后部脑病综合征
- 先兆子痫
- 分流器故障
- 蛛网膜下腔 / 颅内出血
- 颞动脉炎
- 静脉窦血栓形成

2. 临床表现

(1) 病史：当评估头痛患者时，病史采集应重点关注疼痛的性质（即位置、严重程度、特征和发作时间）、诱发因素（如头部外伤、环境暴露）、伴随症状（如发热、视力变化、神经系统变化）、加重或减轻的原因。既往病史（包括当前用药）和家族史在识别严重疾病的危险因素方面很重要。既往头痛史和任何有关头痛的先前诊断也可能有帮助。病史方面提示可能预后不良的情况包括突然发作、剧烈疼痛（例如，一生中最严重的头痛）、与过去的发作特点显著不同、用力时发作、近期的头部外伤。其他高风险特征包括免疫功能低下、50 岁以后新发、妊娠 / 产后不久、癌症史和抗血栓治疗。使用 SNOOPS 助记符牢记头痛的危险信号症状（表 9–15）。

表 9–15　有关头痛危险信号的 SNOOPS 助记符

- 全身症状：发热或体重减轻
- 神经系统症状：乏力、麻木、言语不清、意识改变
- 发作：快速、剧烈
- 年龄较大：50 岁以上，有新发或进行性头痛
- 既往头痛史：头痛特征跟既往有明显变化
- 继发性危险因素：HIV 感染、癌症

(2) 体格检查：全面的体格检查和详细的神经系统评估可以帮助区分头痛的紧急病因和非紧急病因。还可以筛查头痛的非神经系统病因，如鼻窦炎（如果存在鼻窦压痛）和颞动脉炎（如果触诊时颞动脉有压痛）。详细的眼科检查也非常重要，包括瞳孔评估、视力检查、眼底镜检查、眼内压测量。生命体征异常可能预示着存在危及生命的情况。其他预警信号还包括精神状态改变、眼底异常、脑膜刺激征、局灶性神经功能缺损、疑似脑膜炎球菌败血症的皮疹。某些类型的头痛有典型的病史或检查结果，这将有助于缩小头痛的鉴别诊断范围（表 9–16）。

(3) 影像学检查：针对头痛的评估没有常规的模式，医生往往根据患者的症状和对潜在严重疾病的临床怀疑来决定是否进行进一步的检查。对于免疫功能低下、突发严重头痛、50 岁后新发头痛或伴有新的神经系统异常表现［如局灶性缺陷和（或）精神状态改变］的头痛患者，应考虑进行头部诊断性影像学检查。

3. 治疗　治疗包括紧急处置并稳定可能危及生命的情况、控制疼痛、解决潜在疾病或特定病因。具体治疗方案应根据患者不同的诊断而进行个性化调整（表 9–17）。

表 9–16　各种头痛的典型表现

病　因	病　史	查　体
急性闭角型青光眼	突然单侧眼睛疼痛，伴有视物模糊、恶心、呕吐；在暗室中开始出现	中等大小的固定瞳孔，结膜充血，角膜混浊，眼压增高，裂隙灯检查浅前房角
脑肿块 / 肿瘤	头痛伴恶心和呕吐，逐渐发病；躺下或早晨时更严重；新发癫痫；有癌症病史	视盘水肿，认知障碍，局灶性神经功能缺损
颈动脉或椎动脉夹层	突然发作；颈部外伤或操作史	局灶性神经缺陷
丛集性头痛	严重的单侧眶周疼痛伴流泪、流涕；短时间内“集中发病”的疼痛；多见于男性	身体的同侧的结膜充血，上睑下垂，瞳孔缩小，流泪
特发性颅内高压（假性脑瘤）	伴有视觉障碍的头痛；典型发病人群是育龄期的年轻肥胖女性；平卧加重	视盘水肿，视野缺损
脑膜炎	发热性疾病	发热、脑膜刺激征、精神状态改变、Kernig 和 Brudzinski 征（+）、皮疹
偏头痛	单侧、搏动性头痛持续数小时，伴有恶心、呕吐、畏光、畏声；+/– 先兆；女性多见	
蛛网膜下腔出血	急性起病；剧烈头痛；恶心、呕吐；颈部强直；用力时发病	视网膜或玻璃体下出血，脑膜刺激征，第Ⅲ对或第Ⅵ对脑神经麻痹，+/– 精神状态改变
颞动脉炎	按压颞动脉疼痛；视觉障碍；咀嚼时下颌痛；发热、乏力、体重减轻、关节疼痛；夜晚加重；多见于 50 岁以上的女性	颞动脉压痛或硬化，颞动脉搏动减弱或消失
紧张型头痛	钝痛，“带状”前额痛	颅骨外围肌肉压痛

4. 蛛网膜下腔出血

(1) 临床表现：SAH 最常由动脉瘤破裂引起，有时由动静脉畸形引起。大多数蛛网膜下腔出血的患者年龄在 40—60 岁之间。典型的临床表现是患者往往把头痛描述为是“一生中最严重的头痛发作”，但神经系统检查正常、很少或没有颈项强直，意识水平和生命体征也是正常的。因此，急诊科医生必须对急性发作的严重头痛患者保持高度的警惕。

(2) 诊断性检查：诊断 SAH 的第一步是头部 CT 平扫。如果 CT 无异常，腰椎穿刺一直被认为是排除 SAH 的下一步检查。黄变症是由血红蛋白分解引起脑脊液（cerebrospinal fluid，CSF）呈现黄色而得名，黄变症是 SAH 的特征性诊断依据。由于黄变症的出现可能需要等到发病后 12h，因此持续的血性脑脊液也是 SAH 的危险信号。新的证据表明，如果在症状出现的前 6h 内进行 CT 检查，则单独使用 CT 平扫就足以排除 SAH。如果症状出现超过 6h，则在 CT 平扫阴性后可能需要进行腰椎穿刺或 CTA。

(3) 治疗：一旦确诊 SAH，神经外科评估就很重要。进一步的影像学检查，如 CTA，可以评估是否存在需要手术干预的病变，如通常需要手术夹闭治疗的囊性动脉瘤。SAH 的预后通常与初始神经系统状态相关。

5. 脑部原因

(1) 脑膜炎：病毒性或细菌性脑膜炎可引起严重头痛。腰椎穿刺是评估这些感染的重要手段。免疫功能低下的状态，如 HIV 感染，可能会导致症状轻微或不典型（如缺乏发热或脑膜刺激征）。对于免疫功能正常的患者，如果神经系统检查无局灶性病变，意识水平正常且无视盘水肿，进行腰椎穿刺前不一定需要进行头部 CT 检查。如果怀疑脑膜炎，应在腰椎穿刺前给予患者抗生素、类固醇（如果怀疑细菌性病因）和抗病毒药物（如果怀疑病毒性病因），以尽量减少治疗启动的延迟。

表 9-17　各种头痛的诊断性检查和治疗

病　因	诊断性检查	治　疗
急性闭角型青光眼	眼内压测量	眼科会诊，局部使用 β 受体阻滞药和 α 受体激动药，乙酰唑胺，镇吐药，抬高床头
脑肿块	CT，考虑 CTA 或 MRI	神经外科会诊
颈动脉或椎动脉夹层	CTA，MRA	如果与缺血性脑卒中相关，则采用溶栓治疗；否则，采用抗凝或抗血小板治疗
丛集性头痛	无	高流量吸氧，舒马曲坦，考虑鼻内使用利多卡因；神经科会诊
特发性颅内高压	CT 排除其他导致颅内压升高的原因；腰椎穿刺显示颅内压升高	多次腰椎穿刺，乙酰唑胺；可能需要手术治疗
脑膜炎	腰椎穿刺前可能需要 CT 检查；腰椎穿刺	立即静脉注射抗生素，类固醇，可能的抗病毒药物
偏头痛	无	对乙酰氨基酚，NSAID，多巴胺拮抗药镇吐药，选择性 5- 羟色胺受体激动药（舒马曲坦）；考虑使用类固醇预防复发；顽固性疼痛时考虑丙戊酸钠，神经阻滞
蛛网膜下腔出血	CT 平扫（±），腰椎穿刺；或 CT 阴性时，行 CTA	神经外科会诊，控制血压，镇痛，尼莫地平，镇吐药
颞动脉炎	红细胞沉降率，颞动脉活检（可在门诊进行）	类固醇；神经科、眼科和风湿免疫科会诊
紧张型头痛	无	阿司匹林，对乙酰氨基酚，NSAID，减轻压力

CTA. CT 血管造影；MRA. 磁共振血管造影；MRI. 磁共振成像；NSAID. 非甾体抗炎药

(2) 脑卒中：脑卒中或短暂性脑缺血发作可以表现为头痛，但通常有既往或持续存在的神经功能受损情况，如麻木、无力或言语不清。脑卒中或 TIA 属于医疗紧急情况，需要紧急干预（如缺血性脑卒中的溶栓治疗）。脑卒中和 TIA 会导致颅内压升高和脑组织损伤。

(3) 脑肿瘤：脑肿瘤的典型表现是逐渐加重的头痛，伴有恶心或呕吐、睡眠障碍、躺下时症状加重；然而，这样的典型表现并不常见。任何持续性的非典型头痛（如 50 岁后新发头痛、剧烈疼痛或伴有认知或神经功能障碍）均应进一步明确病因，通常采用 CT 进行检查。

6. 颞动脉炎　颞动脉炎几乎只发生在 50 岁以上人群中，女性更多见。它是由系统性动脉炎引起的，表现为前额颞区严重的搏动性头痛。通常会出现颞动脉的搏动减弱或触诊时有压痛。颞动脉活检是诊断的金标准，活检可以在门诊进行。由于永久性视力丧失是一种颞动脉炎潜在的并发症，因此应立即治疗，包括使用泼尼松和紧急转诊专科进行处理。

7. 原发性头痛综合征

(1) 偏头痛：偏头痛很常见，通常在 20 岁左右开始发病。女性更多见，并且多有家族史。最常见的表现是没有先兆的偏头痛，通常起病缓慢、单侧、搏动性。疼痛经常伴有畏光、畏声、恶心和呕吐。20% 的偏头痛发作前会有先兆症状，如可逆的视觉现象、感觉异常、运动障碍或语言困难。偏头痛的治疗包括在患者出现脱水时进行静脉补液，并将患者置于黑暗、安静的房间中。药物选择包括 NSAID、对乙酰氨基酚和多巴胺拮抗药（如甲氧氯普胺、氯丙嗪或丙氯拉嗪）。可以考虑曲普坦类药物，但通常仅供门诊使用。类固醇可以预防复发。

(2) 紧张性头痛：紧张性头痛极为常见。它们通常的特点是双侧、非搏动性、“带状”前额疼痛，可以辐射至后脑。治疗包括对乙酰氨基酚、NSAID 和释放压力的方法。

(3) 丛集性头痛：丛集性头痛比其他类型的原发性头痛综合征更为罕见。多见于吸烟的中年男性。患者通常表现为单侧严重的眼眶或颞部疼痛，常伴有同侧流泪、鼻塞、流涕、瞳孔缩小和（或）上睑下垂。头痛往往会“集中”发生数周，然后缓解数月或数年。高流量氧疗通常是一种有效的治疗方法。舒马曲坦或鼻腔内使用利多卡因也可以帮助缓解症状。由于症状可能会复发，因此应考虑转诊至神经科医生。

关联病例

见病例 12、病例 25、病例 26、病例 28、病例 30 和病例 39。

三、测试问题与解析

（一）问题

1. 急诊科分诊区有几名患者，其主诉均是头痛。应让以下哪一位患者优先就诊？

A. 52 岁男性，头痛 8h，血压 210/120mmHg

B. 24 岁女性，患有严重的压迫性头痛，累及头部前部并放射至颈部

C. 32 岁女性，在脊髓麻醉下接受了门诊双侧输卵管结扎术，现双侧严重头痛，坐起时加重

D. 35 岁女性，患有严重的单侧搏动性头痛，并伴有恐声、恶心和呕吐

2. 男性，22 岁，主诉持续性剧烈单侧头痛 45min，并伴有同侧鼻塞。以下哪一项是最好的治疗方法？

A. 高流量氧气

B. 普萘洛尔

C. 麦角胺

D. 泼尼松

3. 女性，34 岁，自诉“一生中最严重的头痛”被送进急诊室。查体：嗜睡、畏光和颈部僵硬。头颅 CT 显示没有异常。行腰椎穿刺结果显示，脑脊液颜色黄变；WBC 2～3/mm^3，无红细胞；蛋白质 10mg/dl；葡萄糖 80mg/dl。以下哪一项是最可能的诊断？

A. 中枢神经系统淋巴瘤

B. HSV 脑炎

C. 蛛网膜下腔出血

D. 弓形体病

（二）答案与解析

1. 选项A，男性，52岁，自诉头痛8h，血压210/120mmHg。该患者最有可能存在危及生命的疾病（高血压危象）。如果不及时治疗，可能会发生脑卒中、心肌梗死或急性肾衰竭。选项B（24岁女性，患有严重的压迫性头痛，累及头部前部并放射至颈部）描述了典型的紧张性头痛；虽然很痛苦，但不会危及生命。选项C中的患者（脊髓麻醉后的女性，坐起时疼痛更严重）可能正在经历腰椎穿刺后头痛。选项D中描述的患者（严重、单侧、搏动性头痛，伴有恐声症、恶心和呕吐）的表现与偏头痛一致。

2. 选项A，高流量吸氧。题干描述与丛集性头痛相符。丛集性头痛在男性中更常见，通常发生在眶周，并伴随同侧结膜充血、流泪、鼻塞、流涕、瞳孔缩小、上睑下垂和面部出汗。高流量吸氧或鼻内使用利多卡因是治疗丛集性头痛的有效方法。曲坦类药物也很有效。普萘洛尔（选项B）用于预防偏头痛。麦角胺（选项C）用于急性偏头痛的治疗。泼尼松（选项D）是一种糖皮质激素，用于治疗自身免疫性或炎症性疾病，如巨细胞动脉炎。

3. 选项C，蛛网膜下腔出血。脑脊液黄变是蛛网膜下腔出血特征性诊断依据。由于黄变症是血红蛋白代谢的结果，因此可能需要12h以上才能出现。中枢神经系统淋巴瘤（选项A）通常在CT中呈现强烈的均匀增强病灶。HSV脑炎（选项B）通常表现为腰椎穿刺上红细胞数量异常。弓形体病（选项D）在CT成像中表现为大脑环形增强病变。

临床精粹

- 头痛的病史方面提示可能预后不良的情况包括突然发作、剧烈疼痛（例如，“一生中最严重的头痛”）、与过去的发作特点显著不同、免疫功能低下状态、50岁后新发作、用力时发作。
- 原发性头痛（没有基础疾病的头痛）包括紧张性头痛、偏头痛和丛集性头痛。
- 头痛是急诊医生需要面对的最常见主诉之一，尽快区分危及生命的病因和良性病因具有挑战性。
- 如果突然出现剧烈的“一生中最严重的头痛”症状，应怀疑蛛网膜下腔出血，尤其是当出现脑膜刺激征或精神状态变化时。
- 诊断性检查必须基于临床怀疑。例如，如果怀疑蛛网膜下腔出血，则需要进行头部CT（也可能进行腰椎穿刺或CTA）。
- 治疗包括紧急处置并稳定可能危及生命的情况、控制疼痛、解决潜在疾病或特定病因。

参考文献

[1] American College of Emergency Physicians. Clinical policy: critical issues in the evaluation and management of adult patients presenting to the emergency department with acute headache. *Ann Emerg Med.* 2019;74(4):E41–E74.
[2] Backes D, Rinkel GJ, Kemperman H, Linn HH, Vergouwen MD. Time-dependent test characteristics of head computed tomography in patients suspected of nontraumatic subarachnoid hemorrhage. *Stroke.* 2012;43(8):2115–2119.
[3] Nesbitt AD, Goadsby PJ. Cluster headache. *BMJ.* 2012;344(7852):37–42.
[4] Orr SL, Friedman BW, Christie S, et al. Management of adults with acute migraine in the emergency department: the American Headache Society evidence assessment of parenteral pharmacotherapies. *Headache.* 2016;56:911–940.
[5] Tintinalli JE, Ma OJ, Yealy DM, et al, eds. *Tintinalli's Emergency Medicine: A Comprehensive Study Guide.* 9th ed. New York, NY: McGraw-Hill; 2020.
[6] Walls RM, Hockberger RS, Gausche-Hill M, et al, eds. *Rosen's Emergency Medicine: Concepts and Clinical Practice.* 9th ed. Philadelphia, PA: Elsevier; 2018.

病例30　成人癫痫发作

邓　颖　译　　李　燕　温　伟　校

患者，女性，34岁。体型肥胖，由120救护车从家中送往急诊科。急救人员表述“患者全身抽搐伴无言语反应，9岁女儿拨打了急救电话”。来院途中给予了劳拉西泮2mg静脉注射，抽搐缓解。查体：血压 180/110mmHg，心率 115 次 / 分，呼吸 18 次 / 分，外周血氧饱和度为 94%。来院后查体过程中抽搐未再发作，但意识水平低下，格拉斯哥昏迷量表评分 8 分。患者双侧瞳孔对称且对光反射灵敏，气道通畅，双肺呼吸音清，脉搏搏动可，腹部触诊脐上方 2cm 处可触及肿块。血糖 105mg/dl，FAST 超声检查结果提示患者宫内妊娠，胎心率 180 次 / 分。检查后患者再次出现抽搐发作。

➤ 该患者最可能的诊断是什么？

➤ 下一步的诊治计划是什么？

一、病例 30 的答案：子痫

（一）病例总结：34 岁女性

- 既往病史不详。
- 肥胖、高血压和心动过速。
- 多次目击的癫痫发作，目前尚未得到控制。
- GCS 分数为 8 分。
- FAST 超声扫描发现宫内妊娠。

1. 最可能的诊断 子痫（妊娠晚期癫痫发作）伴癫痫持续状态（status epilepticus，SE）。

2. 下一步的诊治计划 积极处理 ABC 问题，静脉注射镁剂 4～6g，然后以 2g/h 输注镁剂以治疗和预防癫痫发作。

（二）病例分析

1. 目标

(1) 描述首次癫痫发作和 SE 的急诊评估方法（EPA1，EPA3）。

(2) 描述首次癫痫发作和 SE 患者的治疗方法（EPA4，EPA10）。

2. 思考 此例患者为 34 岁肥胖女性，出现高血压和多次癫痫发作且未能完全恢复。在病史提供有限的情况下排查其癫痫发作的病因非常重要。对于育龄期女性，应尽快确定有无妊娠状况。基于此，床旁 FAST 超声检查揭示了患者院前未提供的妊娠状况。对于妊娠期女性虽然子痫是癫痫发作最可能的病因，但医生必须还要考虑其他可能存在的病因。患者可能既往就有癫痫病史；如果是这样，平时的药物治疗可能没有达到有效剂量，或者感染可能降低了癫痫发作阈值。此外，导致该患者癫痫发作的其他潜在病因还有很多，包括颅内出血、非法药物滥用、药物过量、睡眠剥夺、创伤、低钠血症、酒精戒断和低血糖等。

二、成人癫痫发作的诊治

（一）定义

1. 癫痫 癫痫是指间隔超过 24h 的 2 次或 2 次以上的无诱因癫痫发作。癫痫发作是一种神经系统事件，而癫痫是一种表现为反复无诱因癫痫发作的疾病。

2. 癫痫发作 任何涉及神经元异常、过度和同步放电的事件，其特征是感觉、知觉或运动活动的变化。诱发癫痫发作的原因包括低血糖、电解质失衡、发热、头部外伤、戒酒和接触药物 / 毒素。

3. 癫痫持续状态 癫痫发作持续超过 5min；或者两次或多次连续癫痫发作之间未恢复到正常精神基线水平。传统定义使用 30min 的时间限制，这是发生不可逆的神经元损伤的时间期限。

（二）临床诊疗

1. 癫痫发作的分类 癫痫发作可根据其起源分为两大类。神经源性癫痫发作占急诊科所见的癫痫发作大多数，是由皮层神经元过度放电引起的。心因性非癫痫发作（psychogenic nonepileptic seizures，PNES）不是皮层异常放电的结果，通常与重大精神压力或情绪创伤有关。其他未分类的癫痫发作很难归入单一类别，当常见的两大分类证据不足时需要予以考虑。

(1) 心因性非癫痫发作：PNES 是对某些触发因素的不受控制的行为反应，会导致类似癫痫样的发作，但是大脑活动没有癫痫发作时的变化，其病因起源尚不清楚，理论上认为是生活中的重大精神压力导致心理变化，并以类似癫痫发作的形式作为一种应对机制。心因性非癫痫发作以前曾被称为假性癫痫发作，但由于“假性”的字义会让人误解患者是故意假装癫痫发作，现在更倾向于使用“心因性非癫痫发作”一词。PNES 越来越常见，并且可能很难与真正的癫痫发作区分开来。区分两者的最准确方法是采集完整的病史并通过脑电图（electroencephalogram，EEG）进行大脑活动监测。

(2) 神经源性癫痫发作：神经源性癫痫发作要么是全身性癫痫发作，涉及大脑两侧半球的异常神经元活动并伴有意识丧失，要么是局灶性部分性癫痫发作，涉及一侧大脑半球局部区域的神经元异常放电（图 9–4）。局灶性癫痫发作进一步细分为意识保留的局灶性发作和意识受损的局灶性发作。意识受损的局灶性发作可以根据发作时活动的特征进一步分类，如强直型（躯干和四肢僵硬）、阵挛型（躯干和四肢对称的有节律抽动）、强直 – 阵挛型（强直期随后是阵挛期；最常见的发作行为）、失张力型（突然失去保持姿势的张力）和肌阵挛型（短暂、类似电击的肌肉收缩）。

(3) 癫痫持续状态：当患者癫痫发作持续超过 5min 或经历两次或多次连续的癫痫发作且其间意识没有完全恢复时，即为 SE。在大约 1/3 的患者中，SE 是癫痫发作的初始表现。SE 最常见的原因是停用抗惊厥药物。伴随 SE 的儿茶酚胺激增可导致心动过速、高血压、低血压、心律失常、呼吸衰竭、高血糖、酸中毒和横纹肌溶解症。对于单次全身性癫痫发作停止 30min 后未恢复意识的患者，必须通过脑电图排除非惊厥性 SE，对于任何不明原因的意识模糊或昏迷的患者都应考虑非惊厥性 SE。

(4) 原发性癫痫发作与继发性癫痫发作：应确定患者癫痫发作的病因，病因不同可能会影响临床治疗决策。在已知有癫痫病史的患者中，发生原发性、无诱因癫痫发作通常采用药物来治疗，目标是恢复正常的神经功能。然而，癫痫发作也可能是其他疾病的继发表现。继发性癫痫发作的常见原因包括头部外伤、颅内肿块或出血、脑血管意外后的瘢痕组织形成、脑膜炎或脑炎等感染、代谢紊乱（如血糖或电解质异常）、药物或毒素（表 9–18）。在急诊，可以表现为癫痫发作的其他常见病症还

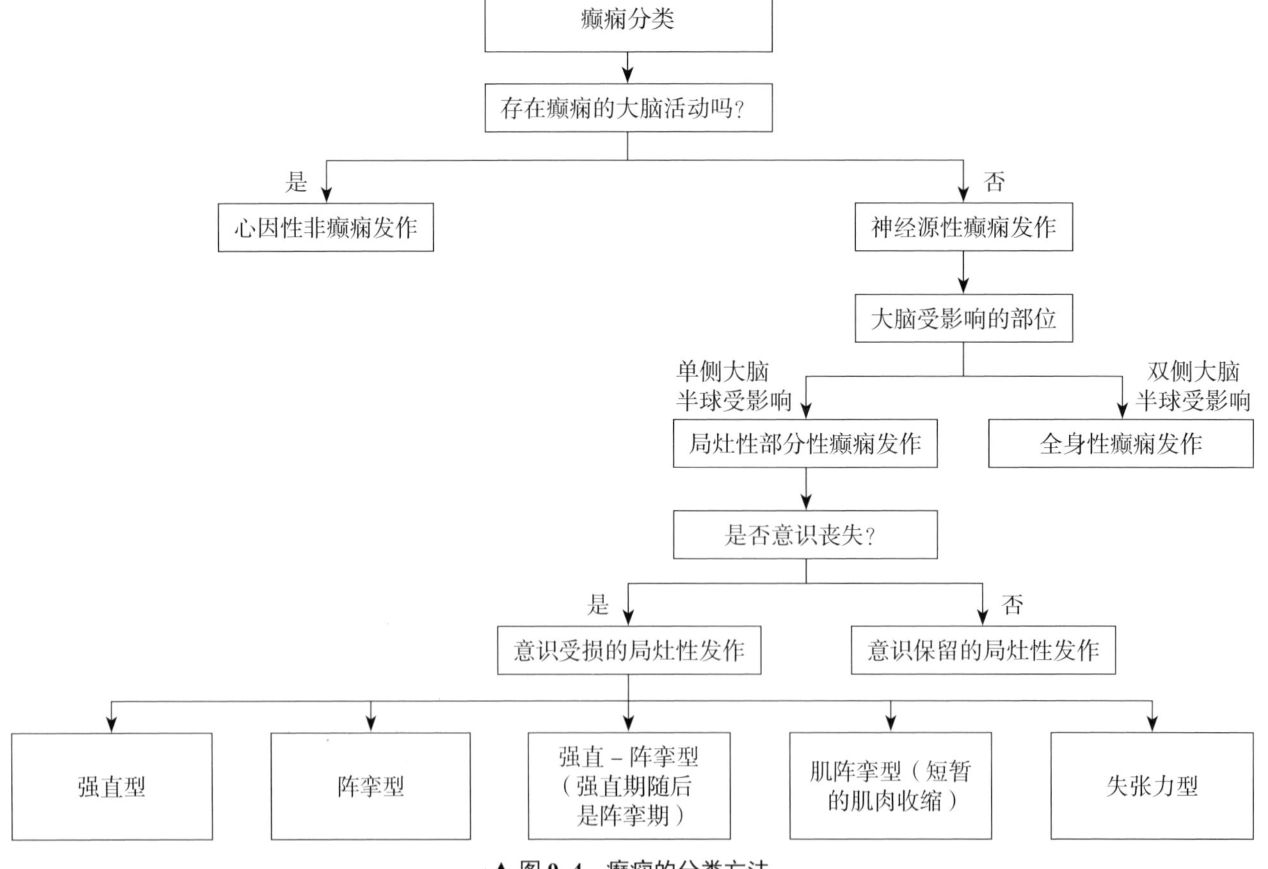

▲ 图 9–4　癫痫的分类方法

包括高血压脑病和继发于心搏骤停或严重低氧血症的缺血缺氧性损伤。在孕妇和产后 6 周内的女性中，子痫也必须被视为癫痫发作的潜在病因。

表 9-18　继发性癫痫发作的常见病因

代谢性脑病	低镁血症、低钠血症、低钙血症、低血糖、肝肾衰竭
颅内感染	中枢神经系统脓肿、脑膜炎、脑炎
中枢神经系统	肿瘤、动静脉畸形、血管炎、急性脑积水、颅内血肿、脑血管意外、创伤后癫痫发作、偏头痛 / 血管性头痛、退行性疾病（多发性硬化症）
中毒	药物（三环抗抑郁药、异烟肼、茶碱）、非法药物滥用（可卡因）、酒精和药物戒断、铅、士的宁、樟脑

2. 临床表现

(1) 病史：病史对于评估癫痫发作至关重要，尤其是首次发作的患者。关键是询问患者和（或）目击者关于发作的具体情况，包括对发作时动作的描述和发作后期的一些情况。还应了解与癫痫发作相关的并发症状，以帮助指导检查和治疗。例如，癫痫发作前的头痛可能与颅内出血有关，而癫痫发作患者伴随发热和（或）嗜睡则应警惕与感染有关。对于已知有癫痫病史的患者应询问其癫痫发作的类型、频率、药物依从性。既往其他疾病史、用药史及包括吸毒、酗酒和 HIV 感染等危险因素在内的社会史也是需要考虑的重要因素。

(2) 体格检查：因癫痫发作而到急诊就诊的患者需要进行全面的体格检查。详细的神经系统检查是评估的关键。癫痫发作后出现局灶性神经系统缺陷可能提示一种被称为短暂性发作后神经系统疾病（Todd 麻痹）的状况，可持续长达 48h。头颈部检查应包括检查舌头是否有撕裂伤、头部和面部是否有外伤、颈部是否有压痛和僵硬。心肺检查应包括听诊心脏是否有杂音或心律不齐，这些可能提示存在栓塞或晕厥事件。四肢骨折或脱位虽然罕见，但可能会被漏诊，应进行全面的肌肉骨骼检查。

(3) 实验室检查：首次癫痫发作的患者进行实验室检查应包括血糖、血清电解质（如钠、钙和镁）、肾功能、药物和（或）毒物筛查。尽管子痫引起的癫痫发作在妊娠中晚期之前很少见，但育龄期女性仍需要进行妊娠测试。如果患者有感染的临床表现，腰椎穿刺也是检查的重要组内容。

(4) 影像学检查：当不能明确癫痫发作的病因或怀疑存在急性颅内病变时，应进行神经影像学检查。ACEP 指南建议对近期有头部外伤史、持续精神状态改变 / 头痛、发热、恶性肿瘤、免疫功能低下和抗凝治疗的癫痫发作患者要进行头部 CT。ACEP 还建议对 40 岁以上癫痫发作后新出现的局灶性神经系统缺损患者或患有部分性癫痫发作的患者也进行头部 CT。在急诊评估首次癫痫发作时，脑电图通常不使用，往往也不可及，但在怀疑非惊厥性癫痫持续状态时 EEG 是必要的。

3. 初始治疗　稳定患者的初步治疗包括评估和处置 ABC 问题、进行床旁快速血糖检测、脉搏血氧饱和度监测、心电监护。如果评估时癫痫活动持续，则需要进行抗惊厥治疗。患者的气道保护至关重要；然而，并非所有格拉斯哥昏迷量表评分较低的患者或 SE 患者都需要气管插管。由于癫痫患者的呕吐反射减弱并且有误吸的风险，因此需将患者侧卧并增加吸痰频次。经过治疗但仍持续发作、呕吐或无法通过保守措施保护气道的患者需要气管插管。

4. 一线药物　苯二氮䓬类药物是治疗癫痫发作（包括 SE）的一线药物，可有效终止 75%～90% 患者的癫痫发作。它们通过直接增强 γ- 氨基丁酸相关神经元的抑制作用来控制癫痫发作。静脉注射劳拉西泮通常是首选，但最多使用 2 次。虽然劳拉西泮和地西泮在终止初次癫痫发作方面同样有效，但劳拉西泮在预防癫痫复发方面更优越。对于没有静脉通路的患者，可以选择肌内注射咪达唑仑或地西泮直肠给药（表 9-19）。

5. 二线药物　如果苯二氮䓬类药物在使用两轮后仍未能有效终止癫痫发作，则可以应用二线药物来治疗，二线药物包括苯妥英钠 / 磷苯妥英、丙戊酸和左乙拉西坦。目前没有证据表明哪一种二线药物更优越。

(1) 苯妥英钠：苯妥英钠不会直接抑制癫痫病灶处的异常放电活动；而是通过减缓电压激活钠通道从关闭到恢复兴奋的过程，从而抑制神经元产生动作电位的频率。因此在治疗癫痫发作时，需要同时给予苯二氮䓬类药物。苯妥英钠的静脉负荷剂量为20mg/kg，但给药速度不得超过50mg/min，以避免与其助溶剂丙二醇相关的低血压和潜在的致命性心律失常。苯妥英钠最常见的神经系统不良反应是小脑功能异常，如眼球震颤和共济失调。磷苯妥英是水溶性的，由于安全性更高，在抢救癫痫发作患者时优于苯妥英钠。

(2) 丙戊酸：当终止癫痫发作效果不理想时，

表 9–19　急性癫痫发作处理：药物治疗

药　物	成人剂量	儿童剂量	注意事项
一线药物			
劳拉西泮	0.1mg/kg 静脉注射，每次最多4mg；可重复1次	0.05～0.1mg/kg 静脉注射	起效快，作用时间比地西泮长，可能出现长时间的中枢神经系统抑制
地西泮	0.2mg/kg 静脉注射，每次最多10mg；可重复1次	0.2～0.5mg/kg 静脉注射，最多20mg	起效快，半衰期短
咪达唑仑	0.2mg/kg 肌内注射，每次最多10mg	10mg 肌内注射 / 滴鼻（大于40kg）；5mg 肌内注射 / 滴鼻（13～40kg）	显著的遗忘效应
二线药物			
苯妥英钠	20mg/kg 静脉注射，速度＜50mg/min	20mg/kg 静脉注射，速度1mg/(kg·min)	输注速度快时出现低血压和心律失常；需要进行心脏监测
磷苯妥英	20mg PE/kg 静脉注射，速度150mg PE/min	15～20mg PE/kg 静脉注射	低血压和心律失常
丙戊酸	20～40mg/kg 静脉注射，速度3～6mg/(kg·min)；可重复20mg/kg×1次	20～40mg/kg 静脉注射，速度1.5～3mg/(kg·min)	血氨升高，胰腺炎，肝毒性，血小板减少症
左乙拉西坦	60mg/kg 静脉注射，最多4500mg；速度2～5mg/min	20～60mg/kg 静脉注射	药物相互作用最小
三线药物			
异丙酚	1～2mg/kg 静脉推注，然后20μg/(kg·min)维持	1mg/kg 静脉推注	低血压，呼吸抑制，心力衰竭
苯巴比妥	20mg/kg 静脉注射，速度60～100mg/min	10～20mg/kg 静脉注射	作用时间长；负荷剂量可以肌内注射
拉科酰胺	200～400mg，15～30min		心动过缓，低血压
戊巴比妥	5mg/kg 静脉注射，速度25mg/min，然后根据脑电图滴定	1～3mg/kg	需要气管插管、机械通气和加压支持；呼吸骤停，低血压，心肌抑制常见
异氟烷	经气管内麻醉		脑电图监测

PE. 苯妥英钠等效剂量

静脉注射丙戊酸可以作为一个替代的选择，尤其是苯二氮䓬类或苯妥英钠因低血压或过敏反应而使用受限的情况下。虽然其作用机制与苯妥英钠相似，但患者耐受性良好，不良反应轻微。

(3) 左乙拉西坦：左乙拉西坦是一种相对较新的抗癫痫药物，其抗癫痫作用机制尚不完全清楚，可能通过与SV2A的相互作用来发挥作用，减少钙依赖性囊泡神经递质释放来减少癫痫发作。美国癫痫协会制订的2016年临床指南已将左乙拉西坦作为SE的二线药物，并且可以静脉负荷给药。

6. 三线药物　三线药物包括苯巴比妥和拉科酰胺。苯巴比妥是一种中枢神经系统抑制药，可直接抑制大脑皮层的电活动，历史上曾被用作一线和二线药物。静脉注射苯巴比妥起效时间为15～30min，作用持续时间长达48～96h。苯巴比妥的不良反应包括严重的呼吸抑制和低血压，这限制了其作为终止癫痫发作治疗药物的应用。拉科酰胺通常用于治疗部分性癫痫发作，通过失活电压门控钠通道来发挥作用。其不良反应包括心律失常和低血压。

7. 难治性癫痫持续状态的治疗　难治性SE需要考虑额外使用麻醉药持续输注来终止癫痫发作，包括丙泊酚、巴比妥类药物和咪达唑仑；难治性SE患者还需要气管插管以保护气道。丙泊酚作为GABA受体直接激动药和中枢神经系统抑制药，在1～2mg/kg静脉推注后几乎可以立即抑制癫痫发作。巴比妥类药物（戊巴比妥和硫喷妥钠）直接增强GABA介导的神经元抑制，同时也抑制了所有其他的脑干功能，因此可能会导致呼吸骤停、心肌抑制和低血压。吸入麻醉药异氟烷可抑制异常放电的病灶，是SE患者的最后治疗手段。确定深度镇静或肌松的患者是否仍在癫痫发作可能非常困难，在这种情况下，应继续抗惊厥治疗并持续监测患者的脑电图。

8. 患者处置　患者的处置取决于癫痫发作的病因（如果已知）、既往的癫痫发作病史、是否能够按要求定期门诊随访。

(1) 癫痫发作的预防措施：需要向所有患者提供详细的癫痫预防措施，并且必须在患者的卡片中注明当地规定的报告要求。还应警告患者应限制以下活动，如操作重型设备、单独游泳、用热水做饭，甚至洗澡。因为一旦突然失去意识，这些活动会特别危险，必须通知机动车辆管理部门，在获得医生许可之前癫痫患者不能开车。

(2) 已知患有癫痫的患者：对于已知患有癫痫的患者再次出现单次癫痫发作的，应该进行抗癫痫药物血药浓度检测，并根据检测结果给予适当抗惊厥药物的负荷剂量，然后在适当的随访下出院。抗癫痫药物血药浓度低于治疗水平可能是由不遵医嘱或同时服用其他药物导致药物清除增加所致。任何提示新的癫痫发作的病史或体格检查结果都应该按照第一次癫痫发作一样进行处理。

(3) 既往没有癫痫发作史的患者：对于既往没有癫痫病史且出现单次无诱因癫痫发作的患者，需要进行更为全面的检查。如果初步检查没有异常，可以让患者先出院回家，同时预约神经科医生并进行神经影像学检查。患者出院后不一定需要服用抗癫痫药物，但需要对患者进行有关限制特殊活动和预防癫痫措施的教育。无癫痫病史的患者如果发作后未恢复至基线精神状态或仍处于癫痫发作后状态的应入院治疗直至其恢复至基线精神状态并确定癫痫发作的潜在病因。SE患者通常会被收入重症监护病房进行治疗和评估。

（三）特殊情况

1. 药物引起的癫痫发作　药物引起的癫痫发作治疗遵循一般癫痫发作的治疗原则。目前没有明确的基于循证医学证据的指南来指导与药物相关的癫痫发作，通常还是需要针对病因进行治疗。

(1) 可卡因：可卡因是药物引起癫痫发作的最常见原因之一。大约15%的可卡因使用者出现过药物引起的癫痫发作。可卡因引起的癫痫发作是癫痫阈值降低和交感神经过度兴奋共同作用的结果，发作通常是自限性的，但在SE的情况下，需使用高剂量苯二氮䓬类药物进行治疗。

(2) 三环类抗抑郁药：三环类抗抑郁药因其抗胆碱能特性而导致癫痫发作。除了标准的抗癫痫治疗外，继发于三环类药物过量的 SE 患者还应使用碳酸氢钠治疗，以使血液中 pH 达到约 7.5。血液碱化会减少患者中枢神经系统中药物的游离形式，并减轻药物对心脏的钠通道阻滞作用。

(3) 异烟肼（Isoniazid，INH）：INH 诱发的癫痫发作与高死亡率相关，通常在急性过量服用后 120min 内发生。INH 会与维生素 B_6 的活性形式吡哆醇结合，吡哆醇是谷氨酸脱羧酶和 GABA 转氨酶的辅助因子。INH 的毒性和维生素 B_6 的耗竭会导致中枢神经系统抑制性神经递质 GABA 水平降低，最终可能导致 SE。由 INH 中毒引起的癫痫发作采用标准的抗癫痫治疗措施通常难以奏效，应静脉注射吡哆醇进行治疗。吡哆醇的使用剂量需要基于摄入的 INH 药量而定。

2. 酒精戒断性癫痫发作

(1) 症状出现的时间：酒精戒断性癫痫发作（alcohol withdrawal seizures，AWS）是成人癫痫发作的主要原因，是一系列早期戒断症状的一部分，通常发生在最后一次饮酒后 6～48h。其他戒断症状通常在癫痫发作之前出现，包括出汗、焦虑、震颤、幻听 / 幻视、烦躁、恶心 / 呕吐、头痛和定向障碍。更严重的酒精戒断综合征（震颤谵妄）可能与戒酒后长达 7 天的癫痫发作有关。更常见和经典的早期 AWS 常成组发作，最多可达 4～6 次。然而，这些症状几乎总是在相当短的时间内集中发作，并且很少会持续超过 12h。

(2) 药物治疗：最近的证据建议使用苯二氮䓬类药物来减少酒精戒断性癫痫发作和谵妄的发生率。证据还表明，高剂量肌内注射或静脉注射苯巴比妥是预防癫痫发作的有效治疗方法。苯妥英钠在控制 AWS 或控制急诊与酒精相关的复发性癫痫发作方面没有作用；然而，它可能对既往患有癫痫症的酗酒者起作用。其他抗癫痫药物，如卡马西平在治疗 AWS 的数据有限。静脉补液需使用含葡萄糖的溶液，同时还必须要补充维生素 B_1、镁、钾和多种维生素。

(3) 实验室检查和影像学：头部 CT 成像对于首次酒精相关癫痫发作的患者具有较高的诊断价值，因为这些患者颅内结构性病变（如硬膜下血肿或其他颅内出血）的发生率很高。酗酒也是低血糖和其他代谢异常的常见原因，因此应检测血糖和电解质等指标。

3. 神经囊尾蚴病 神经囊尾蚴病是猪带绦虫（猪肉绦虫）幼虫引起的脑部感染，是拉丁美洲、撒哈拉以南非洲和东南亚发展中国家成人癫痫发作的最常见原因。在拥有大量移民人口的非流行国家中，这种情况也变得越来越普遍。癫痫发作的范围可以从简单的部分性癫痫发作到全身强直阵挛性发作。通过神经影像学检查中显示的大脑中活跃或钙化的囊肿来确认诊断。治疗通常由神经科医生启动，治疗使用抗蠕虫药物（如阿苯达唑）联合抗癫痫药物。

4. 子痫 确诊或未确诊的先兆子痫（妊娠 20 周后伴有新发靶器官功能障碍的高血压急症）患者可能出现强直阵挛性癫痫发作，称为子痫。先兆子痫 / 子痫通常发生在妊娠晚期，也可以发生在产后 6 周之内。至少 25% 的患者在癫痫发作前没有任何先兆症状；因此，子痫应纳入对育龄女性患有高血压和新发癫痫的鉴别诊断中。静脉注射硫酸镁是首选的治疗方法，并被证明比苯二氮䓬类药物或其他常用抗癫痫药更有效；然而，最终的治疗方法是终止妊娠。

5. 心因性非癫痫发作 心因性非癫痫发作是重大压力或情绪创伤的结果，但通常很难与病理性癫痫发作区分。PNES 患者有多种癫痫发作模式，但一般不会出现癫痫发作后状态。据报道，高达 20% 的心因性非癫痫发作患者会出现尿失禁和舌咬伤等情况。但与典型癫痫发作不同，PNES 患者会对氨等气味刺激产生反应。在 PNES 发作期间可以观察到患者有目的的运动，这也是其典型特征。PNES 患者需要心理安抚和疏导，建议去精神科就诊。

关联病例

见病例 25、病例 26、病例 28、病例 29 和病例 34。

三、测试问题与解析

（一）问题

1. 34岁男性患者，既往有1型糖尿病病史，在家中发生2min强直阵挛性癫痫发作后被送往急诊。血糖120mg/dl。确定其癫痫发作的病因很可能是代谢性的。以下哪一项是最可能的诊断？

A. 低钠血症

B. 低钙血症

C. 低镁血症

D. 低磷血症

2. 患者，女性，28岁，因在家中多次强直阵挛性癫痫发作（每次持续60～90s）被送往急诊科。既往体健，否认服用任何药物，偶尔饮酒。上周疑似流感，口服布洛芬，用于治疗身体疼痛。查体：血压140/90mmHg，心率100次/分，呼吸16次/分，血氧饱和度99%，体温38.6℃。患者意识清楚，言语欠佳，没有神经系统症状，反射亢进。以下哪一项最可能是导致该患者癫痫的病因？

A. 毒品滥用

B. 药物不良反应

C. 脑膜炎/脑炎

D. 占位性肿块

3. 患者，男性，21岁，因癫痫发作被送往急诊室，发作时为强直阵挛，持续3min。目前，患者意识清楚、定向力正常，生命体征正常。无颈项强直。已被确诊HIV，否认其他疾病。否认头部外伤、酗酒或使用非法药物。否认头痛。以下哪一项是最好的下一步处置？

A. 急诊头部CT或MRI

B. 开始使用磷苯妥英治疗癫痫

C. 观察，因为这是第一次癫痫发作

D. 立即脑电图

4. 患者，女性，42岁，无家可归，因新发急性心力衰竭入院。在住院期间患者感到颤抖和紧张。住院的第二天患者突然出现强直阵挛性癫痫发作。目前血压160/100mmHg，心率110次/分，体温36.7℃。瞳孔有反射，神经系统检查正常。双上肢轻微震颤。以下哪一项最可能是癫痫发作的病因？

A. 脑卒中

B. 酒精戒断性癫痫发作

C. 脑膜炎

D. 甲状腺功能亢进症

（二）答案与解析

1. 选项A，低钠血症。在急诊，由代谢异常引起的新发癫痫发作不多见，这其中由低血糖引起的是最常见的。本例患者血糖水平正常，因此排除了低血糖原因，低钠血症是其次的代谢原因。低钠血症常见于利尿药等药物治疗、心力衰竭、抗利尿激素（antidiuretic hormone，ADH）分泌不当综合征等疾病；症状性低钠血症可表现为精神状态改变、癫痫发作或昏迷。治疗潜在疾病并解决低钠问题将改善临床状况。低钙血症（选项B）、低镁血症（选项C）和低磷血症（选项D）是癫痫发作的不常见的代谢原因。

2. 选项C，脑膜炎/脑炎。患者出现精神状态改变、新发癫痫发作和感染症状时，应怀疑中枢神经系统感染。除了控制癫痫发作外，应优先开始经验性抗生素治疗并通过神经影像学检查评估颅压增高情况，然后进行腰椎穿刺。没有足够的证据支持患者滥用药物（选项A）。布洛芬（选项B）通常不会导致癫痫发作。没有头痛或局灶性神经功能缺损病史表明不存在大脑占位性病变（选项D）。

3. 选项A，急诊头部CT或MRI。对于怀疑头部外伤、ICP升高、颅内肿块、持续精神状态异常、局灶性神经系统异常或HIV感染的癫痫患者，建议进行头部CT或MRI检查。在评估检查的这个阶段先不需要抗癫痫药物（选项B），因为尚不清楚癫痫发作是原发还是继发。况且患者清醒且没有即将发生危险的征兆，因此在开始治疗前应先进行相关的检查以查找原因。对出现癫痫发作但没有明确原因的患者仅仅进行观察（选项C）是不合适的，应尽可能寻找病因。尽管可能需要脑电图（选项D）来进一步评估患者，但这并不是最优先的，因为及时识别颅内肿块、恶性肿瘤或感染过程可能会对患者的健康产生更重大的影响。

4. 选项 B，酒精戒断性癫痫发作。酒精戒断和随后的癫痫发作常常发生在因其他无关病情入院的患者身上。患者可能先会出现戒断症状（焦虑、高血压、心动过速），并在戒断后数小时内出现癫痫发作。苯二氮䓬类药物可以治疗和预防进一步复发。正常的神经系统检查结果提示患者不太可能发生脑卒中（选项 A）。脑膜炎（选项 C）不太可能，因为患者没有畏光、颈强直或发热。甲状腺功能亢进症（选项 D）并发甲状腺危象是一个潜在可能原因，但这种情况比酒精戒断要少见得多。

临床精粹

- 在急诊科，将癫痫发作患者归入以下亚组之一有助于进行评估和管理。这些亚组包括：①新发癫痫发作；②癫痫患者复发性癫痫发作；③发热相关癫痫发作；④创伤后癫痫发作；⑤与酒精和药物相关的癫痫发作。
- 所有癫痫患者，包括有癫痫病史的患者，都应考虑其癫痫发作为潜在病因继发的可能性。未能治疗继发性癫痫的潜在病因是一个重大的疏忽。
- 癫痫发作可能与其他非癫痫发作状态相混淆，如晕厥、过度换气、儿童屏气发作、偏头痛、短暂性全面遗忘、脑血管疾病、嗜睡症和心因性非癫痫发作。
- 癫痫发作后精神状态的长期改变不应简单归因于发作后状态。
- 静脉注射苯二氮䓬类药物是治疗包括 SE 在内的活动性癫痫发作的一线治疗药物。
- 如果苯二氮䓬类药物在使用两轮后无效，则应使用二线药物包括苯妥英钠 / 磷苯妥英、丙戊酸和左乙拉西坦。
- 可卡因相关的癫痫发作最好用大剂量苯二氮䓬类药物治疗。子痫（与妊娠或产后相关的癫痫发作）最好用硫酸镁治疗。

参考文献

[1] Beghi E. Treating epilepsy across its different stages. *Ther Adv Neurol Disord.* 2010;3(2):85–92.

[2] Duley L, Gülmezoglu AM, Henderson-Smart DJ, Chou D. Magnesium sulphate and other anticonvulsants for women with pre-eclampsia. *Cochrane Database Syst Rev.* 2010;2010(11):CD000025.

[3] Epilepticus in children and adults: report of the Guideline Committee of the American Epilepsy Society. *Epilepsy Curr.* 2016;16(1):48.

[4] Glauser T, Shinnar S, Gloss D, et al. Evidence-based guideline. Treatment of convulsive status epilepticus in children and adults: report of the guideline committee of the American Epilepsy Society. *Epilepsy Curr.* 2016;16(1):48–61.

[5] Harden CL, Huff JS, Schwartz TH, et al. Reassessment: neuroimaging in the emergency patient presenting with seizure (an evidence-based review): report of the Therapeutics and Technology Assessment Subcommittee of the American Academy of Neurology. *Neurology.* 2007;69:1772.

[6] Kapur J, Elm J, Chamberlain JM, et al. Randomized trial of three anticonvulsant medications for status epilepticus. *N Engl J Med.* 2019;381(22):2103–2113. doi:10.1056/NEJMoa1905795

[7] Krumholz A, Wiebe S, Gronseth G, et al. Evidence-based guideline: management of an unprovoked first seizure in adults: report of the Guideline Development Subcommittee of the American Academy of Neurology and the American Epilepsy Society. *Epilepsy Curr.* 2015;15(3):144–152.

[8] Krumholz A, Wiebe S, Gronseth G, et al. Evidence-based guideline: management of an unprovoked first seizure in adults. Report of the Quality Standards Subcommittee of the American Academy of Neurology and the American epilepsy Society. *Neurology.* 2015;84:1705–1713.

[9] Matthaiou DK, Panos G, Adamidi ES, Falagas ME. Albendazole versus praziquantel in the treatment of neurocysticercosis: a meta-analysis of comparative trials. *PLoS Negl Trop Dis.* 2008;2(3):e194.

[10] Misra UK, Dubey D, Kalita J. A randomized controlled trial of lacosamide versus sodium valproate in status epilepticus [published February 18, 2017]. *Epilepsia.* 2017, Feb 18. doi:10.1111/epi.13706

[11] Prasad K, Al-Roomi K, Sequeira R, Krishnan PR. Anticonvulsant therapy for status epilepticus (review). *Cochrane Database Syst Rev.* 2014;9:CD003723.

[12] Trinka E, Cock H, Hesdorffer D, et al. A definition and classification of status epilepticus—report of the ILAE Task Force on Classification of Status Epilepticus. *Epilepsia.* 2015;56(10):1515–1523.

[13] Turnbull TL, Vanden Hoek TL, Howes DS. Utility of laboratory studies in the emergency department patient with a new-onset seizure. *Ann Emerg Med.* 1990;19(4):373–377.

病例31 腰 痛

张德新 译 李 燕 温 伟 校

患者，男性，57岁，因“腰痛1个月，加重1天”就诊于急诊。疼痛向双腿后侧放射，两天前患者开始出现排尿困难，需用力才能将尿液排出。同时，发现肛门周围皮肤有麻木感。入院前1天上述症状突然加重而来诊。平时患者在仓库工作，近1个月因腰痛仅做轻体力工作。否认腰部创伤或手术史。

➢ 该患者最可能的诊断是什么？

➢ 下一步的诊断步骤是什么？

一、病例31的答案：腰痛

（一）病例总结：57岁男性

- 腰痛1个月加重1天，伴随疼痛向双腿后侧放射。
- 疼痛突然加剧并伴有肛周麻木和排尿困难。
- 否认外伤或既往手术史。

1. 最可能的诊断 马尾综合征（cauda equina syndrome，CES）。

2. 下一步的诊断步骤 立即进行腰椎和骶椎MRI，并紧急请脊柱外科医生会诊。

（二）病例分析

1. 目标

(1) 描述腰痛的可能病因（EPA2）。

(2) 描述如何评估腰痛患者（EPA1，EPA3）。

(3) 识别与腰痛严重病因相关的“危险信号”（EPA1，EPA10）。

2. 思考 本例患者为57岁男性，因“腰痛1个月加重1天”来诊，伴疼痛向双腿后侧放射，伴肛周麻木和排尿困难。腰痛是一种常见的急诊症状，可由多种疾病（包括非脊柱病因）引起。尽管多数为良性病因，但急诊科医生在鉴别诊断时一定要考虑以下诊断可能：CES、脊柱骨折、脊柱感染（硬膜外脓肿、骨髓炎、椎间盘炎）、恶性肿瘤和硬膜外血肿。仔细询问病史和体格检查对识别那些提示存在严重疾病的“危险信号”非常重要（表9-20）。大多数腰痛患者不需要在急诊科进行任何诊断性检查，但是如果怀疑存在严重的病因，可能需要进行进一步的实验室检测和影像学检查。一般来说，控制疼痛是首要任务。该患者存在肛周麻木（$S_{2\sim4}$皮区）和膀胱功能障碍（$S_{2\sim4}$自主神经病变），这是一种神经外科急症，如果不迅速缓解，可能造成脊髓永久性损伤。因此，应立即进行MRI检查以确定诊断、显示解剖结构并同时请神经外科医生会诊，这些对患者的健康至关重要。

表9-20 作为“危险信号”的腰痛症状和体征

- 年龄<18岁或>50岁
- 严重创伤（或50岁以上患者的轻度创伤）
- 长期使用糖皮质激素
- 骨质疏松症
- 癌症史
- 近期感染（包括菌血症）
- 免疫功能低下
- 静脉吸毒史
- 近期脊柱手术史（包括脊髓麻醉）
- 夜间疼痛加剧，持续时间超过6周，或镇痛药和休息无效
- 伴随全身症状（发热、不明原因体重减轻、不适、盗汗、出汗、恶心和晕厥）
- 急性发作
- 使用抗凝血药或凝血功能障碍
- 生命体征异常（包括血压不稳或脉搏短绌）
- 神经系统缺陷（包括四肢无力、麻木、感觉异常、直肠括约肌张力丧失、尿潴留或尿失禁）

二、腰痛的诊治

临床诊疗

1. 流行病学和病理生理学 腰痛是一种常见的主诉，约占急诊科就诊人数的3%。70%～90%的成年人一生中都会经历急性腰痛。腰痛的鉴别诊断很广泛，常见的原因包括肌肉拉伤、韧带损

伤、坐骨神经痛、骨关节炎、椎间盘突出、脊柱滑脱、椎管狭窄和骨折。感染性病因包括硬膜外脓肿、椎间盘炎、骨髓炎和带状疱疹。引起腰痛的恶性肿瘤可能是原发性的，但更常见的是转移性的。风湿病，如强直性脊柱炎和赖特综合征，也是需要考虑的病因。腰痛还可以由各种胃肠道、泌尿道、妇科和血管性疾病（最危险的是腹主动脉瘤或主动脉夹层）引起。其他原因还包括镰状细胞性疼痛危象和功能性腰痛。

2. 临床表现　大多数腰痛的患者不需要在急诊进行任何诊断性检测或影像学检查。单纯病史和体格检查就可以将大多数单纯性、自限性肌肉骨骼性腰痛患者与少数有严重潜在疾病的患者区分开来。表 9–21 描述了腰痛的危险性病因及典型表现。

(1) 病史：重要的病史包括疼痛的部位、持续时间和发作时间；加重和减轻因素；伴随症状；工作经历；外伤史；既往病史（包括基础疾病、药物治疗史和家族史）。

(2) 体格检查：急诊医生应注意患者的生命体征，因为任何异常都可能提示存在危及生命的疾病过程（例如，脓毒症或腹主动脉瘤破裂引起的低血压；发热可能表明感染性病因）。体格检查应注意筛查全身性疾病的体征和可能的腰痛来源。在进行腰部检查时应观察患者的步态和腰部的运动范围。腰部检查可以发现骨骼异常（如脊柱侧弯）和皮肤病变（红斑和发热提示感染，水疱性皮疹提示带状疱疹，肿胀和瘀斑提示创伤）。通过触诊腰部可以确定最痛点位置。棘突上的压痛点提示可能有脊柱破坏性病变。严重或过度的疼痛要高度怀疑急性脊柱感染和腹主动脉夹层的可能。应对剧烈疼痛或神经功能缺损的患者进行直肠指检，以评估肛门括约肌张力和皮肤感觉。

表 9–21　腰痛的危险性病因及其典型表现

疾　病	病　因	临床表现	诊断性检查	治　疗
马尾综合征	中央型椎间盘突出影响双侧神经根	双侧腿疼痛和无力，尿潴留和溢出性尿失禁，直肠张力下降，鞍区麻木	MRI	紧急手术减压
脊柱骨折	骨质疏松症，患者有明显钝性创伤或轻微创伤	脊柱中线压痛	X 线片、CT（如合并脊髓损伤需 MRI 检查）	骨科或神经外科会诊；可能需要住院
脊髓感染	最常由金黄色葡萄球菌引起。危险因素：静脉吸毒、老年人、免疫功能低下、酗酒、近期细菌感染或腰部创伤	腰痛(即使在休息 / 夜间)、发热、脊柱压痛；局灶性神经功能缺损是晚期表现	CBC、ESR/CRP、CT、MRI	静脉应用抗生素，手术引流和减压
恶性肿瘤	最常见转移性肿瘤（乳腺癌、前列腺癌、肺癌常见）。也可能是原发肿瘤（如多发性骨髓瘤、白血病、淋巴瘤）	疼痛持续 1 个月以上，夜间加重，不能休息；不明原因的体重下降；轻 – 中度脊柱压痛	CBC，X 线片，CT，MRI（特别是硬膜外受累）	静脉注射地塞米松和放疗可能获益
脊柱硬膜外血肿	脊柱的硬膜外腔（即骨头和硬脑膜之间）积血。可能与创伤、凝血障碍或抗凝血药使用、血小板减少症、血管畸形、近期脊柱手术有关	急性腰痛或神经根性疼痛 +/– 神经功能缺损。打喷嚏、咳嗽、Valsalva 动作（即椎管内压力增高）可加重疼痛。脊椎压痛	MRI（不能做 MRI 时，CT 或 CT 脊髓造影）	手术减压；逆转抗凝（如果与此相关）

CBC. 全血细胞计数；CRP.C 反应蛋白；ESR. 红细胞沉降率

(3) 神经系统检查：神经系统检查应侧重于识别局灶性肌无力、皮肤感觉丧失、深腱反射减弱或消失、巴宾斯基征阳性。直腿抬高（straight-leg raise，SLR）实验为检查者被动地抬高仰卧位患者的腿（需膝关节伸直）30°～70°。如果 SLR 引起腰部向下放射至膝盖以下的坐骨神经根疼痛，则表明坐骨神经根受到刺激。这个测试的灵敏度较高（高达 80%），但特异度较低（40%）。阳性的交叉 SLR（抬高未受影响的腿会导致受影响腿的根性疼痛）特异度高（90%），但灵敏度较低（25%）。

(4) 影像学检查：影像学检查的指征包括年龄＜18 岁或＞50 岁；近期有外伤或脊柱手术史；恶性肿瘤病史或疑似恶性肿瘤；疼痛持续时间超过 4～6 周；有发热，静脉吸毒史、抗凝或免疫功能低下病史、出现进行性神经功能缺损。X 线片适用于筛查骨骼异常。如果高度怀疑存在骨折、脊柱感染、恶性肿瘤、脊柱硬膜外血肿或 CES，则需要进行 CT 或 MRI 检查。如果怀疑存在其他诊断，如主动脉病变或腹膜后血肿，也需要进行 CT 检查。如果要通过 MRI 评估脊柱硬膜外脓肿、硬膜外血肿或转移癌，则应对整个脊柱进行成像，因为病变可能同时存在于脊柱的其他部位，这对于后续的治疗决策会有影响。

(5) 其他诊断性检测：如果怀疑风湿病、恶性肿瘤和感染，应进行全血细胞计数、红细胞沉降率、C 反应蛋白和尿液分析等检查。如果怀疑尿潴留，检查排尿后的残余尿量（postvoid residual，PVR）会有帮助（PVR＞100ml 为异常）。

3. 治疗　如果腰痛患者血流动力学不稳定，则必须进行心电监护和静脉液体复苏。如果怀疑感染，应给予抗生素治疗。对于潜在病因需要住院治疗、生命体征异常、需要静脉注射阿片类药物进行疼痛控制、无法行走的患者，应考虑入院接受治疗。

(1) 疼痛管理：病情稳定的患者可以从镇痛治疗中获益，尤其是单纯肌肉骨骼性腰痛患者。主要使用 NSAID，利多卡因贴剂是另一种治疗选择。根据病因和疼痛的严重程度，可以考虑使用肌松药和阿片类药物。局部热敷也可以部分缓解疼痛。

(2) 活动水平：卧床休息曾经是推荐的治疗方案，但快速恢复正常的日常活动现已被证明可以加快康复和疼痛的缓解。在急性疼痛消退之前应避免剧烈运动。大多数患者通过保守治疗可在 4～6 周康复。

关联病例

见病例 24 和病例 28。

三、测试问题与解析

（一）问题

1. 以下哪一项是腰椎间盘突出症最常见的位置？

A. $L_{1\sim2}$

B. $L_{2\sim3}$

C. $L_{3\sim4}$

D. $L_{4\sim5}$

2. 一名 54 岁女性因急性发作的严重腰痛被送往急诊科。急诊医生怀疑有神经系统损害。以下哪一项是马尾综合征最敏感的发现？

A. 肛门括约肌张力降低

B. 鞍区麻木

C. 尿潴留

D. 下肢无力或麻木

3. 一名 27 岁女性因腰痛进行性加重 1 周到急诊科就诊。疼痛在活动时出现，从腰椎放射到腿后部，体格检查无阳性体征。以下哪一项是最合适的下一步处置？

A. 建议保守治疗，急诊不行影像学检查

B. 腰椎 X 线片

C. MRI

D. CT

（二）答案与解析

1. 选项 D，$L_{4\sim5}$。$L_{4\sim5}$ 间隙是腰椎间盘突出最常受累的部位，常见症状是从腿后部向下放射的腰痛。如果患者出现无力或直肠、膀胱症状，就需要紧急医疗干预（即 CES）。尽管其他腰椎部位也可能受到影响（选项 A 至选项 C），但 $L_{4\sim5}$ 和 $L_5\sim S_1$ 间隙是最常受累的。

2. 选项 C，尿潴留。尿潴留伴溢流性尿失禁是 CES 最敏感的发现（90%）。其他选择（选项 A、选项 B 和选项 D）也是 CES 的表现，但这些症状相对不如尿潴留常见。

3. 选项 A，建议保守治疗，急诊不行影像学检查。如果患者在病史和体格检查中没有坐骨神经痛以外的严重疾病的危险因素，则应保守治疗，无须在急诊科进行任何诊断性检查。鉴于急性腰痛没有伴随提示危险的临床征象，无须进一步完善影像学检查（选项 B 至选项 D）。

临床精粹

- 大多数急性腰痛患者的病因是良性的，症状会在 4～6 周消失。
- 腰痛如果影响睡眠，伴随体重显著减轻或发热，往往提示是由感染性或肿瘤性原因引起。
- 腰痛伴有肛门和膀胱功能障碍要怀疑马尾综合征。
- 大多数腰痛患者不需要诊断性检测或影像学检查。然而，如果怀疑风湿性、感染性或肿瘤性疾病，骨折，马尾神经综合征或血管性急症，则建议要进行进一步检查。
- 疼痛控制对于腰痛治疗很重要。NSAID、利多卡因贴剂、肌松药和阿片类药物都是可以选择的（前两种是首选药物）。

参考文献

[1] Borczuk P. An evidence-based approach to the evaluation and treatment of low back pain in the emergency department. *Emerg Med Pract*. 2013;15(7):1–23.

[2] Ceen H. EM@3AM: Back pain. *emDOCs*. November 30, 2019. Accessed March 18, 2021. http://www.emdocs.net/em3am-back-pain/.

[3] Chien C. Spinal epidural hematoma. *Core EM*. November 2, 2016. Accessed March 18, 2021. https://coreem.net/core/spinal-epidural-hematoma/.

[4] Chou R, Fu R, Carrino JA, et al. Imaging strategies for low-back pain: systematic review and metaanalysis. *Lancet*. 2009;373(9662):463–472.

[5] Della-Giustina D. Evaluation and treatment of acute back pain in the emergency department. *Emerg Med Clin North Am*. 2015;33(2):311–326.

[6] Deyo RA, Weinstein JN. Low back pain. *N Engl J Med*. 2001;344:363–370.

[7] Edlow JA. Managing nontraumatic acute back pain. *Ann Emerg Med*. 2015;66:148–153.

[8] Friedman BW, Chilstrom M, Bijur PE, et al. Diagnostic testing and treatment of low back pain in United States emergency departments: a national perspective. *Spine*. 2010;35(24):E1406–1411.

[9] Tintinalli JE, Ma OJ, Yealy DM, et al, eds. *Emergency Medicine: A Comprehensive Study Guide*. 9th ed. New York, NY: McGraw-Hill; 2019.

[10] Walls RM, Hockberger RS, Gausche-Hill M, eds. *Rosen's Emergency Medicine: Concepts and Clinical Practice*. 9th ed. Philadelphia, PA: Elsevier; 2018.

第10章 儿科急症
Pediatric

病例32 1—3月龄婴儿不明原因发热

李 燕 译 韩 兴 温 伟 校

一名10周龄的婴儿因发热1天被母亲送到急诊科。母亲诉患儿为足月顺产，定期接受婴儿健康检查，体重也在适当增加。他发育正常，最近刚接种疫苗。既往体健。今天早上，患儿母亲发现他体温升高，测腋窝温度为38.3℃。没有其他感染体征或症状，包括流鼻涕、咳嗽、呼吸困难、皮疹、颈项强直、癫痫发作、腹胀、呕吐和腹泻。该患儿进食稍差，但尿量正常。患儿母亲非常担心，因为这是她第一个孩子，而且以前从未发热过。体格检查：心率180次/分，血压90/50mmHg，呼吸频率40次/分，呼吸室内空气状态下血氧饱和度99%，直肠温度38.9℃。精神状态良好，查体未见明显异常。检查时，患儿易激惹。

➢ 该患儿的鉴别诊断是什么？
➢ 该患儿最可能的诊断是什么？
➢ 下一步如何处理？
➢ 最佳的治疗方案是什么？

一、病例32的答案：1—3月龄婴儿不明原因发热

（一）病例总结：10周龄男童

- 发热1天，目前体温38.9℃。
- 心动过速。
- 病史或体格检查无法明确发热原因。
- 易激惹，难以安抚。

1. 鉴别诊断 发热可分为非感染性病因［川崎病、幼年特发性关节炎（juvenile idiopathic arthritis，JIA）和中毒］和感染性病因［病毒性疾病和严重细菌感染性疾病（serious bacterial illnesses，SBI）］。SBI包括尿路感染、肺炎、鼻窦炎和脑膜炎。

2. 最可能的诊断 不明原因发热（fever without a source，FWS）。

3. 下一步处理 检查全血细胞计数、血培养、尿液分析和尿培养，还可行粪便检查和胸部X线检查。患儿易激惹，难以安抚，可能需要腰椎穿刺。罗切斯特、费城和波士顿标准等临床决策工具可以帮助指导进一步评估。

4. 最佳的治疗方案 静脉注射或肌内注射头孢曲松等抗生素，部分病例可加用氨苄西林。易激惹和难以安抚要考虑脑膜炎。

（二）病例分析

1. 目标

(1) 描述整体状况良好的1—3月龄婴儿FWS的合理检查（EPA1，3）。

(2) 阐述有关该年龄组FWS管理的相关争议（EPA4）。

(3) 列出1—3月龄婴儿FWS的治疗方案（EPA4）。

2. 思考 这名10周龄的婴儿出现发热，没有任何其他感染的体征或症状，包括流鼻涕、咳嗽、呼吸困难、皮疹、颈项强直、癫痫发作、腹胀、呕吐和腹泻。重要的是，急诊医生必须意识到，1—3月龄的婴儿不会表现出与较大孩子相同的感染症状。因此，对这一年龄段患儿的发热必须拓宽检查范围，而且必须降低门槛以便进行下一步检查和抗生素治疗。3个月以下发热婴儿SBI的患

病率高达 8%～12.5%。对于不足 1 个月的新生儿，无论体格检查结果如何，都应进行全面的脓毒症方面检查并给予经验性抗生素治疗。对于 1—3 月龄患者，应根据婴儿的表现和细菌感染风险，进行更加细致地评估。部分接受过治疗的细菌感染（近期使用抗生素）其临床表现会发生改变，并可能掩盖严重感染的征象。

二、1—3 月龄婴儿不明原因发热的诊治

（一）定义

1. 不明原因发热 在仔细询问病史和体格检查后仍无法确定病因的急性发热性疾病。直肠温度高于 38℃即为发热。请注意，该温度与 3 月龄以上儿童发热的定义（39℃）不同。

2. 严重细菌感染性疾病 由细菌病原体引起的疾病，包括菌血症、肺炎、尿路感染、皮肤和软组织感染、骨和关节感染、肠炎或脑膜炎。

（二）临床诊疗

1. 明确发热 必须使用直肠温度计测量体温，以便更准确地评估发热，因为腋窝、鼓膜和颞部（前额）温度无法充分反映婴儿的核心温度。需要注意的是，中性粒细胞减少或免疫功能低下的婴儿禁用直肠测温，因为可能会引发菌血症。如果婴儿在家时直肠温度高于 38℃，但到急诊科时却无发热且状况良好，该婴儿仍需进行全面的发热检查。如果父母仅报告患儿摸起来发热，并且婴儿在急诊室无发热且状况良好，则无须进行发热相关的实验室检查。包裹婴儿可能会导致体温轻度升高，但不应将超过 38.5℃的体温归因于包裹婴儿。

2. SBI 的临床表现 婴儿的整体临床表现可以预测发生 SBI 的可能性。危险症状包括以下情况。

- 活动减少，对刺激的反应减弱。
- 嗜睡。
- 肤色苍白或灰暗。
- 皮肤花斑。
- 肌张力下降，寒战。
- 毛细血管再充盈时间延迟。

(1) 呼吸急促：呼吸急促可由发热引起，不一定提示肺部感染。与固定界值相比，使用特定年龄、体温校正的呼吸频率临界值能更准确地发现下呼吸道感染。

(2) 囟门隆起：囟门隆起可能是细菌性脑膜炎的征兆，但也可能是良性病变（如幼儿急疹）引起。

(3) 皮疹：熟悉常见的病毒疹很重要。不褪色的皮疹应该引起关注，但伴有发热和直径小于 2mm 的小斑点状皮肤出血点且状况良好的儿童患 SBI 的风险较低。

(4) 系统评估：系统评估有助于避免在状态良好的发热患儿中漏诊严重疾病（图 10–1）。值得注意的是，在这个年龄组中，45% 的疑似生病的患儿 SBI 检测结果呈阳性。所有小于 3 月龄的疑似生病患儿都应在实验室检测结果出来之前接受经验性抗生素治疗，且需要入院治疗。

3. 对不明原因发热的小婴儿进行评估

(1) 疫苗效应：在过去的 30 年间，对 1—3 月龄婴儿发热的评估发生了巨大变化。针对 B 型流感嗜血杆菌（Haemophilus influenzae type b，Hib）和肺炎链球菌的疫苗大大减少了这一年龄组婴儿 SBI 的发病率。自从引入 Hib 疫苗后，大多数（90%）感染都是由肺炎链球菌引起的。7 价肺炎链球菌结合疫苗进一步改变了 SBI 发生的状况，将 3 岁以下儿童侵袭性肺炎链球菌疾病的发病率降低了 65%～80%。在这些疫苗研制成功之前，这个年龄组的大多数发热患儿经常住院并开始接受经验性抗生素治疗，因为 SBI 的发病率和死亡率都很高，而且早期临床识别也很困难。

(2) 评估方法：鉴于对 SBI 婴儿的识别存在争议和困难，目前已经开发了几种评估方法，其中最常见的是罗切斯特、波士顿和费城标准（表 10–1）。这些临床评估方法往往具有较高的阴性预测值（它们遗漏的 SBI 病例很少），但阳性预测值较低。每种方法采用的检测策略稍有不同，但目的都是用来识别低风险婴儿；所有方法都支持使用全血细

胞计数、血培养、尿液分析和尿培养来识别 SBI 低风险婴儿。如果可能，应使用导尿管收集尿液标本，因为从尿袋收集尿液有可能出现假阳性和假阴性。

(3) 实验室指标：C 反应蛋白（C-reactive protein，CRP）和降钙素原（procalcitonin，PCT）等炎症标志物也有助于确定 SBI 的风险。虽然已证明它们比白细胞计数更灵敏，但受限于可获得性和成本而不能普及。甲型和乙型流感病毒、呼吸道合胞病毒（respiratory syncytial virus，RSV）、鼻病毒和其他病毒的聚合酶链式反应（polymerase chain reaction，PCR）检测可能会有所帮助，尤其是在冬季和婴儿出现呼吸道症状时。对高风险家庭的婴儿也可以做新冠病毒咽拭子核酸检测。虽然病毒检测呈阳性会降低患 SBI 的风险，但病毒性疾病经常合并细菌感染，因此仍需进行全面检查。这不应与 3 月龄以上的婴儿相混淆，对于 3 月龄以上的婴儿，如果其他方面表现良好，病毒检测呈阳性就足够了。

(4) 影像学检查：在评估 1—3 月龄患儿发热的过程中，应根据症状决定是否使用胸部 X 线检查或粪便检查。只有那些具有呼吸道症状（呼吸急促、湿啰音、干啰音、吸气性凹陷、哮鸣音、鼻炎、鼻翼扇动或咳嗽）的患儿才需要胸部 X 线检查。在一项纳入 361 名发热婴儿的 Meta 分析中，无呼吸系统症状对于肺炎或通过 CXR 诊断的其他疾病的阴性预测值为 99%。

(5) 粪便检查：同样，1—3 月龄的患儿如果发

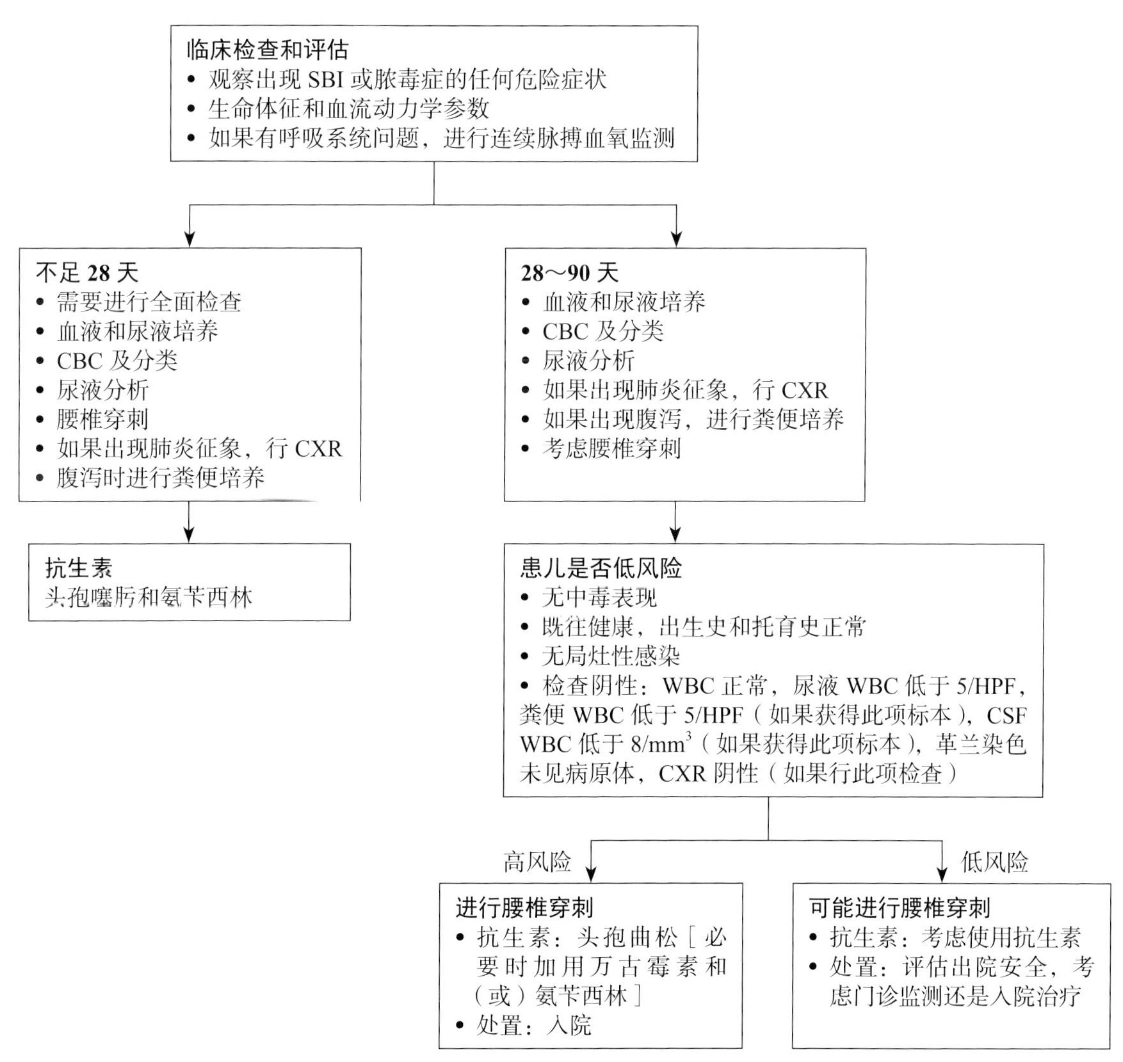

▲ 图 10-1　发热婴儿的评估方法

CBC. 全血细胞计数；CSF. 脑脊液；CXR. 胸部 X 线；HPF. 高倍视野；SBI. 严重细菌感染性疾病；WBC. 白细胞

表 10-1　识别低风险发热婴儿的标准

罗切斯特标准	波士顿标准	费城标准
0—60 日龄婴儿	28—89 日龄婴儿	29—60 日龄婴儿
• 婴儿状况良好 • 足月出生（妊娠>37 周） • 未接受抗生素治疗 • 高胆红素血症未接受过治疗 • 之前未住院治疗 • 没有慢性或潜在疾病 • 无皮肤、软组织、骨、关节或耳部感染 • WBC 5000～15 000/mm^3，绝对杆状核细胞计数 1500/mm^3 或更少 • UA：WBC 10/HPF 或更少 • 粪便涂片 WBC 5/HPF 或更少	• 婴儿状况良好 • 无骨骼、软组织、皮肤或耳部感染 • 过去 48h 内未接种疫苗 • 过去 48h 内未使用抗生素 • 无脱水 • CSF WBC＜10/mm^3 • 尿检 WBC＜10/HPF • WBC＜20 000/mm^3 • CXR 无浸润	• 婴儿观察评分 10 分或更低 • 检查未发现细菌感染 • WBC＜15 000/mm^3 • 杆状核细胞 / 中性粒细胞＜0.2 • UA WBC＜10/mm^3，少量细菌 • 非血性 CSF＜8/mm^3，革兰染色未发现病原体 • 胸部 X 线片示无浸润 • 粪便涂片红细胞阴性、白细胞很少或没有

CSF. 脑脊液；CXR. 胸部 X 线检查；HPF. 高倍视野；UA. 尿液分析；WBC. 白细胞

热但无腹泻，通常不需要粪便培养或粪便白细胞计数检查。如果粪便标本中每高倍视野的白细胞数超过 5 个，则被视为 SBI 高危人群。粪便中有黏液或血液的婴儿风险更高。

(6) 腰椎穿刺：常规进行腰椎穿刺在评估决策中是有争议的。多项研究表明，采用罗切斯特标准可以在不进行腰椎穿刺的情况下识别出低风险的 SBI 婴儿。然而，许多临床医生认为，尽管细菌性脑膜炎的发病率低，但其相关的死亡率高，他们还是主张在不明原因发热的检查中常规行腰椎穿刺。脑脊液中的白细胞≥8/mm^3 或革兰染色存在病原体被视为 SBI 的高风险征象。

4. 治疗　发热是对内源性致热原的一种生理反应，是机体对抗细菌和病毒免疫反应的补充。虽然发热本身是机体正常的反应，但常规使用退热药（包括对乙酰氨基酚和布洛芬）可缓解不适，并可能降低发热惊厥的风险。

(1) 抗生素：经过有效评估被判定为非低风险发热的小婴儿都应入院并接受抗生素治疗。经验性抗生素的选择是头孢曲松，可静脉注射或肌内注射。常规剂量为 50mg/kg；如果怀疑脑膜炎，剂量应增加至 100mg/kg。如果计划使用抗生素治疗，建议在开始治疗前进行病原学检测，包括腰椎穿刺。如果腰椎穿刺结果可以排除脑膜炎，则可以将抗生素调整为非脑膜炎的剂量。对于这一年龄组中状况不佳的婴儿，应考虑在头孢曲松的基础上，针对可疑病原体强化经验性治疗（表 10-2）。例如，可以考虑给予万古霉素以覆盖耐甲氧西林金黄色葡萄球菌和耐头孢曲松肺炎链球菌；氨苄西林也可考虑用于状态不佳的婴儿，以覆盖可能的单核细胞增生李斯特菌感染。

表 10-2　发热婴儿（1—3 月龄）常见病原体

菌血症	泌尿系统感染	脑膜炎
• 凝固酶阴性葡萄球菌 • 金黄色葡萄球菌 • 大肠埃希菌 • 念珠菌属 • 肠球菌属 • 克雷伯菌属 • B 组链球菌	• 大肠埃希菌 • 克雷伯菌属 • 变形杆菌属 • 铜绿假单胞菌 • 肠杆菌属	• B 组链球菌 • 大肠埃希菌 • 肺炎链球菌 • 脑膜炎奈瑟菌

(2) 低风险婴幼儿：对于无中毒症状且符合低风险标准的婴儿，出院后宣教指导（包括父母教育、确保随访和返家注意事项）是安全管理的关键。

关联病例

见病例 34 和病例 39。

三、测试问题与解析

(一)问题

1. 一名 8 周龄的健康婴儿，足月妊娠，因发热高达 38.4℃被姐姐带到急诊室。这位 17 岁姐姐说，她是弟弟的主要看护人，因为家里唯一的成年人是她的母亲，她正在接受可卡因和酗酒的戒断治疗。姐姐说，她的弟弟能摄入正常量的配方奶粉，也没有咳嗽、流鼻涕、行为改变、呕吐或腹泻。总的来说，患儿一般情况良好。血白细胞计数为 10 000/mm^3，尿液分析显示每高倍视野中有 2 个白细胞。行腰椎穿刺术，脑脊液显示 WBC 1/mm^3，革兰染色未见病原体。对于这个患儿来说，最恰当的处置是什么?

A. 静脉注射一剂头孢曲松后出院回家

B. 让患儿出院回家，不给予任何抗生素

C. 给予静脉注射一剂头孢曲松，并将患儿收住院

D. 进行胸部 X 线、粪便白细胞检查和粪便培养，然后让患儿住院

2. 一名 11 周龄的男婴因发热达 38.2℃并伴有咳嗽和流鼻涕 4 天，被母亲送至医院。患儿为足月儿，最近刚注射过疫苗。他的整体状况良好，生命体征正常。胸部 X 线检查显示没有肺炎征象。呼吸道合胞病毒快速检测结果呈阳性。以下哪一项陈述最准确地描述了 RSV 阳性婴儿患严重细菌感染性疾病的风险?

A. SBI 在 RSV 阳性婴儿和 RSV 阴性婴儿中同样常见

B. RSV 阳性婴儿 SBI 的发生率低于 RSV 阴性婴儿

C. 与 RSV 阴性婴儿相比，SBI 在 RSV 阳性婴儿中更为常见

D. RSV 检测阳性的发热婴儿没有发生 SBI 的风险

3. 一名 9 周龄、状态良好的女婴被送到急诊室，主诉是发热 38.9℃。婴儿没有呕吐或咳嗽，检查结果(包括彻底的皮肤检查)无异常。到急诊后婴儿没有再发热，母亲说她在到达前 2h 给婴儿服用了布洛芬。导尿管尿检结果呈阳性，显示 WBC 20/HPF。该患者的最佳治疗方案是什么?

A. 送尿液培养，给她静脉注射抗生素，继而儿科病房住院

B. 送尿液培养，给予口服抗生素，继而出院回家

C. 给她肌内注射头孢曲松，之后携带口服抗生素回家

D. 送尿液培养，静脉注射或肌内注射抗生素，并评估社会状况

4. 一名 6 周龄的男婴因发热 39℃，被父母送入医院。患儿精神不佳，嗜睡，不想吃奶。他的父母还说，患儿的哭声听起来与之前不同。给患儿注射退热药和静脉输注 20ml/kg 液体，并留取标本送检。包括皮肤在内的全面检查未发现任何感染源。尿液分析、CXR 和 CSF 均正常，并将标本送实验室培养。该患者的最佳治疗方法是什么?

A. 注射一剂头孢曲松，然后让他出院回家，并进行密切随访

B. 静脉注射头孢曲松，并收入儿科病房

C. 静脉注射头孢曲松、万古霉素和氨苄西林，并将其收入儿科病房

D. 此时不给予任何抗生素，将其收入儿科病房观察

(二)答案与解析

1. 选项 C，静脉注射一剂头孢曲松并将患儿收住院。本病例提示如果让不明原因发热、状况良好的婴儿出院，密切随访和合适的家庭社会环境是非常重要的。要让一名状态良好的 FWS 婴儿出院，必须确保能在 24h 内进行随访。还必须有足够的社会支持，以在患儿病情恶化时能被送回医院。在这个病例中，患儿社会状况并不理想，他主要是由一名未成年人照顾，而家中唯一的成年人却因为滥用多种药物而丧失了行为能力，她甚至都没有带着患病的婴儿来医院就诊。因此，让

患儿出院回家（选项 A 和选项 B）显然是不合适的。该患者没有呼吸道症状或腹泻，因此没有进行胸部 X 线片或粪便检查（选项 D）的指征。

2. 选项 B，RSV 阳性婴儿 SBI 的发生率低于 RSV 阴性婴儿。1—3 月龄的发热婴儿 RSV 检测呈阳性会降低 SBI 的风险，但不会完全消除这种风险（选项 D）。大多数研究表明，RSV 阳性人群发生 SBI 的风险降低了约 50%。因此，选项 A（SBI 在 RSV 阳性婴儿中同样常见）和选项 C（SBI 在 RSV 阳性婴儿中更常见）均被排除。RSV 阳性患者最常见的 SBI 是尿路感染。在这个年龄组中，菌血症和脑膜炎都比较少见。目前还没有足够数量的研究来比较 RSV 阳性和 RSV 阴性患者中发生菌血症和脑膜炎的差异。因此，对该年龄组 RSV 阳性并伴有发热的婴儿进行检查时，至少应包括尿液分析和尿培养。目前尚不清楚临床医生是否可以安全地放弃对这些婴儿进行血液和脊髓液检测。

3. 选项 D，送尿液培养，静脉注射或肌内注射抗生素，并评估社会状况。尿路感染是不明原因发热婴儿发生 SBI 最常见的原因。接种肺炎球菌 7 价结合疫苗（pneumococcal 7-valent conjugate vaccine，PCV7）后，其发病率并没有改变。尿液阳性定义为每高倍视野白细胞数＞10 个。尿试纸或尿液分析呈阴性并不能排除 UTI，因为高达 20% 的患有肾盂肾炎的发热婴儿在初次尿液分析时无脓尿。因此，必须对所有患者进行尿液培养。此外，由于尿袋标本经常被污染，因此应留取尿管内尿液标本。小于 8 周龄的婴儿需要入院治疗。状况良好、超过 8 周龄的婴儿，如果家长可积极配合并能在 24h 内进行复诊，则可以出院回家（选项 A）。3 月龄以下的婴儿应给予肠外抗生素（头孢曲松 50mg/kg），而不是口服抗生素（选项 B），即使出院回家也可能需要继续注射抗生素。由于婴儿年龄不足 3 月龄，肌内注射一剂抗生素后，序贯口服抗生素（选项 C）治疗可能剂量不足。

4. 选项 C，静脉注射头孢曲松、万古霉素和氨苄西林，并将其收入儿科病房。哭声异常、体温超过 38.5℃或出现病态的婴儿患 SBI 的风险增加。多达 45% 状态不佳的幼婴可能患有 SBI，因此需要进行广泛的检查，包括血液、尿液、脑脊液和胸部 X 线检查。无论最初的化验结果如何，该年龄段的患病婴儿都应住院并接受肠外抗生素治疗，要覆盖可能的病原体（肺炎链球菌、金黄色葡萄球菌、奈瑟脑膜炎双球菌、B 型流感嗜血杆菌）。值得注意的是，软组织感染或脑脊液细胞增多的婴儿应使用万古霉素。对于 29—60 日龄的婴儿，还应给予氨苄西林来覆盖单核细胞增生性李斯特菌。肌内注射头孢曲松并出院回家密切随访（选项 A）是不合适的，因为患儿发生侵入性细菌感染可能性很高。单独应用头孢曲松（选项 B）的覆盖范围不足。考虑到婴儿的年龄，入住儿科病房但不使用抗生素（选项 D）是不合适的，因为其可能很快就会出现严重的脓毒症。

临床精粹

- 小于 8 周龄的发热婴儿应入院治疗。而 8 周龄以上状态良好的发热婴儿，如果家长能够积极配合，并能在 24h 内进行复诊，则可出院回家。
- 无论最初的化验结果如何，1—3 月龄的状态不佳患病婴儿都应住院并接受肠外抗生素治疗。要覆盖可能的病原体（肺炎链球菌、金黄色葡萄球菌、奈瑟脑膜炎球菌、B 型流感嗜血杆菌）。
- 3 月龄以下发热婴儿的严重细菌感染性疾病的患病率高达 8%～12.5%。
- 结合病史、体格检查和实验室结果等综合因素制订各种评估方法，可以识别婴儿发生 SBI 的风险。
- 头孢曲松是小婴儿的首选经验性抗生素，可静脉或肌内注射。
- 识别婴儿 SBI 的全部三个标准中都包含使用全血细胞计数、血培养、尿液分析和尿培养来识别 SBI 低风险婴儿。

参考文献

[1] Bachur RG, Harper MB. Predictive model for serious bacterial infections among infants younger than 3 months of age. *Pediatrics*. 2001;108(2):311–316.
[2] Barbi E, Marzuillo P, Neri E, Naviglio S, Krauss BS. Fever in children: pearls and pitfalls. *Children (Basel)*. 2017;4(9):81.
[3] Bramson RT, Meyer TL, Silbiger ML, et al. The futility of the chest radiograph in the febrile infant without respiratory symptoms. *Pediatrics*. 1993;92(4):524–526.
[4] Cheng TL, Partridge JC. Effect of bundling and high environmental temperature on neonatal body temperature. *Pediatrics*. 1993;92(2):238–240.
[5] Hamilton JL, John SP. Evaluation of fever in infants and young children. *Am Fam Physician*. 2013;87(4):254–260.
[6] Hoberman A, Wald ER, Reynolds EA, et al. Is urine culture necessary to rule out urinary tract infection in young febrile children? *Pediatr Infect Dis J*. 1996;15(4):304–309.
[7] Ishimine P. The evolving approach to the young child who has fever and no obvious source. *Emerg Med Clin North Am*. 2007;25(4):1087–1115, vii.
[8] Jaskiewicz JA, McCarthy CA, Richardson AC, et al; Febrile Infant Collaborative Study Group. Febrile infants at low risk for serious bacterial infection—an appraisal of the Rochester criteria and implications for management. *Pediatrics*. 1994;94(3):390–396.
[9] Rudinsky SL, Carstairs KL, Reardon JM, et al. Serious bacterial infections in febrile infants in the postpneumococcal conjugate vaccine era. *Acad Emerg Med*. 2009;16(7):585–590.
[10] Yiannis L, Katsogridakis MD, MPH, Kristine L, Cieslak MD. Empiric antibiotics for the complex febrile child: when, why, and what to use. *Clin Pediatr Emerg Med*. 2008;9:258–263.

病例 33 儿童跛行

刘 铮 译 刘溢香 温 伟 校

一名 3 岁男性患儿，在父母的陪同下来到急诊科，主因跛行 2 天就诊。跛行缘于一次从游乐场设施上摔下后，现在情况越来越严重，目前患儿已经行走不便。2 周前，患者曾因急性中耳炎接受阿莫西林 / 克拉维酸治疗。患者伴发热 2 天，无呕吐、咳嗽、腹痛，无近期旅行或蚊虫叮咬症状。血压 95/68mmHg，脉搏 150 次 / 分，呼吸 25 次 / 分，体温 38℃。体格检查时，患儿哭泣，左髋关节屈曲，可以轻微外展和外旋。关节触摸时皮温高，抗拒被动活动范围测试。不愿负重。右膝盖正常，体格检查没有其他发现。

➢ 下一步计划是什么？

➢ 该患者最有可能的诊断是什么？

➢ 最佳的初始治疗是什么？

一、病例 33 的答案：化脓性关节炎

（一）病例总结：3 岁男孩

- 左髋关节疼痛，持续 2 天。
- 拒绝行走。
- 发热和出现疼痛。
- 左髋关节被动活动范围减小。

1. 下一步计划 进行超声检查以评估是否有髋关节积液，考虑采用蛙腿位（一般采用平卧位，被检肢体略外展、外旋，膝关节略为弯曲）进行 X 线片检查，并进行关节穿刺术以评估滑膜液。

2. 最可能的诊断 考虑到患者的病情和严重程度，化脓性髋关节炎是最有可能的诊断。

3. 最佳初始治疗 骨科会诊，可能对关节进行手术引流和灌洗，随后入院静脉注射抗生素。

（二）病例分析

1. 目标

(1) 认识化脓性关节炎的临床表现，了解其与骨髓炎或一过性滑膜炎的相似之处（EPA1，EPA2）。

(2) 描述化脓性关节炎的诊断和治疗（EPA3，EPA4）。

(3) 描述导致儿童跛行的其他病因（EPA2）。

2. 思考 化脓性关节炎是一种可导致关节软骨迅速破坏的感染。如果不及早诊断，这种疾病会导致病情长期延宕。因跛行而到急诊就诊的儿童中约有 3% 患有化脓性关节炎。90% 以上的病例都是下肢关节受累，其中髋关节是最常见的受累关节。金黄色葡萄球菌是最常见的病原菌，应给予经验性抗生素治疗。除使用抗生素外，为达到根治目的还应立即进行手术引流和冲洗。化脓性关节炎的症状可能非常隐匿，无法显露，而且因年龄而异。一般来说，患化脓性关节炎的儿童在

发病前 1 周内会有发热、乏力和（或）厌食的病史。体格检查时，被动的活动范围检查时会有抵抗和疼痛，最舒适的体位是髋关节屈曲、外展和外旋。合理的初步实验室检查包括全血细胞计数、血培养、红细胞沉降率（erythrocyte sedimentation rate，ESR）和 C 反应蛋白。X 线片是排除几种鉴别诊断的关键，床边超声可以识别髋关节积液（图 10–2）。化脓性关节炎的最终诊断是通过检查关节穿刺获得的滑膜液做出的。

二、儿童跛行的诊治

（一）定义

1. Legg-Calvé-Perthes 病（Legg-Calvé-Perthes disease，LCP） 股骨头缺血性坏死，导致儿童跛行。

2. 跛足 步态不稳、颠簸或费力的步态，通常由疼痛、虚弱或畸形引起。

（二）临床诊治

小儿跛行的鉴别诊断范围很广，急诊临床医生必须采用系统的方法来确定或排除需要紧急治疗的疾病。通过仔细询问病史和体格检查，通常可以缩小跛行的可能病因范围。再通过实验室检查、影像学检查和诊断测试来验证临床怀疑。必须将化脓性关节炎或骨髓炎等威胁肢体的危险疾病与一过性滑膜炎等良性病因区分开来。

1. 流行病学 儿童外伤性跛行的发病率约为 0.2%，男性略占多数。发病年龄中位数为 4.3 岁。这种疾病是急诊科的常见病，占儿科急诊就诊人数 4%～5%。

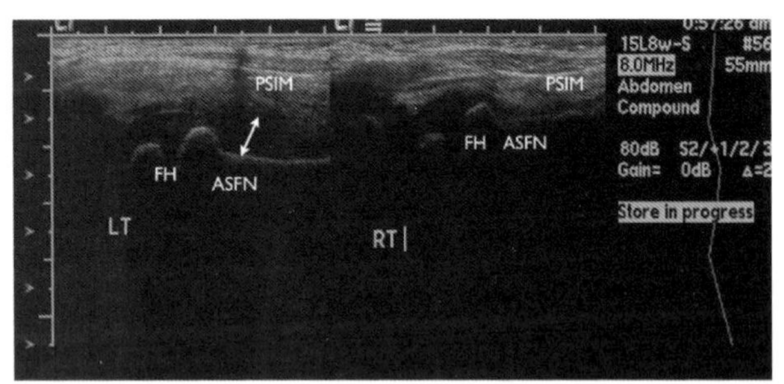

▲ 图 10–2 超声显示左侧髋关节积液

右侧髋关节正常。沿着左股骨颈的线性回声病灶被认为是骨膜新生骨。当股骨颈前表面与髂腰肌后表面之间的距离大于 5mm，或与对侧髋关节的距离相差 2mm 以上时，即可诊断为髋关节积液。ASFN. 股骨头前表面；FH. 股骨头；PSIM. 髂腰肌后表面；LT. 左侧髋关节；RT. 右侧髋关节

2. 鉴别诊断

(1) 化脓性关节炎：化脓性关节炎是一种可导致关节软骨迅速破坏的感染。下肢关节，尤其是髋关节通常会受到影响。这种疾病多见于 3 岁以下的儿童，男女发病比例为 2∶1。致病细菌因年龄组而异，但金黄色葡萄球菌是最常见的细菌，其次是 A 组链球菌（化脓性链球菌）和肺炎链球菌。近来，金黄色葡萄球菌已成为 3 岁以下儿童的常见病原体，新生儿和性活跃的青少年应考虑淋病奈瑟菌。

患化脓性关节炎的儿童很可能在发病前一周内有发热、乏力和（或）厌食的病史。患有化脓性关节炎的新生儿和婴儿可能表现为烦躁不安、进食困难并伴有患肢假性瘫痪。近期使用抗生素可能会使诊断和后续治疗复杂化。体格检查时，患儿可能会表现出不适的感觉，最舒适的体位是髋关节屈曲、内收和外旋。被动活动范围检查时会有阻力和疼痛。化脓性关节炎的最终诊断是通过关节穿刺术获得的滑膜液进行检查来明确。

经验性抗生素覆盖范围应包括抗葡萄球菌药物，某些年龄段还应包括革兰阴性药物。最终治疗是立即进行手术引流和冲洗。

(2) 骨髓炎：股骨或骨盆骨骨髓炎可表现为髋部疼痛。股骨近端是儿童最常见的骨感染部位，由于其位于关节囊内，可能也涉及关节（图 10–3）。检查时，干骺端附近皮肤可能会出现局灶性红斑、肿胀和发热。与化脓性关节炎类似，近期使用抗生素会使症状减轻和改变。X 线片可能在症状开始后 10～20 天才显示出骨骼变化。MRI 是理想的检查方法，其灵敏度可达 92%～100%。最常见的病原菌与引起化脓性关节炎的病原菌相同，骨髓炎患者需要经验性抗生素治疗和骨科急诊会诊以进行骨穿刺。

(3) 一过性滑膜炎：一过性滑膜炎是导致 3—10 岁儿童急性髋关节疼痛的最常见原因。关节痛

是由滑膜（髋关节非软骨表面的软组织）的暂时性炎症引起的。虽然病因尚不清楚，但怀疑该病是继发于感染，因为多达 50% 的患者表示最近曾有过上呼吸道感染。患者通常不发热，即使发热也是低热。大多数患者会主诉单侧髋关节疼痛，多达 5% 的患者会出现双侧疼痛。男女比例略高于 2：1。

(4) LCP：LCP 是一种股骨头缺血性坏死，当股骨头供血不足导致坏死时就会发病。该病常见于 4—10 岁男孩，虽然有许多关于其病因的理论，但确切病因尚不清楚。患儿通常表现为跛行，可能会抱怨髋关节或膝关节疼痛。体格检查时，患儿髋关节的活动范围会减小。X 线会显示股骨头碎裂，然后是愈合（图 10–4），骨扫描会显示股骨头的血液灌注减少。10%～20% 的患者会出现双侧疾病，治疗的目的是将股骨头保持在髋臼内，使其愈合。可能需要使用支架、石膏或夹板来固定髋关节的位置。患者应转诊给骨科医生，以便进行手术治疗。

(5) 滑脱性股骨头骨骺炎（slipped capital femoral epiphysis，SCFE）：SCFE 是青少年时期最常见的髋关节疾病之一。特征是股骨头骨骺从股骨颈通过生长板向后移位。它最常见于 11—15 岁肥胖男孩。生长发育迅速和内分泌失调（如甲状腺功能减退症和肢端肥大症）的儿童也有患病风险。除了跛行，患者还会出现髋关节和（或）膝关节疼痛。检查时，患者的内旋功能受限，髋关节被动屈曲可能与代偿性髋关节外旋有关。髋关节或骨盆 X 线片会显示股骨头移位，通常被描述为“冰淇淋从蛋筒上滑落”。30%～60% 的单侧 SCFE 患者最终会出现对侧髋关节 SCFE。一旦怀疑确诊，应避免负重，大多数患者需要手术将股骨头骨骺重新固定到股骨上。

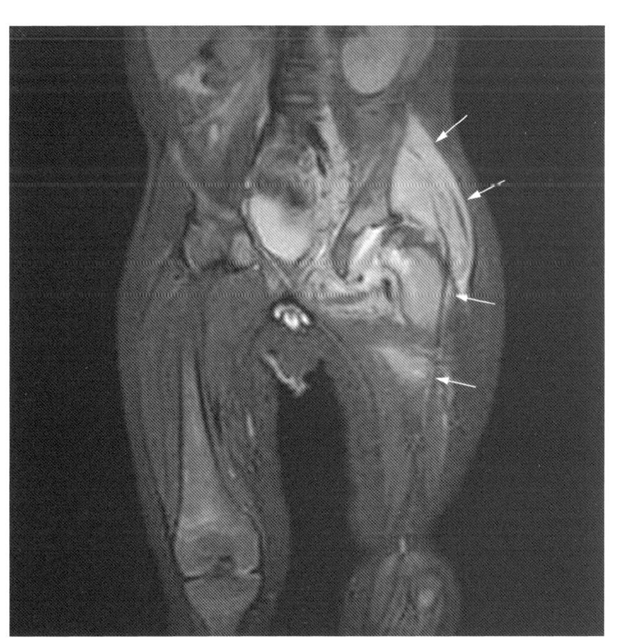

▲ 图 10–3　MRI 图像

左股骨近端、坐骨和髂骨骨髓炎（箭显示增强），伴有左髋关节化脓性关节炎。左髋关节周围还有广泛的肌炎。左股骨近端可能有脓肿或坏死变化

(6) 幼儿骨折：幼儿骨折发生在 2 岁以下学步儿童身上，最常见的是非移位性的胫骨远端骨干骨折。通常没有明确的外伤史，患儿因不愿用受伤的腿承重而被带到诊室。体格检查时，骨折部位通常会压痛最明显。在 X 线片上典型的发现是非移位性的细螺旋形胫骨骨折，并且没有腓骨骨折。最初的 X 线检查结果正常，但在受伤数天后的随访 X 线检查中发现有透明线或骨膜反应时才确诊，这种骨折的情况并不少见。

(7) 胫骨粗隆骨软骨病：胫骨粗隆骨软骨病是由胫骨结节的骨和软骨对重复性压力（如跳跃）的反应引起的，被认为是骨骺的微小应力性骨折。这种情况也与快速生长发育有关。体格检查显示胫骨结节处有触痛和肿胀。跑步、跳跃和跪姿会加重症状。冰敷、服用抗炎药和减少活动可控制病情。每天拉伸股四头肌和腘绳肌也有好处。疼

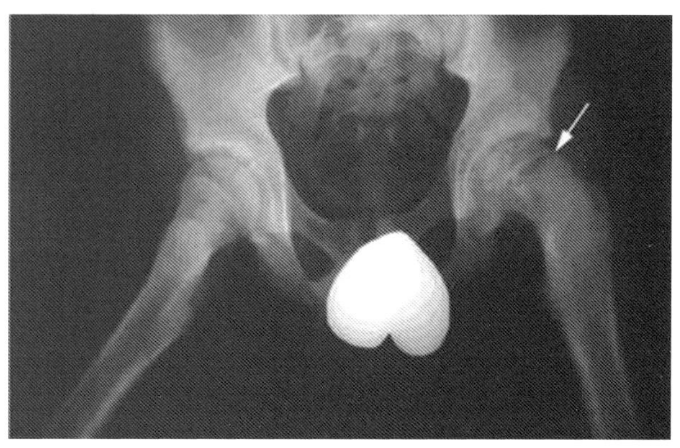

▲ 图 10–4　股骨头缺血性坏死（箭指向左侧股骨头骨质脱钙）

痛严重的患者可能需要使用拐杖或膝关节固定器进行固定。个人活动量调节通常是有效的；疼痛可能会反复发作，直到结节成熟（即完全骨化）。

4. 临床表现

病史：病史采集对于年幼的孩子来说具有挑战性，因为他们可能无法进行语言交流或难以确定疼痛部位。家长可能会将跛行归咎于近期发生的事件，如跌倒。获取以下信息将有助于做出适当的鉴别诊断。

- 年龄（与年龄有关的特定诊断）。
- 疼痛开始时间（急性与慢性）。
- 疼痛持续时间（间歇性、持续性或在一天中的特定时间疼痛加剧）。
- 疼痛部位（骨痛、关节痛、软组织痛、神经痛或腹内痛）。
- 前期事件（外伤史、近期病毒性疾病或抗生素使用史）。
- 全身症状（发热、不适或体重减轻）。

不同年龄组之间存在重叠，但了解各年龄组常见的疾病是列出潜在诊断清单的良好开端（表10–3）。

导致急性跛行的原因更可能是外伤或感染。慢性跛行则可能是全身性疾病、LCP（缺血性坏死）或SCFE。夜间疼痛加剧是恶性肿瘤的典型症状，而晨僵通常与幼年类风湿性关节炎有关。疼痛的位置可以提示该部位的肌肉骨骼疾病，但也应考虑牵涉痛和其他诊断，如阑尾炎、睾丸或卵巢扭转、腰肌脓肿等。外伤史提示可能有骨折或挫伤，而近期的疾病史或身体症状可能会让医生考虑骨髓炎、化脓性关节炎或一过性滑膜炎。

（三）体格检查

如果患儿可以行走，则应观察其步态。应该完全脱去衣物，检查生命体征，并评估其整体外观是否显得“病态或健康”。应该检查四肢是否有皮肤红斑、皮疹、压痛、畸形、肌肉萎缩、异常或受限的活动范围。

滚木试验对评估髋关节旋转特别有用。做滚木试验时，腿要伸直，脚要向内侧（髋关节内旋）和外侧（髋关节外旋）摆动。这一动作引起的疼痛提示髋部局部有炎症、感染或外伤。

发热与否对明确诊断并无帮助。在一纳入95例化脓性关节炎患儿的研究中，大多数患儿都有低热，但有1/3的患儿在发病时没有发热。临床医生不能因为没有发热而放弃诊断。发热并不能帮助区分鉴别以下这些可能的诊断，包括一过性滑膜炎、骨髓炎、化脓性关节炎和腰肌脓肿。最后提示一点，如果病史和体格检查结果不一致，则必须考虑非意外创伤或虐待儿童的可能性。

（四）检验指标

如果患儿生命体征正常、精神良好且临床表现与近期创伤情况相符，则不需要常规进行实验室检查。然而，如果骨髓炎、肿瘤、化脓性关节炎和一过性滑膜炎等病因仍在鉴别中，则全血细

表10–3　不同年龄段导致跛行的常见原因

年龄（岁）	感　染	创　伤	炎　症	发　育	肿　瘤
幼儿（1—3）	化脓性关节炎、骨髓炎	• 骨折 • 虐待	• 一过性滑膜炎 • 青少年类风湿性关节炎	• 髋关节发育不良 • 马蹄内翻足	白血病
儿童（4—10）	化脓性关节炎、骨髓炎	• 骨折 • LCP	• 一过性滑膜炎 • 青少年类风湿性关节炎	髋关节发育不良	• 尤因肉瘤 • 骨样骨瘤
青少年（11—17）	化脓性或淋球菌性关节炎、骨髓炎	• 骨折 • 滑脱性股骨头骨骺炎	• 幼年类风湿性关节炎 • 胫骨粗隆骨软骨病	骨软骨炎	• 骨肉瘤 • 尤因肉瘤 • 骨样骨瘤

胞计数、红细胞沉降率、C 反应蛋白和血培养就很有必要。如果要鉴别化脓性关节炎和一过性滑膜炎，就需要进行滑膜液分析，包括细胞计数、革兰染色、培养和药敏试验。滑膜液白细胞计数超过 50 000/mm^3，并且多形核白细胞占多数（超过 90%），则提示化脓性关节炎。但这一数字还是应结合所有其他因素综合考虑。革兰染色可迅速确定病原体大致分类，培养和药敏结果可进一步缩小抗生素的选择范围。此外，新生儿和青少年如果疑似患有化脓性关节炎应进行淋病方面的检查。

（五）影像学检查

与实验室检查相比，大多数跛行儿童都需要进行放射学评估。X 线片至少要有两个切面，应包括受影响部位的上下关节。如果可能，应拍摄负重切面，如果涉及髋关节，则应拍摄对侧髋关节进行对比。X 线可以发现骨折、晚期缺血性坏死、软组织肿胀、股骨头在髋关节颈部滑动、骨质破坏性病变。骨扫描时要静脉注射 ^{99m}Tc 标记的亚甲基二膦酸盐来帮助确定细胞活性及血流增加的区域。这项检查有助于早期发现 LCP、骨髓炎、应力性骨折和骨样骨瘤。

MRI 有助于鉴别骨髓炎、早期缺血性坏死和骨恶性肿瘤。CT 很少适用于肌肉骨骼方面的病症；然而，当腹腔内病变，如阑尾炎、腰大肌脓肿或骨盆病变等需要鉴别时，可能需要用到 CT 检查。超声（ultrasound，US）是继 X 线片之后在急诊评估小儿跛行患者最有用的影像学检查。最近的研究表明，在急诊使用床旁超声可以可靠地检测出关节积液。早期发现积液并在超声引导下进行关节腔穿刺可缩短化脓性关节炎的诊断和治疗时间。此外，发现双侧髋关节积液可提醒临床医生对风湿病和一过性滑膜炎的关注。

治疗

任何跛行儿童都必须怀疑可能受过外伤，尤其是虐待儿童。任何怀疑（不一定是确认的证据）都必须向有关部门报告。跛行最常见病因的诊断和治疗方案综述见表 10–4。

关联病例

见病例 32 和病例 34。

表 10–4　儿童跛行常见病因的诊断与治疗

疾　病	年　龄	病理生理学	临床表现	诊　断	治　疗
一过性滑膜炎	4—10 岁	未知，可能是免疫学原因	上呼吸道感染或病毒感染后出现非创伤性髋关节疼痛，炎症标志物呈阴性	排除性诊断	NSAID
化脓性关节炎	所有年龄	关节间隙感染（血源性）	急性疼痛发作，关节活动度减小（可能发热，也可能不发热）	超声和关节液抽吸	静脉注射抗生素，手术引流
骨髓炎	所有年龄	骨感染，通常是股骨头感染（血液播散）	急性或亚急性发热、疼痛、关节活动度下降（通常无发热和炎症）	X 线、MRI、核素骨扫描	静脉注射抗生素
滑脱性股骨头骨骺炎	10—18 岁	股骨近端，干骺端相对于骨骺端的剪切力	典型肥胖，非裔美国男孩，表现为跛行、腹股沟疼痛、内旋受限	髋关节 AP 和蛙腿位 X 线	如果情况严重，需要进行手术
Legg-Calvé-Perthes 病	4—10 岁	特发性骨坏死或股骨头缺血性坏死	无痛性跛行，活动能力下降	髋关节前后位或蛙式位 X 线；如有疑问，进行骨扫描或 MRI	如果情况严重，需要进行手术

AP. 前后位；MRI. 磁共振成像；NSAID. 非甾体抗炎药

三、测试问题与解析

（一）问题

1. 一名2岁女孩出现左腿拒绝负重和连续2天发热38.7℃的症状。当你试图评估左髋关节的活动范围时，她有明显的保护性动作。考虑到鉴别诊断，以下哪种诊断检查最重要？

A. 双髋关节X线

B. 全血细胞计数

C. 血培养

D. 髋部超声检查

2. 一名8岁男孩的母亲被告知，她儿子的跛行和膝关节疼痛是由Legg-Calvé-Perthes病引起的。以下哪一项最能解释股骨头的状况？

A. 脱位

B. 半脱位

C. 缺血性坏死

D. 发育不良

3. 一名5岁女孩因明显的髋部疼痛被送进急诊科。她没有外伤或跌倒史。1周前她曾患过呼吸道感染。以下哪种诊断最有可能？

A. 亚急性骨髓炎

B. 一过性滑膜炎

C. 髋关节发育不良

D. 髋关节恶性病变

E. 滑脱性股骨头骨骺炎

4. 一名13岁超重青少年因左髋部慢性疼痛2个月到儿科医生处就诊。他的步态为Trendelenburg步态，左髋关节活动范围减小。该患者最有可能被诊断为以下哪种疾病？

A. SCFE

B. 一过性滑膜炎

C. 胫骨粗隆骨软骨病

D. LCP

（二）答案与解析

1. 选项D，髋关节超声检查。该患儿的鉴别诊断应考虑骨髓炎、化脓性关节炎和一过性滑膜炎。骨髓炎和化脓性关节炎是骨科急症，需要及时干预。一过性滑膜炎在临床上通常很难与前两种疾病区分开来。为明确诊断，应进行超声检查以评估是否有渗出并指导关节穿刺。化脓性关节的滑膜液会有明显的中性粒细胞增多。髋部X线（选项A）对评估关节积液的作用不大。全血细胞计数（选项B）是一种普通的血液检查，可以发现可能的炎症，但它既不敏感也不特异。在化脓性关节炎或骨髓炎中，血培养（选项C）通常呈阴性，而且几天后才能得到结果。

2. 选项C，缺血性坏死。LCP常见于4—8岁男孩。它会导致股骨头缺血性坏死。髋关节脱位（选项A）可能是由于外伤或非外伤造成的；如果是非外伤，通常会发现髋关节发育不良。髋关节半脱位（选项B）是股骨头从髋臼中部分移位，可能是由先天性髋关节畸形、外伤或异常肌肉力量（如脑瘫）造成的。髋关节发育不良（选项D）是一种发育障碍，由髋臼过浅引起，导致髋关节部分或完全脱位。

3. 选项B，一过性滑膜炎。一过性滑膜炎是导致3—10岁儿童髋关节疼痛的最常见原因。虽然这是一种良性过程，但一过性滑膜炎通常很难与化脓性关节炎或骨髓炎区分开来（选项A）。骨感染很难诊断，因为普通X线通常正常；通常需要CT或核素扫描成像。如果诊断明确，患儿可以卧床休息并服用消炎药。髋关节发育不良（选项C）会在新生儿期出现，表现为跛行、疼痛和活动范围减小。髋关节恶性病变（选项D）通常发生在髋关节转移性疾病的老年患者身上。SCFE（选项E）表现为青少年（而不是5岁儿童）的髋关节疼痛和跛行。此外，SCFE也比一过性滑膜炎少见得多。

4. 选项A，SCFE。SCFE常见于超重的青春期儿童。Trendelenburg步态被描述为当患者在受影响的一侧迈步时，骨盆在未受影响的一侧向下倾斜。躯干也会随之发生微小的移动。LCP（选项D）属于鉴别范畴，但在4—8岁儿童中更为常见。一过性滑膜炎（选项B）表现得更急性。胫骨粗隆骨软骨病（选项C）通常出现在有胫骨结节压痛的运动型儿童中。

临床精粹

- 儿童跛行可能预示着严重的肢体疾病，如化脓性关节炎或骨髓炎。
- 如果怀疑是化脓性关节炎，应进行关节腔穿刺术。
- 对于拒绝活动关节的发热患儿，一定要进行超声检查和关节腔穿刺术。一过性滑膜炎应作为排除性诊断。
- 对于 4—8 岁跛行男孩，应考虑 LCP 且可能性很大。
- 滑脱性骨股头骨骺炎的治疗需要手术，30%～60% 的患者最终会出现双侧病变。
- 为了防止初次髋关节滑脱或者对侧股骨头骨骺滑脱的诊断延迟，所有患者都应由骨科医生密切随访，直到孩子长大成人。
- 对出现骨折的儿童进行全面的病史（酌情在父母在场或不在场的情况下）和体格检查，以评估是否存在虐待儿童的可能。

参考文献

[1] Akinkugbe O, Stewart C, McKenna C. Presentation and investigation of pediatric bone and joint infections in the pediatric emergency department. *Pediatr Emerg Care*. 2019;35(10):700–704.
[2] Clark MC. Approach to the child with a limp. Accessed March 19, 2016. www.uptodate.com.
[3] Divi SN, Bielski RJ. Legg-Calvé-Perthes disease. *Pediatr Ann*. 2016;45(4):e144–e149.
[4] Kiang KM, Ogunmodede F, Juni BA, et al. Outbreak of osteomyelitis/septic arthritis caused by *Kigella kingae* among child care center attendees. *Pediatrics*. 2005;116:e206–213.
[5] Kienstra AJ, Macias CG. Slipped capital femoral epiphysis. Available at: www.uptodate.com. Accessed May 9, 2012.
[6] Kocher MS, Mandiga R, Zurakowski D, Barnewolt C, Kasser JR. Validation of a clinical prediction rule for the differentiation between septic arthritis and transient synovitis of the hip in children. *J Bone Joint Surg Am*. 2004;86A:1629–1635.
[7] Krogstad P. Bacterial arthritis: clinical features and diagnosis in infants and children. Accessed February 1, 2017. www.uptodate.com.
[8] Payares-Lizano M. The limping child. *Pediatr Clin North Am*. 2020;67(1):119–138.
[9] Viera RL, Levy JA. Bedside ultrasonography to identify hip effusions in pediatric patients. *Ann Emerg Med*. 2010;55:284–289.

病例 34 热惊厥及急性中耳炎

李 燕 译 刘溢香 温 伟 校

患儿男性，14 月龄，因强直性阵挛发作由急救人员送入急诊抢救。患儿母亲诉惊厥发作持续时间大约 5min，主要表现为全身抽搐，能自行终止。患儿在惊厥发作后有 2～3min 显得疲惫，目前已恢复到正常的活动水平。患儿足月妊娠，顺产，最近刚接种疫苗。此次发病之前患儿精神、食欲佳，尿量正常。没有服用新药，既往体健。查体：直肠温度 38.9℃，心率 130 次 / 分，呼吸 24 次 / 分，收缩压 100mmHg，无皮疹，肺部无杂音，左耳鼓膜膨出、红肿。经初步评估，患儿精神状况良好，循环灌注良好，无喘憋，无行为异常。

➢ 该患儿最有可能的诊断是什么？
➢ 该患儿的下一步治疗方案是什么？

一、病例 34 的答案：热惊厥

（一）病例总结：14 月龄男童

- 发热 38.9℃。
- 单次、全身性和短暂性惊厥发作，之后恢复正常。
- 未服用新药，既往体健。
- 左耳鼓膜膨出、红肿。

1. 最可能的诊断 单纯性热惊厥和急性中耳炎（acute otitis media，AOM）。

2. 诊疗计划 对乙酰氨基酚口服退热、口服抗生素治疗，继续观察并再评估。

（二）病例分析

1. 目标

(1) 描述发热伴惊厥发作患儿病情的评估方法（EPA1，EPA3）。

(2) 能够区分单纯和复杂性热惊厥（EPA1，EPA2）。

(3) 描述单纯性热惊厥的预后（EPA4，EPA12）。

(4) 治疗婴儿急性中耳炎的方法（EPA4）。

2. 思考 患儿男性，14 月龄，其母亲诉患儿于家中发作惊厥，入院后测体温提示发热，但精神佳，无神经系统障碍。在评估 ABC 后必须查找惊厥发作的病因，包括中枢神经系统感染、中毒和外伤，若病史无异常及各项检查结果均正常，则考虑是由发热导致的惊厥发作阈值降低所致。可先于急诊室观察 1h，若无异常，则可离院回家，定期复诊。如果孩子再次出现惊厥、行为改变、呕吐或持续高热，应立即就诊。在抗生素治疗后 72h 内，患儿急性中耳炎的各项症状应有所好转；如果病情没有好转，应立即就诊。

二、热惊厥和急性中耳炎的诊治

（一）定义

1. 急性中耳炎 中耳细菌（化脓性）感染，常常伴有中耳积液的症状和体征。

2. 复杂性热惊厥 不符合单纯性热惊厥的特征，包括持续时间超过 15min 的局灶性、反复的惊厥发作，或是在没有恢复正常基线状态的儿童身上再次发作。本章不讨论这一群体，但应注意这些特征值得进一步研究和评估。

3. 单纯性热惊厥 单纯性热惊厥必须包括以下情况：患儿年龄在 6 月龄—5 岁之间，全身强直 - 阵挛性抽搐，15min 内自行终止，抽搐后能恢复精神状态（通常在 10min 内），发热（高于 38℃），24h 内出现一次抽搐，无神经系统异常。

4. 精神状态良好的婴儿 监护人和医护人员都认为与婴儿的交流互动与其年龄相符，无呼吸急促，肤色正常，没有脱水迹象。

（二）热惊厥的临床处理方法

1. 流行病学 热惊厥非常常见，据估计，5 岁以下的儿童中有 2%～5% 出现过这种情况，更常见于男童。

2. 病理生理学 病毒综合征是导致热惊厥的最常见原因。应进行全面的体格检查，寻找是否有感染灶。若发现婴儿有明确感染灶（如尿路感染或中耳炎）并伴有单纯性热惊厥，则首先应根据指南要求治疗原发疾病。

3. 临床表现 患儿的惊厥发作对家长来说通常是对其心理具有创伤性打击的事件。急诊医生通常是发病后第一个对患儿进行评估的临床医生，他们需要耐心并热心帮助家长。如果孩子没有出现中毒、意识水平下降或血流动力学不稳定的症状，建议留院观察。在此期间（通常不超过 1h），急诊医生应向家长和急救人员（如果有的话）详细了解病史资料。

(1) 病史：应包括发病情况的描述和持续时间、近期疾病史、有无外伤、有无中毒或药物服用史、疫苗接种情况、既往癫痫发作史和家族史。任何超过 38℃的体温（最好由体温计记录）和退热药物的使用都应被记录下来。

(2) 体格检查：应进行全面的体格检查，特别是寻找感染灶和细菌性脑膜炎的临床征象（如瘀斑、皮疹、颈部强直、意识不能恢复到基础水平）。应检查患儿的全身，查看是否有外伤或虐待的痕迹，如陈旧性瘀斑、抓痕或瘢痕。医务人员应观察儿童与看护人之间的交流互动，以提高或降低对非意外创伤的怀疑。

(3) 诊断性检查：如果病史和查体结果无异常，并且患儿症状符合单纯性热惊厥，则通常无须进行进一步检查（血清电解质、血糖、腰椎穿刺和神经影像学检查）。多项回顾性研究表明，在单纯性热惊厥且无脑膜炎临床表现的儿童中，患细菌性脑膜炎的概率极低。然而，对于 6—12 月龄且未接受疫苗接种的儿童、已使用抗生素的儿童来说，美国儿科学会建议可对其进行腰椎穿刺以排除脑膜炎。

4. 治疗

(1) 退热药：临床数据表明，对乙酰氨基酚等退热药可能会降低发热期间的惊厥复发率。然而，尚未证实退热药能避免发热过程中的首次惊厥发作。总之使用正确剂量的退热药可能会让患儿更舒服，但不能避免惊厥的再次发作。

(2) 抗癫痫药：首次高热惊厥不建议口服抗癫痫药物（如丙戊酸钠、苯巴比妥）。第二次惊厥发作后的治疗仍存在争议，建议请神内会诊。

(3) 惊厥复发风险：1/3 有过单纯性热惊厥发作的儿童到 6 岁时还会再次发作。然而，经历过单纯性热惊厥发作的儿童患上癫痫的可能性仅略有增加（总体风险约为 1%）。

（三）急性中耳炎的处理方法

1. 流行病学　急性中耳炎极为常见，80%～90% 的学龄前儿童都会受到影响。发病高峰年龄为 6—12 月龄，5 岁以后发病率会下降。男性患儿更常见。

2. 病理生理学　急性中耳炎的诊断需要有明确的中耳积液和中耳发炎的症状。这种疾病与积液性中耳炎（通常称为浆液性中耳炎）属于同一类疾病，但是后者缺乏细菌感染或炎症。

3. 临床表现　通过耳内镜检查发现气泡或气液平面，以及鼓膜颜色异常（非半透明）、不透明和（或）在气压下不移动，即可确诊为中耳积液。急性炎症可通过发热和耳痛（或牵拉）病史或直接观察鼓膜有隆起和红肿来确诊。

4. 治疗　对于是否使用抗生素来治疗 AOM 存在争议。大多数专业指南都建议 2 岁以下儿童口服抗生素。如果有可靠的社区医生随访，2 岁以上的儿童可以采用“观察等待”的方法。在这种情况下，医生可予以备药，并说明除非经过数天的支持性治疗后病情仍无好转，否则不要给患儿服药。阿莫西林仍是首选的一线抗生素。在过去 12 个月中发生过 4 次或 4 次以上 AOM 的患者应考虑进行鼓膜切开术并置入导管来治疗。

5. 并发症　急性中耳炎的并发症很少见，包括听力损失、鼓膜穿孔和乳突炎。本病例中最值得关注的罕见并发症是颅内扩散导致乳突炎、脑膜炎、脑脓肿或中央静脉血栓形成。如果 AOM 出现伴惊厥发作的情况下，就必须考虑这些并发症，同时需要仔细询问病史和查体。但若患儿属于单纯性热惊厥发作且检查结果在正常范围内，这些并发症并不常见。

关联病例

见病例 32 和病例 33。

三、测试问题与解析

（一）问题

1. 一名 2 岁幼儿在惊厥发作后被家人送入诊室。家属诉，患儿整个身体有节奏地抽搐了数分钟，在此期间，患儿对家人的声音没有任何反应。1h 后，孩子在家中仍然昏睡不醒，反应弱，遂于急诊就诊。家属诉患儿咳嗽 1 天，伴流清涕，无其他伴随症状。生命体征：直肠温度 39℃，心率 140 次 / 分，呼吸频率 30 次 / 分，收缩压 80mmHg。初步评估时（患儿被送到急诊室约 30min 后），母亲说孩子嗜睡，行为不正常。进一步检查发现，除了轻微的清鼻涕外，体格检查没有其他异常。孩子的心脏、肺部和皮肤检查结果提示正常。以下哪一项标准最有可能表明这是一次复杂的热惊厥？

A. 儿童年龄

B. 发热程度

C. 全身强直 – 阵挛性发作

D. 抽搐后无法恢复到先前精神状态

E. 上呼吸道感染前驱症状

2. 一名 16 月龄的儿童被急救人员送入诊室，孩子的母亲目睹了孩子持续 3min 的抽搐。到达急诊室时，母亲说患儿的精神状态已恢复到从前。母亲说患儿在过去 24h 内一直咳嗽，但其他状况良好。在急诊室，患儿精神佳，但有轻微的咳嗽，无痰。生命体征：直肠温度 39.3℃，心率 150 次 / 分，呼吸频率34次/分，收缩压80mmHg。初步评估显示，患儿状况良好，循环灌注良好，无喘憋。患儿的心肺检查正常，没有皮疹。父母担心其再次发作热惊厥。出院医嘱应包括以下哪些内容？

A. 患儿在童年时期再次发生热惊厥的概率很小

B. 对该患儿来说，最好的治疗方法是只服用退热药

C. 患儿罹患癫痫的风险约为10%

D. 如果再次出现热惊厥，患儿可以在家中接受治疗

3. 患儿年龄4岁，持续抽搐4min后被120送进急救室。孩子的母亲说在过去的2天里，患儿一直拽着他的左耳，无其他异常。患儿已经接种了所有疫苗，过去从未有过癫痫发作。生命体征：直肠温度38.4℃，心率140次/分，呼吸频率22次/分，收缩压110mmHg。初步评估显示，患儿状况良好，循环灌注良好，无喘憋。患儿体格检查和神经系统检查正常，但左侧鼓膜红肿、隆起。乳突周围没有触痛或红肿，也没有颈项强直。如何对患儿进行最适当的管理？

A. 进行实验室检测（全血细胞计数），以确定是否存在潜在感染

B. 进行神经影像学检查，以确定是否存在潜在的中枢神经系统感染

C. 使用NSAID治疗中耳炎，在24～48h确保与儿科医生进行可靠的复诊

D. 进行腰椎穿刺，以确定是否存在脑膜感染

E. 让患儿住院，请耳鼻喉科（ear，nose，and throat，ENT）会诊

（二）答案与解析

1. 选项D，抽搐后无法恢复到先前精神状态。单纯性热惊厥发作特征具有严格的标准。如果患儿在抽搐后不久仍未恢复到先前精神状态，应将其视为复杂性热惊厥，必须寻找其他原因。单纯性热惊厥患儿（选项A）的年龄应介于6月龄—5岁之间。发热的程度（选项B）不是区分单纯和复杂性热惊厥的标准。全身强直-阵挛发作（选项C）和上呼吸道感染（选项E）通常见于单纯性热惊厥。

2. 选项B，对该患儿来说，最好的治疗方法是只服用退热药。单纯性热惊厥属于良性，使用抗癫痫药物的风险大于获益。出院医嘱应侧重于告知家长可能的预后情况，并进行宣教和安慰。儿童期再次发生热惊厥的风险约为30%（选项A）。患癫痫的风险只有约为1%（选项C）。如果孩子再次出现热惊厥，应立即就医（选项D）。

3. 选项C，使用NSAID治疗中耳炎，在24～48h确保与儿科医生进行可靠复诊。该患者只是单纯的热惊厥，急性中耳炎直接扩展到颅内感染的可能性非常低。因此，不需要神经成像（选项B）、腰椎穿刺（选项D）和耳鼻喉科会诊（选项E）。急性中耳炎是发热的原因，也可能与惊厥发作有关。专家建议，对于2岁以上且有后续可靠随访治疗的患者，在开始使用抗生素之前，应采取观察等待的方式。如果只是单纯的热惊厥，并且有明确的感染源，则不需要查血常规（选项A）。

临床精粹

- 对于2岁以下的急性中耳炎患儿，大多数专业指南都建议对其口服抗生素治疗。阿莫西林是首选药物。
- 如果只有轻微或中度症状，2岁以上的AOM患儿可采用“观察等待”的方法进行治疗。
- 单纯性热惊厥对于患儿的照护者来说通常是一种创伤性事件。耐心和热心的帮助对于他们是很重要的。
- 大多数6月龄至5岁单纯性热惊厥患儿不需要影像学检查或腰椎穿刺。推荐使用退热药。
- 单纯性热惊厥一般持续时间少于15min，在24h内全身性发作一次。不伴有其他神经系统问题。
- 仔细询问病史和体格检查对于评估热惊厥患者至关重要。严格符合单纯性热惊厥定义的儿童，通常不需要进一步检查。

参考文献

[1] American Academy of Pediatrics Subcommittee on Management of Acute Otitis Media. Diagnosis and management of acute otitis media. *Pediatrics*. 2013;131(3):991–999.

[2] Febrile seizures: clinical practice guideline for the long-term management of the child with simple febrile seizures. *Pediatrics*. 2008;121(6):1281–1286.

[3] Fetveit A. Assessment of febrile seizures in children. *Eur J Pediatr*. 2008;167(1):17–27.

[4] Hampers LC, Spina LA. Evaluation and management of pediatric febrile seizures in the emergency department. *Emerg Med Clin North Am*. 2011;29(1):83–93.

[5] Subcommittee on Febrile Seizure; American Academy of Pediatrics. Neurodiagnostic evaluation of the child with a simple febrile seizure. *Pediatrics*. 2011;127(2):389–394.

第11章　妇产科急症
Obstetrics/Gynecology

病例35　急性盆腔炎

李　燕　译　　刘溢香　温　伟　校

患者女性，主因腹痛1周就诊于急诊科。患者诉最近有墨西哥旅游史，回国后突发腹部持续隐痛，右侧疼痛更严重。家属诉患者2天未进食。请患者的母亲离开病房，为患者进行检查时，患者自诉有5个性伴侣，偶尔使用避孕套，并且从未妊娠过。最近一次月经是2周前，月经量比正常多。体格检查：血压100/70mmHg，心率110次/分，呼吸频率22次/分，体温38.9℃。患者急性面容，双侧肺部听诊正常。心律正常，无杂音。腹部检查显示下腹部弥漫性触痛，右侧比左侧明显，盆腔检查提示宫颈红肿，有绿色、恶臭分泌物。双合诊检查显示子宫颈抬举痛，右侧附件区域饱满且疼痛。通过分泌物检查显示存在大量白细胞，但是没有在阴道分泌物中发现与细菌性阴道炎相关的特定上皮细胞及滴虫和念珠菌。尿液妊娠试验结果为阴性。

➢ 最可能的诊断是什么？

➢ 接下来的诊断步骤？

➢ 下一步治疗方案是什么？

一、病例35的答案：急性盆腔炎

（一）病例总结：18岁女性

• 未生育。

• 严重腹痛、阴道分泌物多、发热、恶心和呕吐。

• 宫颈举痛。

• 检查发现右侧附件饱满，有触痛。

1. 最可能的诊断　盆腔炎症性疾病（pelvic inflammatory disease，PID）。

2. 下一步诊断　经阴道超声检查以排除输卵管卵巢脓肿、淋病（gonorrhea，GC），衣原体检测，全血细胞计数和性传播感染（sexually transmitted infections，STI）筛查。

3. 下一步治疗　收治患者并开始静脉注射抗生素治疗。

（二）病例分析

1. 目标

(1) 了解盆腔炎症性疾病的诊断和检查（EPA1，EPA3）。

(2) 描述无体征的输卵管卵巢脓肿特点（EPA1，EPA3）。

(3) 了解盆腔炎症性疾病的门诊和住院诊断标准及治疗方案（EPA3，EPA4）。

(4) 了解下腹痛的鉴别诊断，并能够根据体格检查和实验室检查咨询相应的专科医生（EPA2，EPA8，EPA9）。

2. 思考　这名未生育女性有下腹疼痛、发热、阴道异常分泌物、附件触痛/饱满和宫颈活动触痛。虽然这些症状也可能在阑尾炎、卵巢扭转、宫外孕或炎症性肠病等其他疾病出现，但其临床症状与PID最为一致。PID是指从阴道或子宫颈到上生殖道（如子宫内膜、输卵管或卵巢）的上行感染。虽然病因可能是多种微生物，但许多病例都与淋病奈瑟菌或沙眼衣原体等性传播微生物有关，尽管发病率正在下降。由于该病可能与其他常见疾病相似，必须同时进行仔细的体格检查、临床检验和经阴道超声检查，才能从普通外科疾病中正确地诊断出妇科疾病。该患者无法耐受口服药物（恶心和呕吐）和高热（38.9℃），应住院治疗。

二、急性盆腔炎的诊治

（一）定义

1. 宫颈举痛：也称为“吊灯征”。在双合诊检查过程中，子宫颈移动会引起极度的触痛，导致患者“跳下床撞击到吊灯”。

2. 盆腔炎症性疾病（PID）：微生物从下生殖道向上生殖道的上行感染，是一种多微生物感染，可能与淋病奈瑟菌或沙眼衣原体有关。PID 也可称为输卵管炎。

3. 输卵管卵巢脓肿（tubo-ovarian abscess，TOA）：主要由厌氧菌引起的脓性物质积聚，累积输卵管和卵巢。诊断 TOA 很重要，其治疗方法和预后不同于 PID。

（二）临床方法

1. 流行病学　据美国 CDC 估计，每年有 100 多万名女性经历 PID 发作；这种情况意味着每年有超过 250 万次就诊，约 15 万次住院治疗。PID 是一种从下生殖道向上生殖道的上行感染，由于症状的多样性和严重程度差异，可能难以诊断。罹患 PID 的危险因素包括年轻女性、近期月经来潮、多个性伴侣、未使用避孕套、社会经济地位低下等。

2. 病理生理学

(1) 致病微生物：PID 的病因是多微生物的，因为阴道中寄居着许多不同种类的细菌。最近，人们发现涉及淋病奈瑟菌和沙眼衣原体感染病例不到 50%；其余病例的感染细菌种类包括脆弱拟杆菌、大肠埃希菌、消化链球菌属、流感嗜血杆菌和需氧链球菌。因此，PID 可分为性传播或内源性感染。

(2) 发病机制：PID 的发病可能包括多种机制。首先，要使感染从阴道通过宫颈管上升到子宫内膜，通过输卵管，再到卵巢或腹膜，必须破坏防御系统。例如，女性周期特有的激素变化可能在上行感染中起作用。在正常的月经周期中，宫颈黏液会根据主要激素（雌激素或孕酮）变化而变化。

在月经中期，雌激素占主导地位，而孕酮较低，此时宫颈黏液稀薄，容易引起细菌感染。在排卵后，当孕酮水平较高时，宫颈黏液会变得黏稠，细菌较难侵入。因此，通过口服避孕药或长效醋酸甲羟孕酮（Depo-Provera）等含孕激素的避孕措施可降低 PID 的发生率。月经是女性患 PID 风险更大的另一个原因，因为宫颈黏液栓由于月经流出而丢失，微生物可能上行感染到上生殖道。月经逆行也是细菌从子宫上行到输卵管、卵巢或腹膜腔的危险因素。

3. 临床表现

(1) 病史和体格检查：PID 的临床诊断相对准确，但在评估女性腹痛时应考虑广泛的鉴别诊断。诊断标准包括下腹部压痛、附件触痛和（或）宫颈举痛。以前同时具备这三个标准被认为是诊断的必要条件。最近的研究表明，这种策略很可能会漏诊一些 PID 病例。因此，临床上若疑诊 PID 且患者出现以上一种体征就足以考虑诊断。出现脓性阴道分泌物、发热超过 38.3℃、血白细胞计数升高、宫颈内膜出现淋球菌或沙眼衣原体均为支持性证据。所有怀疑患有 PID 的女性都应接受淋球菌、沙眼衣原体和 HIV 检测。

(2) 影像学检查：腹部和盆腔的超声或 CT 可能有助于评估其他疾病。急性盆腔炎的鉴别诊断包括阑尾炎、异位妊娠、子宫内膜异位症、卵巢扭转、出血性黄体囊肿、良性卵巢肿瘤和炎症性肠病。CT 影像学检查对评估阑尾炎更有意义。

(3) 输卵管卵巢脓肿：TOA 的临床表现可能很隐蔽。这些患者大多不发热或仅有低热，白细胞计数轻微升高，盆腔检查时可能会触及附件包块。确诊为 PID 的患者应进行盆腔影像学检查，以评估是否存在 TOA 以确定是否需要住院治疗。

(4) 腹腔镜检查：腹腔镜被认为是确定诊断的“金标准”，它可以看到输卵管流出的脓性分泌物。一般在患者出现急腹症、脓毒血症或治疗效果不佳时才考虑进行腹腔镜检查。

4. 治疗方法 根据患者的临床表现，PID 的治疗方法也大不相同。应针对可疑病原体进行广谱覆盖治疗，并在做出疑似诊断后立即开始治疗，以预防急性 PID 带来的长期后遗症或并发症，如输卵管损伤导致不孕、慢性疼痛或宫外孕。值得注意的是，感染后输卵管不孕是美国女性不孕症的第二大常见原因。

(1) 门诊管理：无并发症、依从性好的 PID 患者可在门诊治疗。门诊治疗包括头孢曲松（250mg 肌内注射，每天 1 次），加多西环素（100mg 口服，每天 2 次，持续 14 天），联合或不联合甲硝唑（500mg，每天 2 次，持续 14 天）（表 11–1）。理想情况下，患者应在 48h 内复诊，以评估病情是否有所好转。

表 11–1　盆腔炎症性疾病的治疗方案

门诊治疗

- 头孢曲松 250mg，肌内注射，qd，加多西环素 100mg 口服 bid，持续 14 天，联合或不联合甲硝唑 500mg 口服 bid，持续 14 天
- 头孢西丁 2g，肌内注射，qd，丙磺舒 1g 口服 qd，加多西环素 100mg，口服，bid，持续 14 天，联合或不联合甲硝唑 500mg，口服，bid，持续 14 天
- 其他胃肠外第三代头孢菌素（如头孢替唑肟或头孢噻肟）加多西环素 100mg，口服，bid，持续 14 天，联合或不联合甲硝唑 500mg，口服，bid，持续 14 天

住院治疗

- 头孢替坦 2g，静脉注射，每 12 小时 1 次或头孢西丁 2g，静脉注射，每 6 小时 1 次，加多西环素 100mg，口服或静脉注射，每 12 小时 1 次
- 克林霉素 900mg，静脉注射，每 8 小时 1 次，加庆大霉素 2mg/kg 静脉负荷，然后 1.5mg/kg，每 8 小时 1 次

bid. 每天 2 次；qd. 每天 1 次

引自 Centers for Disease Control and Prevention. 2021 sexually transmitted diseases guidelines. MMWR Morb Mortal Wkly Rep. 2021;70(4):94–98

(2) 住院管理：治疗复杂的 PID，有相应的住院标准（表 11–2）。通常采用胃肠外治疗。常见的住院治疗方案是头孢替坦（2g，静脉注射，q12h），联合多西环素（100mg，口服或静脉注射，q12h）。一般治疗 24～48h 后患者病情应得到改善。静注抗生素改善临床症状后，患者可改为口服抗生素治疗 10 天。若静脉治疗 72h 后仍无改善（退热、腹痛改善、子宫 / 附件压痛减轻），则需要进一步检查。腹腔镜检查适用于诊断不明确、怀疑 TOA 破裂或静脉注射抗生素无效的病例。

表 11–2　住院标准

- 无法排除外科急症（如阑尾炎）的可能性
- 妊娠
- 临床上对口服抗菌药物治疗无反应
- 无法遵循或耐受门诊口服抗生素治疗方案
- 病情严重，恶心和呕吐，高热
- 输卵管卵巢脓肿
- 青少年，未生育，依从性差
- 宫内放置节育器

(3) 输卵管卵巢脓肿：当怀疑 TOA 时，因为厌氧菌更常见，可使用克林霉素或甲硝唑代替多西环素。由于大多数 TOA 抗生素治疗效果理想，所以不一定需要进行引流。治疗中应通过影像学检查来观察抗感染治疗效果。TOA 破裂容易导致脓毒症休克，因此，若患者出现低血压、明显腹痛和感染体征，则应补液并尽快手术。

(4) 随访：对已知性伴侣进行随访和治疗对于降低 PID 复发率至关重要。已知的并发症包括不孕症、盆腔粘连导致慢性盆腔疼痛、宫外孕手术风险、Fitz-Hugh-Curtis 综合征（肝周粘连）和慢性 PID。

关联病例

见病例 16、病例 24、病例 36、病例 37 和病例 38。

三、测试问题与解析

（一）问题

1. 一名 22 岁女性患者因下腹痛 2 天到急诊科就诊，伴有排尿困难和月经异常。最近她的食欲下降。妊娠试验呈阴性。以下哪一项最有可能提示盆腔炎症性疾病的诊断？

A. 子宫内膜活检显示非典型细胞

B. 阴道分泌物涂片显示有与细菌性阴道炎相关的特定上皮细胞

C. 体格检查时宫颈举痛

D. 直肠检查时疼痛

2. 一名 32 岁女性有 2 天低热和下腹部压痛病史。检查显示宫颈举痛和附件压痛。超声显示单侧附件有复杂囊性肿块。以下哪一项是最可能的诊断？

A. 子宫肌瘤

B. 宫外孕

C. 阑尾炎

D. 输卵管卵巢脓肿

E. 子宫内膜异位症

将下列疾病（A 至 G）与问题 3～6 中的临床情况配对。

A. 异位妊娠

B. 阑尾炎

C. 胃食管反流病

D. 克罗恩病

E. 胆石症

F. 胰腺炎

G. 卵巢扭转

3. 一名 21 岁女性感到腹部绞痛，疼痛从脐部附近开始，向右下腹转移。疼痛持续数日，呈间歇性和痉挛性。患者无发热，主诉有恶心感。

4. 一名 41 岁女性主诉上腹部疼痛，尤其是在进食后。疼痛似乎一直蔓延到右肩。她有时会腹胀。

5. 一名 35 岁男性主诉上腹痛，伴后背放射痛。他有恶心和呕吐。

6. 一名 22 岁女性主诉间歇性剧烈腹痛并伴有腹泻。她还有些关节疼痛。

（二）答案与解析

1. 选项 C，体格检查时宫颈举痛。虽然宫颈举痛不是急性输卵管炎的特异性体征，并且可见于其他急性下腹部炎症性疾病，如憩室炎和阑尾炎，但它是 PID 的典型表现。子宫内膜活检显示非典型细胞（选项 A）可能提示子宫内膜增生或癌。阴道分泌物涂片显示有与细菌性阴道炎相关的特定上皮细胞（选项 B）。直肠检查时疼痛（选项 D）可能提示 PID，但也可能是由于腹部或直肠的炎症，如阑尾炎或憩室炎。

2. 选项 D，输卵管卵巢脓肿。输卵管卵巢脓肿（TOA）通常表现不明显，可能不伴有发热或白细胞计数升高。可以通过超声对 TOA 进行成像，显示出一个复杂的囊性肿块。大多数 TOA 可通过抗生素进行药物治疗而不需要手术。子宫肌瘤（选项 A）在超声波检查中显示为实性肿块。异位妊娠（选项 B）可能会出现腹痛和附件包块，但不会引起发热。阑尾炎（选项 C）不会出现复杂的附件肿块；相反，超声可能显示右下腹肿块（脓肿）。子宫内膜异位症（选项 E）可能表现为复杂的附件包块和盆腔疼痛，但不会引起发热。

3. 选项 G，卵巢扭转。间歇性痉挛性腹痛是卵巢扭转的典型症状。虽然该患者的疼痛从脐部转移到右下腹区域，疼痛时间已超过 24h，而且没有发热，因此阑尾炎的可能性较小。

4. 选项 E，胆石症。餐后右上腹疼痛（尤其是油腻食物）是胆石症的典型症状。疼痛通常会向右肩胛骨放射。如果她发热，则应怀疑是胆囊炎。

5. 选项 F，胰腺炎。胰腺炎通常表现为放射到后背的中上腹部疼痛，呈持续性，并伴有恶心和呕吐。常见病因包括酗酒和胆结石。

6. 选项 D，克罗恩病。炎症性肠病（克罗恩病或溃疡性结肠炎）常见于十几岁或二十多岁患者，表现为腹痛、腹泻（通常是血性）和肠外表现，如关节痛或眼部症状。

临床精粹

- 诊断盆腔炎症性疾病的典型三联征包括下腹部压痛、附件触痛和宫颈举痛。
- 腹腔镜检查仍然是诊断PID的金标准。
- 输卵管卵巢脓肿的症状通常不明显，需要通过影像学检查才能确诊。TOA需要住院接受抗生素治疗，大多数脓肿可通过药物治疗得到控制。
- TOA破裂的患者会出现休克，这是外科急症。
- PID的长期后遗症包括不孕症、盆腔粘连、慢性盆腔疼痛、宫外孕风险和Fitz-Hugh-Curtis综合征。
- 淋病是一种非常常见的感染，但播散性淋球菌感染并不常见，未经治疗会导致严重的并发症。
- 除非通过核酸检测排除，淋病检测阳性者也应接受衣原体宫颈炎治疗，因为多达40%的患者会合并感染。
- 对出现非对称性多关节炎、腱鞘炎和脓疱性皮肤破损的患者，在鉴别诊断时都应考虑播散性淋球菌感染。

参考文献

[1] Centers for Disease Control and Prevention. Sexually transmitted diseases treatment guidelines, 2015. *MMWR Morb Mortal Wkly Rep*. 2021;70(4):1–187.

[2] Hoffman BL, Schorge JO, Halvorson LM, Hamid CA, Corton MM, Schaffer JI, eds. Gynecologic infection. In: *Williams Gynecology*. 4th ed. New York, NY: McGraw-Hill; 202o.

[3] Ryden J. Sexually transmitted infections. In: Tilstra SA, Kwolek D, Mitchel JL, Dolan BM, Carson MP, eds. *Sex- and Gender-Based Women's Health*. Cham, Switzerland: Springer; 2020:187–211.

[4] St. Cyr S, Barbee L, Workowski KA, et al. Update to CDC's treatment guidelines for gonococcal infection, 2020. *MMWR Morb Mortal Wkly Rep*. 2020;69:1911–1916.

[5] Sweet RL, Gibbs RS. *Infectious Diseases of the Female Genital Tract*. 5th ed. Baltimore, MD: Lippincott Williams & Wilkins; 2009.

病例36　异位妊娠

刘　铮　译　　刘溢香　温　伟　校

患者女性，26岁，主因腹痛加重6h来到急诊科就诊。患者诉首先脐周开始出现钝痛，之后疼痛转移到右下腹。在疼痛程度10分制评分中，患者将疼痛评为8分，并描述为痉挛性疼痛。患者今早发现阴道有些点状出血，不伴血块。诉从早餐开始就感到恶心，之后就一直未进食。否认发热、寒战或大便异常。经进一步询问，患者称她末次月经（last menstrual period，LMP）是在2个月前，经期不规律。1年前曾患阴道感染，但并未治疗。查体：血压120/76mmHg，心率105次/分，体温正常。腹部触诊显示右下腹（right lower quadrant，RLQ）有压痛，无反跳痛。盆腔检查时，子宫轻度增大，无宫颈活动疼痛。附件区没有肿块或触痛。全血细胞计数显示白细胞计数略升高并左移。β-hCG 4700mU/ml。经阴道超声检查显示子宫内无积液，无附件包块。

➢该患者最可能的诊断是什么？

➢下一步该怎么做？

➢最佳的初始治疗是什么？

一、病例36的答案：异位妊娠

（一）病例总结：26岁女性

- 严重腹痛、恶心和阴道出血。
- 有阴道感染病史且未经治疗。
- LMP 2个月前。
- 体格检查显示RLQ有触痛感。

- 盆腔检查时发现子宫轻度增大。
- β-hCG 定量水平达到 4700mU/ml。
- 经阴道超声检查提示无宫内妊娠。

1. 最可能的诊断　异位妊娠。

2. 下一步处置　β-hCG 定量水平测定和经阴道超声检查。

3. 最佳的初始治疗　腹腔镜手术治疗。

（二）病例分析

1. 目标

(1) 了解异位妊娠的诊断和检查方法（EPA1，EPA3，EPA7，EPA10）。

(2) 了解异位妊娠的不同影像学表现（EPA3）。

(3) 了解下腹痛的常见鉴别诊断，并能根据体格检查咨询相应的专科（EPA2，EPA9）。

2. 思考　该患者主诉阴道出血、腹痛和月经不调，来到急诊室就诊。患者的 hCG 值高于 2500mU/ml 的阈值，而且经阴道超声（transvaginal sonography，TVUS）未发现宫内妊娠。结合患者病情排除正常妊娠。应考虑其他诊断，如早期妊娠流产（先兆流产或不完全流产）、盆腔炎和阑尾炎。异位妊娠是由于囊胚在子宫腔内膜外着床。子宫体积略微增大并不等同于宫内妊娠。若要诊断患者异位妊娠，TVUS 必须明确提示异位妊娠的证据。宫内妊娠可在妊娠 5～6 周通过 TVUS 确定。在没有明确是宫内还是异位妊娠的情况下，患者会处于一种“不明位置妊娠”的状态，直到做出明确诊断。

二、异位妊娠的诊治

（一）定义

1. 异位妊娠　在子宫内膜外着床后发生的妊娠。

2. 位置不明的妊娠　在超声明确诊断之前，既未显示宫内妊娠，也未显示可能的异位妊娠位置的妊娠。

3. 异位妊娠破裂　异位妊娠侵蚀了植入的组织，导致血管外露出血。

4. 输卵管切除术　通过手术切除输卵管和异位妊娠。

5. 输卵管造口术　手术切除异位妊娠，保留输卵管。输卵管保持开放状态，通过二次手术愈合。

（二）临床诊治

1. 流行病学　异位妊娠是指子宫内膜以外的妊娠，主要发生在输卵管、腹腔、卵巢、宫颈或剖宫产瘢痕处。大约 90% 的异位妊娠发生在输卵管，特别是在壶腹部多见。在美国，异位妊娠的发病率有所上升，原因包括：①沙眼衣原体或其他性传播感染引起的输卵管炎发病率上升；②诊断技术的进步；③辅助生殖技术的广泛使用。

风险因素：包括不孕史、吸烟、宫内节育器失效导致的妊娠，以及雌激素和孕激素水平升高。此外，体外受精（in vitro fertilization，IVF）也具有较高的异位妊娠和多胎妊娠风险。值得注意的是，在体外受精妊娠的女性中，宫内妊娠的确诊并不能排除异位妊娠的可能，因为这些患者发生异位妊娠（同时发生宫内妊娠和异位妊娠）的风险更高。尽管存在这些众所周知的关联因素，但近 50% 的确诊病例仍无明显诱因。

2. 病理生理学　异位妊娠的发病机制始于胚胎侵入输卵管管腔及其腹膜覆盖层。输卵管手术导致的输卵管解剖结构异常、曾发生过异位妊娠、输卵管周围粘连都可能阻碍胚胎正常进入子宫，导致异位妊娠。输卵管炎、阑尾炎或子宫内膜异位症都可能导致粘连。随着胚胎继续生长，输卵管的拉伸会导致腹痛。如果周围血管出血进入腹腔，造成腹腔积血，或输卵管坏死导致异位妊娠破裂，就会引起其他并发症。

鉴别诊断：异位妊娠的鉴别诊断包括输卵管炎、不完全流产、黄体破裂、附件扭转和阑尾炎。任何育龄女性如果出现异常阴道出血和腹痛，无论是否采取避孕措施，都必须考虑异位妊娠的可能。

3. 临床表现

(1) 病史：异位妊娠最常见的症状是逐渐加重的腹痛、停经和不规则阴道出血。在确保患者血流动力学稳定后，全面了解病史对评估患者情况非常重要。

- 月经史。
- 异位妊娠风险因素。
- 甲氨蝶呤禁忌证。
- 阴道出血。
- 腹痛的特点。
- 晕厥史。

(2) 体格检查：体格检查结果可能包括附件压痛、子宫体积增大、心动过速、低血压、晕厥、腹膜征和发热。对疑似异位妊娠患者进行的重点体格检查包括腹部检查、盆腔检查和双合诊检查。腹部检查的相关结果可能包括腹胀和（或）压痛。在检查盆腔时，应注意阴道内的血量，评估有无活动性出血，并确认出血的来源。双合诊检查时，辨别是否有宫颈触痛、附件触痛和（或）腹部触痛。触诊附件时要小心，因为压力过大可能会导致异位妊娠破裂。值得注意的是，子宫可能会轻微增大。这种增大并不表示宫内妊娠，可能是妊娠激素变化导致的。如果患者有血压下降、心率加快或头晕等症状，或有持续剧烈的急性腹痛，则应怀疑异位妊娠破裂和大出血。

(3) hCG 水平：β-hCG 定性阳性可确认患者已妊娠。hCG 定量水平和经阴道超声检查可进一步支持异位妊娠的诊断。经阴道超声显示正常宫内妊娠的 hCG 临界值为 2500mU/ml。该值已从传统的 1200～1500mU/ml 水平提高，以免误诊而导致正常妊娠的终止。最后，血清 hCG 值应结合患者的临床表现来使用。不能仅凭血清 hCG 值来诊断异位妊娠。

(4) 连续的 hCG 水平：连续定量的 hCG 水平也有助于异位妊娠的诊断。在孕早期，连续的 hCG 水平可用于区分正常妊娠和异常妊娠。一旦确定了初始水平，可在 48h 后重复测量。在妊娠 10 周之前，血清中的 hCG 水平每天都会呈曲线上升，直到达到 10 000mU/ml。在 48h 内，hCG 水平至少应上升 35%；如果没有正常上升，则应高度警惕异常妊娠。值得注意的是，hCG 水平并不能说明异位妊娠的位置或大小。

(5) 影像学检查：在正常的宫内妊娠中，妊娠 5～6 周在超声影像上应能看到早期妊娠囊和卵黄囊（低回声的双囊样结构）。准确的孕周推算是决定何时通过 TVUS 观察正常宫内妊娠的最佳因素。值得注意的是，虽然在子宫内看到深色的囊样结构可能提示宫内妊娠，但它也可见于异位妊娠患者，提示假妊娠囊。

在没有宫内妊娠的明确超声证据的情况下，异位妊娠时盆腔脏器的检查可能会发现附件包块、带有卵黄囊和（或）胚胎的附件囊、与附件分离的低回声区包块或腹腔内出血。如果患者血流动力学不稳定并怀疑破裂，可使用床旁腹部超声快速评估腹腔内出血。届时可能做出明确诊断的情况下应立即通过手术进行干预。

(6) 进一步的诊断性检查：如果患者临床情况稳定，血清 hCG 超过 2500mU/ml，但 TVUS 无法确诊，虽然不太可能是健康的单胎宫内妊娠，但仍应进行鉴别诊断。应定期复查这些患者的 hCG 水平和（或）TVUS 密切随访。当 hCG 水平升高时，应考虑的其他诊断包括异位妊娠、多胎妊娠和妊娠滋养细胞肿瘤。其他导致妊娠疼痛和阴道出血的病因也需要进行筛查。

4. 治疗　异位妊娠的治疗方案根据患者的血流动力学稳定性、β-hCG 水平、异位妊娠的大小、影像学检查结果、可能导致的并发症而有所不同。在制订治疗方案时，需参考患者意见。需要考虑的重要因素包括母体风险和治疗后导致宫内妊娠终止。治疗方案包括药物和手术治疗（图 11-1）。

(1) 甲氨蝶呤：甲氨蝶呤是一种亚叶酸拮抗药，可干扰 DNA 的合成、修复和细胞复制。活跃分裂的组织（如胎儿细胞）易受甲氨蝶呤的影响，在特定条件下可用于治疗异位妊娠。具体来说，如果初始 hCG 值较低（＜5000mU/ml）、胎儿＜4cm 且检测不到胎心，甲氨蝶呤的治疗效果会更好。值得注意的是，hCG 水平与异位妊娠的大小没有必然的相关性。接受甲氨蝶呤治疗的患者应首先排除绝对禁忌证（如肝肾疾病、骨髓抑制、口腔溃疡或消化性溃疡），若患者拒绝输血也应考虑不用此药，因为使用这种药剂有导致异位妊娠破裂

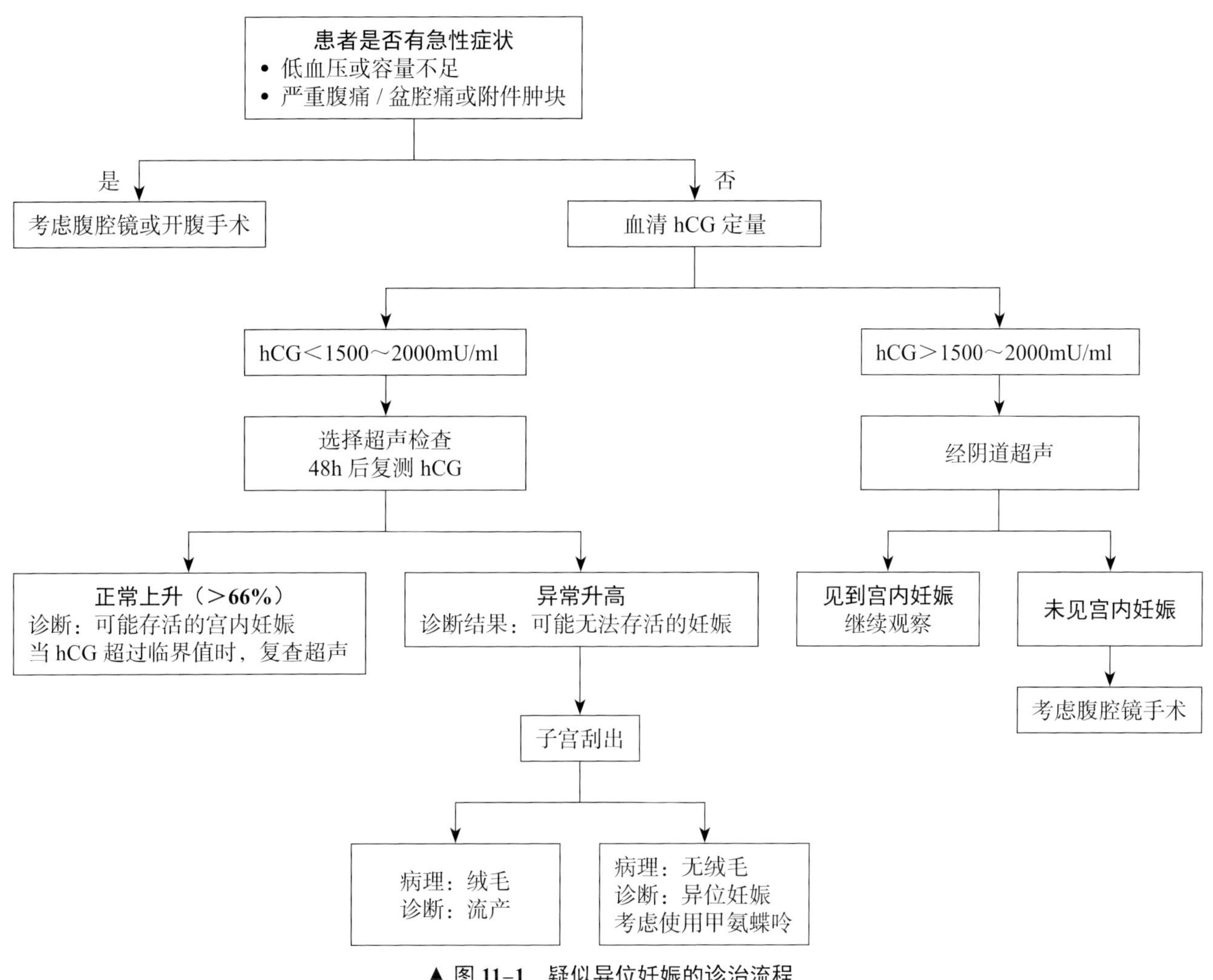

▲ **图 11-1　疑似异位妊娠的诊治流程**

hCG. 人绒毛膜促性腺激素

的风险。

异位妊娠药物治疗最常见的方案是单剂量和双剂量方案。需告知患者多次用药的可能性。此外，应坚持随访，患者须避免食用叶酸补充剂等可能降低药物疗效的补剂。在确认异位妊娠治愈之前，患者应避孕。

(2) 药物治疗的并发症：与异位妊娠药物治疗相关的潜在并发症包括药物不良反应和治疗失败。使用甲氨蝶呤可能会因输卵管流产而导致急性腹痛。对于这些患者，盆腔超声检查很有必要。如果生命体征稳定，并且超声波检查未显示大量腹腔积液，患者可在医院留观，以待疼痛缓解。但若出现低血压或有腹腔内出血迹象的患者则需要进行手术治疗。

(3) 手术治疗：如果药物治疗无效，就必须进行手术治疗。手术治疗通常包括腹腔镜和（或）开腹手术。治疗未破裂异位妊娠的常用手术方法包括输卵管切开术、输卵管造口术和输卵管部分切除术。在异位妊娠破裂的情况下，可采用探查性开腹手术。

5. 早期流产的处理　如果排除了异位妊娠的可能，并确诊为早期妊娠流产，治疗方案包括观察期管理、药物管理和手术干预。如果不需要紧急手术，则应结合患者的具体情况决定下一步诊疗方案。目前没有一种方案明确表现出对患者的长期预后造成影响。

(1) 观察期管理：一般治疗是无创的，通常仅限于初产妇（13 周或更短）。然而，症状持续时间和缓解时间不定。对无症状［痉挛和（或）轻微出血］和不完全流产患者最适宜使用这种治疗手段。出现症状的患者可能需要药物或手术治疗。

(2) 药物治疗：接受药物治疗的患者应首先口服200mg米非司酮，24h后再口服800μg米索前列醇。这种方案近期显示出治疗效果较佳。患者可能还需要增加米索前列醇剂量或进行手术治疗。药物治疗缩短了胎儿组织排出的时间，并降低了需要紧急手术干预患者的组织残留率。

(3) 手术治疗：在过去5年中，药物治疗已取代手术成为最常用的清宫方法。对于活动性出血、血流动力学不稳定和（或）有感染迹象的患者，需要进行手术治疗。抽吸刮宫术比单纯使用锐器刮宫术普遍，可在手术室或诊所环境中进行操作。可使用局部麻醉或镇静药并应预防性使用多西环素以降低感染风险。在所有治疗方案中，通常都会使用超声来判定是否宫内有残留。在治疗异位妊娠和早期妊娠流产时，Rh阴性的女性应接受RhoGAM治疗。

RhoGAM是一种制剂，通常用于防止Rh阴性母亲对Rh阳性胎儿的免疫反应。RhoGAM含有Rh免疫球蛋白，它可以中和Rh阳性红细胞的血液中的Rh抗体，从而防止母体免疫反应的发生。因此，在早期妊娠流产和其他可能引起Rh阴性母亲与Rh阳性胎儿血液接触的情况下，给予Rh阴性的母亲RhoGAM注射可以减少免疫反应的发生，保护后续的Rh阳性胎儿。

6. 新兴的理念 分辨率更高的超声提高了异位妊娠的早期发现率。一些医生开始提倡对血流动力学稳定、无症状、异位妊娠较小、坚持随访、hCG水平下降的患者进行观察性治疗。约有70%的患者可自行终止妊娠。

关联病例

见病例2、病例16、病例35、病例37和病例38。

三、测试问题与解析

（一）问题

1. 急诊科接诊了一名22岁女性，她因下腹疼痛和阴道出血已有1天病史。查体：心率100次/分，血压100/60mmHg。下一步最好进行以下哪一项检查？

A. 盆腔超声

B. KUB X线

C. hCG水平

D. 宫颈衣原体抗原检测

2. 一名22岁女性于1周前因异位妊娠服用甲氨蝶呤治疗，现主诉下腹部绞痛，不伴阴道出血、头晕或呕吐。查体：血压120/80mmHg，心率80次/分，腹部触诊轻微压痛。以下哪一项是最佳治疗方案？

A. 观察

B. 异位妊娠的手术治疗

C. 服用叶酸

D. 输注2U红细胞压积

3. 一名42岁女性主诉自己腹部剧烈疼痛，持续时间长达6h。她说自己接受了体外受精，目前已妊娠8周。查体：血压90/60mmHg，心率110次/分。hCG 22 800mU/ml。经阴道超声检查显示宫内单胎妊娠，有胎心活动，妊娠囊内有少量积液。最有可能是以下哪一项诊断？

A. 异位妊娠

B. 黄体破裂

C. 肝硬化伴腹水

D. 尿路感染

4. 一名33岁女性主诉阴道出血和腹部绞痛，伴血块流出。她的末次月经是在6周前。经检查，她的宫颈口开放1cm。hCG 2000mU/ml。以下哪一项诊断最有可能？

A. 异位妊娠

B. 不完全流产

C. 人工流产

D. 子宫颈不足

5. 患者为28岁女性，主诉下腹部绞痛约3h，随后有“肝脏样”组织流出，疼痛缓解。入院测血压120/70mmHg，心率80次/分。子宫触诊硬，宫颈口闭合。hCG 2000mU/ml。经阴道超声检查未发现宫内妊娠。以下哪一项是下一步治疗的最佳方案?

A. 腹腔镜手术

B. 甲氨蝶呤疗法

C. 孕酮水平

D. 48h 后复查 hCG 水平

（二）答案与解析

1. 选项 C，hCG 水平。任何有腹痛或异常阴道出血的育龄女性都应查妊娠试验。如果呈阳性，应排除异位妊娠。确定患者妊娠后需行盆腔超声检查（选项 A）。如果患者病情与肾结石相似，可进行 KUB X 线检查（选项 B），但在排除妊娠之前不应进行该检查。如果怀疑有盆腔炎，可以进行衣原体检测（选项 D）。但 hCG 是最重要的急诊检查，因为异位妊娠破裂可能危及生命。

2. 选项 A，观察。腹部不适是甲氨蝶呤治疗的常见不良反应。如果患者没有异位妊娠破裂的迹象，如低血压、剧烈疼痛或超声检查有积液，则可以继续观察。如果患者有异位妊娠破裂的迹象，如超声检查发现大量血性腹腔积液，则应进行手术治疗（选项 B）。如果怀疑甲氨蝶呤中毒，如白细胞减少，则应使用叶酸（选项 C）。如果患者严重贫血或血流动力学不稳定，则需要输注红细胞（选项 D）。

3. 选项 A，异位妊娠。若通过体外受精并进行胚胎移植，宫内妊娠和异位妊娠的并存率高达 3%（明显高于 1∶10 000 的自然妊娠率）。因此，若做过试管婴儿手术的患者出现腹腔积液和低血压，即使超声检查提示宫内妊娠，也必须怀疑伴随异位妊娠的可能。如果患者没有接受体外受精，则考虑黄体破裂（选项 B）。如果患者有黄疸等肝功能不全的证据，则可能考虑肝硬化伴腹水（选项 C）。尿路感染（选项 D）不会导致腹腔积液。

4. 选项 B，不完全流产。如果孕妇出现子宫痉挛、阴道出血、宫颈口开放，则符合不完全流产的特征。在这种情况下，虽然没有明确发现流产的组织，但开放的宫颈口足以诊断为不完全流产。子宫刮宫术是适用的治疗方法。异位妊娠（选项 A）会出现阴道点滴出血、腹痛和宫颈口闭合。完全流产（选项 C）会有痉挛、出血和明确的组织流出病史，随后症状消失，宫颈口闭合。宫颈功能不全（选项 D）表现为无痛性宫颈扩张，子宫内有存活的胚胎。

5. 选项 D，48h 后复查 hCG 水平。该患者在流产后症状缓解，子宫较小，宫颈口闭合，因此可能诊断为完全流产。为排除异位妊娠，应将组织送去进行病理分析，以确保不是血凝块。应复查 hCG 水平，以确保没有残留；如果所有组织都已排出，hCG 水平应在 48h 内下降约 50%。hCG 水平的高低预示着不完全流产或异位妊娠。如果出现这种情况，一般考虑进行刮宫术。绒毛膜的存在与否可区分流产与异位妊娠。有绒毛提示流产，而没有绒毛则可诊断为异位妊娠，可通过手术或口服甲氨蝶呤治疗。如果患者有明显的疼痛和（或）低血压，表明异位妊娠破裂，需行腹腔镜检查（选项 A）。如果是小于 4cm 的未破裂异位妊娠，则可用甲氨蝶呤（选项 B）。通常不查孕酮水平（选项 C），因为孕酮水平通常是不稳定的。

临床精粹

- 育龄女性出现腹痛或阴道出血，如果妊娠试验呈阳性，应考虑异位妊娠。
- 接受体外受精的女性患异位妊娠（宫内妊娠和异位妊娠并存）的风险更大。
- 即使女性已结扎输卵管或正在采取避孕措施，也有妊娠的可能。
- 当血清定量 hCG 水平高于 2500mU/ml，经阴道超声检查未发现宫内妊娠时，异位妊娠的风险很高。
- 甲氨蝶呤可用于治疗病情稳定的年龄偏小的异位妊娠患者。
- 对于血流动力学不稳定或有明显腹痛的异位妊娠患者，最佳治疗方法是手术，而非甲氨蝶呤。
- 腹腔镜是确诊稳定期异位妊娠的金标准。

参考文献

[1] American College of Obstetricians and Gynecologists. Medical management of ectopic pregnancy. ACOG Practice Bulletin 94, June 2008. *Obstet Gynecol.* 2008 Jun;111(6):1479–1485. Reaffirmed 2014.
[2] Cunningham FG, Leveno KJ, Bloom SL, et al. Ectopic pregnancy. In: Cunningham FG, Leveno KJ, Bloom SL, Hauth JC, Rouse DJ, Spong CY, eds. *Williams Obstetrics*. 24th ed. New York, NY: McGraw-Hill; 2014: Chapter 10.
[3] Hoover KW, Tao G, Kent KC. Trends in the diagnosis and treatment of ectopic pregnancy in the United States. *Obstet Gynecol.* 2010;115(3):495–502.
[4] Silva C, Sammel MD, Zhou L, et al. Human chorionic gonadotropin profile for women with ectopic pregnancy. *Obstet Gynecol.* 2006;107(3):605–610.

病例37　妊娠22周前的并发症

成丽英　译　　王维展　张新超　校

一名25岁初孕妇（G_1P_0），妊娠11周，因嗜睡被紧急送入医院。在过去的6周内，她反复出现恶心和呕吐，尽管接受了对症治疗并调整了饮食，症状仍未得到缓解。患者曾在2周前因呕吐住院。体检发现患者嗜睡，对疼痛刺激有反应并能睁眼。血压92/44mmHg，心率130次/分，呼吸14次/分，脉搏血氧饱和度99%（未吸氧）。患者皮肤干燥。余检查未见异常。胎儿的心率150次/分。尿液分析结果显示比重为1.027，尿酮体呈3+阳性。

➢最可能的诊断是什么？
➢接下来要做什么？
➢鉴别诊断有哪些?

一、病例37的答案：妊娠剧吐和妊娠22周前的产科急症

（一）病例总结：25岁女性

- G_1P_0，妊娠11周。
- 持续呕吐6周。
- 嗜睡、低血容量和心动过速。
- 胎心音150次/分。
- 尿液常规显示比重1.027和酮体3+。

1. 最可能的诊断　妊娠剧吐。

2. 下一步处理　立即补充等渗液体，评估电解质异常，纠正电解质紊乱。

3. 鉴别诊断　急性胰腺炎、葡萄胎妊娠或双胎妊娠、消化性溃疡、甲状腺功能亢进症、胆石症。

（二）病例分析

1. 目标

(1) 列出妊娠22周以内孕妇可能面临的常见并发症（EAP1，EAP2，EAP10）。

(2) 制订针对上述并发症的诊断策略和治疗方案（EAP3，EAP4）。

(3) 探讨孕期的生理变化及其对孕期常见疾病的影响（EAP7，EAP10）。

2. 思考　患者病情危重，需迅速进行积极液体复苏，如静脉补充2L生理盐水，并立即评估及纠正电解质失衡和代谢紊乱。应进行血常规、血淀粉酶、脂肪酶检测、尿液常规分析等，以便进行正确的鉴别诊断。鉴于患者妊娠期剧烈呕吐，还需进行盆腔超声、腹部及妇科超声检查，以及甲状腺功能检测等辅助检查。此患者需住院治疗，期间应禁食禁水，给予镇吐药物，并进行补液治疗。出院后，应安排密切随访，以监测并预防低血容量休克等并发症的发生。

二、妊娠22周前产科急症的诊治

孕妇在妊娠期间可能会遇到多种紧急情况，需要到急诊科就诊。随着新生儿护理和预后的改进，胎儿可存活的胎龄已从26周提前至22～24周。本章将重点讨论妊娠剧吐、早孕流产、哮喘加重、甲状腺功能亢进症/甲状腺危象、胎膜早破和肾盂肾炎等紧急情况。

（一）妊娠剧吐

1. 流行病学　妊娠期恶心和呕吐非常普遍，影响约 75% 的孕妇。然而，妊娠剧吐［定义为持续性呕吐、伴有血容量减少和（或）代谢 / 电解质紊乱］较为罕见，发生率约为 2%，通常出现在妊娠早期。妊娠剧吐是一种排除性诊断，急诊医师需警惕，因为恶心和呕吐在孕妇中极为常见。

2. 临床表现　评估应包括容量状态、营养状况、电解质紊乱、肾脏或肝功能不全，以及其他可能的病因。应详细询问患者的经口摄入量、用药史，以及其他可能引起呕吐的因素；还应进行尿液分析，评估是否存在酮体和白细胞增多。孕妇通常年轻健康，即使出现显著的低血容量但由于机体自身的代偿而未必表现临床病征。妊娠剧吐的孕妇，有些是与葡萄胎妊娠或多胎妊娠时高水平 hCG 有关，因此，即使患者自述超声检查正常，也应再行超声检查以评估附件包块并确定妊娠类型。孕妇恶心和呕吐的鉴别诊断包括胰腺炎、胆结石、消化性溃疡、阑尾炎、卵巢扭转、肾盂肾炎和肠胃炎。

3. 治疗　治疗取决于患者病情的严重程度和血容量状况。

(1) 轻度低血容量：可给予镇吐药物，并静脉补液或尝试口服液体。维生素 B_6 可有效减轻严重呕吐，为一线药物。昂丹司琼（妊娠期，B 类药物）因其疗效确定，已成为美国急诊科医生最常用的静脉和口服镇吐药，并在最近几年成为治疗孕吐的一线选择。皮质类固醇也被用作辅助药物。

(2) 中度 / 重度低血容量：门诊治疗失败或中－重度低血容量的患者应住院接受规范的治疗和监护，全天候使用多种镇吐药，饮食咨询、热量和蛋白质测算都很重要。极少情况下，患者会受到严重影响，甚至需要全肠外营养。

（二）先兆流产和不可避免流产

1. 定义　孕妇在妊娠不到 20 周时出现阴道出血被称为先兆流产。在这种情况下，10% 的患者可能为异位妊娠，40% 可能会自然流产，50% 可能会最终正常妊娠至足月。

2. 临床表现　当患者到急诊科就诊时，应进行仔细的病史询问和体格检查，包括评估子宫收缩、组织排出、异位妊娠的危险因素和血流动力学状态，其中体格检查应侧重于评估血容量状况、腹部压痛、盆腔宫颈状态、附件区肿块或压痛。hCG 水平和经阴道超声通常有助于确定妊娠类型，例如，hCG 水平高于 3500mU/ml，子宫内没有胎儿，也没有组织排出，可能符合异位妊娠。此外，还应提示先兆流产的孕妇要将任何阴道排出的组织送病理检查。

3. 治疗　对先兆流产患者的治疗取决于最终诊断结果（不明部位妊娠、宫内妊娠、异位妊娠）。不完全流产的特点是已有组织排出但宫颈口仍持续开放。可以采取药物治疗，如使用米索前列醇，或是通过子宫扩张和刮宫手术来处理，持续有组织残留的主要并发症包括出血和感染。若有组织排出史，痉挛性腹痛缓解，宫颈闭合，则应考虑是完全流产。应定期复查血清 hCG 水平，以确认子宫内不再含有绒毛组织。

4. 不可避免流产　不可避免流产必须与宫颈功能不全相鉴别。不可避免流产时，子宫收缩（痉挛）导致宫颈扩张。宫颈功能不全时，宫颈自动打开，无子宫收缩，即表现为无痛性宫颈扩张。因此，用于区分宫颈功能不全和不可避免流产的主要特征之一是子宫是否收缩。不可避免流产的治疗方法是环扎术，即在宫颈内口水平进行手术结扎。

（三）哮喘加重

1. 流行病学　哮喘加重是最常见的妊娠并发症之一，发病率为 4%～9%。妊娠期哮喘的临床过程相对不可预测，然而，有证据表明，哮喘的恶化可能与基线哮喘严重程度有关，大约 1/3 的哮喘患者妊娠期间症状加重，1/3 改善，1/3 保持不变。哮喘病情恶化在妊娠中期和晚期更为常见，但在妊娠最后 4 周少见。哮喘在连续妊娠中的临床过程通常是相似的。

2. 临床表现　哮喘的症状与肺功能的客观测量指标之间的关联并不紧密，因此需要对患者进行客观的气道阻塞评估。1s 用力呼气量（forced expiratory volume in 1 second，FEV_1），即深吸气后 1s 内用力呼出的气体量，是评估气道阻塞的最佳单一指标。然而，FEV_1 的测量需要进行肺功能测试，在临床实践中应用受限。峰值呼气流速（peak expiratory flow rate，PEFR）与 FEV_1 有良好的相关性，并且可以通过经济实惠的一次性便携式峰值流量计进行测量。FEV_1 和 PEFR 在妊娠期间相对稳定，可以作为监测哮喘控制状况的指标。

3. 初始治疗 对急性哮喘发作的孕妇来说，预防缺氧是最终目标。初步评估应涵盖详细的病史和体格检查，以评估哮喘的严重程度和可能的诱发因素，如呼吸道感染。对于那些可能出现呼吸骤停的患者，如表现出嗜睡或意识模糊、矛盾的胸腹运动、心动过缓等症状，应立即进行气管插管和机械通气，并给予 100% 纯氧，同时将患者转移到重症监护病房。由于妊娠期呼吸生理的变化（即呼吸性碱中毒伴部分代偿），评价血气的阈值有所不同，PaO_2 下降，$PaCO_2$＞35mmHg，同时 pH 小于 7.35，是妊娠哮喘患者呼吸衰竭的前兆（表 11–3）。当 $PaCO_2$≥45mmHg 且仍在上升时需要气管插管。

4. 药物治疗 妊娠期哮喘急性发作的治疗方法与非妊娠期哮喘患者相似。

• 初始治疗包括吸入短效 $β_2$ 受体激动药（沙丁胺醇），每隔 20 分钟用定量吸入器吸入 2～4 喷，最多 3 次治疗，或单次雾化治疗，最长 1h。

• 治疗有效的标志是 PEFR 大于个人最佳值的 80%，并且症状缓解持续 4h。

• 患者可每 3～4 小时使用 $β_2$ 受体激动药，连续使用 24～48h。

• 使用吸入性糖皮质激素；如果患者已经在使用 ICS，剂量应加倍。

• 尽快与医生预约安排随访，教育指导患者如何识别早期恶化的体征和症状，以便他们能够及时在家中开始治疗。

• 对初始治疗反应不佳（PEFR＜80%）或胎儿活动减少者需要立即就医。

（四）胎膜早破

1. 流行病学 胎膜早破（prelabor rupture of membranes，PROM）是指在分娩前发生的胎膜破裂，早产 PROM（preterm PROM，PPROM）特指在 37 周前发生的胎膜破裂。PPROM 约占所有妊娠并发症的 3%，是导致 1/3 早产的病因。

2. 病理生理学 正常的胎膜在早孕时非常坚韧，其弱化机制可能是多因素的。研究表明，PPROM 与内在因素（如羊水过多、多胎妊娠、宫颈功能不全）和外在因素（如上行细菌感染）有关，有证据表明，PPROM 和下生殖道上行感染有关。本节将重点关注胎龄小于 22 周的孕妇情况。

3. 发病率

(1) 潜伏期：PPROM 与显著的母婴死亡率相关。从胎膜破裂到分娩的这段时间被称为“潜伏期”，其长度与 PPROM 的胎龄成反比。50%～60% 的 PPROM 患者潜伏期为 1 周或更短，在此期间，羊膜腔感染发生率为 13%～60%，胎盘早剥发生率为 4%～12%。PPROM 有多种并发症，但母体和胎儿的并发症都随着胎龄的增加而减少。

(2) 产妇的发病率：PPROM 产妇发病的主要原因是羊膜腔内感染，据报道，发病率为 15%～40%。

表 11–3 妊娠期动脉血气检查结果

项 目	非妊娠	妊 娠	机 制
pH	7.40	7.45	呼吸性碱中毒
PO_2	80～100mmHg	90～100mmHg	每分通气量增加
PCO_2	40mmHg	28mmHg	呼吸性碱中毒
HCO_3^-	24mmol/L	18mmol/L	代谢性酸中毒部分代偿

羊膜腔内感染通常先于胎儿感染，但由于并非总是如此，因此需要密切进行临床监测。

(3) 胎儿的死亡率：胎儿死亡率因胎龄和并发症（尤其是感染）而异，最常见的并发症是急性呼吸窘迫综合征，其他严重的并发症包括坏死性小肠结肠炎、脑室内出血和脓毒症。与 PPROM 相关的新生儿死亡的三个原因是早产、脓毒症和肺发育不良，患有脓毒症的早产儿死亡率比没有脓毒症的早产儿高 4 倍。

4. 临床表现　主要症状是阴道有液体涌出，但有些患者诉持续的液体渗出。有持续液体渗出并伴有液体涌出经历的患者中 90% 可被准确诊断为 PPROM。诊断的建立依据无菌阴道镜检查，确诊包括以下内容。

- 羊水在阴道后穹窿淤积和（或）Valsalva 动作时有液体漏出。
- 液体亚硝酸盐试验阳性（由于羊水偏碱性）。
- 显微镜下羊水呈蕨类结晶。

如果初步的检查结果不明确或结果阴性但临床上始终疑诊，则可以采用其他诊断方法。超声检查发现羊水过少通常具有确诊价值。在初次评估时，应直观检查患者的宫颈外口是否有扩张、可能的脐带或胎儿肢体脱垂。通常应避免对宫颈进行指诊检查，以减少细菌感染的风险。超声评估胎龄、胎儿体重、胎儿位置、胎盘位置、评估羊水指数（amniotic fluid index，AFI）对于制订治疗计划至关重要。在初次评估时，低 AFI（少于 5cm）和低最大垂直液体囊袋（少于 2cm）与较短的潜伏期、增加的 ARDS 和增加的并发症发病率相关。

5. 治疗　诊断为 PPROM 的患者应住院治疗，直到分娩。一旦证实 PPROM，治疗计划必须评估和平衡延长妊娠与快速分娩及可能的医疗干预对于产妇、胎儿和新生儿的风险与利益。对于那些胎龄较小，分娩后不可存活的情况，建议在医院观察或与产科医生密切随访。在没有分娩、早剥、母体或胎儿感染的临床情况下，大多数胎龄高于生存期（妊娠 22～24 周）的妊娠将受益于每天评估母体和胎儿健康的孕期管理。

(1) 产妇评估：羊膜腔内感染的临床诊断标准包括母体发热、心动过速、白细胞增多、子宫触痛、阴道分泌物恶臭、胎儿心动过速。在住院观察期间，应定期检查是否有此类宫内感染征象。母婴评估（体温、脉搏、胎心听诊）的频率应在 4～8h。

(2) 胎儿评估：当认为妊娠可继续时，胎儿心率电子追踪（监测）是有意义的，胎儿心动过速（心率大于每分钟 160 次）往往是感染的最早征兆，在一些研究中被用于羊膜腔内感染的临床诊断标准之一。

(3) 类固醇：产前皮质类固醇可降低 ARDS 的风险，这些药物通常在妊娠 24～34 周使用，可以提高胎儿肺成熟度，特别是在没有感染的情况下。美国妇产科医师学会（American College of Obstetricians and Gynecologists，ACOG）最近建议，如果在妊娠 23 周时有可能延迟 1 周分娩，可以考虑使用皮质类固醇。最近，ACOG 证实了最新的研究成果，即 34～36/37 周之间单次疗程皮质类固醇可能对降低 ARDS 的严重程度有一定益处。

(4) 抗生素：临床试验显示，PPROM 术后使用抗生素可显著降低羊膜腔内感染的发生率。母亲接受抗生素治疗的婴儿中，新生儿感染明显减少。

(5) 危险的 PPROM：22～24 周之间的妊娠期很难管理，目前还缺乏足够的数据来给出 22～24 周 PPROM 管理的推荐建议，包括家庭、日间照护和门诊监测的可能性。孕妇离院前，应留院观察至少 48h。这些病例的管理应个体化，门诊监测应限制在某些特定产妇群体，并要仔细考虑风险因素和医院的可及性后进行。

（五）甲状腺功能亢进症

1. 病理生理学　甲状腺功能亢进症最常见的病因是 Graves 病，其在所有年龄段的甲状腺功能亢进症病例中占 95%。Graves 病的诊断通常是在没有结节性甲状腺肿或甲状腺肿块的情况下，游离 T_4 水平升高或游离甲状腺指数升高，而 TSH 受到抑制。

2. 鉴别诊断 甲状腺功能亢进症的鉴别诊断，按发生频率由高到低的顺序，包括亚急性甲状腺炎、无痛性甲状腺炎（包括无症状和产后甲状腺炎）、中毒性多结节性甲状腺肿、中毒性腺瘤（孤立性自主热结节）、碘诱发甲状腺功能亢进（碘对比剂或胺碘酮）、医源性甲状腺激素过度替代、假性甲状腺毒症、卵巢甲状腺肿（卵巢畸胎瘤）、妊娠滋养细胞疾病。

3. 临床表现 由于妊娠期间本身就会发生高代谢生理变化，因此妊娠期甲状腺功能亢进较难识别。然而，意外体重减轻、神经紧张、心悸、心动过速和震颤等临床表现要引起关注并需要进一步评估。甲状腺功能亢进的一般症状包括心悸、体重减轻伴食欲增加、神经紧张、怕热、月经少、眼睛刺激或水肿、频繁排便，一般体征包括弥漫性甲状腺肿、心动过速、震颤、皮肤温暖潮湿、新发心房颤动。Graves 病特征性的临床表现包括弥漫性中毒性甲状腺肿（常见于年轻女性）、眼病（30% 患者出现眼眶周围水肿、眼球突出和眼睑内缩）、皮肤病（不到 1% 的患者出现胫前黏液性水肿）和肢端肥大症。

4. 治疗 急诊治疗包括使用 β 受体阻滞药和硫脲类药物。

出现急性发作的孕妇应立即开始使用 β 受体阻滞药，通过降低母体心率、心输出量和心肌耗氧量来缓解心动过速、震颤、焦虑和怕热等肾上腺素能症状，推荐使用长效药物，如阿替洛尔和美托洛尔，剂量 50～200mg/d。β 受体阻滞药在哮喘和心力衰竭患者中属于禁忌；分娩时也不应使用，否则可能会出现新生儿心动过缓和低血糖。

硫脲类药物通过减少碘有机化和碘酪氨酸耦联来抑制甲状腺激素的合成。PTU 和甲巯咪唑都可在妊娠期间使用，但由于甲巯咪唑有致畸风险，PTU 在妊娠早期（前 3 个月）是首选。与甲巯咪唑相关的致畸模式包括皮肤发育不全和鼻后孔 / 食管闭锁，然而，与一般人群相比，使用硫脲类药物的孕妇发生这些异常的概率并不高。在妊娠 3 个月后，医生应考虑改用甲巯咪唑，因为使用 PTU 导致肝衰竭的风险大于致畸的风险。硫脲类药物的不良反应包括短暂性白细胞减少、粒细胞缺乏症（非常罕见）、血小板减少症、肝炎和血管炎（罕见）等。粒细胞缺乏症通常表现为发热和咽痛，如果血常规提示粒细胞缺乏症，应停药，但换用另一种硫脲类药物治疗也有显著的交叉反应风险。

（六）甲状腺危象

1. 病理生理学 孕妇甲状腺危象是以甲状腺功能亢进控制不良的孕妇患者出现高代谢状态为特征的一种急症，孕妇中发病率不足 1%，但母体具有很高的发生心力衰竭的风险。诱因包括感染、剖宫产或分娩等。

2. 临床表现 体征和症状包括急性发热、心动过速、精神状态改变（烦躁不安、精神紧张和意识不清）、癫痫发作、恶心、呕吐、腹泻和心律失常，若不能及时识别和积极干预，如入住产科重症监护病房、对症支持治疗和急性期综合医疗管理等，患者很快会出现休克和昏迷。

3. 治疗 治疗包括一系列标准的药物，每种药物在抑制甲状腺功能方面都有特定的作用：抗甲状腺药物 PTU 和甲巯咪唑阻断甲状腺激素的额外合成，PTU 还能阻断 T_4 向 T_3 的转化，碘化钾或碘化钠的饱和溶液阻断 T_4 和 T_3 从腺体的释放，地塞米松可降低甲状腺激素的释放和外周血 T_4 向 T_3 的转化，普萘洛尔抑制过量甲状腺激素的肾上腺素能作用，苯巴比妥可以减少极度躁动，并可能增加甲状腺激素的分解代谢。治疗全程需进行胎儿监测，但在母体病情稳定之前，不应因胎儿指征进行干预。

（七）肾盂肾炎

1. 病理生理学 孕妇患肾盂肾炎及其并发症的风险更大，如脓毒症和急性呼吸窘迫综合征。大多数妊娠期肾盂肾炎是由革兰阴性需氧菌感染引起的，但由 B 族链球菌感染引起的病例逐渐增加。罹患肾盂肾炎的孕妇大约 7% 会因 ARDS 而出现肺功能不全（图 11–2），可能与内毒素释放有关，因此，患有肾盂肾炎的孕妇应住院治疗。

2. 临床表现　肾盂肾炎典型表现为三联征：发热、肾区压痛和脓尿。有些患者仅表现为背部或侧腹压痛，而另一些患者仅表现发热，因此，有相关症状的孕妇均应高度疑似肾盂肾炎。

3. 治疗　应给予患者静脉补液和针对最常见病原体（如大肠埃希菌）的抗生素治疗，并密切监测可能出现的并发症，细菌和（或）其毒素可导致脓毒症，如果未得到控制，将进展成脓毒性休克。早期诊断是医疗管理的关键，尽管这有时颇具挑战。早期目标导向的治疗已被证明可以降低脓毒性休克的死亡率，然而，并非所有脓毒性休克患者都需要相同的治疗干预措施。例如，我们病例中的孕妇需要积极的液体复苏并转移到重症监护病房，每小时 1～2L 液体复苏是合适的，所需的总液体量应通过监测中心静脉压等指标来确定。应放置动脉导管监测血压，及时行动脉血气分析。如果充分的液体复苏不能使平均动脉压升高到 65mmHg 以上，则需要使用血管活性药物。应保持充足的氧合，必要时气管插管和机械通气。

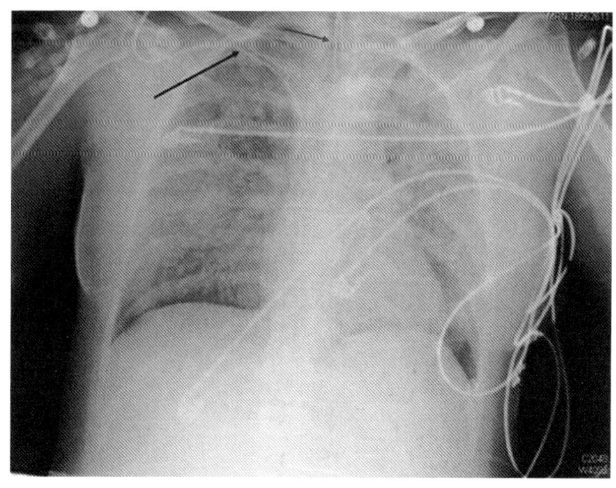

▲ 图 11-2　胸部 X 线显示双侧肺泡弥漫性浸润影，符合急性呼吸窘迫综合征的表现

经许可转载，引自 Longo DL, Fauci AS, Kasper DL, et al. Harrison's Principles of Internal Medicine. 18th ed. New York, NY: McGraw-Hill Education; 2011. Figure e34-30.

关联病例

见病例 24、病例 35、病例 36 和病例 38。

三、测试问题与解析

（一）问题

1. 35 岁孕妇，妊娠 24 周（G_2P_1），2 天前入院，发热 38.5℃，排尿困难，肾区压痛阳性。尿常规显示有大量细菌和白细胞。患者接受抗生素治疗 2 天后，出现急性呼吸短促，血氧饱和度为 89%。以下哪一项是患者低氧血症最可能的原因？

A. 肺栓塞

B. 肺炎

C. 急性呼吸窘迫综合征

D. 误吸

2. 28 岁女性（G_1P_0），妊娠 7 周，因阴道出血来急诊室。体格检查无异常发现，附件无肿块或压痛，子宫无压痛，宫颈闭合。hCG 水平 4000mU/ml，经阴道超声示无宫内妊娠，无附件肿块，无游离积液。以下哪一种是最有可能的诊断？

A. 异位妊娠

B. 完全流产

C. 不完全流产

D. 葡萄胎妊娠

3. 一名妊娠 19 周的 31 岁 G_3P_2 女性，主诉精神紧张、体重减轻和心悸。她有 Graves 病史，一直在服用 PTU 和普萘洛尔，直到 2 周前停止服用，因为担心这些药物对妊娠有影响。患者体温 39.5℃，血压 160/100mmHg，心率 130 次 / 分，神志不清，定向错乱。以下哪一项是最有可能的诊断？

A. 急性 β 受体阻滞药戒断综合征

B. PTU 诱导的中性粒细胞减少所致的脓毒症

C. 甲状腺功能亢进危象

D. 甲状旁腺功能亢进

4. 27 岁孕妇（G_1P_0），妊娠 18 周，自诉孕期有明显的恶心和呕吐，不能吞咽任何食物或液体。

她曾多次住院。查体：血压100/60mmHg，心率110次/分。尿检：亚硝酸盐阴性，白细胞酯酶阴性，2+酮体。关于此患者，下列哪一种说法最准确？

A. 尿中酮类的存在与明显的容量衰竭相一致

B. 患者的胎龄为18周，符合妊娠剧吐的发病时间

C. 维生素 B_{12} 对该患者很有用

D. 患者可能有高钾血症

5. 31岁女性，妊娠20周（G_2P_1）。急诊时诉说阴道液体流出的病史。阴道窥器检查，阴道内未见液体，蕨样结晶和亚硝酸盐试验呈阴性。下面哪一项是该患者下一步最好的选择？

A. 告知患者，她没有出现胎膜破裂

B. 将患者送入医院，并假定她有胎膜破裂

C. 口服抗生素治疗疑似尿路感染

D. 做超声检查

（二）答案与解析

1. 选项C，急性呼吸窘迫综合征。肾盂肾炎治疗后出现急性呼吸短促和低氧血症的患者应考虑内毒素介导的肺损伤或急性呼吸窘迫综合征，胸部X线检查通常会发现双侧肺野有斑片状浸润，治疗方法是氧疗和器官功能支持。肺栓塞（选项A）一直是低氧血症孕妇关注的问题，但在感染的情况下，ARDS的可能性更大。与急性呼吸窘迫综合征相反，肺栓塞通常在X线片上有清晰显示。肺炎（选项B）在这种情况下不太常见，通常表现为咳嗽和发热。除非患者有呕吐和呕吐反射丧失，否则不太可能出现误吸（选项D）。

2. 选项A，异位妊娠。当hCG水平超过3500mU/ml水平且TVUS未见妊娠囊时，异位妊娠的可能性最大（在85%范围内），这类患者通常会到手术室进行腹腔镜检查，以确认诊断。当hCG水平低于阈值时，下一步通常是在48h内重复hCG水平，如正常升高（>50%），这表明正常的宫内妊娠，而异常升高（<50%），可能表明异位妊娠或流产。完全流产（选项B）表现为盆腔痉挛，疼痛，组织漏出，然后不再疼痛，宫颈会闭合，超声也显示没有宫内组织。不完全流产（选项C）表现为阴道出血，超声显示子宫内有组织，子宫颈开口。葡萄胎妊娠（选项D）在超声上表现为阴道斑点、宫颈闭合和宫内“暴风雪模式”。

3. 选项C，甲状腺功能亢进危象。甲状腺功能亢进危象表现为甲状腺功能亢进并伴有中枢神经系统功能障碍（癫痫发作、精神错乱和嗜睡）和（或）自主神经不稳定（发热）。甲状腺功能亢进危象的预后较差，通常需要立即入住重症监护病房，并进行积极的治疗，包括PTU、β受体阻滞药和类固醇。甲状腺功能亢进危象的常见前兆是患者停止服用药物和应激，如感染或手术。急性β受体阻滞药戒断（选项A）并不常见，它与心动过速和震颤有关，与CNS功能障碍无关。ptu引起的中性粒细胞减少症（选项B）诱发的脓毒症极为罕见，并伴有低血压（而不是本例患者的高血压）。甲状旁腺功能亢进（选项D）与关节疼痛、高血压、嗜睡和全身无力相关。

4. 选项A，尿中酮类的存在与显著的低血容量相一致。对于妊娠剧吐，中–重度酮体的存在与显著的容量减少有关，患者表现典型的低钾血症。妊娠剧吐通常发生在妊娠前3个月早期（选项B），虽然不太常见，但可能会持续到后期。维生素 B_6 对这种情况有帮助，但维生素 B_{12} 无益。低钾血症（不是高钾血症，选项D）是最常见的电解质异常。

5. 选项D，做超声检查。当病史提示胎膜早破，内镜检查阴性时，超声评估羊水容量是有帮助的。窥器检查可能不够灵敏，不能诊断或排除PROM（选项A）。如果超声诊断为羊水过少，则认为患者有胎膜早破，应入院治疗（选项B）。如果超声显示羊水量正常，阴道检查阴性，则可推定患者胎膜完好。此患者亦无尿路感染迹象（选项C），如尿频或排尿困难。

临床精粹

- 妊娠期恶心和呕吐很常见，但妊娠剧吐是不常见的，并且与明显的容量或代谢紊乱有关。
- 妊娠剧吐是一种排除性诊断。
- 解释动脉血气值时应考虑妊娠的生理变化，例如，当妊娠期哮喘患者的 PCO_2 超过 45mmHg 时，说明存在严重的高碳酸血症，应考虑气管插管。
- 肾盂肾炎治疗后的呼吸困难和低氧血症通常由内毒素相关的肺损伤或急性呼吸窘迫综合征引起。
- 甲状腺功能亢进症通常用甲巯咪唑或 PTU 和 β 受体阻滞药治疗。
- 当人绒毛膜促性腺激素（hCG）水平超过 1200～1500mU/ml 的阈值，并且经阴道超声在子宫中未发现孕囊时，则宫外孕的可能性很高。
- 对胎膜破裂（rupture of membranes，ROM）来说，液体涌出后并持续漏出的病史对于诊断的准确率为 90%。
- 如果临床强烈怀疑 ROM 但窥器检查呈阴性，超声评估羊水量很有帮助。

参考文献

[1] American College of Obstetricians and Gynecologists. Early pregnancy loss. *ACOG Practice Bulletin 150*. Washington, DC: ACOG; 2015. Reaffirmed 2021.

[2] American College of Obstetricians and Gynecologists. Prelabor rupture of membranes. *ACOG Practice Bulletin 188*. Washington, DC: ACOG; 2020.

[3] American College of Obstetricians and Gynecologists. Thyroid disease in pregnancy. *ACOG Practice Bulletin 223*. Washington, DC: ACOG; June 2020.

[4] Andrews JI, Shamshirsaz AA, Diekema DJ. Nonmenstrual toxic shock syndrome due to methicillinresistant *Staphylococcus aureus*. *Obstet Gynecol*. 2008;112:933–938.

[5] Cunningham FG. First trimester abortion. In: Hoffman, B, Schorge J, Bradshaw K, et al, eds. *Williams Gynecology*. 4th ed. New York, NY: McGraw-Hill; 2020:137–160.

[6] Lu MC, Hobel CJ. Antepartum care: preconception and prenatal care, genetic evaluation and teratology, and antenatal fetal assessment. In: Hacker NF, Gambone JC, eds. *Essentials of Obstetrics and Gynecology*. 6th ed. Philadelphia, PA: Saunders; 2016:76–95.

[7] Martin SR, Foley MR. Intensive care in obstetrics: an evidence-based review. *Am J Obstet Gynecol*. 2006;195:673–689.

[8] Parillo JE. Septic shock—vasopressin, norepinephrine, and urgency. *N Engl J Med*. 2008;358:954–956.

病例 38　性侵犯与家庭暴力

刘　铮　译　　王维展　张新超　校

一名 24 岁未婚女性（G_0P_0）因遭受性侵犯被警方送至急诊科接受治疗。该女士在附近公园慢跑时被一名不明身份男性袭击，并在持刀威胁下遭受了性侵。她表示此前未曾有过性行为，并且此次事件中未采取任何避孕措施。在检查过程中，患者表现出明显的焦虑并哭泣。血压 130/70mmHg，心率 90 次 / 分，体温正常。

➢ 对该患者优先关注的事项有哪些?

➢ 在检查过程中需要有哪些特殊考虑?

➢ 最可能获得的感染是什么?

➢ 如果需要，应提供哪些药物?

一、病例 38 的答案：性侵犯

（一）病例总结：24 岁未婚女性

- 报告人称受到一身份不明的男性袭击并在持刀威胁的情况下遭受了性侵。
- 既往未生育。
- 之前没有过性生活，未采取任何形式的避孕措施。
- 焦虑不安，泪流满面。
- 生命体征正常。

1. 优先关注的事项　立即处理任何急性或可能危及生命的医疗状况，细致地采集病史和进行全面的体格检查，安排必要的实验室检测和性传播疾病（STI）筛查，提供紧急避孕咨询和STI预防措施，并给予心理支持及咨询服务。

2. 检查过程中的特殊考虑 确保在进行任何检查前获得患者的知情同意，以同情和尊重的态度进行敏感的检查，按照当地法规收集法医样本，并确保样本链的完整性以满足法律要求。

3. 可能获得的感染 滴虫病、衣原体感染、淋病和乙型肝炎。

4. 推荐的初始治疗方案 肌内注射头孢曲松、口服甲硝唑、口服阿奇霉素，以及提供紧急避孕药物。对于未接种乙肝疫苗的患者，应使用乙肝免疫球蛋白（HBIG）并接种乙肝疫苗。

（二）病例分析

1. 目标

(1) 明确性侵犯的定义，并掌握其发生率与流行病学特征（EPA12）。

(2) 概述处理性侵犯受害者所涉及的法律、情感、社会问题、医疗应对措施（EPA4，EPA7，EPA9）。

(3) 概述针对性侵犯受害者的暴露后预防（postexposure prophylaxis，PEP）（EPA4）。

(4) 简述针对老人的虐待问题及其体格检查结果（EPA1，EPA12）。

(5) 定义家庭虐待，识别其征象，熟悉相关的干预措施（EPA1，EPA4，EPA9，EPA12）。

2. 思考 本病例涉及一名24岁未生育女性，因遭受性侵犯被警方送至急诊科。性侵犯是一种严重的暴力犯罪，可能导致受害者遭受重大的身体和心理伤害。理想的处理方式应涉及多学科团队合作，以最小化对受害者的二次伤害，并将受害者与社区资源有效连接。检查过程应以受害者为中心，根据患者的文化背景或情感需求灵活调整检查顺序。患者的情绪和精神健康是首要考虑的因素，临床医生应采取灵活且支持性的态度。在整个治疗过程中，始终获得患者的知情同意至关重要，包括医疗护理、妊娠检测、HIV预防、其他性传播疾病的检测和预防、拍照、允许后续跟进检测结果。

首要任务是识别并处理任何可能危及生命的伤害。检查应与证据收集同步进行，以尽量减少患者的不适。许多急诊科配备有性侵犯法医，他们接受过专业培训，具备专业知识，并了解如何收集满足法律要求的证据。应使用患者能够理解的语言提供咨询。在这些情况下，隐私权非常复杂，应与患者详细讨论，让患者明白哪些信息可能成为刑事司法记录的一部分（例如，与执法部门、司法系统相关人员等共享的信息），以及哪些证据和实验室结果可能成为法律证据而不受保密限制。性传播疾病检测应根据个体情况定制。应进行妊娠检测。

性侵犯后最常见的感染包括滴虫病、淋病、衣原体感染和乙型肝炎。常用的治疗方案包括肌内注射头孢曲松、口服甲硝唑和阿奇霉素；对于未接种乙肝疫苗的患者，建议使用乙型肝炎免疫球蛋白和接种乙肝疫苗；应与患者讨论HIV暴露后的预防措施，同时考虑暴露的风险因素；应讨论妊娠预防问题，并提供紧急避孕措施。最后，如果没有社区支持资源、未安排随访或缺少向法律机构报告的转介机制，应予以完善。

二、性侵犯和家庭暴力的诊治

（一）定义

1. 熟人强奸 指由受害者认识的人实施的性侵犯行为。

2. 儿童性虐待 指成人利用儿童进行性刺激的行为。

3. 约会强奸 指发生在约会关系中的性侵犯。

4. 虐待老人 指对60岁及以上的老人造成伤害或痛苦的一次性或重复的行为，包括未采取适当行动的情况。这类行为通常发生在基于信任的关系中，或针对因年龄或缺陷而易受伤害的老年人。虐待老人的形式包括身体、心理、性或情感虐待，忽视、遗弃或经济剥削。

5. 乱伦 熟人强奸的一种形式，侵犯者是家庭成员，包括住在该住所的父母。

6. 亲密伴侣暴力 在约会、婚姻或同居关系中，一方对另一方施加控制的行为，这种控制可能包括孤立对方，以及进行身体、性、情感或经济上的虐待和（或）威胁。

7. 婚内强奸 指在婚姻关系中未经伴侣同意，强行性交或进行相关性行为。

8. 创伤后应激障碍（posttraumatic stress disorder，PTSD） 指在经历创伤性事件后出现的一种心理障碍，特征包括重新体验创伤、回避与创伤相关的活动、持续的过度焦虑。

9. 性侵犯 指一个人在未经对方同意的情况下对另一个人实施的任何形式的性行为，范围从性胁迫到接触式虐待再到强奸，包括生殖器、口腔或肛门的插入。此定义不局限于性别或是否使用暴力。

10. 性胁迫 使用非物理手段与不同意的伴侣进行性接触的行为，它可能包括故意使用药物或酒精来降低对方的抵抗能力。

11. 法定强奸 指与低于州法律规定年龄的人发生性关系的行为。在许多州，该法定年龄为 16—18 岁。

（二）性侵犯的诊治

1. 流行病学 性侵犯是一个包含强奸、非自愿的生殖器接触和性胁迫等行为的术语，它是一个涉及医疗、心理和法律等多领域的复杂问题。性侵犯的终生发生率估计约为 20%，但由于报告的偏差，实际数字可能更高。大多数性侵犯案件中的侵犯者是受害者认识的人，包括现任或前任亲密伴侣、熟人或家庭成员，而陌生人仅占 14%。性侵犯的高危人群包括身体或精神残疾者、无家可归者，以及同性恋、双性恋或变性者，其他高危人群还包括大学生、酗酒和吸毒者，以及 25 岁以下的年轻人。

2. 特殊考虑 性侵犯可能导致约半数受害者遭受身体伤害，以及大多数受害者经历情感创伤、恐惧和尴尬。许多受害者担心自己不会得到倾听或信任，或担心侵犯细节被公开，还可能担心个人安全或案件无法成功起诉。受害者可能在事件发生后延迟就医，因此医护人员必须意识到患者可能在言语和非言语上表现出防备。在检查前，必须告知患者避免洗澡、进食、饮水、清洁指甲、吸烟和大小便，因为这些行为可能破坏重要的法律证据。

3. 临床表现 医务人员的首要任务是排除任何危及生命的伤害，与处理任何急诊患者一样。虽然大多数人报告的伤害较轻，但约 1% 的人报告重伤，需要住院治疗或手术，还有 0.1% 的人死亡。在排除危及生命的伤害后，应将患者转移到安静、私密的房间进行其余检查，并始终获得患者的知情同意。

(1) 病史和体格检查：必须进行详细的病史询问和体格检查，包括事件细节、攻击者描述、末次月经和避孕情况。指导患者在白床单上脱衣（衣服将被收集作为法律证据），进行全面的身体检查，寻找瘀伤、撕裂伤和咬痕，包括盆腔检查，并详细记录。可将照片纳入医疗记录，以辅助形成医疗文件。

(2) 法医证据收集：窥器检查时应采集阴道拭子用于进行 DNA 评估；显微镜检查确定是否存在活动精子，并进行淋球菌、沙眼衣原体和阴道毛滴虫的培养；需要收集阴毛、指甲刮屑和皮肤清洗液；可使用伍德灯评估衣物上是否有精液；使用甲苯胺蓝进行阴道镜检查可以评估大体检查时可能会遗漏的微小擦伤；应进行乙型肝炎病毒、HIV 和梅毒的血清学检测。从法律和医学的角度来看，收集这些样本并进行详细记录起着至关重要的作用，任何医务工作者如果在进行必要检查时感到不便，须向有经验的人员寻求帮助（性侵犯受害者检查的流程见图 11–3）。

4. 紧急避孕 据估计，性侵犯后妊娠的风险为 2%～4%。应在性侵犯发生后 72h 内服用紧急避孕药，如果在 120h 内服用也可能有效。在使用任何避孕方法之前都必须在病历中记录血清妊娠测试结果，以排除已有妊娠的可能。最有效的紧急避孕方式是在性交后 120h 内放置铜质宫内节育器，长时间保留可使患者受益。口服紧急避孕药主要有三种方案：单纯孕激素药片、复方口服避

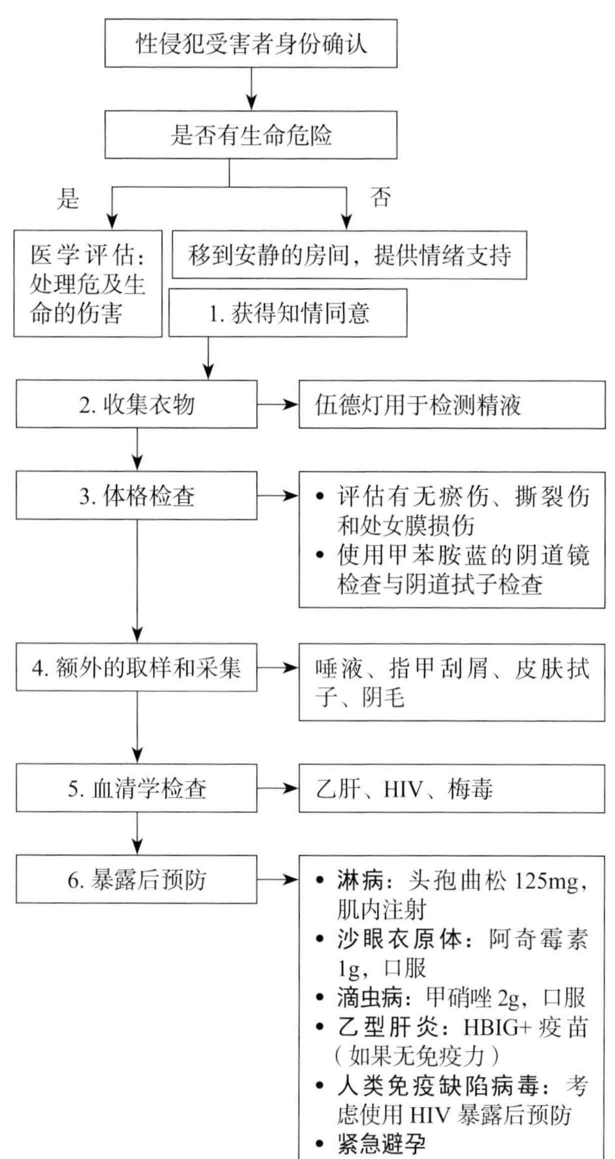

▲ 图 11-3　性侵犯受害者的检查流程

HBIG. 乙型肝炎免疫球蛋白；HIV. 人类免疫缺陷病毒（经许可转载，引自 Toy EC, Ross PJ, Baker B, et al. Case Files®: *Obstetrics and Gynecology.* 5th ed. New York, NY: McGraw-Hill Education; 2016:309. Figure 31-1.）

孕药和米非司酮药片（表 11-4）。

5. 预防管理　性传播疾病的预防性抗生素使用主要是针对衣原体、淋球菌和滴虫感染，具体用药推荐包括肌内注射头孢曲松、甲硝唑、阿奇霉素或多西环素，连续 7 天（暴露后预防见表 11-5）。建议对乙型肝炎病毒和 HIV 进行暴露后预防。如果性侵者是乙型肝炎阳性或状态不明，而受害者未接种疫苗，则按照 2021 年美国 CDC 的指导原则要在接种乙型肝炎疫苗的同时注射 HBIG。AIDS PEP 遵从 CDC 的建议，见图 11-4 所示流程，在患者受到攻击后 72h 内给予 28 天的齐多夫定。此外，还建议为 9—26 岁女性受害者接种 HPV 疫苗。

表 11-4　紧急避孕措施

药　物	治疗方法
复方口服避孕药（Yuzpe 法）	两次剂量［100μg 乙炔基雌二醇 +0.5mg 孕激素（左炔诺孕酮）]，间隔 12h
仅使用单剂量孕激素	左炔诺孕酮 1.5mg
仅使用两剂量孕激素	左炔诺孕酮 0.75mg，间隔 12～24h
铜质宫内避孕器	非激素类，同房后 120h 以内
醋酸优力司特	每片 30mg

6. 心理影响　性侵犯会导致各种急性情绪反应，包括极度痛苦、情绪麻木、愤怒和否认，没有统一的反应模式。医务工作者应避免对受害者进行责备。受害者会经历强奸创伤综合征，其特点是先是急性混乱期，然后是组织延迟期。急性阶段持续数天至数周，主要表现为身体疼痛、食欲和睡眠改变等生理反应，以及愤怒、恐惧、焦虑、内疚、羞辱、尴尬、自责和情绪波动等各种情绪反应；后期阶段在事件发生后的几周到几个月内，主要表现为闪回、噩梦、恐惧症、躯体和妇科症状。性侵犯受害者患创伤后应激障碍、重度抑郁症、自杀倾向和自杀未遂的风险都会增加。

7. 跨学科合作　强奸受害者罹患一些慢性疾病的风险也会增加，包括慢性骨盆疼痛、纤维肌痛和功能性胃肠道疾病，咨询社会工作者和强奸危机顾问很重要，他们可以提供即时干预、评估未来的情感和安全需求，并确保适当的后续治疗。强奸危机中心可为受害者提供持续的支持，其中在一些中心，接受过这方面广泛培训的性侵犯护理检查员（sexual assault nurse examiner，SANE）不仅会检查受害者和收集证据，还会提供支持和社区转介服务。密切随访不仅对心理支持很重要，而且对确保遵守所有疫苗接种计划和在适当的时

表 11-5　暴露后预防

感　染	治疗方法
沙眼衣原体	阿奇霉素或多西环素
淋病奈瑟菌	头孢曲松肌内注射
阴道毛滴虫	甲硝唑
乙型肝炎	乙型肝炎疫苗、乙型肝炎免疫球蛋白
HIV[b]	齐多夫定
HPV[a]	HPV 疫苗

HIV. 人类免疫缺陷病毒；HPV. 人类乳头瘤病毒
a. 如果受害者未接种疫苗
b. 如果存在暴露风险

间间隔进行性传播感染检测也很重要。

（三）虐待老人问题的处理

1. 流行病学　虐待老人是一个普遍且严重的问题，大约每 10 位 60 岁以上的老年人中就有 1 位受到影响，据估计每年美国有约 400 万老年人遭受虐待。虐待老人的形式多样，包括身体、情感、心理或性虐待，以及忽视、遗弃和经济剥削。与普遍认知不同，大多数虐待老人的事件并非发生在养老院或其他机构，而是主要发生在家中，施虐者往往是家人、其他亲属或付费照护者。虐待老人的风险因素包括认知障碍、抑郁和焦虑。虐待老人并没有特殊的征兆，因为表现可能各不相同，也可能很微妙，大多数情况下都未被发现，因此，对所有老年人进行筛查以识别受害者并提供帮助就显得非常重要。

2. 临床表现　深入了解患者的社会背景有助于评估家庭结构、社会支持网络的稳定性、经济压力、药物滥用或精神健康问题。那些主诉承受巨大压力、抑郁、焦虑、睡眠障碍或饮食问题的患者可能是虐待的受害者。需要特别关注的是，频繁摔倒、多次急诊科就诊或住院、难以控制的慢性疾病可能暗示患者社会或家庭结构的不稳定，这可能与虐待有关。个人卫生状况差、体重下降、外表不整洁、缺乏辅助设备和衣着不当可能是被忽视的迹象，应私下里向患者询问这些情况。在美国，大多数州法律规定医务人员有责任向成人保护服务机构报告已确认的虐待案件，因此，了解本州的相关法律至关重要。虐待老人的形式多种多样，但其影响是一致的：虐待不仅会造成潜在的危险，还会使老年人感到自己毫无价值，并使他们与能够提供帮助的人隔离。

（四）亲密伴侣暴力的处理

1. 流行病学　亲密伴侣间的暴力是一个普遍存在的问题，它跨越了文化、国家和年龄的界限，影响着不同社会阶层、经济状况和宗教背景的人们。这种暴力不仅存在于同性关系中，也存在于异性关系中。根据 2007 年美国 CDC 的一份报告，约 22% 的女性在一生中曾遭受来自伴侣或约会对象的身体攻击，近 25% 的女性曾遭受过亲密伴侣的强奸和（或）身体攻击；4%～8% 的孕妇遭受过人身攻击，因此，美国 CDC 和 ACOG 建议在每个孕期和产后进行常规筛查。在暴力行为中，无论是作为受害者的女性还是施暴的男性，酒精和（或）药物滥用的情况都更为普遍。这种暴力行为的后果是深远的，包括身体伤害、情感创伤、慢性健康问题，甚至可能导致死亡。

2. 临床表现　采用敏感、保密且直接的提问方式至关重要，例如，“你是否遭受任何人的伤害或威胁？”或“你在家中感到安全吗？”。评估致命性风险是首要任务，包括杀人或自杀威胁、严重暴力虐待、武器的使用和获取、妊娠或近期分居等情况。如果怀疑存在杀人或虐待儿童的情况，必须立即通知政府相关部门。许多受害者可能会主诉慢性疼痛、抑郁症状或焦虑症状。

3. 为家庭暴力受害者提供咨询　家庭暴力的受害者往往会自责，因此，重要的是要让他们明白，他们对所受的虐待并无责任。应向他们提供支持，让他们了解可用的资源和服务，赋予他们做出自己决定的权力，并在保密的环境中（在法律允许的范围内）参与讨论。可以讨论安全计划，包括提前打包行李、准备好个人证件、备用一套车 / 房门钥匙、与朋友 / 家人建立紧急联系暗号，以及制订逃离计划，他们可能会同意与社工或全国家庭暴力热线［1-800-799-SAFE（7233）］的

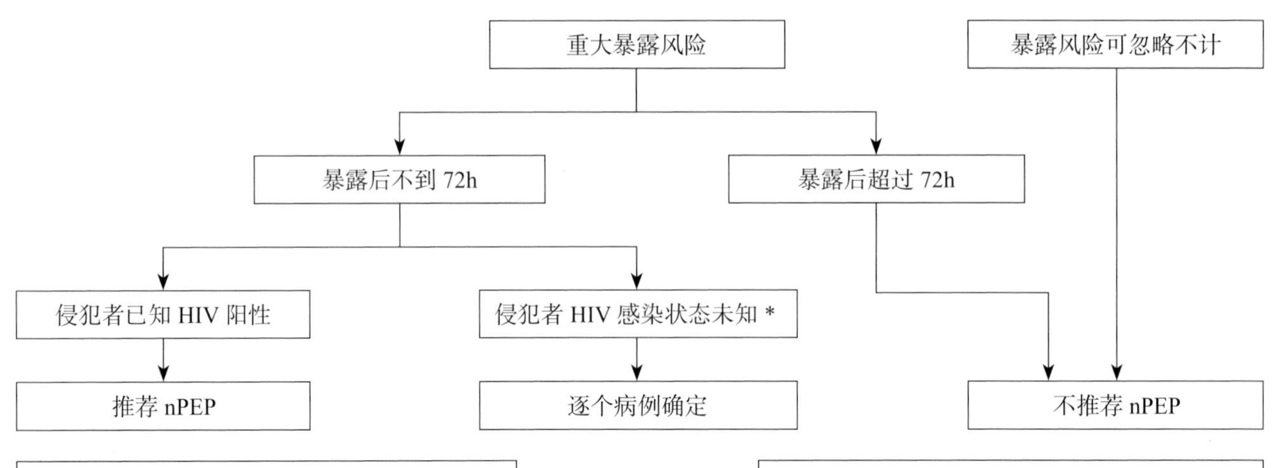

感染的显著风险

- 阴道、直肠、眼睛、嘴巴或其他黏膜的暴露，不完整的皮肤暴露或经皮接触
- 与血液、精液、阴道分泌物、直肠分泌物、母乳接触，或任何明显受到血液污染的体液接触
- 当已知侵犯者 HIV 阳性时

HIV 感染风险可以忽略不计

- 阴道、直肠、眼睛、嘴巴或其他黏膜的暴露，不完整的皮肤暴露或经皮接触
- 如果尿液、鼻分泌物、唾液、汗液或眼泪没有明显受到血液污染
- 无论侵犯者的 HIV 感染状态是已知或者疑似

▲ **图 11-4　非职业 HIV 暴露的评估和治疗流程**

*. 当侵犯者的 HIV 状态未知时，应提供非职业性暴露后预防。通常情况下，大多数患者会选择这种干预措施；nPEP. 非职业性暴露后预防（引自 Centers for Disease Control and Prevention 2015 Sexually Transmitted Disease Guideline Reference.）

工作人员通话。不过，即使患者否认存在亲密伴侣间的暴力行为，以关怀的方式讨论这些问题并提供教育材料也是有益的。

关联病例

见病例 35、病例 36 和病例 37。

三、测试问题与解析

（一）问题

1. 一名 22 岁女大学生遭到一名身份不明的男性袭击者的性侵犯，患者称她认为没有使用避孕套，没有采取任何避孕措施，也没有性生活。在开具紧急避孕处方之前，以下哪一项最重要？

A. 衣原体检测

B. 妊娠试验

C. 血清酒精含量

D. HIV 检测

E. 肝功能检测

2. 一名 82 岁女性由她的儿子用轮椅推来接受年度妇科检查。老妇人患有严重痴呆症，无法提供病史，但她的儿子说没有任何问题。检查时，医生注意到患者外表邋遢，血压 140/85mmHg，心率 90 次 / 分，骶骨和背部有多处压疮，患者戴着尿布，会阴处有红色皮疹，还有一些瘀伤。以下哪种诊断最有可能？

A. 白塞病

B. 慢性酒精中毒

C. 虐待老人

D. 苔藓硬化症

E. 鳞状细胞癌

3. 一名医学专业三年级学生正在研究孕期亲密伴侣暴力问题。以下哪种说法最准确？

A. 虽然针对孕妇的暴力事件时有发生，但凶杀案却很少见

B. 美国 CDC 建议在孕期至少进行一次亲密伴侣暴力筛查，通常是在第一次产前检查时

C. 亲密伴侣暴力可导致早产和出生体重不足

D. 通常情况下，由于担心伤害胎儿，孕期亲密伴侣间的暴力行为会有所减少

4. 一名 28 岁女性（G_1P_1）是性侵犯的受害者。她最近刚移民到美国，尚未接种乙型肝炎疫苗，侵犯者及其乙型肝炎状况不明。以下哪一项是该患者的最佳治疗?

A. 只注射 HBIG

B. 只接种乙型肝炎疫苗

C. 同时接种 HBIG 和乙肝疫苗

D. 由于乙型肝炎状态不明，因此需要进行预期管理

（二）答案与解析

1. 选项 B，妊娠试验。在使用紧急避孕药（emergency contraception，EC）之前，必须立即进行妊娠试验，即使患者表示自己从未有过性生活也不能例外。紧急避孕药可能会对目前的妊娠产生有害影响，所以必须进行妊娠检测。衣原体和 HIV 检测（选项 A 和选项 D）通常在性侵犯后收集，但这些检测不如 EC 重要。血清酒精含量（选项 C）与此无关。如果发现患者有乙型或丙型肝炎感染，可以进行肝功能检查（选项 E）。

2. 选项 C，虐待老人。痴呆老年患者由于需求高且无法报告虐待行为，因此面临较高的被虐待风险。该患者表现出被忽视的迹象，如压疮和个人卫生状况差，很可能是由长期未更换尿布导致的。外阴瘀伤强烈暗示了性虐待的可能性，在这种情况下，必须向有关部门报告。白塞病（选项 A）是一种涉及口腔、生殖器和皮肤溃疡的多系统疾病。慢性酒精中毒（选项 B）在所有年龄段的患者中都很常见，但压疮、不洁的外观和外阴瘀伤与忽视和虐待更为吻合。苔藓硬化症（选项 D）和外阴鳞状细胞癌（选项 E）表现为外阴病变，但不伴有其他皮肤溃疡和虐待迹象。

3. 选项 C，亲密伴侣暴力可导致早产和出生体重不足。亲密伴侣暴力在孕期会增加（选项 D），并可能导致早产、出生体重不足和胎盘早剥。凶杀（通常发生在妊娠前 3 个月）是仅次于车祸的第二大孕妇伤害致死原因（选项 A）。ACOG 和美国 CDC 建议在首次产前检查、每个孕期和产后期间进行普遍筛查（选项 B）。

4. 选项 C，同时接种 HBIG 和乙肝疫苗。性侵犯发生后，如果认为侵犯者是乙型肝炎阳性且患者之前未接种过疫苗，则应接种 HBIG 和乙型肝炎疫苗；在侵犯者身份不明的情况下，通常的做法仍然是为任何急性暴露接种 HBIG，为长期免疫接种乙肝疫苗。仅注射 HBIG（选项 A）不足以获得终生免疫力。在没有急性暴露的情况下，只接种乙型肝炎疫苗（选项 B）是有用的。预期管理（选项 D）不合适，因为当发现感染时，已经没有有效的预防措施了。因此，最好提供有效的预防治疗和终身免疫。

临床精粹

- 最常见的强奸类型是约会强奸和熟人强奸。
- 在每次就诊时筛查性侵犯非常重要。
- 性侵犯是一种创伤性经历，允许患者在评估过程中主导事件的顺序是重要的。
- 紧急避孕在性侵犯后的 72h 内使用最有效。
- 暴露后预防性治疗适用于沙眼衣原体、淋病奈瑟菌、阴道毛滴虫和乙型肝炎。
- 如果对初步检查和标本采集感到不便，请联系能够确保正确处理证据的医务人员。
- 反复就诊、跌倒、病情控制不佳都可能是虐待老人的迹象。
- 亲密伴侣间的暴力行为很常见，最好的筛查方法是进行敏感而直接的询问。
- 在怀疑即将发生凶杀或虐待儿童的情况下，必须强制进行报告。

参考文献

[1] American College of Obstetricians and Gynecologists. Elder abuse and women's health. *Committee Opinion No. 824*. Washington, DC: ACOG; 2021.

[2] American College of Obstetricians and Gynecologists. Emergency contraception. *Practice Bulletin No. 152*. Washington, DC: ACOG; 2015. Reaffirmed 2019.

[3] American College of Obstetricians and Gynecologists. Intimate partner violence. *ACOG Committee Opinion 518*. Washington, DC: ACOG; 2012.

[4] American College of Obstetricians and Gynecologists. Sexual assault. *Committee Opinion No. 777*. Washington, DC: ACOG; 2019.

[5] Centers for Disease Control and Prevention. Treatment guidelines for the sexual assault of adults and adolescents, 2021. Accessed October 3, 2021. https://www.cdc.gov/std/treatment-guidelines/sexual-assault-adults.htm.

[6] Federal Bureau of Investigation. *Summary Reporting System (SRS) User Manual, Version 1.0*. Criminal Justice Information Services (CJIS) Division, Uniform Crime Reporting (UCR) Program. Washington, DC: FBI; 2013. Accessed October 3, 2021. http://www.fbi.gov/about-us/cjis/ucr/nibrs/summary-reporting-system-srs-user-manual.

[7] Hoffman BL, Schorge JO, Schaffer JI, eds. *Williams Gynecology*. 4th ed. New York, NY: McGraw-Hill Education; 2020.

[8] Linden JA. Clinical practice. Care of the adult patient after sexual assault. *N Engl J Med*. 2011;365:834–841.

[9] Lu MC, Lu JS, Halfin VP. Domestic violence and sexual assault. In: DeCherney AH, Nathan L, Laufer N, Roman AS, eds. *Current Diagnosis & Treatment: Obstetrics & Gynecology*. 11th ed. New York, NY: McGraw-Hill; 2013.

第12章　感染相关急症

Infectious

病例39　脑膜炎

张德新　译　　李　燕　校

一位19岁男性大学生因头痛和发热入院，症状已持续2天，并伴有乏力和言语减少。室友发现他在过去24h内行为异常，因此被送往急诊科。患者既往健康状况良好，否认有服药和吸毒史，偶尔饮酒。体格检查：体温38.5℃，心率120次/分，血压114/69mmHg，呼吸20次/分，外周血氧饱和度98%。不能正确对答，皮肤黏膜干燥，无皮疹，颈部僵硬，无法完成头部前屈动作。听诊心律齐，未闻及心脏杂音。腹软，无压痛。四肢温暖。神经系统专科查体：意识障碍，格拉斯哥昏迷量表评分10分［听到声音能睁开眼睛（3）、对疼痛刺激有呻吟（2）、可定位疼痛刺激（5）］。四肢运动对称，轻触和疼痛刺激有感觉。双侧上肢和下肢反射均为2+，脚趾向下。全血细胞计数显示白细胞增多，24 000/mm^3，伴核左移，余无异常。头部CT未见异常（无肿块、移位、出血或水肿）。

➢该患者的鉴别诊断是什么？

➢最可能的诊断是什么？

➢下一步要做哪些诊断性检查？

➢针对该患者最适合的治疗是什么？

一、病例39的答案：脑膜炎

（一）病例总结：19岁男性

• 细菌性脑膜炎的经典三联征：发热、颈项强直和意识状态改变。

• 心动过速和发热至38.5℃。

• GCS分数为10分。

• 白细胞增多伴核左移。

1. 鉴别诊断　细菌性脑膜炎、其他原因引起的脑膜炎（病毒、真菌、结核、恶性肿瘤）、脑炎、代谢性脑病、中毒和癫痫发作后状态。

2. 最可能的诊断　细菌性脑膜炎。

3. 下一步诊断性检查　腰椎穿刺。

4. 针对该患者最合适的治疗　静脉使用抗生素并考虑联合使用糖皮质激素。

（二）病例分析

1. 目标

(1) 叙述细菌性和病毒性脑膜炎的诊断和治疗方法，包括何时进行神经影像学检查，何时进行腰椎穿刺，以及如何进行初始的经验性治疗（EPA2，EPA3，EPA4，EPA7，EPA10）。

(2) 掌握急性细菌性和病毒性脑膜炎的临床表现（EPA1，EPA2，EPA10）。

2. 思考　该患者出现头痛、发热和意识状态改变并伴有脑膜刺激征阳性。这种临床表现与细菌性脑膜炎非常相符，如果不立即治疗，将会导致永久性神经功能损害或死亡。脑膜炎是由脑膜（软脑膜/蛛网膜/硬脑膜）炎症引起，其特征是脑脊液中的白细胞增多。脑膜炎症通常分为两种亚型：细菌性和非细菌性。细菌性脑膜炎由蛛网膜腔的细菌感染引起，而非细菌性脑膜炎是指任何非细菌原因引起的脑膜炎症，包括但不限于病毒感染、药物或恶性肿瘤。细菌性脑膜炎和非细菌性脑膜炎患者可以表现出相似的症状（如发热、头痛、颈项强直、畏光），但细菌性脑膜炎是一种潜在的危及生命的疾病，而非细菌性脑膜炎通常具有自限性。

二、脑膜炎的诊治

（一）临床诊疗

如果怀疑细菌性和非细菌性脑膜炎，患者应接受及时恰当的诊断性检查和积极的治疗干预。研究表明，抗生素治疗的时机对临床结局具有重要影响。因此，急诊科的目标是在进行诊断性检查的同时如果临床高度怀疑就应尽早开始抗生素治疗。也就是说，不能因为等待腰椎穿刺结果而耽误治疗。

1. 细菌性脑膜炎

(1) 流行病学：细菌性脑膜炎是一种危及生命的感染，死亡率为10%～30%，幸存者中约10%存在永久性的神经功能损害，所有年龄段人群均可发病，但最常见于2岁以下的儿童和50岁以上的成年人。

(2) 经典的症状和体征三联征：对于出现以下症状和体征任意组合的患者，急诊医生必须要考虑细菌性脑膜炎的可能，即出现发热、意识状态改变、颈项强直和头痛。约50%的细菌性脑膜炎患者存在典型的三联征，包括发热、意识状态改变和颈项强直。几乎所有患者都有头痛及其他三种临床症状中的一种。在就诊时，79%～95%的患者会有发热，另外4%的患者会在就诊后24h内出现发热。约80%的患者存在意识状态改变（通常为精神错乱或嗜睡），其中20%的患者仅对疼痛刺激有反应，6%的患者对所有刺激均无反应。约90%的患者在初次检查时会出现颈项强直，并且通常在感染消退后持续1周以上。传统的检测脑膜炎体征的方法（如Kernig征和Brudzinski征）敏感性较差，其结果阴性不应被用来排除细菌性脑膜炎。

(3) 其他临床表现：细菌性脑膜炎的其他临床表现包括癫痫发作、局灶性神经功能缺损、皮疹、化脓性关节炎、视盘水肿和畏光。15%～30%的患者会出现癫痫发作，最常见于肺炎链球菌感染患者。10%～35%的单核细胞增多性李斯特菌感染患者会出现局灶性神经功能缺损，包括共济失调（伴或不伴眼球震颤）和脑神经麻痹，这是脑干脑炎综合征的一部分。脑膜炎奈瑟菌可能会导致11%～64%的患者出现明显的紫癜，7%～11%的患者同时伴有化脓性关节炎。视盘水肿和（或）畏光很少出现，仅在不到5%的病例中出现。

2. 病毒性脑膜炎 与细菌性脑膜炎一样，病毒性脑膜炎也会因蛛网膜间隙感染而引起软脑膜炎。由于绝大多数非细菌性脑膜炎是由病毒引起的，因此病毒性脑膜炎和非细菌性脑膜炎的名称以前可以互换使用。虽然病毒性脑膜炎的表现与细菌性脑膜炎相似，但其病程通常具有自限性。

(1) 肠道病毒：夏秋季出现的病毒性脑膜炎最常见的原因是肠道病毒感染，如柯萨奇病毒和埃可病毒。然而，肠道病毒也占春季和冬季发生的所有病毒性脑膜炎病例的6%～10%。除了脑膜炎的典型症状外，患者还可以出现水疱性或丘疹性皮疹、腹泻和（或）上呼吸道症状。

(2) HSV脑膜炎：免疫功能正常宿主的HSV脑膜炎通常是由HSV-2引起的。如果患者伴有生殖器病变或特定水疱性病变或溃疡应怀疑患有HSV脑膜炎，因为这些病变存在于85%的原发性HSV-2脑膜炎患者中。然而，没有生殖器病变并不能排除HSV脑膜炎的可能性，因为就诊时生殖器病变可能尚未出现，特别是在复发性HSV脑膜炎中。

(3) HIV脑膜炎：原发性HIV感染表现为发热、全身不适和淋巴结肿大。发展为HIV病毒脑膜炎的患者还会出现意识状态改变和癫痫发作。由于HIV脑膜炎通常无须医疗干预即可自愈，可能会被误诊为良性、非特异性病毒性脑膜炎。因此，在非细菌性脑膜炎患者，应保持对HIV感染的高度警惕。

(4) 腮腺炎病毒：腮腺炎病毒感染最初表现为发热、头痛、肌痛和全身乏力，随后出现唾液腺肿大或腮腺炎。一部分（1%～10%）腮腺炎患者会发展为非细菌性脑膜炎。

(5) 西尼罗河病毒脑膜炎：西尼罗河病毒脑膜炎表现为发热、头痛、肌痛和全身乏力。大约 0.5% 的西尼罗河病毒感染患者会出现脑膜炎或脑炎，病例高峰期是夏末秋初的蚊虫季节。西尼罗河病毒脑膜炎与其他感染性脑膜炎的区别之一是早期症状发作时出现的急性弛缓性瘫痪。这种不对称性肢体无力的预后结局是多样的，从完全恢复到四肢瘫痪和呼吸衰竭都有可能。西尼罗河病毒脑膜炎可通过检测脑脊液和血液中的病毒 IgM 抗体来诊断。

(6) COVID-19 脑膜炎：除呼吸道症状外，COVID-19 引发头痛和脑病等神经系统症状也很常见。尽管发病率尚不清楚，但病毒性脑膜脑炎已经包含在 COVID-19 感染患者临床表现的描述中，并通过逆转录聚合酶链式反应（reverse transcription polymerase chain reaction，RT-PCR）在脑脊液中检测到 COVID-19。

3. 腰椎穿刺　通过腰椎穿刺获得脑脊液分析结果是脑膜炎的诊断基石。腰椎穿刺可以确认脑脊液中炎症细胞的存在，通过脑脊液革兰染色和培养可以鉴别致病微生物种类。脑脊液分析还可以评估患者症状的其他潜在原因（如特发性颅内高压、蛛网膜下腔出血、自身免疫病）。

(1) 革兰染色：革兰染色结果通常在腰椎穿刺后不久即可获得，有助于做出病原学诊断。革兰阳性双球菌提示肺炎链球菌感染，革兰阴性双球菌提示脑膜炎奈瑟菌感染。小的多形性革兰阴性球杆菌提示流感嗜血杆菌感染，革兰阳性杆状菌和球杆菌提示单核细胞增生李斯特菌感染。

(2) 其他 CSF 分析：脑脊液分析包括脑脊液压力测定（这可能是隐球菌性脑膜炎病例唯一存在的异常），脑脊液蛋白、葡萄糖、乳酸检测和细胞分类计数。检测结果有助于区分脑膜炎的可能病因（如细菌性、病毒性、结核性、真菌性、肿瘤性、自身免疫性），但不同病因之间脑脊液结果有相当大的重叠（表 12–1）。因此，对于大多数脑脊液白细胞增多的患者都应入院接受细菌性脑膜炎治疗，同时等待脑脊液培养结果。

(3) 脑脊液培养：一旦怀疑细菌性脑膜炎，应根据流行病学数据和当地耐药情况立即开始经验性抗生素治疗。抗生素的使用对脑脊液的化学和细胞学影响很小，但会降低脑脊液培养的阳性率。如果在获取脑脊液之前已经给予了抗生素治疗，可以考虑进行脑脊液核酸扩增，如聚合酶链式反应。脑脊液革兰染色可成功识别约 80% 病例的致病微生物。培养的结果使临床医生能够更精准化抗感染治疗。

(4) 延迟的腰椎穿刺：如果预计会延迟进行腰椎穿刺，则应在获取脑脊液之前进行血培养并经验性给予抗生素和地塞米松治疗。腰椎穿刺延迟的常见原因是需要时间先进行头部 CT 检查。

(5) CT 检查：在进行腰椎穿刺之前，建议对有颅内压升高风险或有局灶性神经功能缺损的患者进行头部 CT。因为上述这些情况会增加穿刺过程中发生脑疝的风险。头部 CT 有时也用于寻找其他导致意识水平改变的原因。表 12–2 列出了需要在腰椎穿刺之前进行头部 CT 检查的情况，大约 45% 的细菌性脑膜炎患者符合这些标准中的一项或多项。没在标准之内的其他患者可以安全地进行腰椎穿刺，不必事先进行 CT。如果急诊无法获取脑脊液，可以请介入放射科会诊进行透视引导下的腰椎穿刺。

4. 治疗

(1) 抗生素：在 ABC 状况稳定后最重要的是开始经验性的抗生素治疗。成人患者细菌性脑膜炎最常见的致病微生物是脑膜炎奈瑟菌和肺炎链球菌。成人初始抗生素治疗应给予足量（2g IV）的第三代头孢菌素（如头孢曲松或头孢噻肟），以达到足够的脑脊液抗生素浓度。考虑到目前全球范围内耐药性肺炎链球菌日益流行，这些患者还应接受适当剂量的万古霉素治疗。

年龄 50 岁以上、酗酒或免疫功能低下的患者感染其他病原微生物的风险较高，包括单核细胞增生李斯特菌、流感嗜血杆菌和需氧革兰阴性杆菌。这些患者应该在经验性抗生素治疗方案基础上联合氨苄西林治疗。不足 1 月龄的婴儿有感染无乳链球菌、克雷伯菌属、大肠埃希菌和单核细胞增生李斯特菌的风险，需要另一种经验性抗生

表 12-1 不同中枢神经系统感染的脑脊液特点

项 目	正常值	细菌性脑膜炎	病毒性脑膜炎	真菌性脑膜炎
压力	10～20cmH_2O	升高	正常或升高	正常或升高（隐球菌性脑膜炎明显升高）
脑脊液外观	透明（脑脊液浑浊表明存在白细胞、红细胞、细菌和蛋白质）	浑浊或化脓	清澈或浑浊	清澈或浑浊
细胞计数	白细胞数<5个/mm^3	除非早期感染，否则明显升高（白细胞数>1000/mm^3）	白细胞数升高，但通常<2000/mm^3	升高
细胞分类	没有细胞	中性粒细胞占优势	淋巴细胞占优势[a]	淋巴细胞占优势
革兰染色	没有微生物	能识别80%细菌性脑膜炎患者的致病微生物，如已接受治疗，则为60%	阴性结果	阴性结果
蛋白	14～45mg/dl	>100mg/dl（如果>220mg/dl，则对细菌性或真菌性脑膜炎具有高度特异性）	升高，但通常低于150mg/dl	>100mg/dl（如果>220mg/dl，则对细菌性或真菌性脑膜炎具有高度特异性）
葡萄糖	50～80mg/dl	低于45mg/dl	正常或中度降低	降低
墨汁染色	阴性	阴性	阴性	33%的隐球菌性脑膜炎呈阳性
隐球菌抗原	阴性	阴性	阴性	对隐球菌性脑膜炎的准确率为90%
抗酸染色	阴性	80%的结核性脑膜炎呈阳性	阴性	阴性
脑脊液乳酸	<35mg/dl	升高（细菌性脑膜炎很少正常）	正常或轻度升高	正常或轻度升高

a. 病毒性脑膜炎以淋巴细胞为主，但在最初的48h内，中性粒细胞可能占主导地位

素治疗方案（表12-3）。

对于免疫功能低下和（或）因怀疑病毒性脑膜炎（特别是HSV脑膜炎）而需要住院的患者，应使用阿昔洛韦（10mg/kg）经验性治疗。

(2) 糖皮质激素：除了足量的抗生素治疗外，最近的一些研究表明，在第一剂抗生素治疗之前或同时联合地塞米松辅助治疗可以改善患者预后。抗生素治疗会使细菌溶解并释放较多炎症介质，导致脑脊液中的炎症反应增强，使死亡率增高。早期抗生素联合糖皮质激素治疗（地塞米松0.15mg/kg IV，最大剂量为每6小时10mg）可以减轻炎症反应。目前尚不清楚在第一剂抗生素之后应用地塞米松是否有效，有些证据表明可能会带来危害。在儿童中联合使用糖皮质激素对乙型流感嗜血杆菌感染患者获益最大；在成人中，格拉斯哥昏迷量表评分为8～11分的患者及肺炎链球菌脑膜炎的患者受益最大。糖皮质激素治疗在其他致病微生物引起脑膜炎时尚未被证明可以降低死亡率，但也没有被证明会造成伤害。目前大多数权威机构建议，如果怀疑是细菌性脑膜炎，应在第一次抗生素治疗之前给予一次地塞米松治疗。

(3) 预防性使用抗生素：有些脑膜炎患者的家庭成员和密切接触者应接受抗生素预防治疗，防

止他们发展成类似的感染。美国 CDC 的指南建议，脑膜炎奈瑟菌引起的脑膜炎患者的密切接触者应使用抗生素预防治疗（通常是氟喹诺酮类药物或利福平）。“密切接触者”包括同一家庭或日托中心的任何人、亲密伴侣、直接接触患者口腔分泌物的任何人，包括医护人员（如呼吸治疗师）。如果所有 4 岁以下的接触者都已完全接种了乙型流感嗜血杆菌疫苗，则不再建议对流感嗜血杆菌脑膜炎患者的密切接触者进行抗生素预防治疗。

关联病例

见病例 25、病例 28、病例 30 和病例 34。

表 12-2 腰椎穿刺前需要进行头部 CT 的指征

- 意识水平改变
- 精神状态改变
- 局灶性神经功能缺损
- 免疫功能低下[a]
- 中枢神经系统疾病史[b]
- 新发癫痫发作（发病前 1 周内）
- 视盘水肿
- 头部外伤史

a. 包括 HIV 感染 /AIDS 患者、器官移植术后患者或服用免疫抑制药的患者

b. 包括颅内肿块、脑卒中、局灶性感染和手术

三、测试问题与解析

（一）问题

1. 一名 30 岁男性出现意识状态改变、发热和颈项强直，高度怀疑是细菌性脑膜炎。以下哪一项是最合适的处理顺序？

A. 头部 CT、腰椎穿刺、血培养、糖皮质激素、抗生素

B. 血培养、头部 CT、LP、糖皮质激素、抗生素

C. 血培养、糖皮质激素、抗生素、头部 CT、LP

D. LP、血培养、糖皮质激素、抗生素、头部 CT

E. 头部 CT、血培养、糖皮质激素、抗生素、LP

2. 一名 66 岁男性因严重头痛、意识错乱、畏光和发热就诊急诊科。患者有颈项强直和嗜睡，体温 38.9℃。由于疼痛，颈部弯曲受限。腰椎穿刺脑脊液分析结果显示：白细胞 $5000/mm^3$（以多形核白细胞为主），葡萄糖 20mg/dl，蛋白质 1000mg/dl。以下哪一项抗菌治疗方案更恰当？

A. 静脉注射阿昔洛韦和万古霉素

B. 静脉注射万古霉素和头孢曲松

C. 静脉注射万古霉素、头孢曲松和氨苄青霉素

D. 静脉注射两性霉素 B 和万古霉素

3. 一名 42 岁女性因颈部僵硬和发热 3 天被送往急诊。查体：血压 110/70mmHg，心率 110 次 / 分，体温为 38.4℃，颈项强直。临床医生考虑患者为细菌性脑膜炎。以下哪一项对于评估该诊断最敏感？

表 12-3 基于患者年龄的经验性抗生素治疗

患者年龄	常见病原体	经验性抗生素
<1 月龄	无乳链球菌（B 群链球菌），大肠埃希菌，单核增生李斯特菌，克雷伯菌等	氨苄西林 + 头孢噻肟或氨苄西林 + 氨基糖苷类
1—23 月龄	肺炎链球菌，脑膜炎奈瑟菌，无乳链球菌，流感嗜血杆菌，大肠埃希菌	万古霉素 + 第三代头孢菌素[a]
2—50 岁	肺炎链球菌，脑膜炎奈瑟菌，流感嗜血杆菌	万古霉素 + 第三代头孢菌素[a]
50 岁以上	肺炎链球菌，单核细胞增生乳杆菌，脑膜炎奈瑟菌，B 组链球菌，需氧革兰阴性杆菌	万古霉素 + 第三代头孢菌素 + 氨苄西林

a. 头孢曲松或头孢噻肟

引自 Tunkel A, Hartman B, Kaplan SL, et al. Practice guidelines for the management of bacterial meningitis. Clin Infect Dis. 2004; 39:1267–1284 and Thigpen MC, Whitney CG, Messonnier NE, et al. Bacterial meningitis in the United States, 1998–2007. N Engl J Med. 2011;364:2016–2025.

A. Brudzinski 征和 Kernig 征

B. CT 成像

C. MRI

D. 腰椎穿刺

E. 全血细胞计数

（二）答案与解析

1. 选项 C，血培养、糖皮质激素、抗生素、头部 CT、LP。在这种情况下，血培养和地塞米松应先于抗生素治疗；如果血培养会延误治疗，可以跳过血培养以加快抗生素给药。该患者精神状态发生了变化，因此在腰椎穿刺前需要接受神经影像学检查（选项 D）。鉴于高度怀疑细菌性脑膜炎，头部 CT 不应延迟抗生素给药（选项 A、选项 B 和选项 E）。

2. 选项 C，静脉注射万古霉素、头孢曲松和氨苄西林。所有疑似细菌性脑膜炎的成年患者都应接受第三代头孢菌素治疗，大多数机构主张加用万古霉素来覆盖耐药肺炎链球菌。因为该患者年龄超过 50 岁，需同时加用氨苄西林以覆盖李斯特菌。静脉注射阿昔洛韦（选项 A）主要用于治疗单纯疱疹病毒脑膜炎，该种脑膜炎患者脑脊液中有大量红细胞；万古霉素主要用于治疗肺炎链球菌脑膜炎。静脉注射头孢曲松和万古霉素（选项 B）对于 50 岁以下的成年患者是合理的选择。静脉注射两性霉素 B 和万古霉素（选项 D）用于真菌性脑膜炎和肺炎链球菌感染患者。

3. 选项 D，腰椎穿刺。该患者出现发热、头痛和心动过速。临床医生怀疑细菌性脑膜炎。最敏感的检查方法是腰椎穿刺，评估脑脊液细胞计数、葡萄糖和蛋白质水平。脑成像（选项 B 和选项 C）并不是特别敏感。Brudzinski 和 Kernig 征（选项 A）对脑膜炎的灵敏度和特异度较低。CBC（选项 E）不具有特异度，也不是很敏感。

临床精粹

- 细菌性脑膜炎患者出现经典三联征（发热、颈部僵硬和精神状态改变）的比例不到 50%。
- 腰椎穿刺是明确排除脑膜炎的唯一方法。
- 既往健康的年轻患者如果神经系统检查（包括精神状态）正常，则在腰椎穿刺前不需要进行神经影像学检查。
- 一旦怀疑细菌性脑膜炎，应立即开始抗生素治疗。
- 成人的初始抗生素治疗应包括第三代头孢菌素和万古霉素，后者主要是覆盖耐药肺炎链球菌。
- 成人细菌性脑膜炎患者在第一剂抗生素之前或同时使用地塞米松已被证明可以减少神经系统后遗症和死亡率。

参考文献

[1] Aronin SI, Peduzzi P, Quagliarello VJ. Community-acquired bacterial meningitis: risk stratification for adverse clinical outcome and effect of antibiotic timing. *Ann Intern Med*. 1998;129:862–869.

[2] Attia J, Hatala R, Cook DJ, Wong JG. The rational clinical examination. Does this adult patient have acute meningitis? *JAMA*. 1999;282:175–181.

[3] Bernard-Valnet R, Pizzarotti B, Anichini A, et al. Two patients with acute meningoencephalitis concomitant with SARS-CoV-2 infection. *Eur J Neurol*. 2020;27(9):e43–e44.

[4] deGans J, van de Beek D. Dexamethasone in adults with bacterial meningitis. *N Eng J Med*. 2002;347(20):1549–1556.

[5] Hasbun R, Abrahams J, Jekel J, et al. Computed tomography of the head before lumbar puncture in adults with suspected meningitis. *N Eng J Med*. 2001;345(24):1727–1733.

[6] Kupila L, Vuorinen T, Vainionpää R, et al. Etiology of aseptic meningitis and encephalitis in an adult population. *Neurology*. 2006;66:75–80.

[7] Moriguchi T, Harii N, Goto J, et al. A first case of meningitis/encephalitis associated with SARS-Coronavirus-2. *Int J Infect Dis*. 2020;94:55–58.

[8] O'Sullivan CE, Aksamit AJ, Harrington JR, et al. Clinical spectrum and laboratory characteristics associated with detection of herpes simplex virus DNA in cerebrospinal fluid. *Mayo Clin Proc*. 2003;78:1347–1352.

[9] Petersen LR. Epidemiology of West Nile Virus in the United States: implications for arbovirology and public health. *J Med Entomol*. 2019;56:1456–1462.

[10] van de Beek D, de Gans J, Spanjaard L, et al. Clinical features and prognostic factors in adults with bacterial meningitis. *N Eng J Med*. 2004;351(18):1849–1859.

病例 40　皮肤和软组织感染

张德新　译　　李　燕　温　伟　校

患者，男性，45 岁，主诉左肩持续剧烈疼痛 1 天。既往病史包括全身多处皮肤脓肿、丙型肝炎和静脉注射吸毒史。3 天前，患者左上肢注射了海洛因。查体：轻度痛苦面容，体温 38.1℃，心率 115 次 / 分，血压 120/60mmHg。上臂、背部皮肤可及红斑、硬结、压痛，无波动。肩部和躯干胸肌区域皮下水肿。

➢ 该患者最可能的诊断是什么？

➢ 接下来如何治疗？

一、病例 40 的答案：皮肤和软组织感染

（一）病例总结：45 岁男性

- 发热，左上肢和肩部的皮肤和软组织感染（skin and soft tissue infection，SSTI）。
- 3 天前注射吸毒史。
- 血压正常，轻度心动过速。

1. 最可能的诊断　注射吸毒引起的软组织脓肿，也可能是坏死性软组织感染（necrotizing soft tissue infection，NSTI），鉴别诊断包括蜂窝织炎和化脓性肩关节炎。

2. 接下来的治疗方案　建立静脉通路，当 SSTI 引起发热时，通常需要静脉注射抗生素。应尽快做出明确诊断，仔细寻找脓肿部位（触诊有波动感或超声检查）。如果发现脓肿，必须将其引流。如果不是脓肿，NSTI 仍然有可能，需要立即进行手术探查。应评估患者有无脓毒症的体征，如果有，应开始早期目标导向治疗。

（二）病例分析

1. 目标

(1) 叙述 SSTI 的类型，初步检查时它们看起来非常相似（EPA1，EPA2）。

(2) 列出导致 SSTI 的常见病原体和经验性治疗常用的抗菌药物（EPA4）。

(3) 了解 NSTI 往往进展迅速且难以诊断，可能会危及生命（EPA10）。

(4) 识别与坏死性感染和少见病原体感染相关的危险因素（EPA10，EPA12）。

(5) 简单的脓肿通常只需切开引流即可治愈，无须使用抗生素（EPA4）。

2. 思考　因注射毒品而出现 SSTI 的患者在急诊很常见。与其他急诊患者一样，应首先评估 ABC。如果患者的 ABC 状态（血压）均正常，还必须识别严重危及生命的感染。有些危险信号可以提醒临床医生坏死性感染，以及需要使用特殊抗生素的少见病原体。影响皮肤和皮下组织的其他疾病也可能与感染疾病相混淆，特别是痛风和各种形式的关节炎和滑囊炎、昆虫叮咬过敏反应、深静脉血栓形成。

虽然床旁超声、CT 和血清乳酸水平等对诊断有所帮助，但大多数情况下，正确的诊断主要还是依赖于急诊临床医生的床边检查和判断。SSTI 大多是外科疾病，简单的病例只需要在急诊熟练地使用麻醉药和切开引流即可有效治疗。复杂一些的病例则需要紧急在手术室探查和清创。严重的 SSTI 会发展为脓毒症，在这种情况下，需要静脉注射抗生素和积极液体复苏。

二、皮肤和软组织感染的诊治

（一）定义

1. 丹毒　局限于浅表皮肤层的非化脓性蜂窝织炎，边界清晰。

2. 坏死性软组织感染　皮肤表面以下软组织（包括脂肪、筋膜和肌肉）快速蔓延的细菌感染（单一或多种致病微生物）。

3. 非化脓性蜂窝织炎　皮肤和皮下组织的细菌感染，病变扩散迅速，不易局限，没有可识别的化脓灶。

4. 化脓性蜂窝织炎　化脓灶（通常是脓肿）

周围皮肤的感染和（或）炎症变化。

5. 皮肤和软组织感染 皮肤和（或）皮下软组织的感染，通常是细菌感染。

（二）临床诊疗

1. 流行病学 仅在美国，每年就有340万人罹患SSTI，尤其在注射吸毒人群中普遍存在。20世纪90年代末以来，此类感染的发病率有所上升，这与社区相关的耐甲氧西林金黄色葡萄球菌的出现有关。单纯的局部脓肿是最常见的，也有一些其他类型的SSTI，包括深部脓肿、非化脓性蜂窝织炎和NSTI，其中NSTI的及时诊断通常很困难，它可以迅速进展甚至危及生命。

2. 病理生理学 表12–4列出了常见SSTI的病原学特点和推荐的抗生素种类。

(1) 非化脓性蜂窝织炎：非化脓性蜂窝织炎常发生于下肢，呈圆周状，通常发生在先前存在水肿的区域，病原体通常为β–溶血性链球菌，如化脓性链球菌。

(2) 脓肿：毛囊及其周围组织的急性化脓性炎症称为疖，往往自发且表浅，患者经常认为是虫咬伤所致，皮肤脓肿通常由金黄色葡萄球菌引起（其中约一半由MRSA引起），少部分由β溶血性链球菌引起。与注射吸毒相关的脓肿和会阴附近发生的脓肿通常由革兰阴性菌和厌氧菌引起。

(3) NSTI：NSTI是极其危险和致命的感染之一，这类感染通常沿着皮下和肌肉筋膜快速扩展，释放大量毒素并引发炎症因子风暴导致感染性休克。传统上，NSTI发生在像弹片伤引起的坏死组织中，往往是多种病原微生物共同作用的结果，产气荚膜梭菌是其中的病原体之一。也有自发的单一致病微生物引起的NSTI，大部分由化脓性链球菌引起，少部分由梭状芽孢杆菌、创伤弧菌或MRSA引起。要快速诊断NSTI，临床医生必须熟悉NSTI的危险因素和体检中发现的危险信号（表12–5）。社区获得性坏死性筋膜炎的一个重要危险因素是注射毒品，特别是皮下和肌内注射黑焦油海洛因。其他需要引起警惕的危险信号还有糖尿病足溃疡和会阴感染，这些往往容易被忽视，尤其是在男性群体，可能会导致Fournier坏疽（NSTI的一种类型）。

表12–4 SSTI类型、常见病原体和推荐的抗生素种类

SSTI类型	常见病原体	推荐的抗生素种类
脓肿	金黄色葡萄球菌（通常为MRSA）	TMP-SMX或克林霉素或万古霉素
非化脓性蜂窝织炎	β溶血性链球菌（如化脓性链球菌）	头孢氨苄或头孢唑林
NSTI	金黄色葡萄球菌（包括耐甲氧西林金黄色葡萄球菌），溶血性链球菌，梭状芽孢杆菌（通常是产气荚膜梭状芽孢杆菌）	哌拉西林–他唑巴坦+万古霉素+克林霉素

NSTI. 坏死性软组织感染；SSTI. 皮肤和软组织感染；TMP-SMX. 甲氧苄啶–磺胺甲噁唑

(4) 高风险感染：尽管浅表皮肤感染很容易治疗，但在特定情况下，某些类型的蜂窝织炎可能是高风险的，出现少见或耐药病原体感染的可能性增加，严重感染需要住院或手术治疗。任何穿刺伤口发生感染都是高风险的，可能会累及深层结构，如骨骼、关节或肌腱，并且可能对常规抗生素治疗反应不佳。腱鞘炎是一种骨科急症，可能是手掌或手指被刺伤后的并发症。糖尿病足溃疡一旦感染，致病菌往往为多重耐药菌株，可以导致坏死性筋膜炎，通常需要专业的足病治疗医生来处理。被哺乳动物咬伤后感染的风险很高，伤口往往带有巴斯德菌或艾肯菌（人类咬伤），一般需要住院治疗。在水暴露环境下引起SSTI的少见病原体包括红斑丹毒丝菌、气单胞菌和创伤弧菌，这些病原体感染通常会导致坏死性感染和脓毒症。

3. 临床表现 SSTI的临床评估总是从寻找脓肿开始，因为鉴别诊断和临床管理都取决于是否有脓疱（图12–1）。臀部、腹股沟和下肢的圆形感染（与环周感染相反）几乎总是在靠近病变中心的地方有脓疱。临床医生应首先寻找可见的化脓性或

表 12-5 坏死性软组织感染的“危险信号”

风险因素
- 注射吸毒
- 未被重视的糖尿病足溃疡
- 阴囊或会阴感染

皮肤体征
- 张力性水肿
- 大疱
- 皮肤坏死
- 捻发音

辅助检查结果
- X 线或 CT 显示组织中存在气体
- 白细胞明显增多
- 低钠血症

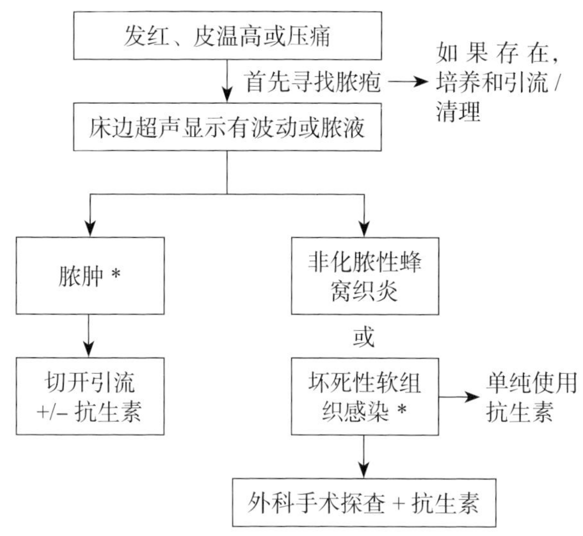

▲ 图 12-1 疑似软组织感染的处理流程

*. 主要是外科疾病

坏死性脓点，然后再仔细地触诊是否有可以识别的波动感。如果脓肿较深（发生在臀部或大腿的脂肪垫），或者脓肿处于病程早期，病变部位可能不会出现波动感。

(1) 非化脓性蜂窝织炎：非化脓性蜂窝织炎会导致淋巴管炎和发热，有时与足部真菌感染有关，在某些患者中可能会反复发作。丹毒是一种由 GABHS 引起的浅表、界限分明的淋巴管炎，常发生于幼儿和老年患者的面部或下肢，也会引起发热和白细胞增多。

(2) 脓肿：脓肿周围通常有不同程度的蜂窝织炎（所谓的化脓性蜂窝织炎），大的脓肿可能会引起发热。非常深的肌肉内脓肿往往与注射药物有关。使用床旁超声可以识别体检时无法识别的这类深层脓肿。在超声检查中，脓肿腔通常呈无回声（黑色，无回声）。CT 被认为是诊断复杂病例的金标准，对于识别颈部、腹股沟、会阴和直肠周围的更深部感染是必要的。如果无脓肿发现，深部的感染要考虑蜂窝织炎与 NSTI 的可能。

(3) NSTI：在坏死性筋膜炎中，典型的皮肤症状，如坏死、大疱或捻发音常常是不明显的，但与注射吸毒相关的梭菌感染可以导致严重的组织水肿和白细胞极度增多。如果皮肤和软组织的压痛超出界限明显的红斑边缘，这可能是 NSTI 的危险信号。如果白细胞显著增多和低钠血症同时出现，也提示 NSTI。影像学检查有助于明确诊断，普通 X 线和 CT 可以显示肌肉筋膜表面或肌肉内有气体存在，或者可能会看到意想不到的脓肿。然而，当怀疑 NSTI 时，最好的诊断方法就是立即进行手术探查。当发现皮下组织坏死、肌肉坏死和“洗碗水样脓液”时即可确诊 NSTI。

4. 治疗

(1) 非化脓性蜂窝织炎：非化脓性蜂窝织炎需要使用抗生素进行治疗以达到治愈效果。大多数病例可以通过口服抗生素和抬高患病部位来治疗。通常使用第一代头孢菌素以覆盖链球菌。化脓性蜂窝织炎的治疗还必须要涵盖金黄色葡萄球菌，如果出现发热、淋巴管炎或糖尿病控制不佳，通常需要入院静脉注射抗生素治疗。

(2) 脓肿：脓肿治疗需要进行切开引流，首先要为手术提供完全镇痛，选择方式包括局部麻醉、区域神经阻滞和程序化镇静。虽然针头抽吸是面部小脓肿的治疗方法，但对于大多数其他部位的脓肿，引流最好采用手术切开脓肿并用钳子探查脓腔来完成。通常不建议采取延迟引流，观察随诊的处理方式。小的脓肿不需要包扎，大脓肿应包扎填塞，24h 更换一次包扎填塞材料。用无菌橡皮管或 Penrose 引流管穿过两个小切口并经过脓肿腔的回路引流法，是传统包扎填塞方法的推荐替代方案。

尽管最近的研究表明常规使用口服甲氧苄啶-磺胺甲噁唑可小幅提高脓肿治愈率并减少复发，但大多数简单的脓肿在切开引流后即可完全消退而不需要使用抗生素治疗。抗生素通常用于复杂的脓肿，即直径超过5cm，周围有大面积蜂窝织炎或发生在免疫抑制宿主的脓肿。小且简单的脓肿很少引起发热，如果这些患者出现发热，要考虑其他感染源可能。对于大脓肿伴周围广泛蜂窝织炎的患者，特别是出现发热时，建议入院给予静脉注射抗生素治疗，抗生素需要覆盖葡萄球菌（包括MRSA）。推荐的药物包括甲氧苄啶-磺胺甲噁唑（口服）和万古霉素（静脉注射）。

(3) NSTI：NSTI的最大挑战是及时诊断。一旦高度怀疑NSTI，应立即请外科医生会诊，并要求进行手术探查以明确诊断和治疗。同时，应立即给予广谱抗生素治疗，抗菌谱需覆盖链球菌、厌氧菌和MRSA。推荐的治疗方案是哌拉西林-他唑巴坦+万古霉素+克林霉素。如果出现脓毒性休克（低血压、呼吸急促或乳酸大于2mg/dl），应积极进行液体复苏并持续评估组织灌注。

关联病例

见病例41、病例46和病例47。

三、测试问题与解析

（一）问题

1. 女性患者，40岁，因“怀疑腿被蜘蛛咬伤”就诊。右腿上有一个2cm坏死病灶。最可能的诊断和病原微生物是什么？

A. 蜘蛛咬伤

B. A族链球菌脓疱病

C. 由包括米勒链球菌在内的多种病原微生物混合感染引起的脓肿

D. MRSA引起的疖

2. 男性患者，35岁，因注射海洛因而出现髋部脓肿。既往有HIV感染阳性病史。体温38.1℃，臀部外侧有10cm×10cm圆形红斑和硬结，无波动。以下哪一项是对该患者的最佳治疗方法？

A. 给予口服头孢氨苄治疗蜂窝织炎，并指导患者在24h内返回门诊进行重新评估

B. 尝试在感染中心进行针头抽吸，如果阴性，则用口服抗生素覆盖

C. 通过床边超声检查脓肿，并建立静脉通路，准备引流手术和入院静脉注射抗生素治疗

D. 如果怀疑有坏死性软组织感染，立即请外科医生会诊

3. 男性患者，22岁，既往身体健康，右臀部外侧有5cm脓肿。否认发热，心率70次/分，血压110/60mmHg。检查发现右侧臀部有一个5cm轻度压痛的波动性肿块，周围有轻微红斑。对于该患者，以下哪一项是最重要的治疗？

A. 口服抗生素

B. 切开引流

C. 血流动力学支持

D. 镇痛治疗

（二）答案与解析

1. 选项D，MRSA引起的疖。坏死性蜘蛛咬伤（选项A）并不常见，而自发性疖肿（浅表皮肤脓肿）在美国急诊科中极为常见。患有疖肿的患者经常抱怨被“蜘蛛咬伤”。MRSA占美国急诊所有皮肤和软组织感染病原体来源的50%～60%，并且在自发性疖肿中可能更为常见。大多数这些简单的感染仅通过切开引流即可治愈。如果需要使用抗生素，则必须使用甲氧苄啶-磺胺甲噁唑、多西环素或克林霉素等能够覆盖MRSA的药物。A组链球菌引起的脓疱疮（选项B）通常表现为小且结痂的瘙痒性病变。多种病原体混合感染的脓肿（选项C）在肛周或外阴区域更常见。

2. 选项C，通过床边超声检查脓肿，并建立静脉通路，准备引流手术和入院静脉注射抗生素治疗。该病例是注射海洛因相关的臀部或大腿深部脓肿的典型病例，还应考虑化脓性髋关节感染或坏死性感染的可能。目前就怀疑NSTI（选项D）

并进行会诊还为时过早。非化脓性蜂窝织炎的可能性很小，简单地仅用抗生素治疗是不正确的（选项 A）。该患者的脓肿范围可能非常大，会引起低热，如果没有明显波动感，应进行超声检查或 CT，以明确诊断并指导引流。针头抽吸（选项 B）仅适用于小型面部脓肿，并且没有诊断作用。鉴于有发热情况，该患者需要住院进行静脉注射抗生素治疗。

3. 选项 B，切开和引流。在既往健康患者中，5cm 或更小的脓肿，周围仅有轻－中度蜂窝织炎，通常不需要使用抗生素治疗，手术切开引流是最重要的治疗措施。然而，如果需要抗生素（选项 A）治疗，可以选择多西环素、甲氧苄啶－磺胺甲噁唑或克林霉素。在脓肿切开引流前数分钟需要在脓肿周围环形注射长效局部麻醉药（选项 D），如布比卡因，但这并不是治疗中最重要的方面。对于皮肤表面以下深度超过 1cm 的脓肿（臀部常见），建议进行填塞或回路引流。该患者的血压正常，不需要血流动力学支持（选项 C）。

临床精粹

- 不同类型的皮肤和软组织感染可能看起来相似，但治疗方法不同。
- 脓肿需要引流，术前要进行充分镇痛。
- 如果出现发热、淋巴管炎或糖尿病控制不佳，通常需要入院静脉注射抗生素。
- 抗生素通常用于复杂性脓肿，即直径超过 5cm、周围有大面积蜂窝织炎或发生在免疫抑制宿主中的脓肿。
- 非化脓性蜂窝织炎需要抗生素治疗。大多数病例可以通过口服抗生素和抬高患部来治疗。
- 及时诊断是坏死性软组织感染的最大挑战。

参考文献

[1] Breyre A, Frazee BW. Skin and soft tissue infections in the emergency department. *Emerg Med Clin North Am*. 2018;36(4):723–750.
[2] Fernando SM, Tran A, Cheng W, et al. Necrotizing soft tissue infection: diagnostic accuracy of physical examination, imaging, and LRINEC score: a systematic review and meta-analysis. *Ann Surg*. 2019; 269(1):58–65.
[3] Frazee B. Antibiotics for simple skin abscesses: the new evidence in perspective. *Emerg Med J*. 2018;35(4):277–278.
[4] Gottlieb M, Peksa GD. Comparison of the loop technique with incision and drainage for soft tissue abscesses: a systematic review and meta-analysis. *Am J Emerg Med*. 2018;36(1):128–133.
[5] Moran GJ, Krishnadasan A, Mower WR, et al. Effect of cephalexin plus trimethoprim-sulfamethoxazole vs cephalexin alone on clinical cure of uncomplicated cellulitis: a randomized clinical trial. *JAMA*. 2017;317(20):2088–2096.
[6] Stevens DL, Bryant AE. Necrotizing soft-tissue infections. *N Engl J Med*. 2017;377(23):2253–2265.

病例 41　皮疹伴发热

张德新　译　　李　燕　温　伟　校

一名 3 岁男童因前一天晚上出现皮疹被父母带到急诊。皮疹首先出现在颈部和胸部，然后逐渐扩散到除了脸部以外的整个身体，无瘙痒及疼痛。患儿近期曾出现发热和轻微咳嗽，但无特殊不适，行为或饮食也没有任何变化。其父母否认最近有任何旅行、露营或动物接触史。患儿平时就读的幼儿园近期有几个同学生病（具体不详）。患儿既往体健，否认重大疾病史或药敏史，常规进行免疫接种，近期由于发热服用了对乙酰氨基酚。查体：体温 38.9℃，血压 96/50mmHg，心率 112 次／分，呼吸 18 次／分，外周血氧饱和度 98%。患儿在母亲怀里熟睡，但容易唤醒。一般状况好，除了颈部、躯干和四肢的红色斑丘疹外，其他查体没有发现任何异常。

➤ 该患者最可能的诊断是什么？

➤ 下一步最好的处理方式是什么？

一、病例 41 的答案：皮疹伴发热

（一）病例总结：3 岁男孩

- 发热和轻微的上呼吸道症状。
- 除面部以外全身性的斑丘疹、不痒不痛。
- 近期没有旅行、露营或动物接触史。
- 体温 38.9℃。
- 除了皮疹，一般状况很好。

1. 该患者最可能的诊断 病毒性皮疹。

2. 下一步处理 缓解症状（如控制发热）并根据病情需要进行随访。

（二）病例分析

1. 目标

(1) 叙述用于描述皮疹的医学术语（EPA5）。

(2) 了解皮疹伴发热的最常见病因（EPA2）。

(3) 能够识别提示皮疹严重病因的"危险信号"（EPA1，EPA10）。

2. 思考 3 岁男孩出现斑丘疹，伴有发热和轻微咳嗽。鉴别诊断虽然范围很广，但可以通过详细的询问病史并进行全面体格检查（包括注意皮损的外观和分布）来缩小鉴别诊断的范围。确定具体的病因可能很困难，因为多种致病微生物和疾病过程均会出现类似的皮疹。尽管大多数皮疹与严重/危及生命的疾病无关，但能识别出这类严重疾病至关重要。

二、皮疹伴发热的诊治

（一）临床诊疗

出现皮疹和发热的患者，需鉴别的疾病较多，包括相对轻微和危及生命的病因。全面的病史和体格检查，熟悉皮肤病变的常见表现类型及其潜在原因有助于做出快速诊断和准确的治疗计划。

1. 临床表现

(1) 病史：重要的病史包括皮损最初的外观和位置、进展的方向和速度、持续的时间、相关的伴随症状，如疼痛或瘙痒。临床医生还应询问患者是否有全身的症状（如发热、咳嗽、咽痛、呕吐、腹泻、癫痫发作、精神状态变化和关节疼痛）和近期的特殊接触史（如药物、已知过敏原、动物、化学品、食物、旅行、与其他患病者接触）。既往病史、家庭史和性生活史也可能为皮疹的病因诊断提供线索。

(2) 体格检查：如果患者生命体征异常或者存在毒血症迹象，应首先稳定病情，之后再进行全面查体。应重点关注皮肤和黏膜，识别皮肤病变的颜色、形态（表 12–6）、位置和分布状态（包括对称性和范围）非常重要。全面的体格检查有助于发现意料之外的诊断线索，如对疑有脑膜炎球菌败血症的患者进行神经系统检查（包括颈部活动度检查）（图 12–2），对疑有播散性淋球菌血症的患者进行盆腔检查。尽管大多数皮疹的评估不需要进行实验室检测，但在某些特定情况下的检测可能很有用，如对有皮肤出血点或紫癜的患者进行凝血功能和血小板计数检测，对疑似梅毒的患者进行性病方面的检测（VDRL）。

2. 鉴别诊断 在进行鉴别诊断时，临床医生应考虑感染性、过敏性和风湿性三个主要疾病类别。区分感染性皮疹和过敏性皮疹可能很困难。过敏性皮疹通常伴有瘙痒，无疼痛，与最近添加新的药物或摄入过敏物质有关，可能出现在与环境过敏原接触的部位。风团和荨麻疹通常与过敏反应有关。风湿性皮疹与感染性或过敏性皮疹很相似，但通常伴有其他全身症状，如发热、疲劳或关节痛。

3. 危险信号 皮疹也可能伴有潜在严重或危及生命的病因。其"危险信号"包括免疫功能低下、发热、毒血症表现、低血压、瘀点或紫癜、弥漫性红斑、严重的局部疼痛、黏膜病变。瘀点和紫癜可能与感染性疾病有关，如落基山斑疹伤寒、脑膜炎球菌败血症，以及弥散性血管内凝血等凝血病。弥漫性红斑可能是中毒性休克综合征、葡萄球菌烫伤样皮肤综合征或坏死性筋膜炎的征兆。

黏膜病变可能是 Stevens-Johnson 综合征（Stevens-Johnson syndrome，SJS）或中毒性表皮坏死松解症（toxic epidermal necrolysis，TEN）的早期信号。尽管许多病例是特发性的，但 SJS 和

表 12-6　常见皮肤病变的描述

病　变	表　现
斑疹	平坦、有边界的变色区域，直径≤1cm
斑片	扁平，边界清楚的变色，面积＞$1cm^2$
丘疹	实性突起病灶，直径＜0.5cm
结节	与丘疹相似，但位于真皮或皮下组织深处；直径＞0.5cm
斑块	实性凸起病灶，直径＞0.5cm，常由丘疹汇合形成
脓疱	有边界的凸起的病变，含有化脓性液体
水疱	病变边界清楚，隆起，含液体，直径＜0.5cm
大疱	除直径＞0.5cm 外，与水疱相同
瘀点	小（2～3mm），扁平，压之不褪色的红色或紫色斑点，由毛细血管出血引起
紫癜	较大（直径＞2～3mm），扁平，不褪色的青紫
风团	水肿性，暂时性斑块

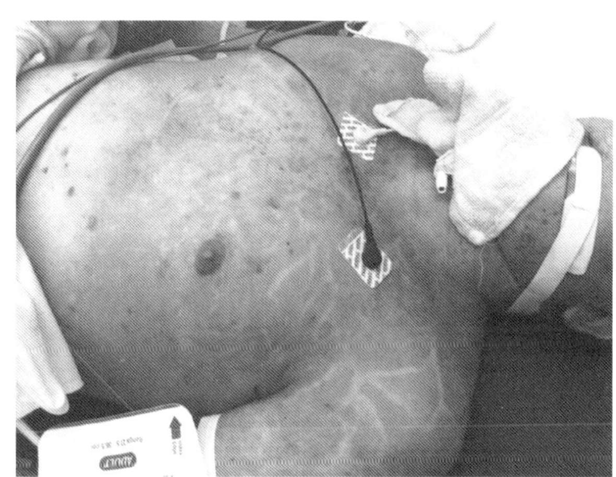

▲ 图 12-2　暴发性脑膜炎球菌败血症伴广泛皮肤紫癜

TEN 通常与药物暴露（如磺胺、苯妥英、卡马西平）或病毒感染有关。这两种情况都涉及全身症状（如发热）、黏膜糜烂和伴有表皮脱离的弥漫性皮肤水疱性病变。根据它们所涉及的体表面积（body surface area，BSA）大小进行区分。

- SJS 涉及＜10% 的皮肤。
- SJS/TEN 重叠并涉及 10%～30% 的皮肤。
- TEN 涉及＞30% 的皮肤。

SJS 和 TEN 患者面临感染和脱水的风险。

4. 治疗　治疗取决于疾病过程。许多病毒性皮疹的具体病因仍不清楚，如果这些患者除皮疹外其他方面表现良好，一般对症治疗即可。细菌感染引起的皮疹通常需要使用抗生素治疗。表 12-7 列出了皮疹伴发热的一些常见原因及相应的诊断检查和治疗方法。轻度过敏反应可以通过去除过敏原和给予抗组胺药（联合或不联合糖皮质激素）治疗，SJS 或 TEN 患者则需要入院接受静脉补液和其他支持治疗。

关联病例

见病例 39 和病例 40。

三、测试问题与解析

（一）问题

1. 一名 2 岁男孩有 3 天发热史，体温高达 39.5℃。在过去 24h 内热退，但今天却出现了斑丘疹。以下哪一项是最可能的诊断？

A. 麻疹

B. 玫瑰疹

C. 手足口病

D. 风疹

2. 一名 8 岁男孩在周末露营旅行后出现瘙痒性皮疹并自觉发热。检查时发现孩子腿部出现线状、汇合的斑丘疹。以下哪一项发现是最典型的继发于环境暴露的接触性皮炎？

A. 发热

B. 斑丘疹外观

C. 瘙痒症

D. 线性融合

3. 一名 2 岁女孩因发热高达 39.4℃、食量减少且“行为不正常”而被父母带到急诊。查体：精神萎靡，颈部弯曲时疼痛，腿和躯干处有小且不褪色的红点。下一步最合适的处置是什么？

A. 口服补液和重新评估

B. 静脉补液和经验性抗生素治疗

C. 控制体温并出院回家

D. 实验室检测以缩小鉴别诊断的范围

表 12–7 皮疹伴发热的感染性病因

疾 病	皮 疹	诊 断
风疹	粉红色斑丘疹从面部开始出现，随后蔓延至躯干和四肢	• 发热前出疹 • 上呼吸道症状 • 福氏瘀点（软腭瘀点）
麻疹	面部、颈部和肩部开始出现红色至棕色斑丘疹，然后蔓延	• 3C 症状：咳嗽，鼻炎，结膜炎 • 与上呼吸道感染有关 • 发热前出现皮疹、柯氏斑（颊黏膜红色基底上的蓝白色丘疹）
玫瑰疹（HHV-6）	粉红色斑丘疹，不累及面部	• 典型表现是高热消退后突然出现皮疹
第五病（传染性红斑）	面部鲜红色皮疹（尤其是儿童）；花边状或网状斑丘疹（尤其是成人）	• 儿童：面颊像“扇耳光”后的发红外观 • 成人：发热后出现皮疹，伴有关节痛和肌痛 • 可能与细小病毒 B_{19} 引起的再生障碍性危象有关
手足口病	口腔溃疡样皮疹伴手掌和脚掌斑皮疹	• 发热 1～2 天，随后出现口腔溃疡和皮疹 • 由肠道病毒引起
猩红热	皮疹密集，皮肤皱褶发红	• 近期急性扁桃体或皮肤感染 • “草莓舌”、Pastia 征（皮肤皱褶的皮疹密集或由于摩擦出血呈紫线状，称为“线状疹”）
水痘	最初皮疹为红色斑疹、丘疹，数小时后变成疱疹，最终为结痂的脓疱，通常从躯干开始向外扩散	• 有病毒感染前驱症状 • 病程中可同时见到斑疹、丘疹、疱疹和结痂疹 • 可能累及黏膜 • 出现并发症或免疫功能低下的患者，可考虑使用阿昔洛韦 / 伐昔洛韦 / 泛环洛韦
莱姆病	原发性游走性红斑，继发斑丘疹	• 是一种以蜱为媒介的螺旋体感染性疾病 • 靶心征，伴有发热、关节痛、肌痛、倦怠 • 治疗用多西环素、阿莫西林、头孢呋辛、头孢曲松、青霉素
落基山斑疹热	从粉红色斑疹到红色丘疹到瘀点，开始于手腕、前臂和脚踝并逐渐扩散	• 蜱虫叮咬引起的头痛、肌痛和皮疹 • 可能有心动过缓和白细胞减少 • 用多西环素治疗
二期梅毒	红粉色斑丘疹，开始于躯干，蔓延到手掌和脚掌	• 初次下疳后 2～3 个月出现 • 用青霉素 G 治疗
葡萄球菌性烫伤样皮肤综合征	弥漫性可褪色红斑伴脱屑，松弛性大疱伴尼氏征阳性，无黏膜受累	• 由金黄色葡萄球菌毒素引起 • 伴有发热、易怒、进食不良 • 用耐青霉素酶的青霉素治疗
儿童多系统炎症综合征	多形性皮疹	• 持续发热 4～6 天 • 多器官衰竭（如呼吸、胃肠、肾脏、神经认知、心脏、皮疹） • 炎症相关标志物升高 • 当前或近期 COVID-19 感染或症状出现后 4 周内曾有 COVID-19 暴露 • 排除其他诊断

4. 一名4岁女孩出现发热症状，躯干上可见脱屑性大疱性皮疹，口腔和阴道区域出现溃疡。以下哪一项是最可能的诊断?

A. 播散性淋病

B. 水痘感染

C. 糖尿病

D. Stevens-Johnson 综合征

（二）答案与解析

1. 选项B，玫瑰疹。男孩的症状与玫瑰疹相符。玫瑰疹的典型特征是先有高热，随后出现快速退热并出现斑丘疹。麻疹（选项A）有10～12天的潜伏期，随后是低热、干咳和结膜炎等前驱期表现，接着出现斑丘疹，皮疹通常出现在发热的第3天或第4天。手足口病（选项C）通常有约1周的潜伏期，然后出现咽喉痛和低热，在1～2天内出现不痒的皮疹，并在口腔和舌头上出现扁平或凸起的红点，有时手掌和脚底有水疱。风疹（选项D）在儿童中表现为红色皮疹，从面部开始，蔓延至全身，持续约3天。在皮疹出现之前，可能会出现低热、头痛、咳嗽和流涕。

2. 选项D，线性融合。发热、瘙痒和斑丘疹可能出现在许多不同的疾病中，但线性融合的特征更符合由于环境暴露引起的过敏反应（由于接触物体，如毒藤划过孩子的腿部而形成的图案）。发热（选项A）和斑丘疹（选项B）更常见于病毒性皮疹。瘙痒（选项C）通常与接触性皮炎有关，但它并不具有特异性，并且可能与许多其他状况相关联（如昆虫叮咬）。

3. 选项B，静脉补液和经验性抗生素治疗。该女孩精神萎靡、发热、脑膜刺激症状及疑似脑膜炎球菌败血症相关的皮疹，需要立即开始经验性抗生素治疗。对病情不太严重的患者，其他选项是合理的。因此，敏锐的临床评估至关重要。口服补液和重新评估（选项A）更适合患有呕吐但其他方面表现良好的儿童。控制体温并出院（选项C）适合病毒性感染的儿童。选项D是缩小鉴别诊断范围的实验室检测，其优先程度不如静脉输液和应用抗生素，因为如果不及时治疗，感染可能会致命。

4. 选项D，Stevens-Johnson 综合征。这名女孩高度怀疑 Stevens-Johnson 综合征，其状况令人担忧，这是一种罕见且严重的疾病，可累及口腔、鼻、眼和生殖器等部位的皮肤黏膜。病因上可能是由药物或病毒感染引起，也可能是特发性的。播散性淋病（选项A）是一种性传播疾病，通常表现为瘀点或脓疱性皮疹和不对称的游走性关节炎。水痘（选项B）的潜伏期为14～16天，起初有持续1～2天的低热和肌痛等前驱症状，随后出现不同愈合阶段的呈水疱性的皮疹，伴瘙痒。糖尿病（选项C）通常不会出现皮疹。

临床精粹

- 全面细致的病史采集和体格检查有助于缩小皮疹的鉴别诊断范围。
- 黏膜病变可能是 Stevens-Johnson 综合征或中毒性表皮坏死松解症的征兆，这类疾病往往是致命的。
- 过敏性皮疹通常表现为瘙痒而不是疼痛。
- 皮疹伴发热的三个主要原因是感染性、过敏性和风湿性疾病。
- 风湿性皮疹通常伴随有全身症状，如发热、疲劳或关节痛。
- 出现皮疹的患者应从头到脚进行全面检查，包括黏膜。
- 皮疹可能伴有潜在严重或危及生命的病因，其“危险信号”包括免疫功能低下、发热、毒血症表现、低血压、瘀点或紫癜、弥漫性红斑、严重或局部疼痛、黏膜病变。

参考文献

[1] Centers for Disease Control and Prevention. Diseases and conditions. Accessed March 31, 2012. https://www.cdc.gov/diseasesconditions/index.html.

[2] Cydulka RK, Garber B. Dermatologic presentations. In: Mandell GL, Bennett JE, Douglas RD, eds. *Mandell, Douglas, and Bennett's Principles and Practice of Infectious Diseases*. Philadelphia, PA: Churchill Livingstone/

Elsevier; 2010.
[3] Kliegman, R, St Geme J. *Nelson Textbook of Pediatrics*. 21st ed. New York, NY: Elsevier; 2020.
[4] Letko E, Papaliodis DN, Papaliodis GN, et al. Stevens-Johnson syndrome and toxic epidermal necrolysis: a review of the literature. *Ann Allergy Asthma Immunol*. 2005;94(4):419–436.
[5] Schlossberg D. Fever and rash. *Infect Dis Clin North Am*. 1996;10:101–110.
[6] Tintinalli JE, Ma OJ, Yealy DM, et al, eds. *Emergency Medicine: A Comprehensive Study Guide*. 9th ed. New York, NY: McGraw-Hill; 2019.
[7] Walls RM, Hockberger RS, Gausche-Hill M, eds. *Rosen's Emergency Medicine: Concepts and Clinical Practice*. 9th ed. Philadelphia, PA: Elsevier; 2018.
[8] Wolff K, Johnson RA, Fitzpatrick TB. *Fitzpatrick's Color Atlas and Synopsis of Clinical Dermatology*. New York, NY: McGraw-Hill Medical; 2009.

病例42　新发传染病

张德新　译　　李　燕　校

患者，男性，45岁。因“发热、咳嗽、呼吸困难、腹泻和肌肉疼痛2天”到急诊就诊。否认颈部僵硬或皮疹，近期曾出国参加婚礼。既往高血压病史。查体：表情痛苦，血压142/86mmHg，心率115次/分，呼吸32次/分，体温39.1℃，呼吸室内空气外周血氧饱和度84%。

➢ 该患者最可能的诊断是什么？
➢ 下一步最适合的处置措施是什么？
➢ 最适合的治疗方法是什么？

一、病例42的答案：COVID-19感染

（一）病例总结：45岁男性

- 肌痛、发热、咳嗽和腹泻等感染症状。
- 近期出国参加婚礼后出现低氧性呼吸衰竭。

1. 最可能的诊断　该患者的症状并没有特异性，但他的旅行史和症状出现的时间高度提示他有感染COVID-19的可能。

2. 下一步处理　纠正低氧血症并隔离患者。鉴于对这种新型传染病的担忧，确保急诊科的医护人员及其他患者环境安全至关重要。

3. 最合适的治疗　疑似和确诊的COVID-19感染患者主要采取支持性治疗措施。首先是解决患者的缺氧问题。

（二）病例分析

1. 目标

(1) 简述新型冠状病毒、埃博拉病毒和寨卡病毒感染的危险因素、临床表现、每种病毒感染的治疗方案（EPA1，EPA2，EPA4，EPA10）。

(2) 阐述如何判断这些病毒感染的病情严重程度及其死亡预后（EPA10）。

(3) 阐述具有高度传染性的呼吸道疾病气道管理的基本原则（EPA7，EPA10，EPA12）。

(4) 简述为控制潜在的公共卫生风险，医护人员和公众必需采取的防护措施（EPA9，EPA13）。

2. 思考　该45岁男性患者在疫情大流行期间参加了大型聚会后急性发病，症状无特异性且伴有低氧血症，应高度怀疑传染性病因，其中可能包括传统或新出现的感染。新发传染病（emerging infectious disease，EID）是近年来引起关注或重新出现的感染。尽管许多疾病已通过抗菌药物和疫苗得到了很好的控制，但威胁仍然存在，如对一些新出现的微生物人群是普遍易感的（如COVID-19），一些传统的微生物通过新的耐药机制（如耐甲氧西林金黄色葡萄球菌和广泛耐药的结核分枝杆菌）对抗菌药物变得不敏感或耐药，还有一些在人群中处于潜伏状态，并可再次出现导致高死亡率的病原体（如埃博拉病毒）。

二、新发传染病的诊治

（一）定义

1. 疾病控制和预防中心（Control and Prevention，CDC）　美国的国家公共卫生机构。

2. COVID-19　由COVID-19引起的综合征。

3. 埃博拉病毒病（Ebola virus disease，EVD）　一种由埃博拉病毒引起的病毒性出血热。

4. 中东呼吸综合征（Middle East respiratory syndrome，MERS） 由冠状病毒 MERS-CoV 引起的病毒性疾病。

5. 严重急性呼吸综合征（severe acute respiratory syndrome，SARS） 由冠状病毒 SARS-CoV 引起的病毒性疾病。

6. 美国食品药品管理局 是美国卫生及公众服务部下属的一个联邦机构，负责对食品、药品和疫苗进行监管。

7. 世界卫生组织（World Health Organization，WHO） 是联合国系统内负责国际公共卫生事务的专门机构。

8. 寨卡病毒病（Zika virus disease，ZVD） 是一种由寨卡病毒引起的病毒性疾病，主要通过伊蚊叮咬传播。

（二）COVID-19 的临床特点

1. 流行病学 COVID-19 感染是一种单链有包膜的冠状病毒科 RNA 病毒，最初于 2019 年 12 月在中国武汉发现。在此之前曾发生过两次类似的冠状病毒大流行：SARS 在 2002—2003 年间很活跃，直到通过积极的公共卫生干预措施得到控制；中东呼吸综合征从 2012 年持续到 2019 年。COVID-19 主要通过呼吸道飞沫传播，但有证据表明其也可以通过接触或气溶胶传播。对于疑似或确诊的 COVID-19 感染患者，大多数机构都采取接触、飞沫和空气传播隔离的预防措施。该病毒的平均潜伏期为 5 天，一般认为患者在症状出现前 2 天和症状出现后 1 天最具传染性，但无症状患者也可以导致传播。在老年男性中，特别是患有糖尿病、高血压和心血管疾病等慢性病的男性中，COVID-19 的发病率和致病力更高。

2. 临床表现

(1) 症状和体征：COVID-19 感染最常见的症状是发热、干咳、呼吸困难、肌痛和腹泻。患者的病情可以从无症状到特别严重而不等。严重时可能出现急性缺氧性呼吸衰竭、脓毒症或多器官衰竭。重症患者更容易发生急性呼吸窘迫综合征、心肌炎、血栓事件（如肺栓塞或深静脉血栓）、脑卒中等。儿科患者的 COVID-19 感染表现通常较轻。然而，儿科感染的一种罕见且可能致命的并发症是儿童多系统炎症综合征（multisystem inflammatory syndrome in children，MIS-C）。MIS-C 可能会在感染冠状病毒后 2～6 周出现，表现为中毒性休克综合征和川崎病的症状。

(2) 诊断方法：COVID-19 诊断通常通过聚合酶链式反应测试来实现，其特异度和灵敏度取决于测试的质量和时机。也可以进行抗原检测以更快获得结果，但会降低灵敏度和特异度。COVID-19 感染相关的实验室异常包括淋巴细胞减少、炎症标志物升高和凝血指标异常。需要强调的是，D- 二聚体升高与预后较差有关。胸部 X 线或 CT 等影像学检查可能会出现弥漫性、外周性、磨玻璃样阴影。

3. 治疗 COVID-19 感染的最佳治疗方法还在不断发展。与 COVID-19 感染相关的缺氧和呼吸衰竭主要需要呼吸支持。在撰写本文时，试验数据表明地塞米松、辅助性使用托珠单抗或巴瑞替尼可带来生存获益，瑞德西韦也可能具有临床益处。对于没有禁忌证的患者，应考虑进行抗凝治疗，以尽量减少血栓事件的风险。抗生素的使用存在争议，应采取保守的抗生素使用策略，尽最大努力获取呼吸道和血培养的病原学证据、肺炎链球菌尿抗原检测结果以指导抗生素降阶梯治疗。截至本文撰写时，单克隆抗体治疗已获得 FDA 紧急使用授权批准，其他疗法正在积极研究中。截至本文撰写时，美国有四种 COVID-19 疫苗可供使用（表 12-8）。预防 COVID-19 感染的疫苗被认为是遏制 COVID-19 大流行最有希望的方法。

（三）埃博拉病毒感染的临床特点

1. 流行病学 埃博拉病毒病是由丝状病毒科，埃博拉病毒属的病毒感染引起。导致 EVD 的埃博拉病毒种类繁多，它们以地理命名，如导致 2014 年西非暴发疫情的是扎伊尔埃博拉病毒。EVD 是一种具有高度传染性和致命的疾病。疫情通常在人类接触动物宿主（如蝙蝠或灵长类动物）后发生。

表 12-8　美国的 COVID-19 疫苗

制药商	类　型	美国 FDA 批准的适用人群
Pfizer-BioNTech	mRNA 疫苗	年龄≥12 岁 根据 EUA，6 月龄—11 岁儿童可以使用
Moderna	mRNA 疫苗	年龄≥18 岁 根据 EUA，6 月龄—17 岁儿童可以使用
Novavax	佐剂化重组蛋白疫苗	根据 EUA，≥18 岁的个人可使用
Janssen/Johnson & Johnson	腺病毒疫苗	根据 EUA，提供给不能或选择不使用 mRNA 疫苗的≥18 岁的人

COVID-19. 新型冠状病毒；EUA. 紧急使用授权；mRNA. 信使核糖核酸

人与人之间的传播是通过体液进行的，黏膜或破损皮肤接触感染者或宿主动物的体液（如血液、唾液、痰液、精液或母乳）可导致埃博拉病毒病。

2. 临床表现

(1) 症状和体征：经过大约 10 天的潜伏期后，患者可能会出现发热、肌痛、头痛、腹痛、恶心、呕吐、腹泻或出血等症状。存在皮肤瘀斑高度提示埃博拉病毒病。对 EVD 的怀疑主要基于相关的旅行史（最近是西非）。EVD 的死亡率很高，世界卫生组织报告的平均病死率约为 50%（2014 年西非疫情暴发时约为 40%）。并发症可能包括严重的多器官功能障碍，如肝衰竭、肾衰竭、ARDS、分布性 / 低血容量性休克和弥散性血管内凝血。

(2) 实验室检查：可以通过血清抗原 PCR 检测或 EVD 的 IgM 或 IgG 抗体检测来进行诊断。常见的实验室异常包括淋巴细胞减少、部分凝血活酶时间升高、凝血酶原时间 / 国际标准化比值升高、血小板减少和贫血。

(3) 治疗：埃博拉病毒病患者可能需要静脉补充液体（可能还需要血管加压药）来进行循环支持，还需要补充电解质、应用退热药和镇痛药。应密切监测血清电解质、全血细胞计数和凝血功能。两种单克隆抗体治疗药物 Inmazeb 和 Ebanga 于 2020 年获得 FDA 批准，用于治疗由扎伊尔埃博拉病毒引起的 EVD。这两种治疗药物都是通过与表面糖蛋白结合阻止病毒进入细胞。r-VSV-ZEBOV（Ervebo）是一种埃博拉疫苗，于 2019 年获得 FDA 批准，它以单剂形式给药，推荐作为高风险成年人群的暴露前预防，如那些应对疫情的人员，涉及埃博拉活病毒研究的人员，或在埃博拉治疗中心工作的人员。

（四）寨卡病毒感染的临床特点

1. 流行病学　寨卡病毒病最常通过伊蚊叮咬传播，也可以通过性行为、输血传播，在妊娠和分娩期间从母亲垂直传播给儿童。此前曾在墨西哥、中美洲、南美洲、加勒比海和太平洋岛屿、非洲爆发过疫情。

2. 临床表现

(1) 症状和体征：ZVD 往往急性起病，有发热、斑丘疹、关节痛和双侧结膜炎。妊娠期间的感染与先天性小头畸形、大脑和眼睛异常发育有关。美国 CDC 和世界卫生组织建议孕妇避免前往已知有寨卡病毒感染的地区。

(2) 诊断方法：ZVD 通过核酸扩增检测（nucleic acid amplification testing，NAAT）进行诊断，检测的标本包括血清、脑脊液、尿液或羊水等。感染后 7～10 天，血清学 IgM 通常呈阳性，但可能因与其他病毒（如西尼罗河病毒、登革热病毒）的交叉反应而出现假阳性。

(3) 治疗：寨卡病毒病通常是一种自限性病毒感染，支持治疗（如退热药、镇痛药和口服补液）效果尚可。目前没有特定的治疗方法或疫苗可用。在排除登革热之前，应避免使用阿司匹林等 NSAID，以降低出血风险。

（五）一般治疗原则

新型传染病的治疗主要以针对患者的支持性治疗为主，而非针对疾病本身。不稳定的患者一旦采取了适当的预防措施并进行了隔离后应立即进行复苏，应单独评估并处理 ABC。

1. 气道和呼吸 对 COVID-19 感染患者的气道和呼吸的支持需要氧气治疗。如果评估患者缺氧，可通过鼻导管或非重复呼吸的面罩开始给氧，并根据具体情况可升级为无创通气方式，如经鼻高流量吸氧（high-flow nasal cannula，HFNC）或双水平气道正压通气。如果需要气管插管，则必须采取防护措施以尽量减少气溶胶导致医护人员感染的风险。插管过程中室内所有医护人员均应严格遵守防止空气传播的防护措施。首先，可以通过上面带有非重复呼吸面罩的鼻导管进行预吸氧，如果可能，应使用超角度视频喉镜以尽量减少直视气道对医护人员造成的暴露风险。袋阀面罩会产生大量气溶胶，应尽可能避免使用。插管后袋阀面罩和呼吸机回路应具有抗病毒过滤器，并注意避免回路断开连通周围空气。理想情况下应遵循 ARDS 的通气策略，使用小潮气量（6～8ml/kg 理想体重）保护肺部并保持平台压低于 30cmH$_2$O。

2. 循环 针对循环的支持性治疗要求谨慎补充液体损失以维持正常的灌注参数（如达到水化、血压和靶器官灌注之间的平衡）。对液体复苏无反应的患者可能需要使用血管活性药物。

3. 其他对症支持治疗 一旦解决了 ABC 问题，治疗的重点就转移到解决其他受损伤脏器的功能支持与维护上。目标是在人体自身的防御系统消除病毒的同时根据患者不同的脏器受损情况给予特定的对症支持治疗，如肾衰竭的患者可能需要透析，合并细菌感染的患者需要抗生素治疗，解决电解质紊乱等内环境失衡的情况，同时对疼痛、发热、恶心或呕吐等症状进行对症处理。

4. 预防疾病传播

(1) 针对传播的预防措施：为了控制新出现的传染病，医务人员必须了解除了标准预防措施之外，在什么情况下应用针对传播的预防措施（表 12–9）。美国 CDC 建议，对疑似 COVID-19、SARS 或 MERS 病例，在标准防护的基础上还要采取针对接触和空气传播的预防措施；对疑似埃博拉病毒感染病例，建议采取更高水平的针对接触和空气传播的预防措施，要进行穿脱个人防护装备的专门培训；寨卡病毒通过蚊虫叮咬、母婴垂直传播、性交和输血传播，因此采取标准预防措施即可。

(2) 公共卫生措施：对于普通公众来说，采取和推广公共卫生政策对最大限度地减少新发传染病的传播至关重要。应在适当的时候采取旅行限制措施。对于冠状病毒和其他主要通过飞沫传播的病毒，戴口罩、与他人保持距离（约 1.8m），保持手部卫生及遵循防疫指南可显著减少传播。追踪或追溯识别可能与感染者接触过的人可以中断正在进行的传播。

对于主要由蚊子传播的疾病，如寨卡病毒、疟疾、登革热和黄热病，穿着经氯菊酯处理的长袖衣服、使用环境保护局批准的驱蚊剂、待在有纱窗和空调的室内是有帮助的。

关联病例

见病例 1、病例 15、病例 39、病例 40、病例 41 和病例 48。

三、测试问题与解析

（一）问题

1. 一名 27 岁男性 2 天前因发热、肌痛和周身不适到急诊就诊。他来自非洲刚果，1 周前移居美国。生命体征：血压 110/60mmHg，心率 120 次 / 分，呼吸 26 次 / 分，体温 39.0℃，血氧饱和度 91%。双侧结膜出血，皮肤多处瘀斑，弥漫性斑丘疹。最可能的诊断是什么？

A. EVD

B. CVD

C. ZVD

D. COVID-19

表 12–9　针对传播的预防措施

预防措施类型	疾　病	预防措施
接触传播	• 轮状病毒 • 诺瓦克病毒 • 艰难梭状芽孢杆菌 • 耐甲氧西林金黄色葡萄球菌	• 医护人员：防护服和手套 • 患者：单人房间
飞沫传播	• 流感 • 呼吸道合胞病毒 • 腺病毒 • 百日咳博德特菌 • 脑膜炎奈瑟菌	• 医护人员：口罩、防护服、手套或面屏 • 患者：应单间收治，尽量减少外出，如有必需则要佩戴口罩
空气传播	• COVID-19 • 肺结核 • 麻疹 • 水痘－带状疱疹病毒	• 医护人员：N-95 口罩、防护服（+/–）、手套、面屏 • 患者：负压隔离室，佩戴口罩，尽量减少室外转运 • 注：如果没有 N-95 口罩，患者应戴上口罩，收治的房间要闭门

2. 寨卡病毒最常见的传播方式是什么？

A. 伊蚊属蚊子叮咬

B. 母乳喂养期间母婴垂直传播

C. 性交

D. 输血

3. 以下哪一项实验室检查异常最可靠地预测 COVID-19 患者的感染严重程度和住院死亡率？

A. 淋巴细胞增多症

B. 铁蛋白升高

C. D– 二聚体升高

D. 红细胞沉降率升高

4. 一名 49 岁男子因呼吸困难和发热加重而到急诊就诊。2 天前，他的 COVID–19 检测结果呈阳性。体温 38.2°C，脉搏 76 次 / 分，呼吸 14 次 / 分，呼吸室内空气时的血氧饱和度为 96%。他能够独自行走且不会出现血氧饱和度下降。胸部 X 线检查显示双侧肺斑片影，没有局灶性实变区域。以下哪项是最合适的处理？

A. 地塞米松和瑞德西韦

B. 支持性治疗

C. 头孢曲松和阿奇霉素

D. 羟氯喹

（二）答案与解析

1. 选项 A，EVD。患者可能患有埃博拉病毒病，这种疾病表现为全身中毒症状和凝血异常，如瘀斑。患病前 1 周从高风险地区（刚果）移民到美国进一步支持了这一诊断。疟疾和其他出血热（如登革热、黄热病、马尔堡病毒病）可能有类似的表现，在鉴别诊断时应予以考虑。CVD（选项 B）和 ZVD（选项 C）均可表现为发热和弥漫性斑丘疹，但不会有出血症状。COVID-19（选项 D）可能会出现全身中毒症状，但不太可能出现出血症状。

2. 选项 A，伊蚊属蚊虫叮咬。寨卡病毒最常通过伊蚊叮咬传播，其他传播方式不常见，包括妊娠和分娩期间的垂直传播、性交（选项 C）和输血（选项 D）的传播，通常发生在发展中国家。目前尚无通过母乳喂养传染给婴儿的病例报告（选项 B）。

3. 选项 C，D– 二聚体升高。D– 二聚体通常在 COVID-19 感染中升高，并与疾病严重程度和较高的死亡率相关。尽管在患者中可以看到淋巴细胞增多，但作为疾病严重程度的预测因子，淋巴细胞减少比淋巴细胞增多（选项 A）更可靠。

在危重病例中可以看到铁蛋白（选项 B）、ESR（选项 D）和 C 反应蛋白等炎症标志物升高，但这些标志物与疾病结果的相关性不如 D- 二聚体。

4. 选项 B，支持性治疗。该患者已知患有 COVID-19，在静息或行走时没有生命体征异常或缺氧的表现，目前主要治疗应该是支持性治疗。应给予严格的预防隔离措施。对于不需要吸氧的患者不建议使用地塞米松和瑞德西韦（选项 A）。该患者最近才出现症状，并没有发现存在细菌混合感染的证据，因此不需要使用抗生素（选项 C）。羟氯喹（选项 D）尚未在大型试验中证明临床益处。

临床精粹

- 完整的流行病学信息，包括近期旅行史，对于诊断、隔离和治疗潜在新发传染病患者至关重要。
- COVID-19 患者应考虑抗凝治疗，以预防血栓形成。
- 瘀斑的存在高度提示埃博拉病毒感染，并将其与其他疾病区分。
- 寨卡病毒可能对发育中的胎儿造成致命性后果。
- 除了了解标准预防措施（如手部卫生和个人防护设备的使用）之外，了解何时启动针对传播的预防措施以防止疾病传播也非常重要。
- 任何新发传染病的疑似病例都应向当地卫生行政管理部门和 CDC 报告。
- 维持生命体征稳定和针对患者特定脏器损伤的支持性治疗是 EID 管理的关键。

参考文献

[1] Centers for Disease Control and Prevention. Ebola virus disease. Accessed February 15, 2021. http://cdc.gov/vhf/ebola.

[2] Centers for Disease Control and Prevention. Zika virus for health care workers: clinical presentation and disease. Accessed February 16, 2021. https://www.cdc.gov/zika/hc-providers/preparing-for-zika/clinicalevaluationdisease.html.

[3] da Costa VG, Moreli ML, Saivish MV. The emergence of SARS, MERS and novel SARS-2 coronaviruses in the 21st century. *Arch Virol*. 2020;165(7):1517–1526.

[4] Edwards KM, Orenstein WA. COVID-19: Vaccines. In: *UpToDate*, Post TW (Ed), UpToDate, Waltham, MA. (Accessed on August 24, 2022.)

[5] Oduyebo T, Polen KD, Walke HT, et al. Centers for Disease Control and Prevention. Update: interim guidance for health care providers caring for pregnant women with possible Zika virus exposure—United States (including U.S. territories), July 2017. Accessed February 16, 2021. https://www.cdc.gov/mmwr/volumes/66/wr/mm6629e1.htm.

[6] Sieswerda E, de Boer MGJ, Bonten MMJ, et al. Recommendations for antibacterial therapy in adults with COVID-19: an evidence based guideline. *Clin Microbiol Infect*. 2021;27(1):61–66.

[7] Singh B, Ryan H, Kredo T, Chaplin M, Fletcher T. Chloroquine or hydroxychloroquine for prevention and treatment of COVID-19. *Cochrane Database Syst Rev*. 2021;2:CD013587.

[8] Tan L, Wang Q, Zhang D, et al. Lymphopenia predicts disease severity of COVID-19: a descriptive and predictive study. *Signal Transduct Target Ther*. 2020;5(1):1–3.

[9] Wei H, Jiang B, Behringer EC, et al. Controversies in airway management of COVID-19 patients: updated information and international expert consensus recommendations. *Br J Anaesth*. 2021;126(2):361–366.

[10] Wiersinga WJ, Rhodes A, Cheng AC, Peacock SJ, Prescott HC. Pathophysiology, transmission, diagnosis, and treatment of coronavirus disease 2019 (COVID-19): a review. *JAMA*. 2020;324(8):782–793.

[11] Wu C, Chen X, Cai Y, et al. Risk factors associated with acute respiratory distress syndrome and death in patients with coronavirus disease 2019 pneumonia in Wuhan, China. *JAMA Intern Med*. 2020;180(7).934–943.

[12] Yao Y, Cao J, Wang Q, et al. D-dimer as a biomarker for disease severity and mortality in COVID-19 patients: a case control study. *J Intensive Care*. 2020;8(1):49.

第13章 创 伤
Trauma

病例43 穿透伤

白镓玮 译 严 颜 杜贤进 韩 兴 校

一名25岁醉酒男性在与人发生口角后被急救人员送到急诊科。他的躯干和上肢有多处刀伤。急诊初测生命体征为心率100次/分，血压112/80mmHg，呼吸频率20次/分，格拉斯哥昏迷量表评分为13分。左前胸部左乳头下方有一处长2cm的刺伤。此外，脐部附近有一处长2cm的伤口，右前臂靠近肘前窝处有几处长1～2cm的刀伤。腹部和胸部伤口没有出血，也没有明显的血肿。然而，右臂的一处伤口伴有一个10cm的血肿，有活动性出血。

➢对该患者的下一步评估是什么?

➢这些损伤会引起哪些并发症?

一、病例43的答案：胸部、腹部和四肢穿透伤

（一）病例总结：25岁男性

- 胸部、腹部和上肢有刺伤。
- 腹部和胸部伤口没有活动性出血。
- 右臂有一个10cm的血肿正在渗血。
- 生命体征稳定，GCS评分13分。

1. 评估的后续步骤 解决ABCDE问题，即气道、呼吸、循环、功能障碍和充分暴露检查。完成此检查后，考虑对刀伤（胸部伤口除外）进行局部探查，以确定伤口是浅表还是深层。

2. 与这些损伤相关的并发症

- 胸部伤口：心包积液/心脏压塞、气胸、血胸、膈肌损伤。
- 腹部伤口：小肠、结肠、实体器官、血管或泌尿道损伤。
- 四肢：血管、神经或肌腱损伤。

（二）病例分析

1. 目标

(1) 能够按部位对穿透伤进行分类，包括胸部、胸腹部、腹部、侧腹、背部和“心脏区域”（EPA2，EPA10）。

(2) 叙述穿透伤初期处理的优先事项（EPA2，EPA3，EPA7，EPA10）。

(3) 叙述胸部、腹部和四肢穿透伤的处理方法（EPA2，EPA4）。

2. 思考 必须系统全面地对该患者进行评估。临床医生不能被那些不会立即危及生命的损伤或肢体损伤所分散注意力。健康的年轻人，尤其是醉酒者，很可能有严重的损伤，但并无明显的体格检查发现或血流动力学变化。ATLS指南强调通过初步检查来识别和处理可能危及生命的损伤。初步检查包括ABCDE。暴露（脱去患者的所有衣物并进行全面检查）对于穿透性创伤患者非常重要，因为穿刺伤口可能隐藏在腋窝、腹股沟和臀部褶皱中。

初步检查后，应根据临床指征进行初步化验、普通X线检查和床旁超声检查。在本病例中，需要进行直立位胸部X线检查，最好在呼气末进行，以评估是否存在气胸和血胸。应使用扩展的创伤重点超声评估（extended focused assessment with sonography for trauma，eFAST）进一步进行重点检查，以评估是否有心包积液、气胸、血胸

和腹腔内游离液体。对于穿透性胸部创伤患者，在进行 eFAST 时应首先进行心包检查，以评估心包腔内是否有积液或积血。该患者血流动力学稳定，腹部检查阳性结果极少；因此，合理的策略是进行局部伤口探查，以确定伤口的深度。未穿透腹部筋膜的伤口可以冲洗并缝合，无须进一步诊断。需要腹部触诊，评估是否有压痛或肌紧张。但要注意的是，对醉酒患者进行体格检查可能不太可靠。

二、穿透伤的诊治

（一）定义

1. 腹部 腹部分为四个不同的解剖区域，包括前腹、胸腹、侧腹和背部。每个区域都有不同的腹部损伤和处理方法。

2. 前腹部 上至肋缘，两侧至双侧腋中线，下至腹股沟韧带的区域。

3. 背部 腋后线之间的区域。由于背部肌肉组织厚实，只有约 5% 的背部刺伤会导致严重伤害。

4. 心脏区域 上界为锁骨、侧界为双侧锁骨中线、下界为肋缘的解剖区域。这个区域包括肋缘之间的上腹部区域。85% 的心脏穿透伤发生在这个区域内。

5. 胸部 从锁骨到肋缘的区域，周围 360°。

6. 侧腹 从肋缘向下到髂嵴、腋前线和腋后线之间的区域。

7. 胸腹部 从乳房下皱襞（女性）或乳头（男性）向下至肋缘的区域，周围 360°。该区域的穿透伤会危及胸腔和腹腔内的脏器、横膈膜。

（二）临床诊疗

1. 初步检查 应首先进行初步检查，即 ABCDE。临床医生应避免被醒目但不会立即危及生命的损伤所干扰。对于病情不稳定的患者，通常需要在进行诊断检测之前做出治疗决策。例如，胸部有刺伤且血氧饱和度或血压急剧下降的患者，需要在进行胸部 X 线检查确诊之前进行插管胸腔闭式引流（胸腔置管）。直接按压出血部位可最有效地控制出血，即使是大量出血。纱布和加压包扎通常效果较差。

维持血流动力学：所有患者都应立即开通两条大口径外周静脉通路。如果患者出现休克迹象，应立即静脉注射加温的液体补充容量。穿透伤患者在明确的止血前，可考虑采用允许性低血压策略（平均动脉压为 65mmHg）。研究表明，过量使用晶体液可能会导致稀释性凝血功能障碍、肺水肿和重症监护室住院时间延长。对于严重持续出血的失血性休克患者，应启动大量输血方案。

2. 二次检查 在完成初步检查和查找紧急干预后，应系统地搜索其他伤害（二次检查）。诊断测试应在初步检查后尽快进行，通常应与二次检查同时进行（表 13-1）。

一般来说，枪伤比刀伤会造成更大的组织破坏和危及生命的伤害。这是因为子弹的弹道不可预测，以及其能够产生的剧烈的冲击力，导致严重的组织破坏。医务人员不应假定子弹在伤口的入口和出口之间直线穿行。

3. 胸部创伤 一般来说，10%～15% 的穿透性胸部创伤患者需要紧急手术干预。幸运的是，通过识别血流动力学不稳定、大量血胸（胸部 X 线检查和超声）、气胸、心包积液或胸腔引流管大量引流液等情况，这些患者中的大多数可以被快速识别。其余 85%～90% 的患者可能只需要密切观察、诊断成像或插管胸腔闭式引流。

(1) 胸部 X 线和 CT：直立式胸部 X 线片对评估气胸和血胸有足够的灵敏度。呼气末成像可增加发现少量气胸的可能性。对于高危患者，应再次行直立式胸部 X 线片（4～6h 后）或 CT 检查确认有无气胸。胸部 CT 对检测气胸非常敏感。CT 发现而被胸部 X 线片漏诊的少量气胸被称为“隐匿性气胸”。应在 4～6h 后通过胸部 X 线片重新评估隐匿性气胸的进展情况，其可能不需要放置胸腔引流管。

(2) 超声：床旁超声检查在确诊气胸、血胸和（或）心包积液具有实用价值（图 13-1）。气胸的超声表现包括正常的“胸膜滑动征”消失或出现“条

表 13–1 损伤鉴定

位 置	并发症	体征和症状	进一步检查 / 干预
胸部	• 心包积液 / 心脏压塞 • 气胸或血胸	• 心音遥远、低血压、JVD • 呼吸音减弱、低血氧饱和度、低血压	• 胸部 X 线可检测到胸膜腔内的空气或液体 • eFAST 对检测心包积液很敏感，对检测气胸也很有用 • CT 对检测血胸、隐匿性气胸很敏感 • 插管胸腔闭式引流可能会涌出空气或血液
腹部或盆腔	• 小肠或结肠损伤 • 肝裂伤 • 脾裂伤 • 血管损伤	• 腹膜炎 • 压痛 • 休克（低血压、意识障碍） • 肠管脱出	• 局部伤口探查 • CT 可显示损伤路径及实体器官损伤的分级 • 血管造影可用于诊断和治疗 • FAST 可用于探测游离腹腔积液 • 剖腹探查术 • 诊断性腹腔镜检查
背部 / 侧腹	• 腹膜后血肿 • 尿路损伤	• 血尿 • 低血压	• CT 是评估腹膜后出血的最佳诊断工具 • 其诊断肾损伤的准确性和 IVP 几乎相同 • CT 延迟成像和静脉肾盂造影
四肢	• 血管损伤 • 神经损伤 • 肌腱断裂	• 6P（疼痛、无脉、皮温降低、麻木、苍白、运动障碍） • 血管损伤的明确体征（搏动性出血、脉搏消失、血肿扩大、可触及震颤、可闻及血管杂音）	• ABI • CTA • 血管造影 • 手术室内探查

ABI. 踝肱指数；CT. 计算机断层扫描；eFAST. 扩展的创伤重点超声评估；FAST. 创伤重点超声评估；JVD. 颈静脉扩张

形码征”，也称为“平流层征”（图 13–2）。任何心脏区域受伤的患者都应尽快由经验丰富的超声医师对心脏进行创伤重点超声评估。通过剑突下切面辅以胸骨旁切面。经验丰富的超声医师可以检测出心包积血，灵敏度高达 100%。心包积血是在手术室进行心包探查的指征（图 13–3）。

(3) 放置胸腔引流管：不建议对胸部损伤进行局部伤口探查，因为探查过程可能会穿透胸膜并导致气胸。X 线发现的气胸或血胸可通过置入直径 12～13.3mm 胸腔引流管进行治疗。较细的引流管容易凝血，在外伤情况下不宜使用。如果气胸或血胸在置入胸腔引流管后仍不能缓解，则应置入第二根引流管。也可考虑尽早进行胸腔镜检查，以明确诊断并确定引流是否充分。少量气胸可能不需要放置引流管。最近的文献建议，当气胸达到或超过肺容积的 20% 或需要气管插管和正压通气时，应放置胸腔引流管。

(4) 张力性气胸：如果怀疑是张力性气胸并伴有血流动力学异常，在胸腔置管之前，应进行针刺减压。传统上，针头减压的位置是锁骨中线的第二肋间隙。最近，由于腋前线第四和第五肋间隙的针刺减压成功率较高，因此转而使用该处进行针刺减压。在许多创伤中心，快速胸腔引流管置入术取代了针刺减压术治疗张力性气胸。当初始出血量为 20ml/kg 或 1200～1500ml，或在最初 4～5h 出血量为 200～250ml/h，应考虑开胸手术。

(5) 复苏性胸廓切开术：复苏性开胸术适用于处于极度危急状态，或在急诊室及到达急诊室前数分钟内失去生命体征的患者。复苏性开胸术的禁忌证包括受伤现场无生命迹象、无心脏压塞的心脏停搏、无法挽救的大型创伤或超过 15min 的

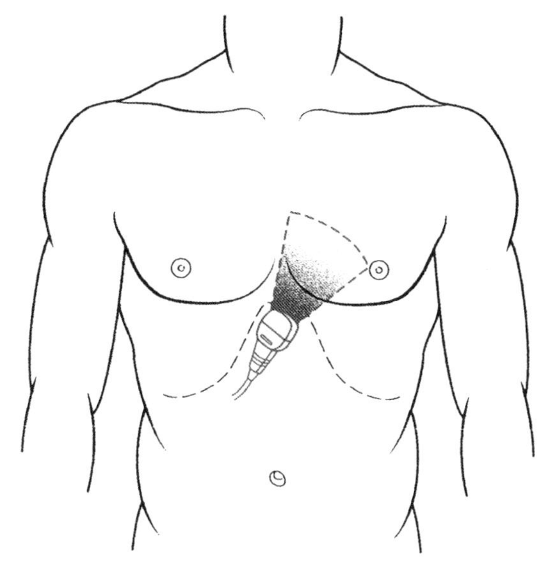

▲ 图 13-1 剑突下区域心包积液的 FAST 检查成像

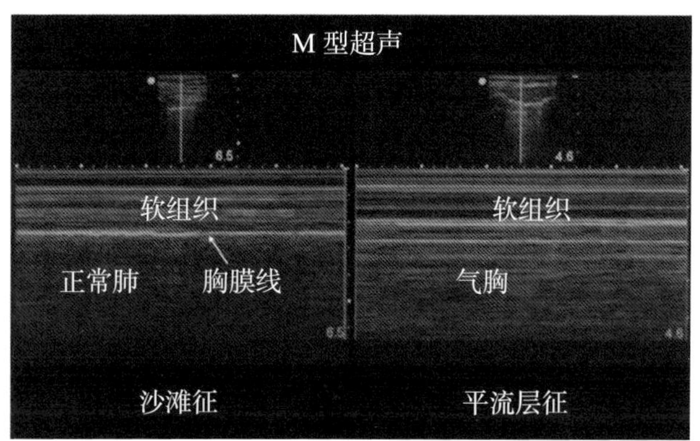

▲ 图 13-2 通过 M 型超声波进行 FAST 检查

左图为"沙滩征"，对应于正常的肺部滑动（请注意，正常的肺部类似于海滩上的斑点状沙子，胸膜线就像是水沙界面，而软组织则类似于海浪）。右图为"平流层征"，为气胸的表现（注意胸膜线不再呈"波浪形"，也没有"沙粒"，而气胸则呈现出一系列水平线，就像条形码或平流层）

长时间心脏停搏。该手术的目标是治疗心脏压塞、控制胸腔内出血和进行胸内心脏按摩。医生必须牢记，这些患者的死亡率超过 92%，而且操作者意外受伤的风险也会增加。由经验丰富的医生在有能力提供最终治疗的医疗中心对经过适当选择的患者实施该手术，可获得最佳疗效。

4. 胸腹部损伤 由于膈肌损伤很难被发现，因此胸腹部伤口尤其值得关注。除非膈肌缺损很大，否则在急诊，CXR 上很少看到胃或肠疝。膈肌损伤在 CXR 上的一个特异性表现是横膈膜上方出现鼻胃管（nasogastric，NG）。CT 对发现小的

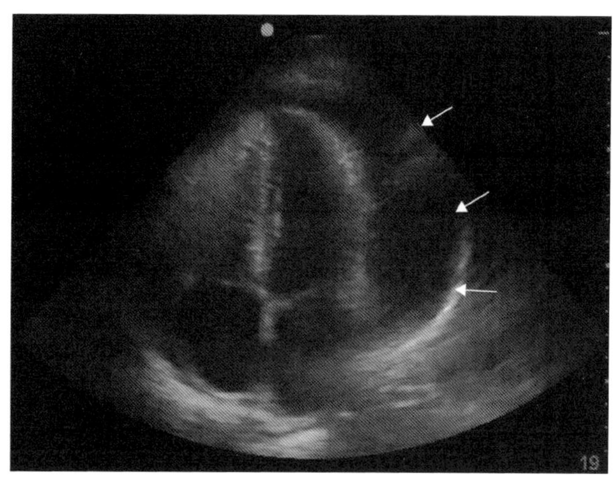

▲ 图 13-3 FAST 检查显示有大量心包积液

白箭指示积液

膈肌损伤不够敏感。怀疑膈肌损伤时应进行外科会诊，因为腹腔镜或胸腔镜手术评估才是最终诊断方法。如果这些损伤得不到治疗，腹腔内容物将来可能会因胸腔内负压进入胸腔。

5. 前腹部损伤

(1) 剖腹手术指征：立即进行剖腹手术的指征包括休克迹象（低血压、心动过速、皮肤湿冷、出汗）、腹膜炎、疑似弹道穿过腹腔的枪伤、穿透物仍在腹部或腹腔脏器脱出。如果没有以上发现，则应进一步行放射评估、伤口探查或观察。

(2) 局部伤口探查：局部伤口探查是对稳定的腹部刺伤患者进行初步评估的最佳方法。应先消毒皮肤建立无菌区域，并对皮肤和软组织麻醉后进行该操作。扩大皮肤裂口，轻柔地顺着伤口走向直至其终止或直至发现腹部前筋膜明显受损。如果筋膜完好无损，则腹腔内受伤的可能性极小；在这种情况下，根据伤口大小可进行冲洗、包扎或宽松闭合处理。如果腹前筋膜已被穿透，则必须请外科医生会诊，安排患者住院观察，并进行连续的腹部检查，或在有指征时进行手术干预。

(3) 影像学检查：对于怀疑腹膜损伤和（或）腹腔内损伤的稳定患者，应行静脉注射对比剂的腹部和盆腔增强 CT 检查。然而，CT 可能会漏诊小肠、结肠和膈肌损伤。对于有小肠或结肠损伤风险的患者，应接受连续 12～24h 的腹部临床观察。

6. 背部 / 侧腹损伤 体格检查和 FAST 对诊断腹膜后损伤（包括结肠、肾脏和输尿管）不敏感。

(1) 肾脏损伤：当腹部和（或）骨盆有穿透性损伤且有血尿时，应怀疑有肾脏损伤。血流动力学稳定的肾损伤影像学检查为静脉注射对比剂的腹部和（或）盆腔增强 CT 检查，并在即时和延迟阶段进行扫描。最近的文献表明，大多数没有相关血流动力学损害或尿液收集系统渗漏的肾损伤，无须进行手术探查。这些患者需要住院、卧床休息及一系列的实验室检查。对于病情不稳定的高度肾撕裂伤患者，可能需要剖腹手术。

(2) 输尿管损伤：当穿透伤的轨迹靠近输尿管时，应怀疑输尿管损伤。对于血流动力学稳定疑似输尿管损伤的患者，其影像学检查的金标准是静脉肾盂造影。然而，静脉肾盂造影通常耗时较长，而且会在紧急抢救期间延误。大多数创伤中心已经用腹部 / 盆腔 CT 联合静脉造影 10min 延迟成像（CT 尿路造影）取代静脉肾盂造影。输尿管损伤通常在手术室内通过重建性初级修复和（或）置入支架进行修复。如果患者病情不稳定，可能需要暂时进行外引流，直到其他危及生命的创伤得到修复。紧急外引流可通过经皮输尿管造口术或经皮肾造瘘术完成。

(3) 膀胱损伤：如果盆腔区域受伤并出现肉眼血尿，应怀疑膀胱破裂。诊断膀胱损伤的两种常见的影像学检查为逆行膀胱造影（双视图 X 线检查）或逆行 CT 膀胱造影。膀胱损伤的治疗取决于损伤在腹膜外还是腹膜内。腹膜外损伤采用非手术治疗，并通过重复造影来评估愈合情况。腹膜内损伤不会自愈，需要进行剖腹探查手术进行确定性修复。

(4) 尿道损伤：当尿道口有血迹、会阴部或阴茎有血肿、直肠检查时前列腺位置升高或无法排尿时，应怀疑尿道损伤。如果怀疑尿道损伤，则禁止插入 Foley 导尿管。建议进行逆行尿道造影（retrograde urethrogram，RUG）以评估尿道损伤。尿道损伤的处理取决于损伤的位置（前尿道 / 膜尿道远端与后尿道 / 前列腺膜部尿道）。穿透性前尿道损伤通常采用外科探查和初步修复来处理。后尿道穿透性损伤的处理方法是先放置耻骨上导尿管进行尿流改道。由于尿道狭窄和尿失禁的发生率高，因此不对后尿道损伤进行手术探查和初级修复。

7. 四肢 应评估动脉供血不足的 6P（疼痛、运动障碍、麻木、苍白、无脉和皮温降低）和血管损伤的明确体征（搏动性出血、血肿扩大、远端脉搏消失、可触及震颤、可闻及血管杂音）。如果出现这些征兆，则应立即进行手术或血管造影评估。如果没有明确体征，也应评估血管损伤的其他体征，包括非扩张性血肿、神经功能缺损、伤口靠近大血管、现场或转运过程中有搏动性出血。

(1) 脉搏检查：应仔细检查脉搏，查找是否有脉搏缺失。如果摸不到脉搏，则可使用多普勒超声来确定动脉血流。应听诊受伤部位有无杂音，如果有则代表可能存在外伤性动静脉瘘。踝肱指数（ankle-brachial index，ABI）是评估下肢血管创伤的有效测量方法。ABI 值＜0.9 代表可能存在血管损伤，因此需要进一步检查。然而，对于长期患有糖尿病的患者来说，由于血管硬化、钙化，ABI 值的可靠性较低，会出现异常值。

(2) 影像学检查：无明确体征、有疑似体征或 ABI＜0.9 的患者需要对受伤肢体进行 CTA 检查。如果 CTA 显示有血管损伤，这些患者应到手术室进行修复。此外，运动或感觉障碍可能代表神经或肌腱损伤，最好在手术室进行评估和治疗。

关联病例

见病例 1、病例 2 和病例 44。

三、测试问题与解析

（一）问题

1. 一名 23 岁男性在一场棒球比赛结束后在停车场与人发生争执。他的左乳头内上方 2cm 处有一处刺伤。血压 110/80mmHg，心率 80 次 / 分。以下哪种治疗方案最适合该患者？

A. 胸部 X 线、伤口探查和心电图检查

B. CXR 和腹部 CT

C. CXR 和心脏超声

D. CXR、心脏超声和腹腔镜检查

E. 伤口探查、CXR、心脏超声和胸部 CT

2. CT 成像对以下哪个患者是合适的诊断选择?

A. 38 岁男性，弥漫性腹痛，腹肌紧张，脐下刺入一把 15.2cm 的刀

B. 22 岁男性，背部有一处刀伤，心率 118 次 / 分，血压 94/80mmHg，肉眼血尿

C. 16 岁少年，左腹股沟皱褶上方 2cm 处有一处刀伤，心率 120 次 / 分，血压 90/78mmHg

D. 34 岁女性，血流动力学稳定，妊娠 26 周，背部有一处刀伤，体格检查无其他异常

E. 40 岁男性，血流动力学稳定，右胸部有一处刀伤，呼吸频率为 38 次 / 分，右侧呼吸音减弱

3. 一名 34 岁男性在右侧胸壁被刺伤后被送进急诊科。他主诉呼吸困难，初始的血氧饱和度为 88%。经检查，右肺呼吸音减弱，目前在呼吸空气情况下的血氧饱和度为 70%。以下哪一项是最合适的下一步措施?

A. 胸部 X 线检查

B. 胸部 CT

C. 插管胸腔闭式引流术

D. 肝素抗凝

E. 前外侧开胸术

（二）答案与解析

1. 选项 C，CXR 和心脏超声。CXR 对识别血气胸和气胸很敏感，而心脏超声则有助于识别心包积液。不建议进行胸部伤口探查（选项 A 和选项 E），因为获得的信息有限，而且该过程有可能会导致气胸。ECG 一般不做，因其提供有关心脏损伤的信息有限。乳头线以上的刺伤很少伴有腹腔内损伤，因此腹部 CT（选项 B）和诊断性腹腔镜检查（选项 D）是非必要的。

2. 选项 D，34 岁女性，血流动力学稳定，妊娠 26 周，背部有一处刀伤，体格检查无其他异常。腹部 CT 可能有助于发现背部刀伤患者腹膜后结构的损伤。妊娠不是 CT 的绝对禁忌证。进一步的诊断检查对选项 A、选项 B 和选项 C 中列出的患者没有益处，因为这些患者表现出严重损伤的迹象，需要紧急剖腹探查术。根据右肺呼吸音减弱的情况，选项 E 中的患者可能患有气胸。该患者在肺部情况稳定之前不应进行 CT 成像检查。

3. 选项 C，插管胸腔闭式引流术。一系列临床表现都指向气胸。由于存在严重缺氧，需要在胸部 X 线（选项 A）或胸部 CT 检查（选项 B）确认前立即胸腔置管（插管胸腔闭式引流术），因为进一步延迟可能会导致心血管衰竭。肝素抗凝（选项 D）适合治疗肺栓塞，但会加重急性创伤的出血。前外侧开胸术（选项 E）是治疗心脏或大血管出血性外伤（如心脏穿透伤）的方法。

临床精粹

- 处理创伤患者的系统方法从 ABCDE 开始。
- 没有穿透腹部筋膜的伤口，可以进行冲洗和缝合，而无须进一步的诊断性探查。
- 乳头线以下的胸部穿透伤可能会导致胸腔、腹腔内和隐性膈肌损伤。
- FAST（创伤重点超声评估）在评估腹腔内游离液体方面相当准确。
- 大约 85% 的穿透性心脏刺伤源于“心脏区域”的穿刺伤。

参考文献

[1] American College of Surgeons Committee on Trauma. *Advanced Trauma Life Support*. 10th ed. Chicago, IL: Hearthside Publishing Services; 2018.

[2] Brooks A, Davies B, Smethhurst M, Connolly J. Emergency ultrasound in the acute assessment of haemothorax. *Emerg Med J*. 2004;21(1):44–46.

[3] Cameron JL, Cameron AM, eds. *Current Surgical Therapy*. 11th ed. St. Louis, MO: Mosby; 2013.

[4] Como JJ, Bokhari F, Chiu WC, et al. Management of penetrating abdominal trauma, selective nonoperative. *J Trauma*. 2010;68:721–733.
[5] Mowery NT, Gunter OL, Collier BR, et al. Management of hemothorax and occult pneumothorax. *J Trauma*. 2011;70:510–518.
[6] Townsend CM, Beauchamp RD, Evers BM, Mattox KL, eds. *Sabiston Textbook of Surgery*. 19th ed. Philadelphia, PA: W.B. Saunders; 2012.
[7] Tran A, Yates J, Lau A, Lampron J, Matar M. Permissive hypotension versus conventional resuscitation strategies in adult trauma patients with hemorrhagic shock: a systematic review and meta-analysis of randomized controlled trials. *J Trauma Acute Care Surg*. 2018;84(5):802–808.
[8] Trunkey DD, Asensio JA, eds. *Current Therapy of Trauma and Surgical Critical Care*. 2nd ed. St. Louis, MO: Mosby; 2015.
[9] Zaid UB, Bayne DB, Harris CR, et al. Penetrating trauma to the ureter, bladder, and urethra. *Curr Trauma Rep*. 2015;1:119–124.

病例 44　颈椎和上肢骨损伤

白镓玮　译　　严　颜　杜贤进　韩　兴　校

一名26岁男性因“手臂疼痛”来急诊科就诊。患者在社交场合担任服务员时绊倒并从楼梯上摔下来，出现颈部、右手腕和右手疼痛，无意识丧失。患者颈部固定在硬颈圈中，在适当的颈椎保护措施下由救护车送至急诊科。他的生命体征及心肺查体均正常，格拉斯哥昏迷量表评分15分，四肢活动可。颈椎触诊显示中线压痛。右侧前臂远端、手腕和手部肿胀，有触痛。

➢ 该患者颈部疼痛评估的适当步骤是什么？
➢ 患者右上肢评估时重点关注什么？

一、病例24的答案：四肢骨折和颈部疼痛

（一）病例总结：26岁男性

- 绊倒摔下楼梯不伴意识丧失。
- 颈部、右手腕和手部疼痛。
- 右侧远端肢体肿胀和疼痛。
- 生命体征正常。
- 颈椎触诊有中线压痛。
- GCS评分为15分，四肢活动正常。

1. 颈部疼痛的评估　首先进行脊椎CT检查。如果CT没有显示任何急性损伤，并且他的颈椎中线压痛持续存在，考虑行颈椎的MRI以帮助评估韧带损伤，或可将患者的硬颈圈换为半硬颈圈，并转诊至脊柱专科进行门诊影像学检查。

2. 上肢评估　应对患肢进行详细的检查，包括神经血管的状况。虽然这种损伤机制通常不引起血管损伤，但需要根据毛细血管再充盈时间和有无脉搏评估动脉血流情况。应行肘部、前臂、手腕和手部的X线检查，以评估骨折情况。

（二）病例分析

1. 目标

(1) 描述与各种损伤机制相关的常见颈椎损伤（EPA1，EPA12）。

(2) 应用决策规则来指导创伤患者颈椎X线检查（EPA3）。

(3) 描述皮质类固醇在脊髓损伤患者中的作用（EPA4）。

(4) 描述四肢损伤的急诊处理（EPA1，EPA3，EPA4）。

2. 思考　这是一名从楼梯上摔下来的26岁男性，主诉颈部和右臂疼痛。颈部疼痛合并中线压痛提示颈椎损伤，因此必须进行影像学检查以进一步评估。因CT假阴性率较低而优于X线片。在排除不稳定损伤之前，应保持佩戴颈椎保护措施。对于CT结果阴性但仍持续有颈部中线压痛的患者，应考虑进一步行MRI检查，以评估潜在的韧带损伤，然后才能诊断为孤立性软组织损伤并完全解除颈圈。

这名患者还出现右前臂远端、腕部和手部的疼痛及肿胀，提示可能存在损伤。初步评估应针对上肢的运动和感觉功能、韧带完整性和血管状况。应仔细触诊手部、腕部和前臂，以确定问题区域。应行X线检查以评估肘部、前臂、腕部和手部的骨完整性。一旦发现问题，应将骨折和脱位予以复位及固定，以减少神经血管损害。

二、颈椎和上肢骨损伤的诊治

（一）定义

1. 脊髓前部受压　常见于过度屈曲损伤，可导致完全性运动麻痹、痛觉和温度感知能力丧失。

2. 加拿大颈椎规则（Canadian cervical spine rule，CCR）　用于确定清醒稳定的创伤患者是否需要放射影像学评估。与 NEXUS 标准相比，CCR 在识别无颈椎损伤的患者方面具有较高的灵敏度和特异度。

3. 中央脊髓综合征　常见于过伸性损伤，多发生于老年患者，表现为上肢无力和麻木，呈斗篷状分布。

4. 脊髓半切综合征（又称 Brown-Séquard 综合征）　导致同侧瘫痪、振动觉和本体感觉丧失，以及对侧痛觉和温度觉丧失。

5. NEXUS 低风险标准　是一种用于评估创伤患者是否需要进行颈椎 X 线检查的临床决策工具。根据 NEXUS 标准，如果患者满足以下所有条件，则可以被认为是颈椎损伤的低风险，并且可能不需要进行颈椎 X 线检查。条件为：①无后中线颈椎压痛；②无醉酒证据；③意识水平正常；④无局灶性神经功能缺损；⑤无其他引起剧烈疼痛的损伤，这些损伤可能会掩盖颈椎损伤的症状。该方法的主要局限性在于没有提供干扰性疼痛损伤的精确定义。

6. 部分脊髓综合征　脊髓受到压迫或挫伤，无论伴或不伴有骨折，都会导致神经功能缺陷。

（二）临床诊疗

1. 流行病学　在美国，每年有数百万骨科创伤的成年人在急诊科接受评估、治疗。在神经功能完好的患者中，急性颈椎骨折或脊髓损伤的发生率低于 1%。然而，处理不当会带来严重后果。同样，上肢损伤的处理不当也可能导致潜在的功能损害。

2. 排除钝性外伤患者存在的颈椎损伤　排除颈椎损伤的检查目标是确认患者的颈椎不存在损伤，并基于统计数据确定遗漏损伤的概率较低。该方法基于患者分类，分类包括无症状、有症状、干扰性损伤或意识状态改变。无症状患者可以使用 CCR 进行评估，其已被证明可以减少不必要的放射影像学检查（图 13–4）。

(1) 有症状的患者：可通过颈部疼痛、中线压痛或提示颈部损伤的神经系统体征和症状来识别有症状的患者。有症状的患者应在急诊科接受颈椎 CT 检查。对于 CT 结果阴性但怀疑存在韧带损伤的有症状患者，需要进一步进行颈椎 MRI 评估。如果 CT 和 MRI 结果均为阴性，则可以为患者佩戴颈圈以缓解症状，之后出院。如果急诊科无法进行 MRI 检查且患者无神经功能缺陷，则可将患者的硬颈圈换为半硬颈圈，并安排门诊 MRI 检查及脊柱外科医生会诊。

Brown-Séquard 综合征是一种由脊髓半切引起的神经系统疾病。

- 损伤同侧的肢体无力和本体感觉消失。
- 对侧疼痛和温度感觉丧失（由于其传导神经元上升 1～2 个脊髓节段后交叉到对侧的脊髓丘脑束）。

(2) 状态改变的创伤患者：对于状态改变的创伤患者（例如，意识改变，当前气管插管伴或不伴镇静），初始评估应选择颈椎 CT。

如果结果为阴性，则有三个选择：①排除颈椎损伤；②进行 MRI 以排除韧带损伤；③让患者继续佩戴颈圈，直到进行临床复查。关于哪一项为最佳方法，文献尚不明确，并且实际处理方法差异很大。反对 MRI 的主要理由是该检查的成本

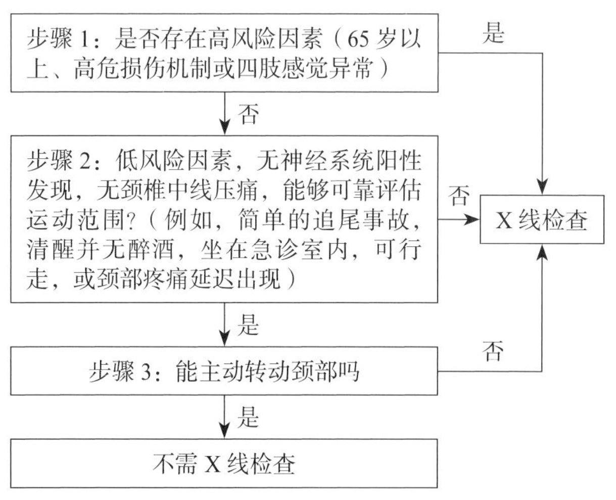

▲ **图 13–4　颈椎损伤评估的流程示例**

较高，而文献中CT阴性的不稳定颈椎损伤的发生率非常低（低于1%）。支持MRI的主要论点是，罕见的不稳定颈椎损伤的患者可能会因摘除颈圈而导致严重后果，包括瘫痪。

3. 颈椎损伤的处理 因为大多数颈椎损伤都伴有其他损伤，因此对于任何患有颈椎损伤的患者的初始处置为评估ABC，随后处理四肢和威胁生命的损伤。

(1) 气道和呼吸：当患者出现颈部软组织肿胀导致气道受损或膈肌麻痹时，可能需要进行确定性气道建立。在这些患者中，最佳的确定性气道建立方法是采用同轴颈椎固定、快速序贯诱导麻醉和经口气管插管。需要牢记的是，大多数呼吸辅助肌肉受胸部的运动神经元支配，膈肌受$C_{3\sim5}$的神经支配。因此，继发于颈椎损伤的通气障碍患者通常不会表现出任何呼吸窘迫的外部迹象。检测通气不足最可靠的方法是测量血气中$PaCO_2$。如果可能，最好在插管前进行彻底的运动感觉检查。神经功能缺损的评估可以根据体格检查和骨折或脱位的影像学证据来确定。$C_{1\sim7}$，神经根在椎体水平以上发出；C_8及以下，神经根在椎体以下发出。

(2) 循环：对于脊髓损伤的患者，应维持平均动脉压在85～90mmHg，以最大限度地保证脊髓灌注。如有需要，孤立性脊髓损伤的患者可能会受益于在液体复苏后启用血管升压药物，如多巴胺、去氧肾上腺素或去甲肾上腺素。神经源性休克相关的心动过缓可以使用阿托品或心脏起搏。

(3) 皮质类固醇：过去，皮质类固醇是脊髓损伤患者早期治疗的主要手段；然而，最近的研究显示，其具有很高的风险，包括增加脓毒症的发生率，并且没有临床益处。基于这些已发表的证据，不鼓励使用皮质类固醇治疗。

4. 上肢损伤的处理 上肢损伤常见于急诊。在急诊室不恰当的诊断和治疗可能导致慢性疼痛，并影响患者的生活和工作。上肢的骨损伤可以根据骨骼、位置（即近端、中段或远端）、关节受累与否、角度、破碎程度、骨折是开放性还是闭合性进行分类。

(1) 前臂骨折：前臂的旋转对手部功能和日常生活运动至关重要。通常，桡骨围绕固定的尺骨旋转，这两根骨骼的旋转能力取决于骨骼的形状和它们的相对位置。患者的初始评估需要仔细确定四肢的神经血管状态，随后进行X线检查。仅涉及两根骨中的一根的损伤通常是稳定的，可以通过闭合复位和夹板固定来治疗，通常需要进行序贯镇静或超声引导下局部神经阻滞。大多数同时累及尺骨和桡骨的位移性骨折被认为是不稳定的骨折，不易于闭合固定；因此，许多此类骨折通常在暂时复位和夹板固定后进行开放复位和内固定治疗。

(2) 桡骨远端骨折：最常见的机制是平地摔倒时手臂在伸直状态下着地。Colles骨折是指桡骨远端干骺部骨折，伴有远端碎片的背侧位移；这是最常见的桡骨远端骨折。成人的治疗目标是恢复骨骼的对合并避免桡骨缩短。一般来说，大多数桡骨远端骨折可以在急诊进行闭合复位和夹板固定，并由骨科医生进行门诊随诊。

(3) 腕骨骨折：手部有八块腕骨。一般来说，腕骨的血液供应有限，容易发生缺血性坏死，尤其是舟骨。腕骨骨折和脱位很难通过X线片观察到。因此，有时会使用CT和MRI来确定损伤的位置和程度。许多位移性骨折在急诊室进行初步夹板固定及手外科医生会诊后，最终会进行手术复位和固定治疗。

(4) 掌骨和指骨骨折：这些骨折有时会被忽视，特别是在多系统损伤的患者中。未能识别和治疗这些损伤可能导致潜在的指骨错位、疼痛和功能丧失。这类骨折多在局部麻醉和夹板固定下进行闭合复位。

关联病例

见病例25。

三、测试问题与解析

（一）问题

1. 一名25岁男性未系安全带状态下发生一起摩托车碰撞事故，当时车速约96km/h。他戴着头盔，并在现场被予以气管插管保护气道。急诊发现其有硬膜外血肿。神经外科准备将患者送往手术室。他的颈椎 CT 结果为阴性。以下哪种方式是管理其颈椎的最佳方式？

A. 实施颈椎保护措施，并在其意识状态改善后进行再次检查

B. 在进入手术室前进行颈椎 MRI

C. 停止使用镇静药，通过检查颈椎是否有压痛临床排除颈椎病变。如果没有压痛，要求他转动头部

D. 在进入手术室前进行屈曲 / 伸展位 X 线检查，如果结果为阴性，则排除颈椎损伤

E. 由于颈椎 CT 检查结果为阴性，取下颈圈

2. 一名 25 岁身体健康的男性系着安全带驾车过程中，被后方行驶的一辆车以 32km/h 的速度撞停。患者入院时，血流动力学稳定，没有醉酒，GCS15 分，否认颈部疼痛。以下哪种方法最适合排除他的颈椎损伤？

A. NEXUS 标准

B. 加拿大颈椎规则（CCR）

C. 颈椎 CT

D. 颈椎 X 线三位成像

E. 颈椎 MRI 检查

3. 一名 22 岁男性从 6m 高的梯子上坠落，出现 C_5 椎体骨折和 $C_{5\sim6}$ 半脱位。体格检查显示 C_4 水平以下运动和感觉消失，心率 45 次 / 分，血压 100/60mmHg，GCS 评分 8 分。以下哪一项是最合适的下一步处理措施？

A. 使用去甲肾上腺素以维持平均动脉压大于 85～90mmHg

B. 外科气道

C. 快速序贯诱导麻醉下经口气管插管

D. 盲插经鼻气管插管

E. 静脉注射 1mg 阿托品

4. 一名 20 岁身体健康的男性与人争吵时背部被刺伤，刀伤位于中线左侧。以下哪一项最符合 Brown-Séquard 综合征？

A. 四肢的所有运动和感觉功能均缺失

B. 上肢比下肢的肌力更弱

C. 同侧运动麻痹、振动感和本体感觉丧失，对侧痛觉和温度觉丧失

D. 运动和感觉功能完好的 $C_{5\sim6}$ 骨折

（二）答案与解析

1. 选项 A，实施颈椎保护措施，并在其意识状态改善后进行再次检查。鉴于患者的受伤机制、意识障碍和干扰性损伤，即使 CT 成像为阴性（选项 E），也不能排除患者的颈椎问题。在进行手术治疗之前将患者送去进行其他检查，如 MRI（选项 B）或屈曲 / 伸展 X 线（选项 D），会延迟硬膜外血肿的手术干预；延迟手术治疗会导致永久性脊髓损伤。移动患者头部以检查脊柱（选项 C）可能会加重硬膜外血肿，这是不恰当的。

2. 选项 B，CCR。CCR 是为了在低风险事故后对无症状患者排除颈椎损伤而发明的一种方法。与 NEXUS 标准（选项 A）相比，CCR 在排除颈椎损伤方面特异度和灵敏度更高。对于没有症状的清醒患者，不需要影像学检查（选项 C 至选项 E）。

3. 选项 C，快速序贯诱导麻醉下经口气管插管。该患者具有高位脊髓损伤后的神经源性休克迹象。首先要关注的是他的气道和通气。气道似乎是通畅的，但他需要一个确定性的气道以维持最佳通气。快速序贯诱导麻醉下经口气管插管及同轴颈椎固定，是这个患者最佳的气道保护策略。除非上气道水肿或外伤阻碍经口气管插管，否则不需要外科气道（选项 B），如环甲膜切开术。对于有潜在脊髓损伤的患者，盲插经鼻气管插管（选项 D）不是最佳选择。维持足够的脉搏和血压以保持脊髓灌注是重要的（选项 A 和选项 E），但这些步骤应该推迟，直到建立安全的气道。

4. 选项 C，同侧运动麻痹、振动感和本体感觉丧失，对侧痛觉和温度觉丧失。Brown-Séquard 综合征是由脊髓后部损伤引起的，其特征是同侧麻痹和振动感、本体感觉丧失，以及对侧痛觉和温度觉丧失。四肢的所有运动和感觉功能均缺失（选项 A）是由完全的脊髓损伤引起的，如在 C_5 水平。上肢比下肢的肌力更弱（选项 B）与中央脊髓综合征一致。运动和感觉功能完好的 $C_{5\sim6}$ 骨折（选项 D）可发生在脊髓未受到破坏或损伤的情况下。

临床精粹

- 任何患有颈椎损伤的患者的初始管理是处理ABC。
- 有症状的患者最初需要用CT进行评估；CT检查结果为阴性的有症状患者，如怀疑有韧带损伤，需要用颈椎MRI进行进一步评估。
- 加拿大颈椎规则是一个有效的评估系统，用于临床上排除无症状患者的颈椎损伤。
- 钝性外伤后，1%～3%的受害者会发生颈椎损伤。
- 对所有受伤的肢体都应进行全面的神经血管检查。

参考文献

[1] Bush L, Brookshire R, Roche B, et al. Evaluation of cervical spine clearance by computed tomographic scan alone in intoxicated patients with blunt trauma. *JAMA Surg*. 2016;151:807–813.

[2] Chow YC, Lee SW. Elbow and forearm injuries. In: *Tintinalli's Emergency Medicine: A Comprehensive Study Guide*. 9th ed. New York, NY: McGraw-Hill; 2019:1809–1820.

[3] Como JJ, Diaz JJ, Dunham CM, et al. Practice management guidelines for identification of cervical spine injuries following trauma: update from the eastern association for the surgery of trauma practice management guidelines committee. *J Trauma*. 2009;67(3):651–659.

[4] Go S. Spine trauma. In: *Tintinalli's Emergency Medicine: A Comprehensive Study Guide*. 9th ed. New York, NY: McGraw-Hill; 2019:1696–1713.

[5] Long B, Koyfman A. Injuries to the hands and digits. In: *Tintinalli's Emergency Medicine: A Comprehensive Study Guide*. 9th ed. New York, NY: McGraw-Hill; 2019:1782–1794.

[6] Maung AA, Johnson DC, Barre K, et al. Cervical spine MRI in patients with negative CT: a prospective, multicenter study of the Research Consortium of New England Centers for Trauma (ReCONECT). *J Trauma Acute Care Surg*. 2017;82:263–269.

病例45 儿科创伤/非意外创伤

严 颜 译 解鑫宇 杜贤进 温 伟 校

深夜两点，一位母亲带着她2岁的儿子来到急诊室。据母亲称，患者在当晚玩耍时从双层床的上层摔下来了。检查时，孩子昏昏欲睡。脉搏110次/分，血压100/85mmHg，呼吸28次/分，格拉斯哥昏迷量表评分为11分（睁眼反应2分，语言反应5分，运动反应4分）。左额头皮软组织有擦伤，左眼眶区有瘀伤。他的双肺叩诊清音，双侧呼吸音正常。腹部略膨隆且均匀压痛。左大腿明显肿胀且压痛。他的四肢有花斑且冰凉。

➢ 该患者的临床表现最可能的诊断是什么？

➢ 对该患者的下一步处理是什么？

一、病例45的答案：儿科创伤

（一）病例总结：3岁男童

- 在跌倒数小时后出现嗜睡和外伤的外部症状。
- 头皮挫伤。
- 腹部和左大腿受伤。
- 皮肤花斑和冰凉。
- 中度的脑损伤，GCS评分为11分。

1. 最可能的诊断 多发伤，可能继发于非意外创伤。

2. 下一步管理方案 儿科创伤复苏和评估，包括静脉输液、彻底的体格检查、头部和腹部/盆腔CT、左股骨X线检查，并通过识别和报告潜在的非意外性创伤来保护儿童，并将其送往医院。

（二）病例分析

1. 目的

(1) 描述处于休克状态的多处严重受伤的儿科患者的评估和管理（EPA1，EPA2，EPA3，EPA7，EPA10）。

(2) 识别儿童中的非意外伤害的迹象，并熟悉适当的应对措施（EPA7，EPA9，EPA10，EPA13）。

2. 思考　该患者表现应该引起多方面的关注。首先要处理他的病情，病例描述中呈现的生命体征处于该年龄段儿童的正常范围内（表 13–2）。尽管如此，他大面积的伤痕加上皮肤花斑和肢端冰凉的表现表明这个孩子可能处于出血性休克状态。儿童由于具有良好的低血容量补偿能力，可以在较长的一段时间内维持正常的生命体征。然而，当代偿达到极限时，他的情况可能会迅速恶化。

神经状态也必须受到持续关注。儿童 GCS 评分用于 2 岁以下的儿童，而 2 岁以上的儿童适用成人评分。由于这个孩子是 3 岁，应该使用成人评分。该患者的得分是：睁眼 2 分（范围 1～4 分），意味着对疼痛刺激能睁眼，但不会按照命令或自发睁眼；语言反应 5 分（1～5 分），正常；运动反应 4 分（1～6 分），意味着他通过屈曲肢体来躲避疼痛。得分 13～15 分被认为是轻度脑损伤，9～12 分是中度损伤，8 分或更少是严重脑损伤。对于这个患者来说，头部 CT 至关重要。

这个孩子的第二大问题是他的临床表现表明可能存在非意外性创伤。引起这些担忧的因素包括说话吞吞吐吐、受伤的程度似乎与报告的创伤原因不一致、儿童的年龄，以及无人目击的伤害报告。美国所有 50 个州都有要求医师强制报告儿童虐待的法律。无论治疗方案如何，这个孩子都应该被置于受保护的环境中（即入院），并应该提交一份涉嫌虐待的报告。然而，治疗医生的怀疑或情绪都不应该延误孩子的医疗与护理，这是医生的首要责任。以客观的方式准确和完整地评估和记录发现的事实是重要的步骤。在创伤评估过程中与家庭成员发生冲突不会有成效，并可能妨碍对患者的治疗。

二、儿科创伤 / 非意外创伤的诊治

（一）儿科创伤的临床处理

1. 初步处理　对于受伤机制不明或可能导致多系统受伤的儿童，全面和快速的处理方式至关重要。包括对所有潜在受伤的快速检查，考虑是否需要插管，给予静脉输液，以及防止热量散失。根据需要，可以进行头部和腹部 / 盆腔 CT 以进一步评估，并根据情况为患者进行手术准备。此外，考虑到儿童的独特需求，如果医生的所在地没有能够治疗多发伤的设施，则尽早转移到具备这种能力设施的医院是重要的。

2. 优先顺序　在处理受伤儿童的初始管理中应遵循 ATLS 和高级儿科生命支持（Advanced Pediatric Life Support，APLS）指南中的要求。强调要采取全面和高效的方法，重点关注最具威胁生命的问题是至关重要的（表 13–3）。

3. 气道和呼吸　与成人相比，钝性多系统创伤患儿的头部受伤概率更高。通过评估患者的气道、氧饱和度和通气情况来监测呼吸暂停、通气不足和缺氧是至关重要的。由于儿童的枕骨相对突出，因此躺在床上时，让儿童的头部保持嗅觉姿势（颈部轻微弯曲）的垫子或脊柱板非常重要。此外，儿童的舌头相对较大，气道呈漏斗状，会厌较长、较软，这些都会增加插管的难度。如果存在任何气道损害或神经系统状态导致可能发生气道崩溃的风险，如格拉斯哥昏迷量表评分低于 9 分（表 13–4），就应积极考虑气管插管。如果气道未受损且 GCS 评分足够高，可以考虑选择性气管插管，以防未来病情恶化。

4. 循环　接下来应考虑血液循环和神经系统状况。约 90% 的钝性创伤儿科患者无须手术干预即可成功救治。然而，休克的最初征兆，包括心

表 13–2　不同年龄组的正常生命体征

年龄（岁）	心率（次 / 分）	血压（mmHg）	呼吸频率（次 / 分）
0—1	120（100～150）	80/40（70～100）/（30～50）	40（25～40）
1—5	100（80～140）	100/60（80～110）/（40～60）	30（22～40）
5—10	80（70～120）	105/70（85～110）/（50～70）	20（15～30）

动过速、皮肤变化和嗜睡，可能要等到患儿血容量丢失 30% 后才会出现（表 13–5）。应注意维持生命体征稳定所需的液体或血液量，因为大量失血的患儿更有可能需要手术治疗。应开放使用大口径静脉输液通路，并给予输入 20ml/kg 的加温晶体液。如果需要额外输液，应考虑输入浓缩红细胞（10ml/kg）。应使用床旁超声（如果情况不稳定）或 CT（如果情况稳定）对腹部进行评估，以确定受伤程度。如果在影像学检查过程中生命体征恶化，则应放弃成像，并进行开腹手术以控制出血。

表 13–3　受伤儿童的初始管理

主要评估（ABCDE）

- 建立可靠的气道
- 通气
- 建立大口径静脉通路
- 循环支持
- 快速评估神经系统状态

次要评估

- 诊断性检查
- 确定外科优先事项
- 颅内损伤
- 胸部和腹部损伤
- 外周血管损伤
- 骨折

引自 O'Neill JA. Principles of Pediatric Surgery. St Louis, MO: Mosby; 2003:783.

（二）非意外性创伤的临床处理

1. 流行病学　在所有 5 岁以下儿童的外伤病例中，非意外伤害约占 10%。虽然这个比例可能令人震惊，但也表明大多数儿童创伤实际上还是由意外造成的。在急诊科，我们能经常见到身体虐待的病例，忽视实际上是最常见的虐待形式。由于营养不良、在无人看护的情况下受伤或儿童之间的虐待，忽视仍然可能需要紧急护理。虐待儿童最常见的施暴者是儿童的照护者。在提供医疗护理时，保持冷静和不偏不倚的态度非常重要，临床医生还必须考虑孩子的安全，以及出院回家是否是一个安全的选择。

表 13–4　儿童格拉斯哥昏迷量表评分

评　分	睁　眼	语言反应	运动反应
6			可按指令吩咐动作
5		微笑，声音定位，注视物体，互动	对疼痛刺激定位反应
4	自动睁眼	哭闹，但可安慰	对疼痛刺激肢体屈曲反应
3	呼唤睁眼	持续哭闹	对疼痛刺激肢体异常屈曲
2	疼痛刺激睁眼	烦躁，不安	对疼痛刺激肢体异常伸展
1	无睁眼	无语言反应	对疼痛刺激无反应

表 13–5　儿科患者对失血的全身反应

系　统	血容量损失＜30%	血容量损失 30% ～ 45%	血容量损失＞45%
循环	脉搏细弱，心率加快	心率加快	低血压，心动过速至心动过缓
神经	焦虑，烦躁，困惑	意识水平改变，对疼痛的反应迟钝	昏迷
皮肤	发冷，湿润	发绀，毛细血管再充盈减少，四肢冰冷	苍白，冰冷
肾脏	尿量轻微减少，尿比重增加	少尿	无尿

引自 American College of Surgeons. Advanced Trauma Life Support Program for Doctors: ATLS. Chicago, IL: American College of Surgeons; 1997:297.

2. 识别非意外创伤　经历过非意外创伤的儿童在情感和医疗方面都会给医务工作者带来挑战。在初次就诊时，可能无法获得准确的病史，甚至隐瞒病史。对任何受伤的儿童保持高度怀疑是非常重要的；要报告虐待儿童病例，临床医生首先必须要识别它。有研究表明，在 44% 的致命或接近致命的病例中，瘀伤作为身体虐待的征象被遗漏了。识别虐待儿童行为的微妙之处，以及害怕对看似善意的看护者提出错误指控，都会使这一问题变得棘手。

3. 临床表现　从病史、体格检查和表现形式等几个关键方面可提醒医生创伤的发生有非意外的可能。表 13–6 列出了应让医生考虑有虐待可能的特征。皮肤和软组织损伤是虐待儿童病例中最常见的损伤，其次是骨折，通常是多发性或重复性骨折。第三常见的是头部伤害，死亡率也最高。

表 13–6　提示身体虐待的征象

临床表现	• 年龄小于 3 岁（沟通能力有限） • 受伤与就诊之间存在显著时间延迟 • 存在风险因素 • 慢性疾病 • 早产 • 先天性缺陷 • 智力发育延迟
病　史	• 无人目击到的受伤 • 受伤与病史不符或比病史更严重 • 回答含糊其辞 • 报告的自伤与儿童发展阶段不一致
体格检查	• 多处受伤 • 既往受伤和骨折的迹象 • 不同愈合阶段的损伤 • 受伤的表现 • 明显的臀部烫伤 • 视网膜出血 • 多处瘀伤 • 手印或鞭痕 • 香烟烫伤

(1) 询问患者：如果患儿的病情稳定，年龄也足够大，可以与医务人员进行沟通，那么在部分问诊过程中请看护人离开是合适的。这样，患儿就有机会在没有潜在施虐者在场的情况下畅所欲言。然而，医务人员应牢记，遭受虐待的儿童可能不愿意透露自己的遭遇，或者过于痛苦而无法进行连贯的交流。儿童的身心健康是最重要的，与儿童的任何问诊交流都应以谨慎的方式进行。如果无法从儿童口中证实虐待行为，也不妨碍医务人员向儿童保护服务机构（Child Protective Services，CPS）报告虐待嫌疑。

(2) 瘀伤：在评估儿童瘀伤时，使用 TEN-4 FACES 规则可能会有所帮助。TEN-4 强调了对于 4 月龄—4 岁儿童，涉及躯干、耳朵和颈部的瘀伤应该引起对非意外性伤害的怀疑。请注意，4 月龄以下的婴儿任何瘀伤都是异常的，因为“不会爬行的孩子不会有瘀伤”。FACES 特别强调了舌系带、下颌角 / 耳郭、脸颊、眼睑和巩膜等这些部位的瘀伤要高度引起关注。该规则对于非意外性瘀伤的灵敏度为 97%，特异度为 84%。

4. 报告虐待儿童

(1) 法律要求：目前，关于报告儿童虐待的法律要求并没有联邦标准。然而，所有州都有强制性报告疑似儿童虐待的立法，包括医疗工作者、学校人员、社会工作者和执法人员。很少有州承认医患沟通特权可以不受这些报告要求的约束。大多数州对明知故犯或故意不报告虐待行为的个人处以罚款或监禁。当然，一些州也对虚假报告虐待儿童的行为实施处罚。当在儿童创伤病例中怀疑存在故意伤害时，应在处理完儿童的医疗状况后通知相关的儿童保护机构。

(2) 调查过程：在调查过程中，医务人员往往有责任为儿童提供一个高度可见的受保护环境（例如，将儿童收治入院）。在涉嫌非意外性创伤的病例中，保证客观并进行全面的记录非常重要，因为这可能影响到孩子未来的安置。特别重要的信息包括对所报告的受伤机制详细的描述、受伤发生时间及就诊延迟的情况、是否有目击者存在、矛盾和不一致之处。应记录完整的身体检查，并包括所有瘀伤的照片或图示，记录每处瘀伤的颜色，完整的神经系统检查和生殖器检查。对于怀疑存在非意外性创伤的 1 岁以下儿童，应由儿童眼科医生进行视网膜出血的眼部检查，因为这是颅脑外伤的常见体征。应对所有四肢进行影像学评估，以寻找以前受伤迹象（表 13–7）。应参考以前入院情况（包括其他医院）的任何报告。

表 13–7　儿童受虐待的肌肉骨骼表现

- 跌倒导致的螺旋形长骨骨折
- 无外伤史的骨膜下钙化
- 处于不同愈合阶段的身体不同部位的多处骨折
- 桶柄骨折或者由拉扯或摇晃引起的骨骺 – 干骺端分离和碎裂
- 与慢性硬膜下血肿相关的不明原因颅骨骨折

关联病例

见病例 1、病例 2、病例 33、病例 38、病例 53。

三、测试问题与解析

（一）问题

1. 一名 3 岁男孩被送进急诊科，身上有多处瘀伤、擦伤，腹侧还有几道深深的撕裂伤。他的父母说他是从床上摔下来的。以下哪一项是下一步最重要的？

A. 将这些伤害报告给儿童保护服务机构

B. 坚定但不带评判地与父母对质，指出父母所讲与伤害之间的差异

C. 拍摄准确的伤痕照片，并将其密封在证据信封中

D. 评估他的呼吸道、呼吸、循环和残疾情况

E. 在大楼出口处派驻安保人员，防止家长离开

2. 一名 11 月龄婴儿因从楼梯上滚下来被送进急诊室，当时他还被绑在婴儿汽车座椅上。哭闹，但母亲可以安慰他。心率 116 次 / 分，安静时血压 80/40mmHg。体格检查仅发现膝盖有轻微瘀伤。腹部无触痛。下一步最好采取以下哪种措施？

A. 腹部 CT，以评估是否有腹腔内出血

B. 拍胸部 X 线片，以评估是否有胸膜出血

C. 继续观察和安抚

D. 静脉注射生理盐水，速度为 10ml/kg

E. 静脉注射并输注 10ml/kg 的 PRBC

3. 一名 3 月龄婴儿因发热和鼻塞被送进急诊室。心率 144 次 / 分，呼吸 44 次 / 分，血氧饱和度为 96%。经检查，她有轻微呼吸困难，左脸和腹部各有一小块瘀伤。在询问母亲瘀伤的原因时，她表示自己也不知道这些瘀伤是怎么来的，但可能是她 3 岁的哥哥姐姐把玩具掉在她身上了。在让患者出院回家之前，以下哪一项工作很重要？

A. 向当地 CPS 报告可能的虐待儿童事件

B. 在病历中清楚地记录瘀伤情况，并建议在 48h 内与主治医生联系进行复诊，以便重新评估

C. 与兄弟姐妹进行法律询问，以确定瘀伤的原因

D. 检查全血细胞计数，评估血小板减少症是否是导致瘀伤的潜在原因

E. 让孩子出院回家，因为瘀伤总数少于 4 处就不需要太担心

（二）答案与解析

1. 选项 D，评估他的呼吸道、呼吸、循环和残疾情况。首要任务是患者的医疗救治；评估应从 ABCD 开始。在这种情况下，可能需要通知儿童保护中心（选项 A），并且需要及时记录受伤情况（选项 C）。然而，当务之急是解决孩子的医疗紧急问题。一般来说，不应该与家长对质（选项 B），而应该不带偏见地询问他们所述情况。派保安人员阻止父母离开（选项 E）意味着判断。相反，临床医生应与家长建立融洽的关系，让他们讲述自己的故事，而不是建立敌对关系。

2. 选项 C，继续观察和安抚。儿童的正常心率和血压与成人有很大不同。该患儿的心率和血压值正常，因此目前不需要采取更紧急的措施。鉴于病史和体格检查结果总体令人放心，观察是合理的。腹部 CT（选项 A）和胸部 X 线（选项 B）适用于更严重的外伤或有明显的受伤证据者。如果出现失血性休克，则应建立静脉通道并输入生理盐水（选项 D）或 PRBC（选项 E）。

3. 选项 A，向当地 CPS 报告可能的虐待儿童事件。作为法定报告人，医生必须在任何时候向儿童保护中心报告可能的虐待儿童事件。4 月龄以下儿童（或不爱活动的儿童）的任何瘀伤都会引起非意外原因的担忧，而躯干和脸颊的瘀伤则更加令人担忧。非意外创伤不需要明确诊断；如果有怀疑，必须提交报告。面对急性损伤和虐待嫌疑，建议 48h 后复诊重新评估（选项 B）或出院回家而不进行复诊（选项 E）都有潜在的危险。对其兄弟姐妹进行法律询问（选项 C）应由经过培训的执法人员进行，临床询问是适当的。血小板减少症（选项 D）会导致持续出血或瘀斑，但不会导致瘀伤；瘀伤是由继发性止血问题（如血友病）引起的。

临床精粹

- 评估儿科创伤患者的首要任务是评估 ABCD。
- 在儿科患者中，休克的初期迹象，包括心率增快、皮肤变化和嗜睡，可能要到失血量达到儿童血容量的 30% 时才出现。
- 儿童的正常生命体征与成人不同。
- 非意外创伤中最危及生命的损伤是头部损伤。
- 任何 4 月龄以下婴幼儿的瘀伤都是异常的，因为“不会爬行的孩子不会出现瘀伤”。
- 患有多系统钝挫伤的儿童比成人更容易出现头部损伤。
- 非意外伤害约占 5 岁以下儿童所有外伤病例的 10%。
- 瘀伤被认为是身体虐待的征象，但在 44% 的致命或接近致命的创伤病例中被忽略掉了。

参考文献

[1] American College of Surgeons Committee on Trauma. *ATLS Advanced Trauma Life Support, 10th Edition: Student Course Manual*. Chicago, IL: American College of Surgeons; 2018.

[2] Committee on Pediatric Emergency Medicine Council on Injury, Violence, and Poison Injury, Section on Critical Care, Section on Orthopedics, Section on Surgery, Section on Transport Medicine, Pediatric Trauma Society, and Society of Trauma Nurses Pediatric Committee. Management of pediatric trauma. *Pediatrics*. 2016;138:1516–1569.

[3] Cooper A. Early assessment and management of trauma. In: Whitefield Holcomb G III, Murphy JP, Ostlie DJ, eds. *Ashcraft's Pediatric Surgery*. 5th ed. Philadelphia, PA: Saunders Elsevier; 2010:167–181.

[4] National Children's Alliance. National child abuse statistics from NCA. September 21, 2021. Retrieved February 4, 2022. https://www.nationalchildrensalliance.org/media-room/nationalstatistics-on-child-abuse/.

[5] Pierce MC, Kaczor K, Aldreidge S, et al. Bruising characteristics discriminating physical child abuse from accidental trauma. *Pediatrics*. 2010;25(1):67–74.

[6] Pierce MC, Magana JN, Kaczor K, et al. The prevalence of bruising among infants in pediatric emergency departments. *Ann Emerg Med*. 2016;67(1):1–8.

第14章 伤口相关急症

Wounds

病例46 面部撕裂伤

严 颜 译 解鑫宇 杜贤进 王旭涛 校

一名32岁男性因机动车事故被送往急诊室。他以56.32km/h的速度驾驶汽车时，由于汽车失控，他被甩到汽车挡风玻璃上，面部和前额受到撞击。无意识丧失，血压125/79mmHg，心率92次/分，呼吸16次/分，血氧饱和度为99%。经检查，他的右侧面部有一长7cm的撕裂伤口，从右耳一直延伸到嘴唇下方。神志清醒，检查时没有发现局灶性神经功能缺损，当他做微笑表情时右侧唇角下垂。

➢该患者最可能的诊断是什么？

➢最合适的治疗方法是什么？

一、病例46的答案：面部撕裂伤

（一）病例总结：32岁男性

• 涉及一起机动车碰撞事故。

• 除右侧脸部有一道长7cm的撕裂伤口外，没有其他受伤痕迹，伤口从右耳穿过脸颊，最后延伸到右嘴唇下方。

• 除右侧面部无法做微笑表情外，神经系统检查正常。

1. 最有可能的诊断 右侧面神经损伤。

2. 最合适的治疗方法 右侧面神经的显微外科修复及皮肤撕裂伤缝合。

（二）病例分析

1. 目的

(1) 了解面部撕裂伤可能损伤的关键解剖结构（EPA1，EPA7）。

(2) 了解创伤患者接种破伤风疫苗的必要性（EPA4）。

(3) 了解面部撕裂伤修复的基本原则（EPA12）。

2. 思考 该患者在发生一起机动车碰撞事故后，右脸颊被撕裂。创伤管理的主要内容包括ABC管理。初步检查完成后，医生会进行二次检查，包括从头到脚的体格检查，评估是否有危及生命的损伤。头部、面部或颈部的任何外伤都应关注颈椎是否损伤。如果怀疑有颈椎损伤，应为患者佩戴硬质颈托，直到可以进行适当的影像学检查或完成适当的临床评估。面部创伤通常会导致眼眶和下颌骨骨性损伤。第Ⅴ和Ⅶ的脑神经（cranial nerves，CN）损伤也很常见。其中面神经（CNⅦ）从茎乳孔穿出，分为运动分支和感觉分支，分布到颞部、颧部、颊部和下颌区。颊支的撕裂伤与腮腺导管的损伤有关。识别面神经损伤至关重要，因为延误诊断会导致不良后果。显微外科治疗有相当好的效果。修复损伤后，如果患者在过去5年内没有接种过破伤风疫苗，则需要接种。

二、面部撕裂伤的诊治

（一）定义

1. 耳郭血肿 由于创伤导致耳郭软骨膜和软骨连续性中断而造成耳郭内血液积聚。如果不及时治疗，会演变成纤维性肿块，使患侧的耳朵呈花椰菜状外观。

2. 面部创伤 任何继发于外力、烧伤或异物对以下结构软组织或深部组织的损伤，包括头皮、前额、鼻子、眼睛、嘴唇、脸颊、舌头、口腔和下颌。

3. 鞍鼻畸形　鼻中隔软骨坏死破裂引起的继发性鼻损伤。它是由鼻部外伤导致鼻中隔血肿引起。如果血肿不及时处理，会使鼻中隔软骨与软骨膜分离，从而失去养分供应。

4. 破伤风　由破伤风梭菌引起的一种经常致命的感染，通常通过刺伤、割伤或开放性伤口进入体内。

5. 唇红缘　唇部与面部皮肤的交界处。该区域的损伤如果没有得到正确修复，会导致严重的外观缺陷。

（二）临床路径

伤口护理的基本方法包括评估有无其他损伤，确定伤口深度，伤口冲洗，相关神经血管检查，以及决定是否应该进行初步缝合（即如果可能发生感染，如污染或延迟就诊，则保持开放）。缝合线保留时间的长短和缝合线的类型取决于伤口在身体的具体位置（表 14-1）。为减少瘢痕，面部的缝合线应距伤口边缘 1～2mm，间距 3mm。修复面部撕裂伤最重要的是考虑外观。此外，还应评估患者是否需要接种破伤风疫苗。

表 14-1　缝合和相应的解剖区域

解剖区域	缝线类型	拆线时间（天）
眼睑	6-0 至 7-0	3～5
鼻子	4-0 至 6-0	3～5
嘴唇	6-0	5
脸颊	6-0	5
头皮	3-0 至 5-0	7～10
前额	6-0	5
口腔	3-0 至 5-0 可吸收缝线	不拆除，5～14 天内吸收

1. 冲洗　决定缝合后，需要按步骤进行准备工作。首先必须冲洗所有伤口，检查是否有异物和组织碎片。适当的冲洗可以大大降低伤口感染的风险。高压、大流量冲洗仍是减少或消除伤口颗粒物和细菌负荷的最好方法。通常使用 35～60ml 注射器和 16～19G 导管，通过手持器械以相对恒定的压力进行灌洗。这样产生的压力为 34.47～55.16kPa，足以冲洗伤口。无菌生理盐水是最常用的冲洗剂。另一种提供高压冲洗的合理方法是使用无菌的生理盐水袋。用酒精棉签清洁袋子外部，然后用 18G 皮下注射针在袋子一角打 3～5 个孔。挤压袋子会产生一种适合冲洗和清创伤口的加压盐水。应避免使用聚维酮碘、过氧化氢和洗涤剂，因为它们对组织有毒性作用。

2. 麻醉　一旦完成冲洗并检查了伤口，就应该进行麻醉。冲洗完成后再进行延迟麻醉，是为了让患者感觉到冲洗过程体内残留异物的移位。然而，患者对疼痛的耐受力和受损组织的敏感程度应作为决定的依据。局麻药分为酰胺类和酯类两大类（表 14-2）。虽然很少见，但有些患者会对麻醉药过敏。不过，如果患者对其中一类过敏，另一类几乎是可以安全使用的。一般认为过敏的成分是麻醉药中的防腐剂，而不是麻醉药本身。局部麻醉可以通过多种方式实现，包括直接向伤口注射、局部浸润和神经阻滞。

(1) 局部浸润：最常见的麻醉方法是局部浸润。有几种技术可以减轻在注射过程中的疼痛，包括使用较小号的针头，以缓慢的速度注射，浸润伤口边缘而不是周围皮肤，以 1∶10 的稀释比例在麻醉药溶液中加入碳酸氢钠，并加温溶液。

适用于儿童的首选局部麻醉药。

- LET（利多卡因，4%；肾上腺素，0.1%；丁卡因，0.5%）常用于面部和头皮，通常比 TAC（丁卡因，0.25%～0.5%；肾上腺素，0.025%～0.05%；可卡因，4%～11%）更安全。
- EMLA（局麻药的共晶混合物）由利多卡因和丙胺卡因组成，也是常用的局麻药。

(2) 注射前抽吸：当对受损组织进行局麻药浸润或实施神经节阻滞时，必须在注射前进行抽吸，以避免血管内注射。将麻醉药直接注入血管或超过麻醉药的最大剂量会导致局麻药全身中毒（local anesthetic systemic toxicity，LAST）。这些

表 14–2 常用的局部麻醉药

类 别	名 称	起效时间	持续时间（h）	最大剂量（mg/kg）
酰胺类	布比卡因 （含肾上腺素）	缓慢	4～5 7～8	2 3
	罗哌卡因 （含肾上腺素）	中等	3～4 6～7	3 3
	甲哌卡因 （含肾上腺素）	快速	2～3 5～6	5 7
	利多卡因 （含肾上腺素）	快速	1～2 2～4	5 7
酯类	普鲁卡因 （含肾上腺素）	缓慢	0.5～1 1～1.5	8 10
	丁卡因 （含肾上腺素）	缓慢	3～4 9～10	1.5 2.5
	丙胺卡因 （含肾上腺素）	中等	0.5～1 5～6	5 7.5
	氯普鲁卡因 （含肾上腺素）	快速	0.5～1 1～1.5	10 15

影响主要通过抑制 N- 甲基天冬氨酸（N-methyl-D aspartate，NMDA）合成和阻断烟碱乙酰胆碱受体来介导；因此，超治疗剂量可导致心血管和中枢神经系统受到影响。一般来说，药效更强的局麻药（主要是布比卡因）更有可能早期引起心脏不良事件，包括心率和血压增快或减慢、室性心律失常和心搏骤停。静脉注射脂肪乳剂（intravenous lipid emulsion，ILE）可逆转 LAST。在使用较大剂量或强效麻醉药时，应在床边准备好脂肪乳剂。

(3) 肾上腺素：许多麻醉药溶液中都添加了肾上腺素。这可以使局部血管收缩减少全身吸收，从而增强止血效果并延长麻醉药的作用时间。这样还可以通过降低全身中毒风险来增加麻醉药的最大容许剂量。尽管存在争议，但建议避免将含有肾上腺素的溶液注射到手指、鼻尖、耳朵和阴茎等部位，因为这有导致坏死的风险。在皮瓣修复的情况下，也建议避免注射肾上腺素，因为这可能会导致皮瓣坏死和愈合不良。一旦伤口冲洗、探查和麻醉后，就可以开始缝合了。

3. 头皮和前额 这些部位的撕裂伤通常是由钝器和锐器创伤共同造成的。对伤口进行彻底检查至关重要，要小心触诊颅骨是否有凹陷性骨折，并评估覆盖骨膜的帽状腱膜的完整性。为了达到最佳的美观效果，通常会按照皮肤纹路进行修复。

(1) 头皮：应使用与患者头发颜色不同的 4–0 单丝缝合线或 U 形缝合钉缝合头皮。缝合线和 U 形缝合钉应在 7～10 天后拆除。由于头皮裂伤可能伴有大量出血，用 U 形缝合钉快速缝合可减少失血。如果涉及帽状腱膜，应使用长效可吸收缝合材料（如 Vicryl 和 Monocry）进行修复。缝合帽状腱膜有助于控制头皮伤口引起的大量出血，并限制潜在感染的扩散。

(2) 前额：额头撕裂伤应分层修复。应使用 6–0 不可吸收缝合线间断缝合皮肤，并在 5 天后拆线。注意精确贴近发际线。

4. 眼睑 眼睑薄而脆弱，并且在功能和外观上都很重要。由于眶周外伤的风险较高，临床医生应尽快向眼部整形专科医生或眼科医生咨询有关评估和修复的问题。这包括上睑和下睑边缘的裂伤、涉及泪管的裂伤。泪点内侧的任何裂伤都应高度警惕泪道系统损伤。用荧光素染料对裂口进行染色，可以确定泪管是否受损。此外，上睑外伤性裂伤应排除上睑提肌损伤。这通常表现为上睑下垂。大多数眼睑裂伤无须缝合修复，包括表浅和涉及眼睑面积<25% 的裂伤。如果需要缝合，一般采用 6–0 或 7–0 间断缝合线进行间断缝合，并注意保持浅层缝合；缝合线在 3～5 天后拆除。

5. 鼻子 鼻子是常见的受伤部位，也是家庭暴力受害者最常见的骨折部位。鼻部是面部的焦点，因此必须确保对鼻部裂伤进行适当处理，以达到最佳美观效果。检查伤口深度非常重要。当所有的软骨层都被穿透或软骨显露时，就可能发生感染。

(1) 鼻中隔血肿：鼻中隔外伤可能会导致血肿形成，从而导致鼻中隔坏死或鼻腔慢性阻塞。未经处理的血肿会使鼻中隔软骨与其软骨膜分离，从而失去营养供应。鼻中隔软骨会坏死，导致鞍鼻畸形。因此，鼻中隔血肿需要引流。

(2) 麻醉：由于软骨上的皮肤很紧，因此很难对这一区域进行麻醉，但可以通过鼻背神经阻滞进行麻醉。直接向伤口注射会使伤口边缘变形，不利于修复，而且会让人感觉非常不舒服。必须避免在这一区域注射肾上腺素。局部使用利多卡因通常会有帮助。

(3) 缝合：软骨撕裂伤应使用 4–0 或 5–0 可吸收缝线修复，皮肤应使用 6–0 不可吸收缝线缝合 3～5 天。鼻翼的撕裂伤通常比较复杂，而且难以麻醉；这些伤口通常需要咨询整形外科或耳鼻喉科医生。

6. 嘴唇 唇部皮肤与嘴唇红色部分的交界处，即唇红缘，对美容至关重要。此外，环绕嘴部的口轮匝肌对面部表情、语言的形成和唾液的储存至关重要。唇部的撕裂伤如果没有越过唇红缘，可以用 6–0 不可吸收缝线分层缝合，并保留 5 天。如果唇红缘被破坏，修复的第一针应使用 6–0 不可吸收缝合线精确缝合唇红缘。第一针缝合必须精确，因为即使是 1mm 的差距也会很明显（图 14–1）。这些损伤可以咨询整形外科医生。区域麻醉很有帮助，因为局部麻醉浸润会模糊解剖结构。最常见的区域阻滞包括下唇的颏神经阻滞和上唇的眶下神经阻滞。如果唇部裂伤是贯穿性的，则应预防性使用青霉素、阿莫西林、头孢氨苄或克林霉素。否则，通常不需要使用抗生素。

7. 耳朵 当耳部受到创伤时，应评估患者是否有颅底骨折或鼓膜破裂。颅底骨折的体征包括眶周瘀斑（浣熊眼）、乳突瘀斑（Battle 征）或鼓室出血。检查后，可在冲洗伤口时将棉球放入耳道。局部耳郭阻滞是有效的，但应避免使用肾上腺素。处理耳部裂伤时应注意美观、避免血肿和预防感染。耳部裂伤组织的修复应尽可能与另一只耳朵达到镜像效应，以获得最佳美容效果。浅表伤应使用 6–0 不可吸收缝线进行修复，并在 5 天内拆线。精细止血对防止血肿形成非常重要。

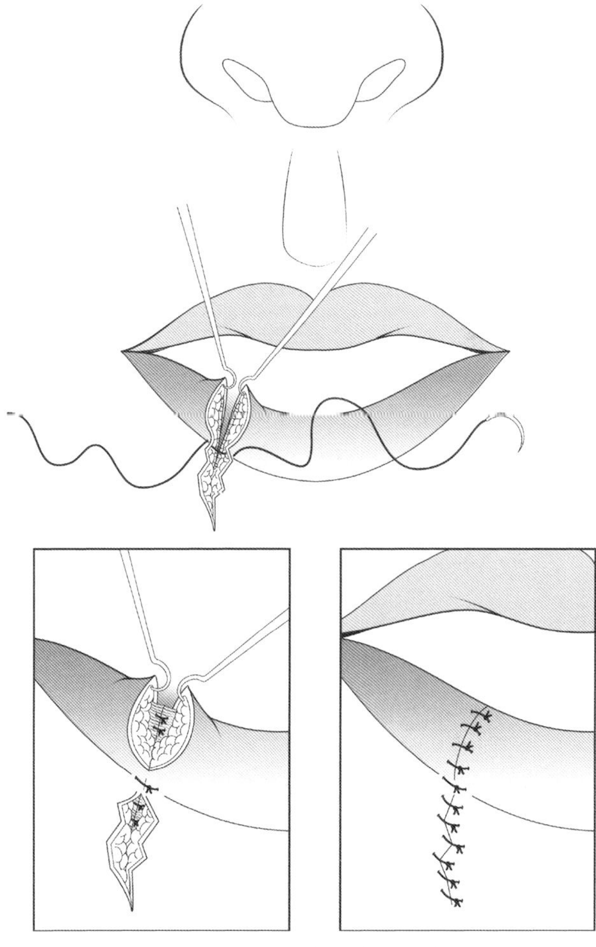

▲ 图 14–1 贯穿唇红缘的唇部撕裂伤

第一步是将唇红缘与唇部皮肤交界处缝合。缝合口轮匝肌，最后再修复皮肤

如果出现耳郭血肿而不及时处理，耳郭软骨很容易异常增生，继而发生钙化，即通常所说的“菜花耳”。

耳郭血肿、组织撕脱或软骨粉碎最好由整形外科医生或耳鼻喉科医生处理。任何显露在外的软骨都应被覆盖，以减少感染、侵蚀性软骨炎和坏死的发生。如果没有整形外科医生或耳鼻喉科医生，应采用连续缝合的方法修复小的浅表伤。应在这些伤口周围的皮肤上缝合，特别注意避免缝合耳软骨，以免导致缺血性坏死。裂伤修复后，应进行加压包扎，以防止形成耳郭血肿。必须在耳郭后方及其缝隙内放置纱布。用纱布卷或弹性绷带包绕头部，以产生足够的压力。

8. 面颊和面部 面颊和面部的撕裂伤应在检查该区域的重要结构（如面神经和腮腺导管）后进行修复（图14–2）。一般来说，采用6–0单丝间断缝合技术进行修复比较合适。5天后拆除缝合线。简单的口腔撕裂伤（小于2cm）通常不需要缝合。这些区域血供丰富，无须缝合即可愈合。适当的冲洗对预防感染并发症非常重要。口腔内超过2cm的撕裂伤口容易留置食物，从而导致感染。这些伤口通常需要缝合。可吸收的5–0缝合线是首选。所有口腔内伤口都是污染伤口，感染风险很高。因此，需要预防性使用青霉素、阿莫西林、头孢氨苄或克林霉素。

9. 破伤风感染

(1) 病理生理学：破伤风是由革兰阳性破伤风梭菌引起的一种急性、致命但可预防的疾病。其孢子在土壤和动物粪便中普遍存在。伤口受到破伤风梭菌污染，特别是在组织坏死、破碎或感染的情况下，会导致破伤风梭菌增殖并神经外毒素破伤风痉挛蛋白的表达。这种强大的外毒素可作用于骨骼肌运动终板、脊髓、交感神经系统和大脑，导致全身肌肉僵硬、自主神经系统不稳定和严重的肌肉收缩。

(2) 临床表现：破伤风最常见的表现是咬肌痉挛，称为“锁颌”，但背部、手臂、膈肌和下肢也会受到影响。破伤风的诊断是通过临床表现做出的。在多达10%的破伤风病例中，患者不记得有伤口。潜伏期通常为7～21天，但也可延长到3～56天。

(3) 治疗：破伤风患者应入住重症监护室。根据需要进行伤口清创、呼吸支持，以及使用肌肉松弛剂或神经肌肉阻滞药。破伤风感染患者应接受被动免疫，并在注射破伤风类毒素（tetanus toxoid，TT）的对侧肌内注射3000～6000U破伤风免疫球蛋白（tetanus immunoglobulin，TIG）。TIG可中和未结合的毒素，从而明显降低发病率和死亡率（毒素结合不可逆，因此只有未结合的毒素才能被中和）。通常会使用甲硝唑或青霉素，但它们的疗效尚存争议。

(4) 预防：预防破伤风需要对所有人定期进行主动免疫接种。TT或白喉/破伤风类毒素（diphtheria/tetanus toxoid，dT）的剂量为0.5ml肌内注射，注射剂量与年龄无关（表14–3）。它经常与百白破疫苗联合接种。对于可能破伤风暴露的患者（非清洁伤口或较大伤口）、免疫未完全（少于3次接种）的患者，应该使用破伤风免疫球蛋白进行预防接种（图14–3）。剂量因年龄而异。破

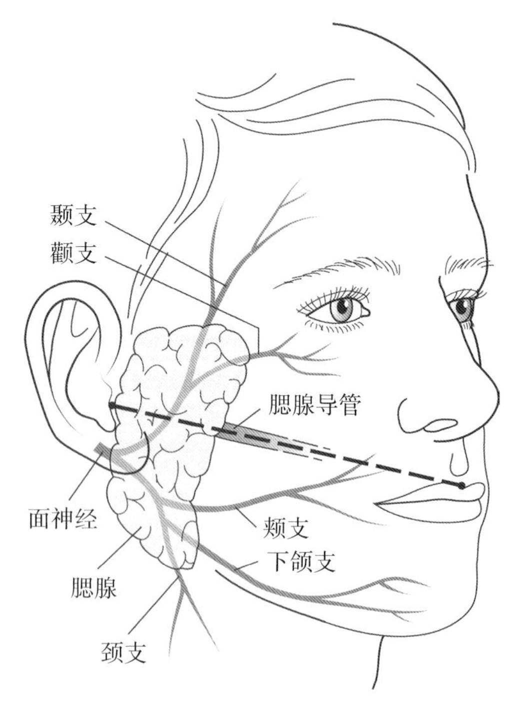

▲ **图14–2 面颊的解剖结构**

咬肌前缘后的脸颊区域沿从耳屏到上唇中部的一条线（见虚线）的撕裂伤可能损伤腮腺或导管、面神经的各个分支、面动脉和静脉

伤风免疫球蛋白和破伤风类毒素应在不同的部位用不同的注射器注射。

关联病例

见病例 43、病例 44 和病例 45。

三、测试问题与解析

（一）问题

1. 一名 31 岁男性在一次争吵中上眼睑被砍伤。眼球看起来完好无损，患者的眼外肌运动正常。有足够的力量对抗阻力，保持患眼闭合。然而，你注意到在休息时患眼有明显的上睑下垂。以下哪种结构最有可能受损？

A. 面神经

B. 上睑提肌

C. 眼轮匝肌

D. 三叉神经

2. 问题 1 中的男性到达医院当晚，你正在担任急诊医生。你注意到伤口向内侧延伸，这让你怀疑是泪道损伤。在这种情况下，你应该采取以下哪种措施？

A. 将伤口（包括内眦）仔细缝合，确保完美对齐

B. 麻醉，进一步探查受伤部位，明确有无受损

C. 针对患眼，使用亚甲蓝染料，检查泪道系统是否受伤

D. 请眼科会诊

3. 问题 1 中的男性告诉你，他不记得他小时候是否接种了所有的疫苗，也不记得他是否接种过破伤风疫苗。该患者应该接受以下哪一种治疗？

表 14-3　基于伤口处理的破伤风预防指南

破伤风免疫历史（针剂数）	小而清洁伤口		其他伤口	
	TDaP、TD 或 DTaP	TIG	TDaP、TD 或 DTaP	TIG
未知或<3 次接种	是	否	是	是
≥3 次接种	否[a]	否	否[b]	否

TDaP. 破伤风 – 白喉 – 百日咳疫苗；DTaP. 白喉 – 破伤风 – 百日咳疫苗；TD. 破伤风 – 白喉疫苗；TIG. 破伤风免疫球蛋白

a. 是，如果自上次接种破伤风类毒素疫苗后超过 10 年

b. 是，如果自上次接种破伤风类毒素疫苗后超过 5 年

请参考 CDC 指南以获得更完整的建议（CDC Health Information for International Travel, 4: Prevention of Specific Infectious Diseases, https://wwwnc.cdc.gov/travel/page/yellowbook-home-2020.）

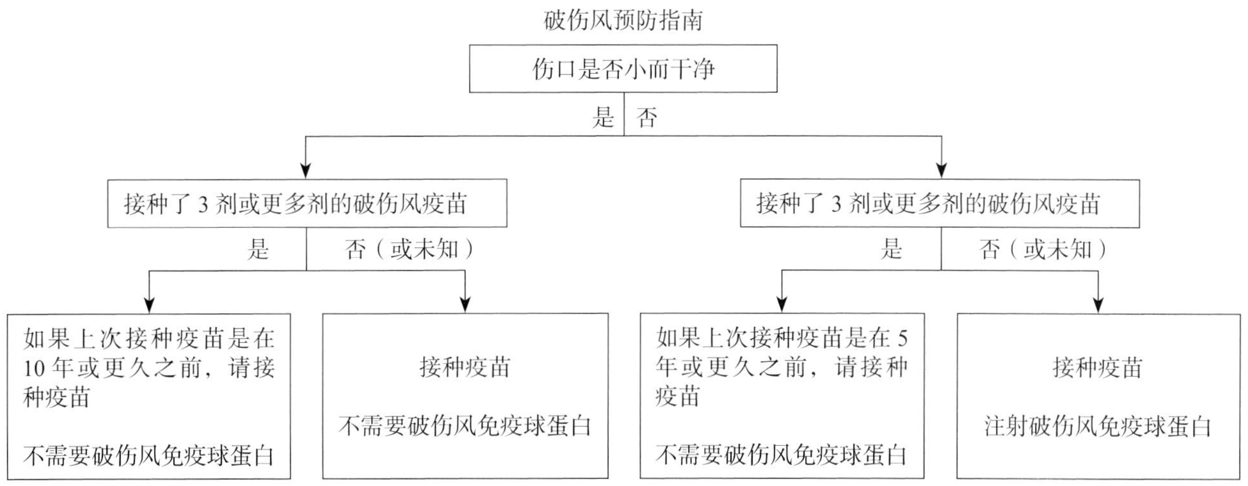

▲ 图 14-3　破伤风流程示例

A. 立即接种破伤风疫苗

B. 立即注射破伤风免疫球蛋白

C. 立即接种破伤风疫苗和破伤风免疫球蛋白

D. 如出现相关症状，立即接种破伤风疫苗，并根据需要注射破伤风免疫球蛋白

4. 一名 55 岁女性被从一家日间手术机构送入急诊就诊，主诉是在接受择期清醒手术后身体虚弱。由于手术的范围和复杂性，体重 50kg 的患者总共接受了 110mg 布比卡因（不含肾上腺素）。患者现在主诉口周麻木，皮肤湿冷，轻度神智异常。监护仪显示心房扑动，2∶1 传导。她的血压为 90/40mmHg。以下哪种方法最适合扭转患者的病情？

A. 静脉注射利多卡因，因为它具有抗心律失常的特性

B. 在进行标准 ACLS 治疗的同时，启动脂质内乳剂疗法

C. 先使用葡萄糖酸钙，随后使用碳酸氢盐、胰岛素和葡萄糖

D. 立即请心脏科会诊，进行紧急经皮冠状动脉介入治疗

（二）答案与解析

1. 选项 B，上睑提肌。上睑提肌是骨骼肌，能够提拉上眼睑。它由动眼神经（CNⅢ）的一个分支支配。相邻的上睑板肌是平滑肌，由交感神经支配，也协助提升上眼睑。鉴于受伤机制，这些肌肉很可能受到影响。眼轮匝肌（选项 C）由面神经（CNⅦ，选项 A）颞支和颧支支配。由于他能够抵抗阻力闭合眼睛，这些肌肉不太可能受到影响。三叉神经（CNⅤ，选项 D）感觉分支负责面部感觉的，以及运动分支负责咀嚼肌。

2. 选项 D，请眼科会诊。一旦怀疑有泪道损伤，就需要立即咨询相关专家，最合适的是眼科或眼整形外科专家以进行泪道重建。这些修复超出了急诊科医生的能力范畴（选项 A）。如果未能正确修复泪道损伤，将导致眼泪无法通过鼻泪管系统适当排出。这会导致眼泪溢出到面部，称为溢泪。进一步探查受伤部位（选项 B）可能会导致无意中损伤泪道。用于评估泪道损伤的应该是荧光素染料，而不是亚甲蓝（选项 C）。亚甲蓝对眼睛刺激性强，可能会导致化学性结膜炎。医务人员应将荧光素滴入患眼，并检查荧光素是否出现在鼻子中（可能要求患者擤鼻子，检查荧光素是否出现在鼻分泌物中）。然而，最好是与专家一起完成这项工作。

3. 选项 C，立即接种破伤风疫苗和破伤风免疫球蛋白。该患者不记得是否接种过破伤风疫苗。考虑到伤口的复杂程度、刀片基本上不干净的可能性，这名患者需要同时注射破伤风类毒素（选项 A）和破伤风免疫球蛋白（选项 B）。无论有无症状，都需要注射破伤风疫苗（选项 D）。根据美国 CDC 的规定，不被认为是清洁和轻微的伤口包括但不限于被污物、粪便、土壤和唾液污染的伤口，刺伤，撕裂伤，爆炸伤、挤压伤、烧伤和冻伤造成的伤口。

4. 选项 B，在进行标准 ACLS 治疗的同时，启动脂质内乳剂疗法。使用大剂量局麻药会诱发局麻药全身中毒综合征。神经系统症状通常先于心血管症状出现，而布比卡因是一种强效麻醉药，可导致快速、早期的心血管功能障碍。在本病例中，心电监测显示心房扑动，传导比为 2∶1。然而，LAST 的心脏表现可能多种多样。神经系统症状包括癫痫发作、口周麻木和意识模糊（如本例患者）。逆转 LAST 的主要方法是使用脂质内乳剂治疗，应尽早开始这种治疗，同时采取标准的 ACLS 措施。利多卡因（选项 A）不适用于房性心动过速，在 LAST 的情况下也不建议使用。葡萄糖酸钙和碳酸氢盐、胰岛素和葡萄糖（选项 C）是治疗高钾血症的方法，而经皮冠状动脉介入治疗（选项 D）则适用于急性冠脉综合征。虽然对新出现心律失常的患者来说，考虑这些诊断是谨慎的，但本病例最有可能的病因是局麻药中毒。

临床精粹

- 唇红缘必须精确对齐，因为它具有重要的美容特征。即使是组织对齐的轻微差异也是明显的。
- 面神经从乳突穿过脸颊区域，在面部撕裂伤时容易受损。必须小心识别面神经损伤，以防止永久性畸形。
- 面部、眼部、耳鼻喉和口腔的复杂撕裂伤，包括与局灶性神经功能缺损（如面部下垂或眼睑下垂）相关的撕裂伤，应由耳鼻喉科医生或眼科医生等专家会诊治疗。
- 在修复耳部裂伤时，必须精细止血，以避免出现“菜花耳”。
- 破伤风是一种由伤口污染引起的急性疾病，通过免疫接种可以在很大程度上预防。所有有破伤风风险且未接种破伤风疫苗的患者都应接种破伤风免疫球蛋白或破伤风疫苗。
- 局麻药全身中毒最常见于使用大剂量强效麻醉药（尤其是布比卡因）的情况下，或麻醉药不慎注入血管，导致神经系统症状，继而心血管功能障碍。治疗的主要方法是给予脂肪乳剂治疗。

参考文献

[1] Brown DJ, Jaffe JE, Henson JK. Advanced laceration management. *Emerg Med Clin N Am*. 2007;25:83–99.
[2] Brunicardi FC, Anderson DK, Billiar TR, et al, eds. *Schwartz's Principles of Surgery*. 9th ed. New York, NY: McGraw-Hill; 2009.
[3] Centers for Disease Control and Prevention. Updated recommendations for use of tetanus toxoid, reduced diphtheria toxoid and acellular pertussis (TDaP) vaccine from the Advisory Committee on Immunization Practices, 2010. *MMWR Morb Mortal Wkly Rep*. 2011;60(01)13–15.
[4] Centers for Disease Control and Prevention. Vaccines and immunizations: tetanus. Accessed July 31, 2016. http://www.cdc.gov/vaccines/pubs/pinkbook/downloads/tetanus.pdf.
[5] Kretsinger K, Broder KR, Cortese MM, et al. Preventing tetanus, diphtheria, and pertussis among adults: use of tetanus toxoid and acellular pertussis vaccine recommendations of the Advisory Committee on Immunization Practices (ACIP) and recommendation of ACIP, supported by the Healthcare Infection Control Practices Advisory Committee (HICPAC), for use of TDaP among health-care personnel. *MMWR Recomm Rep*. 2006;55(RR-17):1–37.
[6] Nordt S, Shoenberger J. Toxicology sessions: LAST (local anesthetic systemic toxicity). *Emergency Medicine Reviews and Perspectives*. February 2019. https://www.emrap.org/episode/emrap20192/Toxicology
[7] Ok SH, Hong JM, Lee SH, Sohn JT. Lipid emulsion for treating local anesthetic systemic toxicity. *Int J Med Sci*. 2018;15(7):713–722.
[8] Roberts JR, Hedges JR. *Clinical Procedures in Emergency Medicine*. 6th ed. Philadelphia, PA: Saunders; 2013.
[9] Sekimoto K, Tobe M, Saito S. Local anesthetic toxicity: acute and chronic management. *Acute Med Surg*. 2017;4(2):152–160.
[10] Tintinalli JE, Kelen GD, Stapczynski JS, eds. *Emergency Medicine*. 8th ed. New York, NY: McGraw-Hill; 2015:302–304.

病例 47　动物咬伤

马成泰　译　　解鑫宇　杜贤进　王旭涛　校

下午时分，一名 15 岁男孩在自家后院的小屋里清理物品时，看到小屋中央有一只蝙蝠。男孩被蝙蝠咬了惯用手。他的父母把男孩送到了急诊室。到达时，他的生命体征为血压 115/70mmHg，心率 105 次 / 分，呼吸 14 次 / 分，脉搏血氧饱和度为 99%，体温为 37.1℃。检查伤口显示有深咬痕，靠近近端指间关节处有撕裂伤口。蝙蝠咬伤男孩后飞走了，没有被找到。

➤ 该患者最可能的诊断是什么？

➤ 下一步的治疗是什么？

一、病例 47 的答案：狂犬病 / 动物咬伤

（一）病例总结：15 岁男孩

- 被蝙蝠咬伤，但无法找到蝙蝠。
- 除轻微心动过速外，生命体征正常。
- 检查显示惯用手有很深的咬痕。

1. 最有可能的诊断　被感染狂犬病的蝙蝠攻击。

2. 下一步治疗　通知动物疾病控制中心以找到动物，清理伤口并为患者注射被动和主动狂犬病疫苗。如果在过去 5 年内未注射过破伤风类毒

素，则应注射破伤风类毒素。

（二）病例分析

1. 目的

(1) 了解蝙蝠咬伤是狂犬病的常见传播途径（EPA12）。

(2) 了解常见咬伤的治疗方法（EPA4）。

(3) 了解狂犬病的临床表现（EPA1）。

(4) 了解狂犬病的治疗方法、何时应该进行治疗（EPA2，EPA3，EPA4）。

(5) 了解蛇咬伤处置的基本原则（EPA4，EPA10）。

2. 思考 该患者遇到了一只行为异常的蝙蝠。蝙蝠通常是夜间活动的动物，但这只蝙蝠在下午却很活跃。怀疑该蝙蝠可能感染了狂犬病。在这个病例中，其他需要考虑的因素包括咬伤位置靠近关节间隙、患者破伤风感染风险、是否有蝙蝠牙齿残留。

针对这名患者的情况，应该进行狂犬病的暴露后预防接种，并延迟伤口缝合以观察是否有伤口感染。狂犬病暴露后预防应包括立即被动免疫（狂犬病免疫球蛋白）和主动免疫［人二倍体细胞疫苗（human diploid cell vaccine，HDCV）］相结合。如果患者在过去 5 年内未接种过破伤风疫苗，则应接种该疫苗。

二、动物咬伤的诊治

（一）定义

1. 恐水症 因摄入液体而引起的呼吸肌、膈肌、喉部和咽部肌肉的剧烈收缩。在狂犬病患者身上引起几乎能确定诊断的流口水征象。

2. 毒液 一种富含蛋白质、多肽、肽酶和核酸酶的唾液的特殊形式。其影响可以从轻微肿胀和不适到瘫痪和死亡。

（二）临床路径

1. 一般咬伤的处理

(1) 病史和体格检查：详细了解咬伤史，包括动物类型，是否发生激惹，咬伤部位和被咬时间，随后要进行仔细的体格检查。体格检查应重点关注患者的神经血管状况、肌腱受累的可能性、蜂窝织炎的任何证据、关节间隙受侵犯的可能性。此外，还应拍摄 X 线，以评估是否有骨折和残留的牙齿。对于任何咬伤，都应通知相关部门尽量找到动物并观察其是否有异常行为。

(2) 伤口冲洗：良好的伤口处理是处置咬伤的关键。在到达急诊室之前，任何开放性伤口都应彻底用肥皂水清洗。在急诊室，冲洗伤口可以清除杂质并降低细菌数量。在大多数情况下，可以用自来水进行冲洗；水压和水量是关键。添加过氧化氢或聚维酮碘到冲洗液中没有额外的好处。任何异物或坏死组织都应该被移除。

(3) 伤口闭合：对于可能存在肌腱损伤的咬伤，受累肢体应该被固定。通常情况下，躯干和四肢（手和脚除外）上的简单咬伤，如果在 6h 内，可以进行缝合。头部和颈部区域的简单咬伤在 12h 内也可以进行缝合。然而，穿刺伤伤口、手或脚的咬伤、超过 12h 的伤口、被感染的组织通常会保持开放状态。

(4) 药物治疗：如果距离上次接种破伤风疫苗已经超过 5 年，应该进行破伤风加强针接种。现在已经批准将 TDap（破伤风、白喉和百日咳）疫苗用于 65 岁以上的患者。如果咬伤存在高感染风险或已经感染，应使用抗生素。在简单咬伤的情况下是否预防性使用抗生素由医生自行决定，因为没有明确证据表明它们能够降低感染率。

2. 握拳伤 握拳伤，也被称为“战斗咬伤”，评估这种伤害尤为重要，因为小的咬伤可能会将细菌深深嵌入手部关节间隙或腱鞘中。这会导致严重感染。应拍摄 X 线片以评估是否有骨折或异物。应冲洗伤口，检查肌腱，并使用抗生素。如果需要延迟评估，临床医生应寻找感染迹象，如蜂窝织炎、脓肿形成和腱鞘炎。由于感染风险很高，这些病例通常需要入院接受静脉注射抗生素或手术治疗。

3. 细菌感染 几乎所有哺乳动物咬伤都是由狗、猫和人类造成的。狗和猫口腔中的微生物包括金黄色葡萄球菌、巴氏杆菌属、犬咬二氧化碳嗜纤维菌、链球菌和口腔厌氧菌。在猫咬伤感染中，多杀巴斯德菌是最常见的细菌。人类通常具有混合菌群，包括金黄色葡萄球菌、流感嗜血杆菌、啮蚀艾肯菌和β-内酰胺酶阳性的口腔厌氧菌。人类咬伤感染通常是多种微生物造成的。首选抗生素包括阿莫西林－克拉维酸、替卡西林－克拉维酸、氨苄西林－舒巴坦或第二代头孢菌素。对于已确诊的感染，用药时间为 10～14 天，对于预防性感染，用药时间为 3～5 天。伤口感染的门诊治疗失败是住院和静脉使用抗生素的指征。

4. 狂犬病

(1) 病理生理学：狂犬病是一种单链 RNA 棒状病毒，攻击中枢神经系统并导致脑脊髓炎，几乎总是致命的。潜伏期长短不一，平均为 1～2 个月，但也可能短至 7 天或长达 1 年。

(2) 传播：咬伤是狂犬病最常见的传播途径。虽然动物疫苗接种计划降低了狂犬病的发病率，但并没有完全消除狂犬病。传播的危险因素包括无端攻击、未被观察到的动物、表现出异常行为的动物。尤其要怀疑流泪增多、流涎、瞳孔不规则放大、行为异常或恐水的动物。咬到脸或手上传播狂犬病的风险最高，但任何皮肤破损都可能传播病毒。全球范围内，在动物未完全接种疫苗的地方，狗是将狂犬病传播给人类的最常见的媒介。在美国，狗基本上没有狂犬病。接种两针疫苗的动物不会感染狂犬病，但只接种一针疫苗的动物有感染概率。咬人的健康狗、猫或雪貂应被关起来，并观察至少 10 天有无患病迹象；如果有患病迹象，应对动物实施安乐死，并将其头部冷藏运送到有资格进行狂犬病评估的实验室。大多数州有狂犬病援助部门、狂犬病援助的联系电话号码。

(3) 临床表现：依照地理位置不同全面病史采集和体格检查将为治疗提供重要线索。临床表现以 1～4 天的前驱症状开始，包括发热、头痛、萎靡不振、恶心、呕吐和刺激性咳嗽。随后进入脑病期，表现为多动、兴奋、激动和精神错乱。随后出现脑干功能障碍，脑神经受累，唾液分泌过多，继而昏迷和呼吸衰竭。恐水症（因摄入液体而引起的呼吸肌、膈肌、喉部和咽部肌肉的剧烈收缩）是感染的晚期症状。

(4) 狂犬病预防：可为高危人群（如动物驯养员、动物管理中心工作人员）进行主动接种疫苗作为暴露前的预防措施。这并不抵消对暴露后预防的需求。暴露后预防适用于任何可能接触狂犬病动物的人。暴露后预防是一种紧急医疗措施，而非紧急情况，但时间至关重要。狂犬病免疫球蛋白可迅速产生被动免疫，持续 2～3 周。应尽快在伤口周围注射人狂犬病免疫球蛋白 20U/kg 进行被动免疫。世界上有许多可用的疫苗，而美国 FDA 批准的疫苗为 RabAvert 和 Imovax。这两种疫苗应在第 0 天、第 7 天、第 21 天或第 28 天接种。主动免疫可在 1 周内形成抗体，并可持续数年。

5. 蛇咬伤　除了缅因州、阿拉斯加州和夏威夷之外，美国各地都有毒蛇。美国的毒蛇主要有两个科，即蝮蛇科和眼镜蛇科。蝮蛇因其脸上有一个坑状凹陷而被称为颊窝毒蛇，包括响尾蛇、铜头蝮和棉口蛇。眼镜蛇科包括珊瑚蛇。蛇咬伤并不是每一次都会导致毒液释放到受害者体内；“干咬”在一定情况下会发生，约占 20%。当毒液被注入时，通常会进入皮下组织，并通过淋巴和静脉系统被吸收。

(1) 临床表现：毒蛇咬伤的临床表现因毒素、咬伤深度、咬伤部位、受害者的体型和基本健康状况而异。蝮蛇中毒的症状从咬伤部位的轻微局部肿胀和不适到切口部位的明显肿胀、疼痛、水疱、瘀伤和坏死；全身症状包括肌束震颤、低血压和严重的凝血功能障碍。相比之下，眼镜蛇科中毒通常始于咬伤处轻微疼痛，延迟出现严重全身反应，可以导致继发于神经肌肉无力的呼吸窘迫。

(2) 一般处理：蛇咬伤处理的首要目标是确定是否发生了中毒，以提供支持性治疗，通过治疗蛇咬伤的局部和全身反应，减少组织缺失和残疾的发生。如果能够确定毒蛇的种类，就可以根据需要注射适当的抗蛇毒血清。被毒蛇咬伤后的治疗方法多种多样。如果是“干咬伤”（即没有释放毒液），通常只需进行一般的伤口处理即可。然而，实际上很难辨别是否释放了毒液。应拍摄X线以评估是否有残留的牙齿。中毒症状可大致分为血液系统症状和神经系统症状。

(3) 血液系统影响：毒蛇咬伤对血液系统的影响包括弥散性血管内凝血、瘀斑和出血性疾病。如果有毒素注入的迹象，需要进行以下实验室检查（包括但不限于），包括凝血功能检查、肝酶和全血细胞计数（包括血小板）。给有凝血功能障碍的中毒患者提供血制品并不能解决问题。循环中导致凝血功能障碍的毒液仍然存在，并有可能灭活血液制品。因此，治疗毒液引起凝血功能障碍的主要方法是抗蛇毒血清，最好是特定类型的抗蛇毒血清，而不是血液制品。尽管如此，如果患者出血，最好同时使用抗蛇毒血清和血液制品。治疗北美响尾蛇中毒最常用的抗蛇毒血清是响尾蛇科多价免疫抗体（CroFab）。在被毒蛇咬伤的情况下，不应进行手术清创或筋膜切开术，因为这可能导致进一步出血。

(4) 神经系统影响：神经系统影响包括肌无力、感觉异常、瘫痪、意识混乱和呼吸窘迫。被响尾蛇咬伤但无症状的患者应在咬伤后观察8～12h。被珊瑚蛇咬伤的患者由于没有早期症状，观察时间应延长至24h。所有有症状的蛇咬伤都应尽早联系当地的毒物控制中心，他们将能够帮助进行处理和寻找抗蛇毒血清。毒物控制中心的全国电话号码是1-800-222-1222。尽管美国心脏协会已经建议在蛇咬伤治疗中使用压力敷料，但正确使用压力敷料非常困难，而且错误使用可能会造成伤害。他们的立场目前仍在争论之中。

关联病例

见病例40、病例41和病例46。

三、测试问题与解析

（一）问题

将以下最佳疗法选项（A到E）与问题1～4中的临床情景相匹配。

A. 识别该物种，清洁和固定咬伤部位，并注射抗蛇毒血清

B. 清洁咬伤部位并预防性使用抗生素治疗

C. 清洁咬伤部位，观察动物，留意是否有继发感染的迹象

D. 清洁伤口并开始进行狂犬病预防接种，包括主动免疫和被动免疫

E. 送入手术室进行彻底手术清创

1. 你的狗在过去1年内注射过狂犬病疫苗，它咬伤了你的邻居。

2. 一位女士来到急诊科，她的乳房在当天早些时候被人咬伤。伤口很小，没有蜂窝织炎的迹象。

3. 一名童子军队长带一名左脚被蛇咬伤的童子军来到急诊科。他说在被蛇咬伤之前听到了蛇的响尾声。他的整个脚都发紫，肿胀到小腿中部，触摸时非常疼痛。

4. 黄昏时分，一名男性在自家果树下耙树叶时，一只鸟飞撞到了他的脸上。当他照镜子检查面部时，发现在血迹下面有咬伤。

（二）答案与解析

1. 选项C，清理咬伤部位，观察动物，留意是否有继发感染的迹象。这是一起低风险咬伤。该犬是一只家犬，最近接种了狂犬病疫苗，感染狂犬病的风险很低。按照常规彻底清洁咬伤处，并考虑进行X线检查，确保没有断裂的牙齿在伤口内，骨头也没有被穿透。如果需要按照破伤风感染管理，并注意继发性细菌感染。需要预防性使用抗生素。虽然选项B（清洁咬伤部位并使用抗生素治疗）是一个可能的选项，但最好还是对动物进行观察。

2. 选项B，清洁咬伤部位并预防性使用抗生素治疗。人类咬伤具有较高的感染概率。这个伤口似乎没有受到感染，尽管如此，伤口应该被清洗，并开始3～5天的预防性抗生素疗程。人咬伤很少导致牙齿残留，因此不需要拍片检查。如果咬伤发生在手部或关节间隙，则需要拍片评估是否有骨折。如有必要，应注射破伤风类毒素。

3. 选项A，识别该物种，清理和固定受伤部

位，并注射抗蛇毒血清。这是一种高风险的蛇咬伤。应立即通知有关部门寻找毒蛇。尽管部分毒蛇咬伤可能不会释放毒液，但这一咬伤显然是有毒液的。迅速肿胀、疼痛和变色需要立即处理。急救人员应固定咬伤部位，并放置不会阻碍动脉血流的束缚带。除非压力升高，否则肿胀不会导致筋膜室综合征。避免进行切口和筋膜切开术或用冰敷包扎。应优先在伤口内及周围注射抗蛇毒血清。物种特异性抗蛇毒血清非常重要，注射时间也至关重要。在本病例中，由于在被蛇咬伤前听到了响声，因此可以推测是响尾蛇所为。4h 内注射抗响尾蛇蛇毒血清最佳。每 15 分钟标记一次肿胀情况；评估凝血状况；进行心电图、肾功能和肝功能检查；考虑入住重症监护室，以确保充分灌注并避免弥散性血管内凝血。抗蛇毒血清索引可从美国动物园和水族馆协会（301–562–0777）、当地毒物控制中心（800–222–1222）获得。

4. 选项 D，清洁伤口并开始进行狂犬病预防接种，包括主动免疫和被动免疫。这种咬伤具有传播狂犬病的高风险。黄昏通常是蝙蝠活动的时间，虽然这名男性没有感觉到被咬，但他在受伤部位发现了咬痕。蝙蝠携带狂犬病的概率很高，而这名男性被咬的是脸部。由于无法对动物进行检查，因此应立即进行被动和主动免疫，如有必要，还应接种破伤风疫苗，并注意继发性细菌感染。

临床精粹

- 在美国，通过狗传播狂犬病的情况几乎为零，而通过蝙蝠传播的情况则更为常见。在世界范围内，通过狗传播仍很常见。
- 狂犬病预防措施适用于未捕获的野生动物和出现行为异常的动物。
- 一般来说，超过 6h 的咬伤由于有感染的风险而应保持开放。
- 被蛇咬伤后应特别注意识别蛇的种类，必要时迅速注射抗蛇毒血清。

参考文献

[1] Ball V, Younggren BN. Emergency management of difficult wounds: part I. *Emerg Med Clin North Am*. 2007;25:101–121.

[2] Campbell BT, Corsi JM, Boneti C, et al. Pediatric snakebites: lessons learned from 114 cases. *J Pediatr Surg*. 2008;43(7):1338–1341.

[3] Centers for Disease Control and Prevention. Rabies. Accessed July 17, 2022. https://www.cdc.gov/rabies.

[4] Fisher CR, Streicker DG, Schnell MJ. The spread and evolution of rabies virus: conquering new frontiers. *Nat Rev Microbiol*. 2018;16(4):241–255.

[5] Gold BS, Dart RC, Barish RA. Bites of venomous snakes. *N Engl J Med*. 2002;347(5):347–356.

[6] Leung AK, Davies HD, Hon KL. Rabies: epidemiology, pathogenesis, and prophylaxis. *Adv Ther*. 2007;24(6):1340–1347.

[7] Markenson D, Ferguson JD, Chameides L, et al. Part 13: First Aid: 2010 American Heart Association and American Red Cross International consensus on first aid science with treatment recommendations. *Circulation*. 2010;122(16 suppl 2):S582–S605.

[8] Ruha A, Pizon AF. Native (US) venomous snakes and lizards. In: *Goldfrank's Toxicologic Emergencies*. 11th ed. New York, NY: McGraw-Hill; 2019.

[9] Rupprecht CE, Briggs D, Brown CM, et al. Use of a reduced (4-dose) vaccine schedule for postexposure prophylaxis to prevent human rabies. *MMWR Recomm Rep*. 2010;59(RR-2):1–9.

[10] Schalamon J, Ainoedhofer H, Singer G, et al. Analysis of dog bites in children who are younger than 17 years. *Pediatrics*. 2006;117(3):e374–e379.

[11] Ward MA. Bite wound infections. *Clin Pediatr Emerg Med*. 2013;14(2):88–94.

第15章　喉和眼相关急症

Head, Eyes, Ears, Neck, Throat

病例48　链球菌性咽炎

王维展　朱保月　译　　王　帆　邓　颖　校

一名13岁男孩到急诊科就诊，主诉为咽痛和发热2天。患者的妹妹在过去的1周也出现了同样的症状。患者吞咽疼痛，但声音没有变化，没有流涎或颈项强直。否认近期咳嗽、皮疹、恶心、呕吐或腹泻史。否认近期任何旅居史，并已完成了全套儿童免疫接种。否认其他健康问题，否认服用任何药物，否认食物药物过敏史。体格检查，体温38.5℃，心率104次/分，血压118/64mmHg，呼吸18次/分，血氧饱和度99%。后口咽部示红斑伴扁桃体渗出，无悬雍垂偏曲或明显扁桃体肿胀。颈软，颈前淋巴结无压痛。胸部和心血管查体无明显变化。腹部柔软，无压痛，肠鸣音正常，无肝、脾大。无皮疹。

➢ 最有可能的诊断是什么？

➢ 咽痛有哪些不容错过的危险因素？

➢ 诊断方案是什么？

➢ 治疗计划是什么？

一、病例48的答案：链球菌性咽炎（链球菌性咽喉炎）

（一）病例总结：13岁男孩

• 急性咽炎，无流涎或颈项强直。

• 家庭成员有类似症状。

• 发热（体温38.5℃），扁桃体渗出，无悬雍垂偏曲。

• 无咳嗽、颈部淋巴结肿大或气道受累的证据。

1. 最可能的诊断　链球菌性咽炎。

2. 咽喉痛的危险病因　会厌炎、扁桃体周围脓肿、咽后脓肿、路德维希心绞痛。

3. 诊断方案　使用Centor标准确定细菌性咽炎的概率，有条件时进行快速抗原检测。

4. 治疗计划　对患者进行评估，以确定是否需要抗生素或支持治疗。

（二）病例分析

1. 目标

(1) 认识咽炎的不同病因，密切关注那些可能危及生命的病因（EPA2，EPA10）。

(2) 熟悉A组溶血性链球菌（group A beta-hemolytic streptococcal，GABHS）咽炎的诊疗策略（EPA3，EPA4，EPA7）。

(3) 学习GABHS咽炎的治疗方法，了解该病的后遗症（EPA4，EPA12）。

(4) 识别与上呼吸道感染相关的急性气道紧急情况（EPA10）。

2. 思考　这名13岁的患者出现了一个常见的诊断困境：咽痛和发热。首先要评估患者的病情是否比主诉所显示的更严重：呼吸急促，缺氧，发绀，或流涎无法吞咽，这可能预示着即将发生的不良后果。必须首先检查ABC。这个患者没有这些类型的“警告”。因此，可以更从容地询问他的病史，并可以进行头、颈、喉检查。如果有会厌炎的征象，如喘鸣、流涎、发绀，检查咽喉（特别是用舌片）可能引起儿童上呼吸道阻塞，导致呼吸衰竭。检查时，临床医生应警惕上呼吸道感染并发症。然而，该患者表现为单纯性咽炎。

总的来说，咽炎最常见的病因是病毒。该患者的以下特征更加倾向于 GABHS 的诊断：年龄小于 15 岁，发热，不咳嗽，扁桃体渗出。值得注意的是，该患者没有“压痛性颈前腺样病变”，这是 Centor 标准的最后一项。当怀疑诊断为 A 组链球菌性咽炎时，应采集咽拭子，并使用快速抗原检测试验和（或）培养来确认诊断。临床特征本身并不能可靠地区分 GABHS 和病毒性咽炎，除非有明显的病毒性特征，如流涕、咳嗽、口腔溃疡和（或）声音嘶哑。

快速链球菌抗原检测可立即给出相当准确的结果，根据这个结果来决定是否要青霉素的治疗。如果快速链球菌抗原检测呈阳性，则应给予抗生素治疗；如果快速检测呈阴性，则应进行咽拭子培养，并对儿童和青少年停用抗生素。诊断的金标准是细菌培养；如果呈阳性，则应通知患者并给予青霉素治疗。由于成人 GABHS 咽炎的发病率较低，并且随后发生急性风湿热的风险极低，因此对于快速抗原试验阴性的成人通常没有必要进行咽拭子培养。

二、链球菌性咽炎的诊治

（一）临床方法

1. 流行病学 GABHS 导致 5%～10% 的成年人和 15%～30% 的儿童因咽痛就医，诊断为咽炎。在临床上该病通常与其他病因难以区分，但却是咽炎的主要可治疗病因。值得注意的是，最近的流行病学数据表明，坏死性梭杆菌在年轻人（14—20 岁）中引起咽炎的比率与 GABHS 相似，如果不进行治疗，该病可能导致 Lemierre 综合征（颈静脉脓毒性血栓性静脉炎），这是一种危及生命的化脓性并发症。

2. 病理生理学 GABHS 主要通过飞沫在人与人之间传播。A 组链球菌最重要的毒力因子是位于细胞壁外周的 M 蛋白。这种 M 蛋白抑制补体调理和吞噬作用。蛋白黏附素允许其附着在咽细胞的上皮上。一旦附着，各种溶素酶和毒素可以帮助其入侵。

3. 鉴别诊断 咽炎的鉴别诊断很广泛，包括病毒性、细菌性和非传染性病因。

- 病毒病因包括鼻病毒、冠状病毒、腺病毒、单纯疱疹病毒、流感、副流感、Epstein-Barr 病毒（EBV）、巨细胞病毒（引起传染性单核细胞增多症）、柯萨奇病毒（引起疱疹性咽炎）和 HIV。病毒是引起咽炎最常见的病因。
- 细菌性原因包括 GABHS、C 群链球菌、海钼隐菌、脑膜炎球菌、淋球菌、白喉、衣原体、军团菌和支原体。
- 由细菌引起的特定解剖相关疾病包括腹膜周围脓肿、会厌炎、咽后脓肿和路德维希心绞痛。
- 非感染性原因包括过敏、胃食管反流病、暴露于二手烟、创伤、自身免疫病（如白塞综合征、川崎病）和异物。
- 其他原因包括念珠菌性咽炎、口疮性口炎、甲状腺炎和多形大疱性红斑。

危及生命的诊断：特别重要的是要排除任何危及生命的咽痛的病因。患者可因急性会厌炎、扁桃体周围脓肿、咽后脓肿和路德维希心绞痛而出现气道阻塞（表 15–1），后者需要及时诊断和治疗才能避免严重并发症。在这些情况下的气道管理有时需要紧急环甲软骨切开术（图 15–1），因为咽喉可能会水肿、扭曲或发炎。一般来说，环甲软骨切开术是急诊科手术保护气道最安全的方法。

对于主诉咽痛的患者，在鉴别诊断时应考虑会厌炎，特别是当咽部检查无明显异常时。单纯的会厌炎很难观察到。

应识别传染性单核细胞增多症，以便考虑潜在的严重后遗症；特别是脾大可能引起脾隔断症和血小板减少症，还使患者易于在相对较小的创伤下发生脾的创伤性破裂。

4. 临床表现 研究表明，某些症状和病史特征提示链球菌性咽炎，可能有助于指导患者得出合理的 GABHS 预诊概率。根据年龄修改的 Centor 标准有助于评估 GABHS（表 15–2 和图 15–2）。对于 15 岁以下的人，McIsaac 分数在 Centor 分数

表 15–1　复杂性上呼吸道感染

疾　病	临床表现	诊　断	治　疗
会厌炎	突发发热，流涎，呼吸急促，喘鸣；出现中毒症状	侧位 X 线（拇指印征）	• 紧急耳鼻喉科会诊，以进行气道管理 • 氦氧混合物 • 头孢呋辛抗生素治疗
咽后脓肿	通常是儿童（或成人，如果是由于创伤），发热，咽痛，颈部僵硬，没有牙关紧闭	颈椎 X 线侧位片或 CT	• 稳定气道 • 手术引流 • 抗生素（青霉素和甲硝唑）
路德维希咽峡炎	颌下、舌下或颏下肿块伴舌隆起、颌肿胀、发热、寒战、牙关紧闭	颈椎 X 线侧位片或 CT	• 稳定气道 • 手术引流 • 抗生素（青霉素和甲硝唑）
扁桃体周围脓肿	扁桃体周围肿胀伴悬雍垂偏斜，发热，咽喉痛，吞咽困难，牙关紧闭	颈部 X 线或 CT 脓区穿刺	• 脓肿引流 • 抗生素治疗（青霉素和甲硝唑）

CT. 计算机断层扫描

上加 1 分，对于 45 岁以上的人，减去 1 分。对于发病时间小于 3 天，较新的“发热疼痛”评分加 1 分，注意急性咽炎患者更容易有细菌感染。然而，这种评分系统并没有得到广泛的验证。

(1) 咽拭子培养：咽拭子培养仍然是诊断 GABHS 咽炎的金标准，但受以下原因影响，它们在日常实践中的应用受到限制。咽部微生物较少的患者或由于采样不充分（拭子方法不当或培养或读板错误）可能结果会出现假阴性。假阳性的咽拭子培养可能发生在无症状的 GABHS 携带者身上。咽拭子培养费用昂贵，并且需要 24～48h 才能得到结果。虽然在这段时间内延迟治疗可能是合理的（延迟不会增加风湿热发展的可能性），但这需要与患者进一步沟通，可能会使有关家长在治疗中感到不舒服。

(2) 快速抗原检测（rapid antigen test，RAT）：GABHS 的快速抗原试验尽管存在一些局限性，但已被许多专家所接受，并被纳入诊断方法。RAT 有两种检测方法：酶免疫测定法（enzyme immunoassays，EIA）和光学免疫测定法（optical immunoassays，OIA）。与咽拭子培养相比，这两种方法都有 80%～90% 的灵敏度和极高的特异度（95%）。RAT 是一种即时检测，数分钟内就能得到结果。许多专家建议通过咽拭子培养来确认

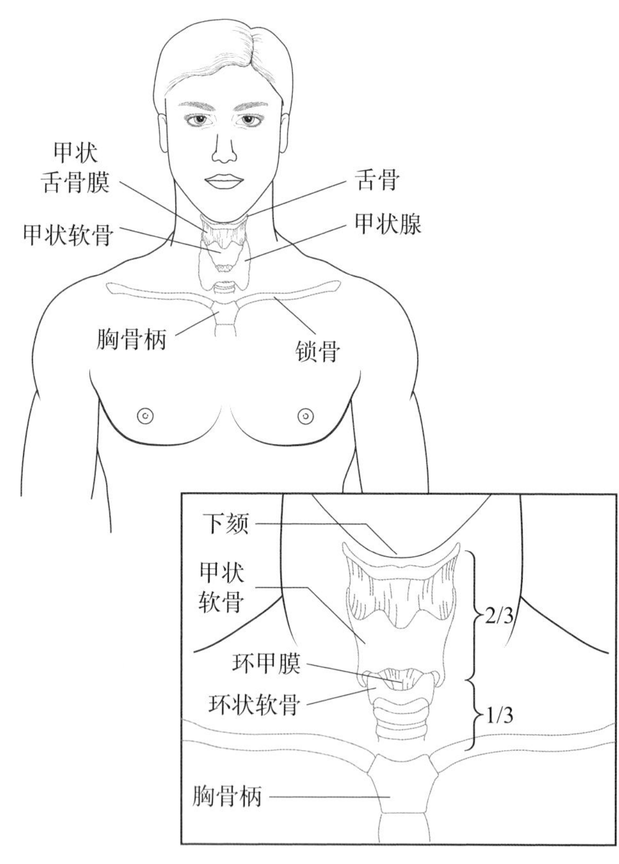

▲ 图 15–1　紧急环甲状软骨切开术的颈部解剖

RAT 阴性。RAT 阳性的个体应该接受治疗。

5. 治疗

(1) 抗生素：青霉素具有药效谱窄、疗效好、

表 15-2 预测链球菌性咽炎的 Centor 标准

Centor 标准		
标 准	得 分	基本原理
有扁桃体渗出物	1 分	更可能是细菌病因
有颈前淋巴结肿大	1 分	更可能是细菌病因
发热病史	1 分	更可能是细菌病因
无咳嗽	1 分	更可能是病毒病因
年龄<15 岁[a]	加 1 分	链球菌性咽炎的常见年龄
年龄>45 岁[a]	减 1 分	链球菌性咽炎发病年龄较低
解 释		
评 分	建 议	基本原理
0～1 分	不使用抗生素或诊断测试	标准的阴性预测值约为 80%
2～3 分 或 1 分，合理怀疑 GABHS[b]	快速抗原测试 • 如果阳性，治疗 • 如果阴性，不治疗，并进行咽喉培养	临床阳性预测值约为 30%。因此，依赖于阳性 RAT 结果；然而，RAT 灵敏度为 79%～90%，不足以排除疾病（最终依赖于培养）
4⁺ 分	经验性治疗[c]	高验前概率

GABHS.A 组 β- 溶血性链球菌

a. 对原有 Centor 标准的修改

b. 如最近接触过确诊 GABHS 的人、免疫功能低下或患者接触过许多儿童

c. 这种做法可能导致多达 50% 的患者过度治疗

引自 Centor RM, Witherspoon JM, Dalton HP, et al. The diagnosis of strep throat in adults in the emergency room. Med Decis Making. 1981;1:239–246; and McIsaac WJ, White D, Tannenbaum D, Low DE. A clinical score to reduce unnecessary antibiotic use in patients with sore throat. CMAJ. 1998;158(1):75–83.

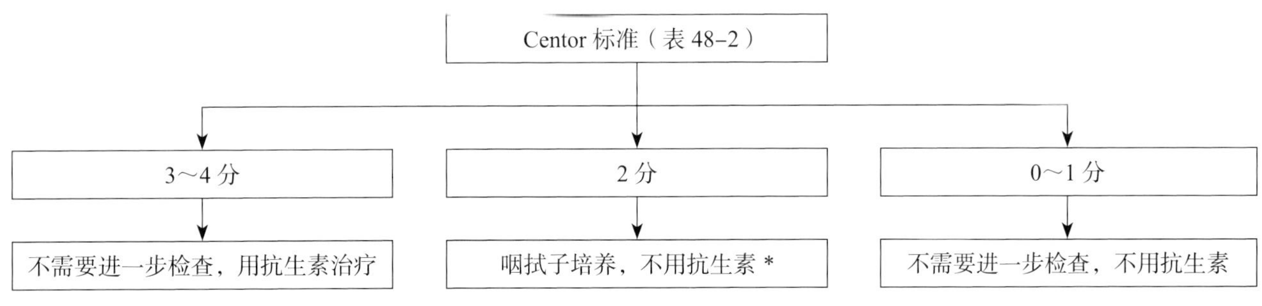

▲ 图 15–2 快速抗原检测不可用时的流程

* 如果在 GABHS 爆发的情况下，或者如果患者与许多儿童接触，免疫功能低下，或者最近接触过有记录的 GABHS 患者，请考虑使用抗生素

成本低、不良反应少等优点，是 GABHS 咽炎患者的首选抗生素。对于对青霉素有Ⅳ型超敏反应（如皮疹）的患者，可选择第一代头孢菌素。Ⅰ型超敏反应（即过敏反应）患者应接受克林霉素或阿奇霉素治疗。2012 年 Cochrane 综述比较了 3 天和 6 天的抗生素疗程与标准的 10 天口服治疗相比，两组之间的效果相似；然而，10 天的完整疗程仍被广泛推荐。

- 一线治疗：青霉素V 25～50mg/(kg・d)，分2剂或阿莫西林50mg/(kg・d)，儿童每天1次。
  - 成人中度感染：成人可服用500mg青霉素V或阿莫西林，每天2次。
  - 成人严重感染：875mg阿莫西林，每天2次。
- 无法耐受口服治疗方案或口服抗生素治疗后反复感染。
  - 如果患者体重低于27kg，苄星青霉素G 60万单位肌内注射。
  - 如果患者体重超过27kg，苄星青霉素G改为120万单位。

(2) 镇痛：所有患者，无论最终诊断如何，均应给予充分的镇痛和安慰。NSAID在缓解GABHS咽炎患者的发热和疼痛方面呈现出最大的益处。药物含片是有效的，但必须经常使用（每2小时1次）。含有苯佐卡因的局部麻醉药可用于成人，但由于有导致高铁血红蛋白血症的风险，禁止用于儿童。有研究表明，那些被认为在寻求抗生素治疗的人最终可能只是想缓解疼痛。虽然皮质类固醇在一定程度上缩短了症状的持续时间（缩短了4.5h），但这种效果没有足够的临床意义，不值得在GABHS咽炎中使用。

6. 并发症 GABHS的并发症可分为非化脓性和化脓性两种。

(1) 非化脓性并发症：GABHS咽炎的非化脓性并发症包括风湿热、链球菌后反应性关节炎、链球菌中毒性休克综合征、链球菌后肾小球肾炎和PANDAS（与A组链球菌相关的儿童自身免疫性神经精神障碍）。

风湿热现在在美国很少见（每10万人中不到1例），并且被认为是由少数GABHS菌株引起的。尽管罕见，但风湿热可导致高度病态的心脏和神经系统后遗症；在一些发展中国家，它也仍然是儿童和青少年获得性心脏病的最常见原因。已发表的文献表明，根据风湿热的地方性发病率，预防1例风湿热所需治疗的GABHS数量（NNT）在53～1000之间。

链球菌中毒性休克综合征是咽炎非常罕见的并发症。链球菌后肾小球肾炎是GABHS咽炎的另一种高度恶性的并发症，也非常罕见，在抗生素治疗组和非抗生素治疗组中发生的频率相同。目前尚不清楚抗生素治疗是否会减少PANDAS的发病率，PANDAS是最近描述的与链球菌感染相关的临床实体，表现为强迫行为和抽动障碍的发作。

(2) 化脓性并发症：这些过程包括扁桃体咽部蜂窝织炎、扁桃体周围和咽后脓肿、中耳炎、坏死性筋膜炎、鼻窦炎、脑膜炎、脑脓肿和链球菌菌血症。预防GABHS咽炎的化脓性并发症可能仍然是抗生素治疗的最令人信服的原因。这些并发症的确切发生率尚不清楚，但清楚的是，这些通常是可预防的并发症，可能会造成灾难性的后果。最终，目前的做法是用适当的抗生素治疗疑似GABHS咽炎。

7. 争议 值得注意的是，有一些专家已经不再强调在并发症罕见的情况下使用抗生素治疗GABHS。大多数支持抗生素的证据都是20多年前的，目前可能不适用。然而，大多数临床医生仍然推荐抗生素治疗GABHS咽炎。

关联病例

见病例1。

三、测试问题与解析

（一）问题

1. 48岁男性，咽痛伴发热2天，既往健康。否认咳嗽或恶心。体格检查，体温38.3℃，扁桃体肿胀但无渗出。双侧颈部淋巴结肿大，有压痛感。链球菌快速抗原试验呈阴性。以下哪一项是最好的下一步？

A. 开始口服克林霉素

B. 进行咽拭子培养并根据结果进行治疗

C. 观察

D. 开始使用金刚烷胺

2. 以下哪位患者最有可能感染A组链球菌？

A. 一名 11 月龄男婴，发热，咽部红肿

B. 一名 8 岁女孩，发热和咽喉痛

C. 27 岁男性，体温 38.9℃，咽炎和咳嗽

D. 52 岁女性，体温 39.2℃，咽喉痛

3. 一名 19 岁大学生咽喉痛，轻微腹痛，发热 5 天。今天，他和几个朋友一起踢球，在离球门线不远的地方被铲倒，有点用力地撞到了草地上。他出现了些许腹痛，然后昏倒了。急诊来院。体格检查：心率 140 次 / 分，血压 80/40mmHg，腹部肿胀。以下哪一种是最可能的病因？

A. 血管迷走神经性反应

B. 主动脉瘤破裂

C. Epstein-Barr 感染并发症

D. 空肠破裂

（二）答案与解析

1. 选项 B，进行咽拭子培养，根据结果进行治疗。该患者改良 Centor 评分为 2 分（发热史、压痛性腺病、无咳嗽、年龄超过 45 岁）。快速抗原检测呈阴性，但如果 Centor 评分为 2 分或 3 分，则应进行明确的培养，并应根据培养结果进行治疗。对于青霉素过敏的个体，口服克林霉素（选项 A）是一种选择，但此时不应给予抗生素。Centor 分数为 0 或 1 表示观察（选项 C）。金刚烷胺（选项 D）在某些情况下用于治疗甲型流感感染，甲型流感通常表现为身体疼痛、头痛和发热。

2. 选项 B，发热和咽痛的 8 岁女孩。GABHS 在 15 岁以下的患者中最常见，但在 3 岁以下的儿童中不常见（选项 A）。McIsaac 增加了年龄作为标准，因为 45 岁以上的患者（选项 D）链球菌性咽炎的发病率要低得多。咳嗽（选项 C）会增加负分，降低患 GABHS 的风险。

3. 选项 C，Epstein-Barr 感染并发症。这个患者很可能是单核细胞增多症引起的脾破裂(Epstein-Barr)。由于大量腹膜出血，患者可能出现低血压。血管迷走神经反应（选项 A）表现为晕厥发作，通常伴有心动过缓。动脉瘤破裂（选项 B）通常发生在老年患者中，主要是由于动脉粥样硬化性疾病。在青少年中，主动脉瘤很少见。空肠很少因钝性创伤破裂（选项 D），表现为剧烈腹痛，生命体征稳定。

临床精粹

- 咽炎最常见的病因是病毒。
- 提示 GABHS 咽炎的 Centor 标准包括扁桃体渗出、颈前压痛性腺病、发热史和无咳嗽。GABHS 咽炎常见于 3—15 岁患者，在 45 岁以上和 3 岁以下的患者中较少见。
- 用抗生素过度治疗咽炎是常见的，这也是抗生素过度使用的主要来源。使用经过验证的评分（如 Centor 和 McIsaac）可减少不必要的抗生素使用。
- 肾小球肾炎是 GABHS 咽炎（但不是其他组织的 GABHS 感染）的罕见并发症，抗生素治疗无法明确预防。风湿热是 GABHS 咽炎极为罕见的并发症，可通过抗生素治疗加以预防。更常见的并发症包括化脓性疾病，如咽扁桃体蜂窝织炎、扁桃体周围和咽后脓肿、中耳炎和细菌血症，这些也可以通过适当使用抗生素来预防。
- 当患者出现“咽喉痛”时，应考虑复杂的上呼吸道情况。
- 一般来说，环甲状软骨切开术是急诊科最安全的手术保护气道的方法。

参考文献

[1] Altamimi S, Khalil A, Khalaiwi KA, Milner RA, Pusic MV, Othman MA. Short-term late-generation antibiotics versus longer term penicillin for acute streptococcal pharyngitis in children. *Cochrane Database Syst Rev*. 2012;8:CD004872.

[2] Centor RM. Expand the pharyngitis paradigm for adolescents and young adults. *Ann Intern Med*. 2009;151(11):812–815.

[3] Choby BA. Diagnosis and treatment of streptococcal pharyngitis [published correction appears in Am Fam Physician. 2013;88(4):222]. *Am Fam Physician*. 2009;79(5):383–390.

[4] Cohen JF, Bertille N, Cohen R, Chalumeau M. Rapid antigen detection test

for group A streptococcus in children with pharyngitis. *Cochrane Database Syst Rev*. 2016;7:CD010502.

[5] Fine AM, Nizet V, Mandl KD. Large-scale validation of the Centor and McIsaac scores to predict group A streptococcal pharyngitis. *Arch Intern Med*. 2012;172(11):847–852.

[6] Lee JL, Naguwa SM, Cesma GS, Gerhwin ME. Acute rheumatic fever and its consequences: a persistent threat to developing nations in the 21st century. *Autoimmun Rev*. 2009;9:117–123.

[7] Little P, Moore M, Hobbs FD, et al. PRImary care Streptococcal Management (PRISM) study: identifying clinical variables associated with Lancefield group A b-haemolytic streptococci and Lancefield non-Group A streptococcal throat infections from two cohorts of patients presenting with an acute sore throat. *BMJ Open*. 2013;3(10):e003943.

[8] McIsaac WJ, Kellner JD, Aufricht P, et al. Empiric validation of guidelines for the management of pharyngitis in children and adults. *JAMA*. 2004;291(13):1587–1595.

[9] Snow V, Mottur-Pison C, Cooper RJ, Hoffman, JR. Principles of appropriate antibiotic use for acute pharyngitis in adults. *Ann Intern Med*. 2001;134:506–508.

[10] Van Driel ML, De Sutter AI, Keber N, et al. Different antibiotic treatments for group A streptococcal pharyngitis. *Cochrane Database Syst Rev*. 2010;10:CD004406.

[11] Wessels MR. Clinical practice. Streptococcal pharyngitis. *N Engl J Med*. 2011;364(7):648–655.

[12] Wing A, Villa-Roel C, Yeh B, et al. Effectiveness of corticosteroid treatment in acute pharyngitis: a systematic review of the literature. *Acad Emer Med*. 2010;17:476–483.

病例49　急性结膜炎/急性闭角型青光眼

王维展　朱保月　译　　王　帆　邓　颖　校

一名63岁女性因左眼严重疼痛、发红和视物模糊3h就诊于急诊科。患者右眼无症状，否认外伤、畏光、眼分泌物、泪液增多、既往类似事件或既往眼科手术。患者有远视，有时戴非处方老花镜。其他症状包括在急诊科的灯具周围看到彩色的光晕，左额疼痛，恶心，呕吐1次。否认头晕、乏力、共济失调、腹痛和胸痛。

体格检查：血压138/80mmHg，余生命体征正常。可耐受自然光。无眶周外伤。左侧结膜有睫状红晕（角膜周围有一圈红色），未见分泌物或异物。右眼视力：20/30；左眼视力：只能数手指。视野基本完好。与右眼相比，左眼触诊感觉更硬。左瞳孔直径5mm，固定，无反应。右眼瞳孔直径3mm，对光反射灵敏。当直射光照射到右眼时，左眼无疼痛感（不存在自愿性畏光）。当笔光暂时照射在每只眼睛上时，光束不会到达鼻侧。眼外运动完整且无痛。左角膜微混浊，眼底镜检查困难。右侧眼底正常。颞动脉有搏动，无触痛。其余的体格检查，包括其余的神经系统检查均无明显异常。

➢ 下一个诊断步骤是什么？
➢ 最可能的诊断是什么？
➢ 下一步最好的治疗方法是什么？

一、病例49的答案：急性闭角型青光眼

（一）病例总结：63岁女性

- 左眼急性发红、疼痛，视力明显下降。
- 与右眼相比，左眼触诊感觉更硬。
- 左眼角膜混浊，瞳孔固定且扩大。

1. 下一个诊断步骤　使用眼压计测量双眼眼压（intraocular pressures，IOP），并进行裂隙灯检查，以评估炎症变化和前房红细胞或白细胞的存在。

2. 最有可能的诊断　急性闭角型青光眼。

3. 最好的下一步治疗　通过尽快降低IOP来保持视力。紧急请眼科医生会诊。

（二）病例分析

1. 目标

(1) 列出导致眼睛发红的原因（EPA2，EPA10）。

(2) 描述造成急性结膜炎疼痛的威胁视力原因的基本治疗方式和处置方案（EPA4）。

(3) 认识急性原发性闭角型青光眼的临床体征、症状和并发症（EPA2，EPA3，EPA10）。

(4) 描述急性闭角型青光眼的主要治疗方式及其潜在并发症（EPA4，EPA12）。

2. 思考　本病例为急性闭角型青光眼（acute angle-closure glaucoma，AACG），是一种以IOP迅速升高为特征的眼科急症。在AACG中，IOP

升高会影响视神经的血流，导致视网膜神经节细胞的丧失，从而导致永久性视力丧失。该患者可能有潜在的前房角狭窄（先天性结构性狭窄），再加上昏暗的光线导致瞳孔扩大，限制了角膜和虹膜结合处房水的流出（即瞳孔阻滞）。仔细询问病史消除了处方药或非处方药作为 AACG 的额外潜在诱因。

二、急性结膜炎 / 急性闭角型青光眼的诊治

（一）定义

1. 急性闭角型青光眼　由于房水流出受阻导致眼压迅速升高。这是一种医疗急症。

2. 急性结膜炎　结膜的炎症，导致眼睛发红，故俗称“红眼病”。

3. 自愿性畏光　当光线照射到未受影响的眼睛时感到疼痛，提示有虹膜炎（前葡萄膜炎）。

4. 裂隙灯检查　使用一种特殊的装置，将高强度光源聚焦在薄片上，并结合双目显微镜一起观察眼睛的前后侧面。

（二）急性闭角型青光眼的诊治

1. 流行病学　在全球范围内，急性闭角型青光眼患病率最高的人群是中国人和因纽特人。非裔美国人患原发性开角型青光眼（primary open-angle glaucoma，POAG）并导致失明的比例要高得多，但患 AACG 的比例要低得多。55—65 岁之间的人群 AACG 发病率最高，女性比男性受影响更大（3∶1）。AACG 可能发生在 33%～50% 的患者一级亲属中，因此如果患者被诊断出患有 AACG，应告知其家人。

危险因素：窄角闭合的危险因素包括高龄、与年龄相关的晶状体增厚和增大、晶状体前移、远视（眼球缩短的远视）和相对较浅的前房。如果不及时治疗，另一只眼睛发生类似疾病的风险为 75%。此外，引起瞳孔扩张和瞳孔阻滞的药物也可引发 AACG，包括抗胆碱能药、三环抗抑郁药、肾上腺素能激动药和局部张力药。非瞳孔阻滞导致双侧急性闭角与含硫药物（如托吡酯、氢氯噻嗪、呋塞米甚至乙酰唑胺）有关。AACG 可发生在压力、疲劳、昏暗的灯光或近距离持续工作时。许多非处方的拟交感神经药物或抗胆碱能药物可引起 AACG。

2. 病理生理学　AACG 或原发性闭角型青光眼的主要机制是瞳孔阻断小梁网流出通路。通常，房水由后房的睫状体产生，并通过瞳孔扩散到前房，在前房通过小梁网排出。房水的产生和流出之间存在平衡，以维持正常的眼压。然而，由于解剖（房角狭窄）和环境因素（如药物），一些人容易出现房角闭合。许多其他形式的青光眼有更隐蔽的表现，但仍会导致严重的视力丧失。

3. 临床表现　快速识别 AACG 很重要，因为诊断和治疗的延误可能导致永久性视力丧失。AACG 患者的 IOP 升高，视神经改变，以及从周围开始的进行性视野丧失。检查无症状眼的前房深度（角度通常也很窄）和眼压升高也很重要。常见的体征和症状包括轻度至重度眼痛、视物模糊、恶心、呕吐、腹痛、出汗和额部头痛。头痛、恶心、呕吐或腹痛等症状可能导致医生将重点放在神经或胃肠道病因上。然而，如果出现急性、疼痛的结膜炎伴视力丧失等主要症状，必须考虑 AACG。体格检查的特点包括以下情况。

- 固定、散大、中位瞳孔。
- 弥漫性结膜充血。
- 角膜水肿（混浊）（图 15–3）。
- 浅前房（图 15–4）。
- 裂隙灯检查可发现少量细胞和光斑，但未发现前房积血或脓肿（前房有血或脓）。
- IOP 升高至 80mmHg（正常为 9～21mmHg）。

4. 治疗

最初，AACG 的管理目标是通过减少房水产生和增加房水流出来降低 IOP。应在急诊科请眼科医生会诊。降低 IOP 的治疗方法包括含水抑制药、渗透剂和微动剂。角膜水肿消退后，最终的治疗方法是由眼科医生进行激光周围虹膜切除术。在一些资源有限的国家，最终的治疗是摘除晶状体。

(1) 减少房水的产生：首先，通过局部使用 β 受体阻滞药（替莫洛尔 0.5%）、α_2 受体激动药（溴

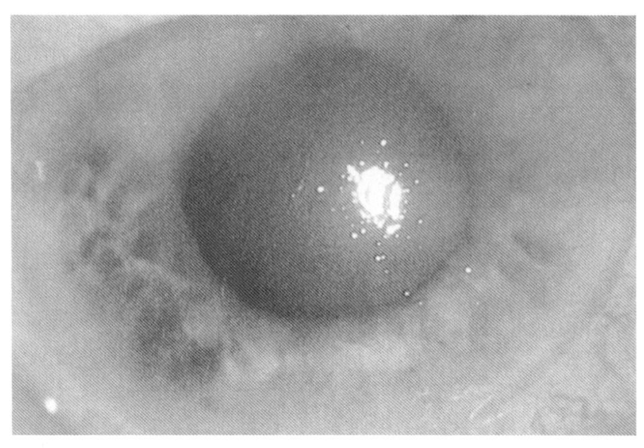

▲ 图 15-3　急性闭角型青光眼

瞳孔中等扩张且固定，角膜混浊（经许可转载，引自 Tintinalli JE, Kelen GD, Stapczynski JS, eds. Emergency Medicine. *6th ed. New York, NY: McGraw-Hill*; 2004:1460.）

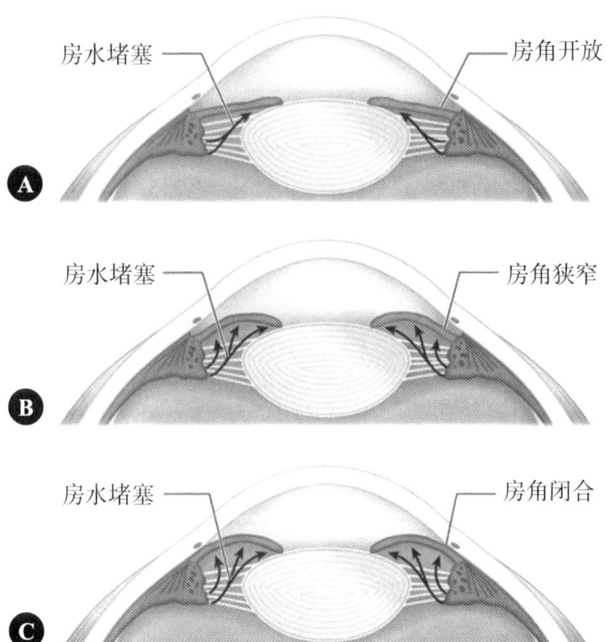

▲ 图 15-4　青光眼

A. 生理性阻塞通常发生在虹膜后表面接触晶状体的地方；B. 当阻塞增加时，虹膜向前弯曲（虹膜膨隆），房角变窄，压力增加；C. 随着压力的增加，房角被堵塞（经许可转载，引自 Knoop KJ, Stack LB, Storrow AB, Thurman R, eds. Acute angle-closure glaucoma. In: The Atlas of Emergency Medicine. 5th ed. *New York, NY: McGraw-Hill*; 2021.）

莫尼定 0.1%）和（或）碳酸酐酶抑制药（乙酰唑胺 500mg 口服或静脉注射）等药物减少房水生成来降低 IOP。值得注意的是，磺胺过敏的患者可能不能耐受乙酰唑胺。

(2) 渗透剂：渗透剂，如甘露醇、甘油，可代替乙酰唑胺使玻璃体脱水；结果是眼内液量减少，从而降低 IOP。甘露醇可能导致心功能差的患者出现低血压；糖尿病患者应避免使用甘油。

(3) 缩瞳剂：缩瞳药（如 1%～2% 的毛果芸香碱）通过缩小瞳孔并破坏角膜 – 虹膜并置来增强小梁的流出。然而，它们的使用存在争议。局部 β 受体阻滞药和乙酰唑胺应在毛果芸香碱给药前给药，因为缺血性虹膜括约肌在极高眼压（>50mmHg）下可能对毛果芸香碱无反应。

(4) 其他药理制剂：应考虑使用 1% 醋酸泼尼松龙滴眼液，尤其是双侧 AACG 时。患者还应该接受镇痛和镇吐药物。

（三）急性结膜炎的诊治

1. 鉴别诊断　除 AACG 外，急性结膜炎的疼痛和影响视力的原因还包括严重结膜炎、角膜炎、角膜溃疡、前葡萄膜炎、眼内炎、眼眶蜂窝织炎、巩膜炎和颞动脉炎（表 15-3）。表 15-4 概述了急性视力丧失的原因。所有眼睛发红或疼痛的患者都需要进行裂隙灯检查和荧光素染色检查。

表 15-3　“红眼”的鉴别诊断

• 通常不会损害视力的疾病	• 可损害视力的疾病
– 眼睑炎 – 泪囊炎 – 非淋球菌性或非衣原体性结膜炎 – 隔膜前蜂窝织炎 – 结膜下出血 – 病毒性结膜炎 / 过敏性结膜炎 – 表皮炎 – 周边角膜翼状	– 前葡萄膜炎 – 角膜感染（淋球菌感染 / 衣原体感染 / 单纯疱疹病毒 / 带状疱疹病毒） – 角膜溃疡 – 眼内炎 – 角膜炎 – 眼眶蜂窝织炎 – 翼状胬肉（侵犯中央旁角膜） – 巩膜炎

2. 结膜炎

(1) 细菌性结膜炎：淋菌性结膜炎（细菌性结膜炎最严重的形式）通常表现为眼睛严重发红和大量脓性分泌物，并且会增加角膜溃疡和穿孔的风险。相比之下，衣原体结膜炎通常表现为更慢性的临床病程，尽管结膜发红，但通常很少有分

表 15-4　急性视力丧失的鉴别诊断

疼痛性视力丧失	无痛性视力丧失
急性闭角型青光眼	视网膜中央动脉闭塞
前葡萄膜炎	视网膜中央静脉闭塞
角膜溃疡	玻璃体后脱离
眼内炎	视网膜脱离
视神经炎	玻璃体积血
巩膜炎	
颞动脉炎	

泌物。由于性传播衣原体结膜炎的发病率正在增加，因此认识到这一诊断非常重要。

(2) 病毒性结膜炎：大多数结膜炎是病毒性的，通常由腺病毒引起。流行性角结膜炎（epidemic keratoconjunctivitis，EKC）可能特别严重且具有传染性。患者有严重的结膜发红和肿胀（球结膜水肿）、水样分泌物和淋巴结肿大。许多 COVID-19 患者会出现结膜炎。

(3) 区分细菌性结膜炎和病毒性结膜炎：区分细菌性结膜炎和病毒性结膜炎可能具有挑战性。最近的一篇文献综述表明，如果患者的结膜呈弥漫性红色，使睑板（眼睑）血管难以区分，有脓性分泌物，并且早晨双眼眼睑黏结（晨间粘连），则更有可能是细菌性病因。如果在处眼睛发红不明显或者早上眼睑不粘连，则细菌病因的可能性较小（表 15-5）。

(4) 治疗：细菌性结膜炎通常采用局部广谱抗生素（如红霉素或甲氧苄啶 – 多黏菌素 B）治疗，而病毒性结膜炎具有自限性，通常在 2～3 周消退。

3. 角膜炎　角膜炎症或角膜炎可能是由病毒或细菌感染、隐形眼镜、外伤或紫外线（ultraviolet，UV）光（如阳光、焊接或紫外线照明）引起。应进行裂隙灯检查。需要识别的最重要的病原体是单纯疱疹病毒和带状疱疹病毒（herpes zoster virus，HZV），因为如果不治疗，可能会出现角膜溃疡和瘢痕。

表 15-5　细菌性和病毒性结膜炎的表现特征

• 细菌性结膜炎 – 眼睛严重发红 – 结膜呈弥漫性红色 – 大量脓性分泌物 – 通常是双侧 – 睑板血管难以区分 – 早晨双眼眼睑黏结	• 病毒性结膜炎 – 结膜严重发红和肿胀 – 水样分泌物 – 可能存在淋巴结肿大 – 早晨双眼眼睑不黏结

• HSV：HSV 的临床诊断是通过识别具有末端乳头状上皮溃疡的多发性树枝状角化病灶来确定的。HSV 几乎总是用荧光素染色，具有经典的树突状图案。HSV 角膜感染也可能以更弥漫的盘状或溃疡形式出现。

• HZV：这些树突在末端逐渐变细，通常与眶周皮瘤水疱疹或鼻尖病变有关（鼻睫受累的 Hutchinson 征）。

严重的角膜炎可能会发展为角膜溃疡，肉眼可能会看到白色缺损。区分溃疡和角膜擦伤具有临床意义，并且具有挑战性。通过裂隙灯检查，可以通过位于溃疡下方的模糊 / 混浊的基质来区分溃疡和擦伤，这与大多数擦伤深处的透明基质形成鲜明对比。

4. 前葡萄膜炎　前葡萄膜炎也称为虹膜炎，与疼痛、视物模糊、畏光（直接和自愿）、角膜周围发红、前房细胞和眩光有关。前房下缘可见前房积脓（白细胞层）。受影响的瞳孔较小、不规则且反应性极小。眼压可升高。病因包括以下情况。

• 特发性。

• 传染性（如结核病、梅毒、HSV/HZV、弓形虫病、巨细胞病毒、莱姆病）。

• 自身免疫性（如结节病、胶原血管疾病、HLA-B27 相关）。

• 药物（如磺胺类药物）。

• 创伤后。

HSV 和 HZV 引起的葡萄膜炎在 HIV 患者中很常见。治疗很复杂，可能涉及局部皮质类固醇，这会增加青光眼、白内障或单纯疱疹感染复发的风险。因此，强烈建议咨询眼科医生。

5. 眼内炎　眼内炎是玻璃体的炎症，可以是内源性、继发于远处血行播散的，也可以是穿透性创伤后接种引起的外源性炎症。外伤性眼内炎通常在穿透伤、异物滞留或眼科手术后 3 天内发生。标志性特征包括视力下降、眼痛、前房积脓、前房细胞和眩光、红光反射消失和玻璃体混浊。此外，还会出现不同程度的眼睑肿胀、结膜水肿（结膜肿胀）和严重的结膜充血。致病微生物包括蜡样芽孢杆菌、凝固酶阴性葡萄球菌、链球菌、革兰阴性杆菌和真菌。任何出现前房积脓的患者都需要紧急眼科会诊。眼眶 CT 或超声 B 扫描显微镜（ultrasound B-scan microscopy，UBM）可能有助于诊断异物。为了保留剩余的视力，需要全身和玻璃体内注射抗生素。

6. 眼眶蜂窝织炎 眼眶蜂窝织炎是眼眶隔膜深处的感染，通常与视物模糊、复视、结膜充血、眼睑肿胀、突眼、发热、毒性、眼球运动受限或疼痛有关。眼眶 CT（轴向和冠状切口）具有诊断作用，通常会发现鼻窦炎（通常是筛窦炎）。需要住院并给予静脉注射抗生素。眶隔前或眶周蜂窝织炎是一种浅表感染，严重程度要低得多，但很难与眼眶蜂窝织炎区分开来。一般来说，这些患者的毒性较小，疼痛也较轻，并且可以口服抗生素治疗。

7. 结膜下出血 结膜下出血是由结膜和巩膜之间积血引起的。尽管它们看起来很像，但它们是无痛的，并且不会影响视力。这些出血通常是自发的，或者可能与轻微创伤有关，包括咳嗽和打喷嚏。如果钝性创伤导致结膜下出血的患者主诉疼痛或视力变化，医疗人员应继续评估是否有前房积血、眼球破裂或球后出血。应告知患者，发红（瘀伤）可能需要数周时间才能完全消退。

8. 前房积血 眼睛钝性外伤可能会导致前房积血、疼痛、视物模糊等相关症状。对于前房积血，如果血液分层，则肉眼可能会看到血液，或者只有在前房（微前房积血）中使用裂隙灯以最大放大倍率才能看到。并发症包括红细胞对角膜的染色（产生部分不透明的角膜）、红细胞阻塞小梁流出道继发的眼压升高、再出血。初始治疗包括抬高头部、戴上眼罩以防止额外的创伤、使用散瞳剂麻痹睫状体以让虹膜得到休息、服用镇痛药、镇吐药和会诊。在钝性眼外伤的情况下还必须考虑球后血肿。如果怀疑有血肿，应评估眼压，进行眼眶 CT 检查，如果眼压明显升高，则准备进行外眼角切开术。

9. 巩膜炎 巩膜炎中，结膜、巩膜外层和巩膜血管呈弥漫性或局灶性发炎。与通常伴有轻微疼痛的巩膜外层炎不同，巩膜炎的症状包括严重的眼睛疼痛、发红和视力下降。还通常与潜在的全身性疾病有关，如结缔组织病、自身免疫病、单纯疱疹病毒、带状疱疹病毒、HIV、莱姆病或梅毒。类风湿性关节炎是最常见的全身性病因，而带状疱疹病毒是最常见的感染原因。与巩膜外血管相反，巩膜血管不会因局部血管收缩剂而变白或在棉签下移动。此外，整个巩膜可能呈蓝色或紫罗兰色，触诊时可能非常柔软。

巩膜炎的治疗涉及治疗潜在的疾病，咨询眼科医生后可能涉及使用全身性皮质类固醇、免疫抑制治疗和 NSAID。超声波可能有助于评估后巩膜炎。

三、测试问题与解析

（一）问题

1. 男性，45 岁，主诉右眼急性发红伴睫状潮红，视物模糊，强光疼痛。检查时，瞳孔小，反应性极弱。裂隙灯检查见细胞和光斑。未见荧光素摄取。当光线照射到未受影响的眼睛时，他也会感到疼痛（共感性畏光）。以下哪一种是最有可能的诊断?

A. 急性闭角型青光眼

B. 急性前葡萄膜炎

C. 带状疱疹病毒感染

D. 角膜擦伤

2. 48 岁女性糖尿病患者，右眼疼痛、异物感、红肿、视力下降 1 天。2 天前，她接受了右眼人工晶状体植入手术，但错过了随访预约。右眼视力仅可见手部活动，左眼视力为 20/30。右眼瞳孔直径 3mm，反应迟缓，左眼瞳孔直径 3mm，反应敏捷。右眼明显的睫状充血，角膜混浊；也存在右侧前房积脓。左结膜和角膜正常。右眼可见细胞和光斑。未见荧光素摄取。由于角膜混浊，右侧眼底看不到，没有红光反射。下面哪一种措施是下一步最合适的？

A. 开处局部眼科用类固醇药物，并让患者 24h 后返回急诊科

B. 开处局部眼科用抗生素药物，并让患者 12h 后返回急诊科

C. 安排紧急眼科会诊

D. 检查血糖，如果升高，建议紧急就诊

3. 男性，39 岁，有偏头痛病史，因双眉头痛、恶心、视物模糊 6h 就诊。他最近开始服用托吡酯治疗偏头痛。目前头痛是逐渐开始的，但比平时更严重。视物模糊为新出现的。否认有外伤或发热。双眼视力 20/200，瞳孔直径各 4mm，反应最小。结膜充血，前房清晰但浅。未见荧光素摄取。眼底镜检查正常。神经检查无局灶性。以下哪一项是下一步最重要的诊断检查？

A. 头部 CT

B. 眼眶 CT

C. 头部 MRI

D. 眼压测量

（二）答案与解析

1. 选项 B，急性前葡萄膜炎。前葡萄膜炎通常表现为畏光、视物模糊、眼睛红且痛和间接的共感性畏光。裂隙灯检查可见睫状体充血、细胞和光斑。AACG（选项 A）通常表现为疼痛性急性结膜炎，角膜混浊，前房浅，瞳孔中等扩张。裂隙灯检查不会发现前房有任何细胞。带状疱疹病毒性角膜炎（选项 C）和角膜擦伤（选项 D）都有荧光素摄取阳性。

2. 选项 C，安排紧急眼科会诊。对于可能发生眼内炎的糖尿病患者，尤其是那些最近接受过眼部手术并出现前房积脓的患者，应紧急眼科会诊。这类患者需要住院给予静脉和眼内注射抗生素治疗。局部应用类固醇（选项 A）通常是用于一些罕见的非感染性眼部炎症。局部使用眼科用抗生素药物（选项 B）主要是用于治疗各种类型的细菌性结膜炎，但对于此患者这种非常严重的感染来说是不够的；延迟 12h 可能导致视力丧失。对于因高血糖而出现全身症状的患者，往往有与视力相关的主诉，此时紧急预约社区医生（选项 D）是有必要的。

3. 选项 D，眼压测量。AACG 是抗惊厥和抗偏头痛药物托吡酯的一种罕见但严重的不良反应。托吡酯诱导的 AACG 通常是双侧的，在开始用药的几周内发生，如果剂量增加 1 倍，则在数小时内发生。患者通常表现为双侧视物模糊、头痛、恶心和呕吐。然而，不同于一般的 AACG 病例，托吡酯诱导的 AACG 眼睛很少或没有红肿。当怀疑为 AACG 时，应进行眼压测量。如果患者有神经功能缺损或眼压正常，则应提示头部影像学检查（选项 A 和选项 C）。如果怀疑眼眶解剖异常应进行眼眶 CT 检查（选项 B）。

临床精粹

- 危及视力的急性结膜炎病因包括急性闭角型青光眼、前葡萄膜炎、眼内炎、角膜溃疡、角膜感染、沙眼衣原体 / 淋球菌性结膜炎、眼眶蜂窝织炎、前房积血、球后出血、巩膜炎。
- 球结膜下出血应是无痛的，不影响视力。在钝性创伤的情况下，如果患者主诉疼痛或视力改变，则继续评估前房积血、前房积脓、眼球破裂、眼内炎或球后出血，因为这时需要紧急眼科会诊。
- 视力、手电光瞳孔评估、裂隙灯检查、荧光素染色、眼内压测量和眼底镜检查是全面评估急性结膜炎的基本要素。
- 注意局部眼科用药引起的全身性并发症。局部使用 β 受体阻滞药引起的心动过缓和支气管痉挛等并发症很常见。

参考文献

[1] Ah-kee EY, Egong E, Shafi A, et al. A review of drug-induced acute angle closure glaucoma for nonophthalmologists. *Qatar Med J*. 2015;1:6.

[2] Bagheri N, Wajda BN, eds. *The Wills Eye Manual*. 7th ed. Philadelphia, PA: Lippincott Williams & Wilkins; 2016.

[3] Chan PP, Pang JC, Tham CC. Acute primary angle closure—treatment strategies, evidences and economical considerations. *Eye (Lond)*. 2019;33(1):110–119.

[4] Flores-Sanchez BC, Tatham AJ. Acute angle-closure glaucoma. *Br J Hosp Med*. 2019;80(12):C174–C179.

[5] Gilani CJ, Yang A, Yonkers M, et al. Differentiating urgent and emergent causes of acute red eye for the emergency physician. *West J Emerg Med*. 2017;18(3):509–517.

[6] Liu Y, Rhee DJ. Acute bilateral angle closure. *JAMA Ophthalmol*. 2013;131(9):1231–1232.

[7] Tabbut M, Bates A, Marple G, et al. Point-of-care ultrasound in the evaluation of the acutely painful eye. *J Emerg Med*. 2019;57(5):705–709.

[8] Tarff A, Behrens A. Ocular emergencies: red eye. *Med Clin N Am*. 2017;101:615–639.

第16章　血液相关急症
Hematologic

病例50　镰状细胞贫血症

邓　颖　译　　李　燕　张新超　校

男性，28岁，既往有镰状细胞贫血症（sickle cell disease，SCD）病史。因"小腿疼痛和背痛2天"到急诊科就诊。患者诉2天前刚骑完自行车便出现上述症状，疼痛剧烈难忍，并且有灼烧感和抽痛。患者否认发热、呼吸短促、呕吐、咯血、下肢肿胀、头痛，否认传染病接触、近期旅行、用药变化、吸毒或酗酒。上次出现疼痛是在3个月前，服用对乙酰氨基酚和氢可酮镇痛。然而，这次疼痛服用上述2种药物未能缓解。体格检查：体温37.5℃，血压126/65mmHg，心率98次/分，呼吸22次/分，氧饱和度98%。右下肺有少量爆裂音。无颈静脉怒张、小腿压痛或下肢水肿。初次胸部X线检查正常，实验室检查也正常。给予吗啡控制疼痛并静脉输注2L液体。患者因需控制疼痛而入院治疗。入院后约24h，患者出现呼吸急促和寒战，生命体征监测，体温38.4℃，血压132/73mmHg，心率100次/分，呼吸28次/分，氧饱和度94%。通过鼻导管（3L/min）吸氧，患者缺氧和呼吸急促症状改善，再次进行胸部X线检查，显示双侧肺部浸润影。

➤该患者最可能的诊断是什么？

➤下一步的处理是什么？

一、病例50的答案：镰状细胞危象/急性胸膜综合征

（一）病例总结：28岁男性

- SCD病史。
- 主诉为严重腿部和背部疼痛2天。
- 入院时生命体征和血氧饱和度正常。
- 入院24h后呼吸困难、寒战、发热（38.4℃）、呼吸急促，血氧饱和度94%。
- 复查胸部X线显示双侧肺部浸润。

1. 最可能的诊断　急性胸膜综合征（acute chest syndrome，ACS）。

2. 下一步处理　控制疼痛，动脉血气分析，评估其他缺氧原因，如肺栓塞、肺炎或肺水肿。

（二）病例分析

1. 目标

(1) 了解SCD患者疼痛危象的治疗（EPA4）。

(2) 了解ACS的诊断和治疗（EPA1，EPA4，EPA10）。

(3) 了解SCD的其他危及生命的并发症及其初始治疗（EPA4，EPA10）。

(4) 了解SCD的疼痛管理（EPA4）。

2. 思考　本例患者是已知患有SCD的28岁男性，有急性发作的背部和四肢疼痛，肺部检查发现轻微异常。初步诊断是急性疼痛危象。起初生命体征稳定，但24h后患者出现呼吸窘迫，氧饱和度为94%，呼吸28次/分，体温38.4℃，心率增快至100次/分。这些表现提示应动态监测血气以评估有无严重脓毒症（如乳酸升高）。

肺栓塞、肺炎、脓毒症和急性胸膜综合征应被视为可能的诊断。这些诊断并不是相互排斥的，并且在SCD患者中经常并存。ACS是SCD患者病情转为危重的一种临床征象，可出现进行性呼吸衰竭，甚至发展为急性呼吸窘迫综合征。在

ARDS 之前，患者（如本例患者）常常有与肺炎相同的表现（肺部浸润、发热和呼吸困难）。文献资料中提示初始阶段 ACS 和肺炎难以区分，但 ACS 表现进行性呼吸衰竭并对抗生素治疗缺乏反应。

第一步是观察患者。评估有无呼吸功增加的体征，有无异常的生命体征、脓毒症或脓毒性休克的体征。所有脓毒症患者均应尽早接受静脉注射抗生素治疗。人们对 ACS 的病因知之甚少，但最近的研究表明，自动放大的炎症级联反应是通过与脂多糖（lipopolysaccharide，LPS）介导脓毒症的相同机制触发的，因为血红蛋白分解产物会激活 TLR4。当对 ACS 和肺炎进行鉴别诊断的同时，可以给予初始治疗，包括吸氧、抗生素、适当的静脉输液（最好是低渗液）和镇痛。如果患者病情持续恶化，必须及早实施换血疗法和单纯输血，这是唯一被认为可降低 ACS 死亡率的疗法。在患者到急诊就诊时尽早请血液科医生会诊，尤其是患者的临床病情没有改善的时候，这说明他们需要换血疗法。

二、镰状细胞贫血症的诊治

（一）定义

1. 急性胸膜综合征 SCD 患者出现发热、呼吸道症状和（或）胸痛时，胸部 X 线检查发现新的肺叶或节段浸润。根本病因多种多样，但可能因感染性原因（如肺炎）或非感染性原因（如肺栓塞或哮喘）而加剧。

2. 脾隔离 当红细胞蓄积在脾脏中时，会发生脾隔离，导致脾脏迅速增大、血红蛋白突然下降引发低血容量性休克。

3. 暂时性红细胞再生障碍 红细胞生成暂时停止，导致急性贫血和网织红细胞减少症。再生障碍的最常见原因可能是感染，特别是细小病毒 B_{19}。

4. 血管闭塞危象 血管闭塞导致局部缺氧和酸中毒。血管闭塞的潜在病因是多方面的，但炎症是关键因素。脱水导致红细胞镰状细胞形状扭曲，并导致其与血管内皮的异常黏附，引发炎症反应，导致血管闭塞和组织梗死。该过程本身会导致疼痛，但最可能的是组织梗死引起的继发炎症反应导致 SCD 患者出现剧烈疼痛。

（二）SCD 的诊疗

1. 流行病学 SCD 是一种常染色体隐性遗传的血红蛋白疾病，美国约 100 000 人罹患此病。杂合子（HbAS）即镰状细胞性状携带者通常无症状，除非处于极端压力（如严重脱水、温度或压力变化）下。纯合子（HbSS）患者则患有 SCD，他们极易发生血管闭塞和疼痛危象。除血红蛋白 S（HbS）外，还存在数百种其他已知的 β- 球蛋白突变。一个 HbS 与另一个变异血红蛋白（最常见的是 HbSC）结合也会导致 SCD，但这些组合通常病情较轻。

2. 病理生理学 SCD 是由血红蛋白产生异常引起的。人类的血红蛋白由两条 α 链和两条 β 链组成。在 SCD 中，当 β 链第六位的谷氨酰胺被缬氨酸取代时，就会产生 HbS。在缺氧或酸中毒的条件下，这种异常的血红蛋白在红细胞内聚合，形成镰刀状，由此产生红细胞损伤并引发一系列溶血、异常细胞黏附和内皮功能障碍，导致进行性器官损伤。

3. 镰状细胞危象的触发因素 镰状细胞危象的潜在诱因有很多，常见的触发因素有感染（细菌和病毒）、脱水、低温和低氧，但自发、无法解释的危象也很常见。由于这些患者在幼儿期就脾功能障碍，因此也面临着细菌感染的高危风险，尤其是伤寒沙门菌、B 型流感嗜血杆菌、肺炎链球菌、脑膜炎奈瑟球菌和 B 族链球菌等有荚膜微生物。青霉素预防显著降低了继发于细菌感染的死亡率。

4. 羟基脲 羟基脲是一种适用于所有 HbSS 患者的辅助疗法，但在急性情况下无效。羟基脲是一种骨髓抑制药，可刺激胎儿血红蛋白（HbF）的产生，最终减少镰状细胞病发作，并减轻与疼痛危象发展相关的其他因素。由于白细胞减少、中性粒细胞减少和血小板减少是常见的不良反应，因此应对其使用情况进行监测。总体而言，个性化疼痛管理需要患者的积极参与，患者本人最清楚对他们最有益的药物、剂量和给药频率。

5. 多学科方法　多学科疼痛管理的理念可能会减少住院率。这种治疗疼痛的方法包括药物、行为、心理和身体干预措施的互相配合。在成人，这些干预措施组合已被证明具有成本效益，可以改善患者的疼痛并减少就医次数。

（三）SCD 的常见并发症

SCD 可影响多个器官系统（表 16-1）。在评估 SCD 患者时，病史采集应侧重于确定任何诱发因素和并发症。与之前发作的疼痛危象不一样的疼痛特点可能是潜在危及生命的指标。由于镰状细胞危象的严重并发症通常表现是非特异性的，因此快速评估生命体征和仔细的体格检查非常重要。如果患者出现发热、严重腹痛、呼吸系统或神经系统症状、关节肿胀、阴茎异常勃起或常规措施无法缓解的疼痛，临床医生应高度关注。

1. 血管闭塞危象

(1) 病理生理学：急性血管闭塞事件（vaso-occlusive events，VOE）或"疼痛危象"是 SCD 最常见的并发症，也是该患者群体急诊就诊的最常见原因。镰状细胞血红蛋白的聚合作用导致红细胞变得僵硬和黏滞，并形成具有镰刀外观的形状。镰刀状的红细胞曾经被认为是微血管闭塞的关键因素，因此也是 VOE 的原因。

现在我们知道，VOE 是多种因素共同作用的结果，包括红细胞功能、血液黏度、镰状细胞与内皮的黏附、环境因素。最近的一项研究表明，白细胞黏附在内皮细胞壁上，然后红细胞黏附在白细胞上，导致血管闭塞。此外，病毒性疾病、脱水、创伤或运动等看似微不足道的事件会破坏 SCD 患者循环中镰状细胞的平衡，导致 VOE 的发生。

疼痛危象的主要治疗方法是支持治疗，包括吸氧（仅在缺氧时）、温和的补液水化治疗（维持量下使用低渗液体，无须推注）和镇痛。

(2) 快速疼痛管理：由于 SCD 患者疼痛危象反复发作、镰状细胞并发症（如缺血性骨坏死）导致的长期疼痛，充分镇痛在治疗中发挥着关键作用。不幸的是，最近的证据表明，SCD 患者的疼痛经常得不到充分治疗，这可能是由社会文化因素、主观上想驾驭疼痛的想法造成的。疼痛管理应该是快速的，这与 SCD 慢性疼痛的管理不同，并且应该基于患者报告的疼痛严重程度。尽管没有实证数据，但目前的建议指出，快速给予镇痛药可带来更好的效果，应鼓励进行快速分诊和使用镇痛药。紧急严重程度指数分类系统建议将出现疼痛的 SCD 患者分诊为 2 级（非常高的优先级和快速处置），并在分诊后 30min 内接受镇痛治疗。

(3) 阿片类药物：对于成人和儿童，医务人员必须首先确定疼痛的性质、部位和强度。中－重度疼痛的患者通常需要静脉注射阿片类药物。对因长期静脉置管导致血管通路不良的患者，皮下给药是一种合适的替代方案，因为肌内注射更痛苦且没有药理优势。口服阿片类药物用于疼痛较轻的患者。尽管没有明确的研究表明哪种阿片类药物在治疗疼痛危机方面更有效，但硫酸吗啡和氢吗啡酮通常为一线应用药物。

对于不能耐受吗啡不良反应（如恶心和瘙痒）的患者，氢吗啡酮是一个不错的选择。哌替啶因其经肾脏清除的代谢物去甲哌替啶会增加引起癫痫发作的风险，应避免使用，除非它是特定患者唯一有效的阿片类药物。镇痛药的剂量应针对每位患者进行个体化使用，并根据疼痛缓解情况做出调整。

(4) 辅助镇痛药：NSAID（尤其是酮咯酸）的辅助治疗被视为二线治疗药物或多模式疼痛管理的一部分。但长期使用 NSAID 会增加肾衰竭和消化性溃疡的风险。最近的研究表明，与使用酮咯酸和曲马多相比，酮咯酸和曲马多（一种弱阿片类药物）的组合加上芬太尼不仅可以改善疼痛，还可以缓解焦虑。其他研究表明，芬太尼滴鼻可用于儿童急性疼痛管理。与肌内注射吗啡相比，应用药物 10min 后再次评估时，芬太尼可显著减轻疼痛。治疗时，应每 15～30 分钟重新评估疼痛，并重新调整镇痛剂量，直至疼痛得到控制。如果疼痛没有得到有效控制，应考虑入院观察以进一步控制疼痛。

2. 指（趾）炎　婴儿 VOE 的首发症状可能是指（趾）炎或手足综合征。掌骨梗死会导致手脚

表 16–1 镰状细胞危象的表现

危象类型	临床表现	辅助检查	治 疗
血管闭塞危象的诱发因素包括感染、脱水、压力、疲劳、寒冷和高海拔			
肌肉骨骼疼痛	局部压痛，常见于腰背部、股骨、胫骨和肱骨	无	补液、镇痛
腹部疼痛	疼痛通常急性发作，非局限性，反复发作；无腹膜刺激征；广义鉴别包括肝胆、脾和肾脏疾病	CBC，肝功能检测	治疗潜在病因，对症支持治疗[a]
急性胸膜综合征	胸膜炎性胸痛，咳嗽、呼吸困难，发热，呼吸急促，啰音	血氧饱和度，胸部 X 线，动脉血气，V/Q 扫描，血管造影	治疗潜在病因，支持治疗，吸氧，抗生素，抗凝
中枢神经系统危象	头痛，神经功能缺损，癫痫发作，精神状态改变；通常儿童发生脑梗死和成人发生脑出血	CT，腰椎穿刺，MRI	换血疗法
阴茎异常勃起	海绵体镰状病变引起无性刺激的疼痛性勃起；检查发现阴茎充血、疼痛	无	支持治疗，换血，海绵体抽吸，阴茎内注射血管收缩剂，泌尿外科会诊
指（趾）炎	手和（或）脚疼痛性水肿；通常发生在 2 岁之前	无	支持治疗，热敷
肾脏危象	通常无症状；可能有侧腰痛	尿液分析显示有血尿或组织	支持治疗
血液危象			
脾隔离	迅速出现疲劳，精神萎靡，面色苍白，腹痛，血容量不足，脾大；最常见于 6 岁以下的儿童	CBC 显示严重贫血或血红蛋白显著下降	纠正低血容量，输血，换血，脾切除术
再生障碍性危象	急性发作时疲劳，面色苍白，尿液呈深色。诱因包括细小病毒 B_{19} 感染、叶酸缺乏、苯丁酮使用	血红蛋白水平明显下降，网织红细胞计数低	静脉输液，PRBC 输注；通常是自限性的
感染危象			
	发热，咳嗽，胸痛，心动过速；常见的微生物包括有荚膜的细菌（流感嗜血杆菌、肺炎链球菌）、伤寒沙门菌、肺炎支原体、大肠埃希菌和金黄色葡萄球菌	CBC，尿液分析，胸 X 线，血、痰和尿培养	广谱抗生素

CBC. 全血细胞计数；CT. 计算机断层扫描；MRI. 磁共振成像；PRBC. 浓缩红细胞；V/Q. 通气 / 灌注
a. 支持治疗包括补液和镇痛

疼痛和肿胀。患有指（趾）炎的患儿可能会变得烦躁、拒绝行走或在触摸或抱起时哭泣。随着患有 SCD 的儿童长大，疼痛会转移到手臂、腿部、背部和骨盆。青少年也可能主诉胸部和腹部疼痛。这些 VOE 通常持续 3～9 天，但对于发作时间较长的患者，继续出现发作时间延长并不罕见。

3. 感染 感染是导致 SCD 患者死亡的主要原因。因几乎所有的 SCD 患者都存在脾功能障碍，使他们容易受到大量微生物的感染。患者容易合并的感染包括肺炎、脑膜炎和骨髓炎。尽管预防性使用青霉素、肺炎球菌和 B 型流感嗜血杆菌疫苗已降低了该患者群体中脓毒症的发生率，但肺炎球菌脓毒症仍然是 SCD 儿童死亡的重要原因。虽然成年人不太容易受到伤害，因为他们的免疫系统已经成熟，可以产生特定类型的抗体，但他们仍然面临着非典型微生物感染的风险。所有

SCD 患者的发热都必须认真地对待。

4. 急性胸膜综合征

(1) 定义：ACS 在文献中被定义为存在以下情况中的两项，即胸部 X 线检查发现新的肺叶或肺段浸润或局灶性异常；体温高于 38.5℃；呼吸道症状、低氧血症或胸部疼痛。临床上，ACS 与肺炎的区别在于，尽管使用抗生素和支持治疗，患者病情仍持续恶化。对于这些个体，立即输血（最好是换血）可能会挽救生命。ACS 是一种严重、危及生命的疾病，应尽早识别并尽早开始治疗。

(2) 病理生理学：ACS 被认为是最初由溶血增加引发的炎症自动放大级联引起的。感染、溶血、血管闭塞引起的肺梗死和骨髓梗死产生的脂肪栓子都可能导致 ACS。溶血在炎症中发挥作用，更具体地说是通过激活 TLR4 途径。血红素随溶血释放，是 TLR4 通路的有效激动药，可导致肺部发生灾难性血管渗漏，与脓毒症引发的急性呼吸窘迫综合征中所见的情况非常相似。与 ACS 相关的感染微生物包括幼儿的肺炎链球菌和青少年的非典型病原体，如支原体或衣原体。

(3) 临床表现：ACS 通常在住院第 3～5 天出现。由于血管闭塞引起的胸痛可能会导致通气不足，进而出现肺不张，随后可能发展为 ACS。因为 ACS 进展为呼吸衰竭的风险很高，大约 13% 的病例需要机械通气，3% 的病例死亡。因此，疼痛管理和呼吸状态监测至关重要。尽管最初的胸部 X 线通常是正常的，但随后的 X 线上如果发现浸润影就具有诊断意义。实验室评估包括全血细胞计数、网织红细胞计数、血培养、血型等。应进行连续乳酸监测，及时评估病情是否恶化。

(4) 治疗：患有 ACS 并且氧饱和度低于 94% 的患者，应根据需要吸氧。对于出现低氧血症（PaO_2 低于 70～80mmHg）、血红蛋白下降低于基线 2g 以上、尽管使用抗生素但仍有逐渐恶化迹象的患者，应开始换血疗法。

换血用外源性非镰状红细胞替代患者的镰状红细胞，总体上降低了血液黏度。如果无法进行换血或患者的血红蛋白和（或）血细胞比容降低，则可以使用简单的输血为患者提供外源血液。如果考虑进行换血，应考虑血液科会诊。

所有患者均应接受覆盖典型和非典型微生物的经验性抗生素治疗，最常见的是大环内酯类药物和第三代头孢菌素类药物。应给予镇痛药以缓解胸痛，但要小心管理以防止通气不足。定期使用肺活量计已被证明可以显著降低后续胸痛发作的频率。通常使用低渗液体静脉输液进行水化，但不应超过正常需要量的 1.5 倍，以防止容量超负荷。

5. 脑卒中（脑血管意外）　SCD 患者发生缺血性和出血性脑卒中的风险大大增加。大多数儿童脑卒中是缺血性事件，通常涉及大动脉，而出血性脑卒中在成人中更常见。常见的症状和体征包括偏瘫、失语、言语困难、脑神经麻痹、癫痫发作或昏迷。应尽快进行非增强 CT，随后进行 MRI 和 MRA、弥散加权成像。儿童缺血性脑卒中的治疗方法是换血，因为传统疗法（t-PA 和抗血小板药物）效果不佳。成人 SCD 患者的缺血性脑卒中被认为更有可能是常见的缺血性脑卒中机制的结果，因此，建议采用常规疗法。

6. 脾隔离　急性脾隔离是 SCD 患者贫血急性加重的最危险原因。当红细胞蓄积在脾脏时，引起血红蛋白突然下降并可能导致低血容量性休克。通常发生在 3 月龄—5 岁儿童。患者通常会出现突然虚弱、面色苍白、心动过速或腹部饱胀感。该疾病的死亡率高，如不积极治疗，可于数小时内死亡。所有患者均应紧急输注浓缩红细胞。对复发性脾隔离的儿童，可能需要进行脾切除术。

7. 再生障碍性危象　SCD 患者容易出现短暂性红细胞再生障碍（transient red cell aplasia，TRCA）。大多数 TRCA 是由细小病毒 B_{19} 感染引起的。该病毒对红细胞前体细胞具有直接细胞毒性，导致红细胞生成短暂抑制和网织红细胞减少，表现为患病后出现严重贫血，但没有溶血迹象，通常发生在接触后 5 天，并持续 7～10 天。确诊后，静脉注射免疫球蛋白（IV immunoglobulin，IVIG）是标准治疗方法。

8. 阴茎异常勃起　阴茎异常勃起是指阴茎长时间的痛性勃起，是一种众所周知的 SCD 并发症，可导致纤维化和阳痿。大约 50% 的 SCD 男性报告在21岁之前至少有过一次阴茎异常勃起的情况。除了疼痛管理之外，立即和持续消肿的有效策略包括从海绵体抽出血液，然后用稀释的肾上腺素冲洗海绵体，同时应尽早进行泌尿外科会诊。

关联病例

见病例13、病例14和病例15。

三、测试问题与解析

（一）问题

1. 一名14岁女孩因突然言语不清和左臂无力，被母亲带到急诊科。据了解，这名女孩患有镰状细胞病。实施以下哪一项检查最重要？

A. 网织红细胞计数

B. 骨髓活检

C. MRA

D. CT平扫

E. MRI

2. 一名5岁男孩第一次去看儿科医生。既往SCD病史，未接种过疫苗。与接种免疫的个体相比，他感染哪种微生物的风险更大？

A. 呼吸道合胞病毒

B. 流感病毒

C. 流感嗜血杆菌

D. 金黄色葡萄球菌

E. 肺孢子菌肺炎

3. 一名已知有SCD病史的33岁男性因全身疼痛（评分10分）到急诊就诊。患者无缺氧，但似乎处于极度痛苦之中。下一步最合适的管理是什么？

A. 换血

B. 支持治疗和多模式镇痛

C. 广谱抗生素

D. 羟基脲

E. 咨询手术进行脾切除术

4. 一名23岁女性，已知有SCD病史，出现发热、胸痛、新发咳嗽。胸部X线检查显示右下叶浸润。下一步最合适的处置是什么？

A. 换血

B. 抗生素和分泌物

C. 支持性治疗

D. 脾切除术和抗生素

E. 抗生素和入院

（二）答案与解析

1. 选项D，CT平扫。该患者出现新的神经系统症状，与脑血管意外有关。影像学检查不应延迟。最合适的下一步是进行CT平扫。虽然MRA（选项C）和MRI（选项E）可以提供诊断信息，但获取它们非常耗时，不适合这种紧急情况。网织红细胞计数（选项A）和骨髓活检（选项B）不合适，因为该患者出现的是脑卒中迹象。

2. 选项C，流感嗜血杆菌。SCD患者在幼儿期后出现脾功能障碍。这些患者感染B型流感嗜血杆菌等包膜病原体引发感染的风险增加。由于该患者除了未接种疫苗外，还有已知的SCD病史，因此他感染流感嗜血杆菌的风险增加。其他选项是病毒（选项A和选项B）或非包膜病原体（选项D）；肺孢子菌肺炎（选项E）是由耶氏肺孢子菌（为真菌）引起的，通常影响获得性免疫缺陷综合征（acquired immunodeficiency syndrome，AIDS）患者。

3. 选项B，支持治疗和多模式镇痛。患者可能正在经历血管闭塞危象，SCD最常见的并发症。最好的处置是支持性治疗和多模式疼痛管理，包括患者缺氧时的吸氧、补液和镇痛。疼痛管理应以患者为中心。临床医生应评估与以前的疼痛危机特点不同的疼痛，这可能是其他潜在危及生命事件（如感染或血栓栓塞）的征象。该患者没有迹象表明存在需要换血的严重疾病（急性胸膜综合征）（选项A）。患者没有表现出感染迹象，目前不建议使用广谱抗生素（选项C）。羟基脲（选项D）可用于预防未来的疼痛危机，但在急性情况下没有用处。对于反复的脾隔离危象，考虑进行脾切除术（选项E），但不能治疗急性疼痛。

4. 选项E，抗生素和入院。该患者可能患有急性肺炎或急性胸膜综合征，目前的表现不足以确定潜在的病情。急性胸膜综合征是由肺部感染或梗死引起的，是一种严重的危及生命的疾病，是 SCD 的常见并发症，仅通过胸部 X 线很难确诊。ACS 最好的初始治疗是抗生素、氧疗和水化。由于很难与感染性肺炎区分，因此应根据经验对患者开始使用抗生素治疗并入院，而不是作为门诊患者进行管理（选项 B）。对于严重的 ACS 病例，可以考虑换血（选项 A），但这不是目前最佳处置，因为 ACS 尚未确立，应先开始初级治疗。支持治疗（选项 C）是不够的，因为需要明确是 ACS 还是肺炎。脾切除术（选项 D）用于治疗反复的脾隔离危象，不能治疗该患者目前的急性症状。

临床精粹

- SCD 可出现在任何器官系统中，并具有多种临床表现，从轻微到危及生命。
- 由于 SCD 患者在幼儿期后脾功能性障碍，因此有被包膜微生物（如流感嗜血杆菌、肺炎链球菌）感染的风险，因此必须用适当的疫苗进行免疫接种。
- ACS 是 SCD 患者早逝的主要原因，故对出现呼吸道症状、低氧饱和度或肺部检查有发现的患者需要格外关注。
- ACS 的治疗包括吸氧、补液水化、镇痛、经验性抗生素和换血疗法。
- 脾隔离的死亡率非常高。患者有血红蛋白急剧下降和潜在的休克可能，需要紧急输血和脾切除术。
- 再生障碍性危象是由于红细胞生成的短暂抑制而发生的，其特征是严重贫血并伴有网织红细胞计数低，最常由细小病毒 B_{19} 引起。
- 处于疼痛危象中的患者需要立即镇痛。静脉注射阿片类药物，如吗啡或氢吗啡酮，是急诊科疼痛管理的主要手段。

参考文献

[1] Agency for Healthcare Research and Quality. Emergency Severity Index (ESI): a triage tool for emergency departments. Content last reviewed May 2020. Rockville, MD: Agency for Healthcare Research and Quality. Accessed July 18, 2022. www.ahrq.gov/professionals/systems/hospital/esi/index.html

[2] Ballas SK. Pain management of sickle cell disease. *Hematol Oncol Clin North Am*. 2005;19(5):785–802, v.

[3] Brandow AM, Weisman SJ, Panepinto JA. The impact of a multidisciplinary pain management model on sickle cell disease pain hospitalizations. *Pediatr Blood Cancer*. 2011;56(5):789–793.

[4] Flor H, Fydrich T, Turk DC. Efficacy of multidisciplinary pain treatment centers: a meta-analytic review. *Pain*. 1992;49(2):221–230.

[5] Knight-Madden J, Serjeant GR. Invasive pneumococcal disease in homozygous sickle cell disease: Jamaican experience 1973–1997. *J Pediatr*. 2001;138(1):65–70.

[6] Lee A, Thomas P, Cupidore L, Serjeant B, Serjeant G. Improved survival in homozygous sickle cell disease: lessons from a cohort study. *BMJ*. 1995;311(7020):1600–1602.

[7] McClish DK, Penberthy LT, Bovbjerg VE, et al. Health related quality of life in sickle cell patients: the PiSCES project. *Health Qual Life Outcomes*. 2005;3:50.

[8] Murphy A, O'Sullivan R, Wakai A, et al. Intranasal fentanyl for the management of acute pain in children. *Cochrane Database Syst Rev*. 2014,10.CD009942.

[9] Rees DC, Williams TN, Gladwin MT. Sickle-cell disease. *Lancet*. 2010;376(9757):2018–2031.

[10] Swerdlow PS. Red cell exchange in sickle cell disease. *Hematology Am Soc Hematol Educ Program*. 2006:48–53.

[11] Uwaezuoke SN, Ayuk AC, Ndu IK, et al. Vaso-occlusive crisis in sickle cell disease: current paradigm on pain management. *J Pain Res*. 2018;11:3141–3150.

[12] Vichinsky EP, Neumayr LD, Earles AN, et al. Causes and outcomes of the acute chest syndrome in sickle cell disease. National Acute Chest Syndrome Study Group. *N Engl J Med*. 2000;342(25):1855–1865.

第 17 章　环境相关急症
Environmental

病例 51　热相关疾病及热损伤

马成泰　译　　吴　淼　杜贤进　校

74 岁男性患者，高温天气期间居住在一间通风不良、没有空调的公寓里，邻居目击到他有抽搐发作，遂打电话给急救中心，后由急救人员送往医院。急救人员建立了静脉通路，并开始输注生理盐水。由于患者处于癫痫发作后状态，急救人员无法获取其他任何病史。即时血糖为 8.11mmol/l，直肠温度 41.1℃，血压 157/92mmHg，心率 156 次 / 分，呼吸 28 次 / 分。患者表现为呻吟，手舞足蹈。瞳孔中等大小，对光反射存在，黏膜干燥。颈无抵抗，皮肤红热且干燥。

➢ 最可能的诊断是什么?

➢ 最佳的初始治疗是什么?

一、病例 51 的答案：中暑继发癫痫

（一）病例总结：74 岁男性

• 癫痫发作后精神状态改变。

• 高热（直肠温度为 41.1℃）、心动过速和呼吸急促。

• 在高温天气期间居住在通风不良、没有空调的公寓中。

1. 最可能的诊断　继发于热射病的癫痫，但必须排除其他原因，如脓毒症、外伤和药物过量。

2. 最佳的初始治疗　评估 ABC 并进行管理，快速降温。

（二）病例分析

1. 目标

(1) 描述热相关疾病有关的临床症状和体征（EPA1）。

(2) 描述热相关疾病的管理和治疗（EPA4）。

(3) 应用烧伤分类系统计算受累体表面积（EPA7，EPA12）。

(4) 描述热损伤和烧伤的初步治疗和管理（EPA4，EPA10）。

2. 思考　这是一名老年患者，因热射病被送入急诊科。热射病是指核心体温超过 40℃，并伴有共济失调、谵妄或癫痫发作等中枢神经系统功能障碍的临床表现。与其他急诊重症患者一样，首先应注意 ABC 的评估和管理。在评估高热患者时，临床医生必须首先确定病因。根据环境条件和间接证据（如炎热的天气、没有空调或通风不畅的封闭公寓），可以初步诊断为热射病。下一步是确定患者热相关疾病的严重程度，这有助于指导治疗。由于热射病的死亡率为 10%～20%，因此，该病诊断一经确立就要立即开始治疗。应立即采取降温措施，并进行频繁或连续的核心体温监测，一旦体温达到 38～39℃，就应停止降温治疗。冰浴浸泡是最快的降温方法，但这种方法不能同时进行心电监测；还可以采用其他方法，如将冰袋放置在腹股沟或腋窝区域。还应进行实验室和影像学检查，排除感染、创伤和药物过量。心电监测很重要，因为这些患者易于出现心律失常。肌红蛋白溶解也很常见，因此肌酶检测也是必需的。

二、热相关疾病及热损伤的诊治

（一）定义

劳力性热射病：常突然发作，多与在潮湿和炎热的天气下活动过量有关。年轻体健的患者较多见。

非劳力性（经典）热射病：逐渐发展，持续数天，常见于有慢性基础疾病的老年人，这些慢性基础疾病会影响体温调节功能，阻碍抑制热应激，或限制降温和补液措施的实施，最终导致体温调节功能丧失和器官功能障碍。

（二）热相关疾病的临床研究进展

1. 流行病学　在美国，热相关疾病很常见，每年有 40 000 多人住院治疗，约 700 人死于本可预防的疾病。疾病通常分为劳力性和非劳力性。在非劳力性病例中，大多为男性，通常发生在 65 岁或以上的人群中。青少年运动员很容易发生劳力性热射病，尤其是在夏季（表 17–1）。足球运动导致的热相关疾病是高中运动员死亡的第三大原因。

表 17–1　经典热射病与劳力性热射病对比

类别	经典热射病	劳力性热射病
年龄	年龄较大（超过 65 岁）	年轻
合并症	经常出现	通常无合并症
活动	久坐不动	运动量大
器官功能障碍	中枢神经系统功能障碍	心肌功能障碍
电解质异常	一般无电解质异常	经常出现高钾血症、低钠血症

2. 病理生理学　热相关疾病的主要特征是人体无法有效将代谢活动产生的热量散发至周围环境，从而导致核心体温上升。中暑的风险因素涉及环境温度和湿度、年龄极端（过小或过大）、剧烈运动、心血管疾病、脱水、肥胖、精神压力。此外，某些药物（如利尿药、抗胆碱能药、抗组胺药、吩噻嗪类药物、三环类抗抑郁药、拟交感神经药物和酒精）也会增加中暑风险。鉴别诊断需考虑多种可能，包括由感染、代谢紊乱、神经系统问题和中毒引起的疾病，具体如酒精戒断、水杨酸中毒、可卡因或安非他命过量、脓毒症、神经性恶性综合征（neuroleptic malignant syndrome，NMS）、脑炎、脑膜炎、恶性高热、癫痫持续状态、脑出血、糖尿病酮症酸中毒、甲状腺风暴等。

3. 临床表现　热射病是一种排除性诊断，主要特征是高热伴随中枢神经系统功能障碍。热相关疾病的严重程度不一，从相对轻的热衰竭到危及生命的热休克（表 17–2）。热射病与热衰竭的主要区别在于热射病涉及体温调节机制的完全失效、组织损伤和多器官功能衰竭。患者通常表现为极高体温（超过 41℃）、中枢神经系统功能障碍（包括意识状态改变、癫痫发作和局部神经功能损害）、无汗现象。

表 17–2　热相关疾病分类

类　别	热射病	热衰竭
核心温度	41℃或以上	37.7～40.9℃
皮肤	潮红、发热、干燥	苍白、冰冷、潮湿
中枢神经系统表现	头晕或眩晕、意识清醒	晕厥、意识模糊、昏迷、抽搐
出汗	出汗少	大量出汗
生命体征	过度换气、低血压	血压正常乃至高血压

实验室和影像学检查：全血细胞计数、电解质水平、血尿素氮和肌酐、血糖、肝功能、血清肌酶、凝血功能、尿液分析、尿肌红蛋白和动脉血气分析。

对于有晕厥史或心血管疾病史的患者，应考虑进行心电图检查。胸部 X 线有助于排除误吸或肺部感染。头颅 CT 和腰椎穿刺有助于排除中枢神经系统病变或感染。疑似癫痫发作的患者可行脑电图检查。

4. 治疗　治疗热射病时，应首先维持 ABC 稳定，迅速启动降温措施，补充丢失的液体和电解质，同时治疗并发症。

(1) 降温：目标是将患者的体温降至 38.5℃，

以避免降温过低。降温方法多样，主要分为蒸发和传导两大类。所有患者都应立即离开高温环境并脱去衣物。使用冷雾和风扇进行蒸发降温是一种简单有效的现场降温手段。其他降温手段包括在腹股沟和腋窝处放置冰袋、低温静脉输液、降温毯、冰水浸泡、膀胱和胃灌洗。必要时还可以考虑采用更具侵入性的方法，如胸腔和腹膜灌洗、体外膜肺氧合（extracorporeal membrane oxygenation，ECMO）。建立持续的心电和体温监测（如体温感应导管或食管探头）十分重要。对这些患者来说，退热药和丹曲林不能降低体温。

(2) 药物治疗：可使用苯二氮䓬类药物或苄噻嗪类药物控制抽搐或躁动（如果不考虑神经阻滞剂恶性综合征），苯二氮䓬类药物也有助于预防或治疗可能出现的癫痫发作。有严重抽搐的患者可能需要麻醉和插管，以便有效降温。纠正和治疗电解质异常也非常重要（尤其是横纹肌溶解症或急性肾损伤患者的高钾血症）。

5. 并发症及预后 热射病最常见的并发症包括横纹肌溶解症、肾衰竭、肝衰竭、弥散性血管内凝血、癫痫发作、心力衰竭、肺水肿、脑水肿和心血管衰竭。与预后相关的独立危险因素包括年龄大于 80 岁、心脏病或癌症史、核心体温超过 40℃、居住在社会收容机构、过去或当前使用利尿药、收缩压低于 100mmHg、格拉斯哥昏迷量表评分低于 12 分、需要救护车送往医院。

（三）热损伤和烧伤的治疗方法

外部热源引起的皮肤和组织温度上升可导致细胞损伤甚至死亡。这种热损伤引发的烧伤会进一步导致体液流失、电解质失衡、感染风险增加。热损伤的主要原因包括热液（如蒸汽或热水）造成的烫伤、接触高温物体造成的接触伤，以及火焰造成的烧伤。

1. 烧伤分类

(1) 烧伤深度：烧伤分为表皮、真皮浅层、真皮深层和全层皮肤烧伤（表 17–3）。

(2) 烧伤面积：评估烧伤面积最常用的方法是“九分法”（图 17–1）。此外，还可以利用患者手掌的面积来估算烧伤面积，因为手掌大约占据体表面积的 1%，这种方法对成人和儿童均适用。这些估算方法适用于评估部分或全层烧伤，不包括表皮烧伤。烧伤面积（BSA）的报告以体表面积的百分比表示。

2. 治疗

(1) 初始管理：与所有患者一样，首先要稳定 ABC。需早期进行适当的液体复苏和抗生素治疗。烧伤患者的衣物应及时脱除，但患者容易失温和

表 17–3 烧伤分类

烧伤深度	组织学或解剖学	举 例	愈 合
表皮（一度）	表皮 无水疱，疼痛	晒伤	7 天，无瘢痕
真皮浅层（浅二度）	表皮和真皮浅层 水疱，非常疼痛	热水烫伤	14～21 天，无瘢痕
真皮深层（深二度）	表皮、真皮深层、汗腺和毛发毛囊 水疱，非常疼痛	热液体、蒸汽、油脂、火焰	3～8 周，永久性瘢痕
全层皮肤（三度）	整个表皮和真皮 烧焦，苍白，革质，无痛感	火焰	几个月，严重瘢痕，需要植皮
四度	整个表皮和真皮、骨骼、脂肪和（或）肌肉	火焰	几个月，通常需要多次手术

经许可转载，引自 Tintinalli JE, Ma OJ, Yealy DM, et al, eds. Thermal burns. In: Tintinalli's Emergency Medicine: A Comprehensive Study Guide. 9th ed. New York, NY: McGraw-Hill; 2019, Table 217–2.

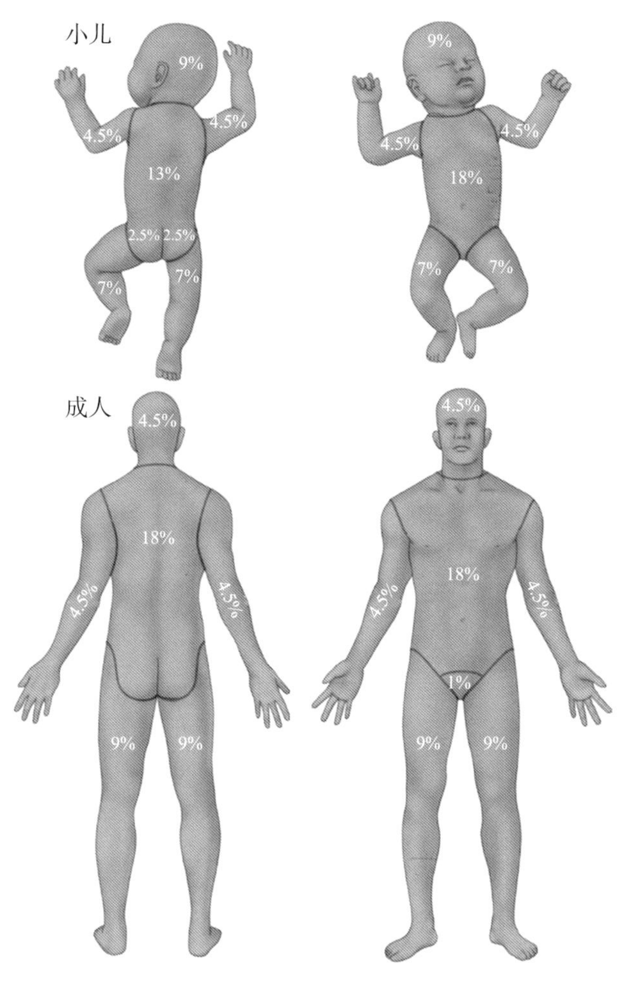

▲ 图 17–1 估算烧伤体表面积的九分法

出现低体温，因此检查室应保持温暖，并在静脉输液等治疗过程中使用保温毯覆盖患者。在初步稳定后，应确定烧伤的范围和部位，以便后期管理和治疗（表 17–4）。

(2) 液体复苏：对于体表面积超过 20% 的部分真皮和全层烧伤，应在急诊科立即开始液体复苏。最常用的液体复苏计算方法是 Parkland 公式，即 4ml 晶体液 × 烧伤 BSA%× 体重（kg）=24h 内的所需液体总量。前 8h 应给予总液体量的一半，其余量在随后的 16h 内给予。应密切监测血流动力学，避免液体超负荷。一般来说，目标尿量为 0.5～1.0ml/(kg・h)。

(3) 伤口护理：伤口护理应在急诊科开始。最好先用干净、干燥的敷料覆盖伤口。小面积烧伤可以稍后用生理盐水浸湿的敷料覆盖。注意，对于大面积烧伤，避免使用生理盐水湿润的敷料，

表 17–4 烧伤深度特征：美国烧伤协会烧伤分类

烧伤分类	烧伤特征	处 置
大面积烧伤	• 部分真皮烧伤>25%BSA、年龄 10—50 岁 • 部分真皮烧伤>20%BSA、年龄小于 10 岁或>50 岁 • 任何全层烧伤>10%BSA • 涉及手、脸、脚或会阴的烧伤 • 包含主要关节的烧伤 • 四肢环形烧伤 • 烧伤并发吸入性损伤 • 电烧伤 • 烧伤合并骨折或其他创伤 • 高危患者的烧伤	烧伤中心治疗
中度烧伤	• 部分真皮烧伤为 15%～25%BSA，年龄 10—50 岁 • 部分真皮烧伤为 10%～20%BSA，年龄<10 岁或>50 岁 • 任何全层烧伤≤10%BSA • 无明显烧伤特征	住院治疗
轻度烧伤	• 部分真皮烧伤<15%BSA，年龄 10—50 岁 • 部分真皮烧伤<10%BSA，年龄<10 岁或>50 岁 • 任何全层烧伤<2% • 无明显烧伤特征	门诊治疗

BSA. 体表面积
经许可转载，引自 Tintinalli JE, Ma OJ, Yealy DM, et al, eds. Thermal burns. In: Tintinalli's Emergency Medicine: A Comprehensive Study Guide. 9th ed. New York, NY: McGraw-Hill; 2019, Table 217–3.

因为这会加速热量流失。对于可以在家中治疗的轻度烧伤，需要提供镇痛和伤口护理指导，包括必要的清创、局部抗菌药物和敷料，并安排随访。对于需要转至烧伤中心的患者，不应因伤口护理而延迟转院。

关联病例

见病例 38、病例 45 和病例 52。

三、测试问题与解析

（一）问题

1. 一位70岁男性因头痛和疲劳被送至急诊室。血压100/70mmHg，心率100次/分，核心体温40.3℃。初步诊断为热射病。病史调查显示，他居住在未安装空调的住所。经过冰袋降温处理后，他的核心体温已降至38℃。针对这种情况，下一步的最佳处理措施是什么？

A. 观察6h，如果稳定，可以回家

B. 继续敷冰袋，直到核心体温降至36.7℃

C. 入院治疗

D. 冰水灌胃

E. 如果患者出院后可以安置在不同的环境中，则可以出院

2. 在炎热的夏天，一名33岁男性在建筑工地被发现失去意识。他的核心体温高达41.7℃，目前已经采取了蒸发冷却和冰袋降温措施。患者出现了剧烈的抽搐。针对这种情况，下一步最佳的处理措施是什么？

A. 继续观察

B. 给予短效苯二氮䓬类药物

C. 开始静脉输冰盐水

D. 增加冰袋的数量

E. 停止降温

3. 一名38岁男性在田边被发现失去意识。目击者怀疑他可能药物过量。他的核心体温高达42℃，并且表现出明显的脱水症状。血氧饱和度为95%，血压90/60mmHg，心率120次/分。在给予纳洛酮后，下一步最佳的处理措施是什么？

A. 给予静脉输冰液体，并在其腹股沟和腋窝处敷冰袋

B. 通过直肠给予对乙酰氨基酚

C. 进行头部CT

D. 给予抗生素和静脉输液

E. 给予丹曲林

4. 45岁女性患者因热水烫伤来急诊室。前腹部有浅表烧伤，右大腿前部和小腿有真皮浅层烧伤，左手掌有真皮深层烧伤。受影响的体表面积大约是多少？

A. 5%

B. 9%

C. 10%

D. 15%

E. 25%

（二）解析

1. 选项C，入院治疗。所有重症中暑或热射病患者，尤其是老年人，都需要住院治疗。因此，让患者出院回家（选项A）或转移到其他场所（选项E）都是不适宜的。降温治疗应在患者核心体温降至38～39℃时停止，而不是降至36.7℃（选项B）。此外，冰水灌胃（选项D）可能引起呕吐和误吸的风险，因此不应被采用作为降温手段。

2. 选项B，给予短效苯二氮䓬类药物。该患者疑似劳力性热射病，其核心体温可能迅速上升，因此，积极采取措施降低核心体温是必要的，并且这一过程必须持续进行。苯二氮䓬类药物是治疗抽搐的首选药物。其他不直接针对抽搐的措施，如单纯继续观察（选项A）或仅增加降温措施（选项C和选项D）可能不足以有效控制抽搐。抽搐本身可能进一步升高核心体温。在任何情况下，都不应停止降温努力（选项E），因为持续的高核心体温与高死亡率密切相关。

3. 选项A，给予静脉输冰液体，并在其腹股沟和腋窝处敷冰袋。该患者表现出中暑症状，伴有血容量不足、低血压和心动过速，因此需要立即进行降温处理。由于患者存在严重的血容量不足，静脉输注冰液体是一种直接且有效的降温手段。在腹股沟和腋窝处放置冰袋也是一种快速且无创的降温方法。肛门给药对乙酰氨基酚（选项B）可能效果不佳，因为患者可能已经失去了自我调节体温的能力，如出汗或蒸发功能受损。在当前情况下，进行头部CT检查（选项C）并非首选，因为中枢神经系统症状很可能直接由中暑引起，而非其他原因。目前没有感染迹象，因此不建议使用抗生素（选项D），这可能会分散对主要治疗目标，降低核心体温的注意力。丹曲林（选

项 E）是用于治疗恶性高热的药物，该药物适用于全身麻醉后出现持续肌肉收缩和僵硬的患者，但对于环境引起的热射病并无疗效。

4. 选项 C，10%。BSA 的计算仅包括部分和全层真皮烧伤，不包括表皮烧伤。该患者大腿前部有真皮浅层烧伤（9%）和手掌处有真皮深层烧伤（1%），因此，受影响的 BSA 总计为 10%。其他选项选择（选项 A、选项 B、选项 D 和选项 E）均不能正确反映受影响 BSA。

临床精粹

- 热射病与其他热相关疾病的区别在于体温调节能力丧失、组织损伤和多器官衰竭。典型症状包括高热和中枢神经系统功能障碍。
- 尽管接受了治疗，热射病的死亡率仍然在 10%～20% 之间，因此早期诊断和立即治疗非常关键。
- 热射病的治疗步骤包括确保 ABC 的稳定，快速降低体温，补充流失的液体和电解质，以及处理任何并发症。
- 烧伤根据皮肤受损的深度进行分类，包括表皮烧伤、浅层真皮烧伤、深层真皮烧伤和全层烧伤。
- 烧伤会破坏皮肤屏障，导致体液流失，进而引起电解质失衡和感染风险增加。
- 烧伤的紧急治疗措施包括稳定 ABC，保持患者体温，并立即开始适当的液体复苏。

参考文献

[1] Becker JA, Stewart LK. Heat-related illness. *Am Fam Physician*. 2011;83:1325–1330.

[2] Danzl DF. Chapter 255: heat-related illnesses. In: Jameson J, Fauci AS, Kasper DL, Hauser SL, Longo DL, Loscalzo J, eds. *Harrison's Principles of Internal Medicine*. 20th ed. New York, NY: McGraw-Hill; 2018.

[3] DeKoning E. Chapter 217: thermal burns. In: Tintinalli JE, Ma O, Yealy DM, et al, eds. *Tintinalli's Emergency Medicine: A Comprehensive Study Guide*. 9th ed. New York, NY: McGraw-Hill; 2019.

[4] Drigalla D, Barth B. Chapter 45: burns and smoke inhalation. In: Stone C, Humphries RL, eds. *Current Diagnosis & Treatment: Emergency Medicine*. 8th ed. New York, NY: McGraw-Hill; 2017.

[5] Guzman E, Oropello JM. Chapter 61: critical care of burn patients In: Oropello JM, Pastores SM, Kvetan V, eds. *Critical Care*. New York, NY: McGraw-Hill; 2017.

[6] Hausfater P, Megarbane B, Dautheville S, et al. Prognostic factors in non-exertional heatstroke. *Intensive Care Med*. 2010;36:272–280.

[7] Leon LR, Bouchama A. Heat stroke. *Compr Physiol*. 2015;5:611–647.

[8] Navarro CS, Casa DJ, Belval LN, Nye NS. Exertional heat stroke. *Curr Sports Med Rep*. 2017;16(5):304–305.

[9] Orsborn J, Braund C. Chapter 12: emergencies and injuries. In: Hay WW Jr, Levin MJ, Abzug MJ, Bunik M, eds. *Current Diagnosis & Treatment: Pediatrics*. 25th ed. New York, NY: McGraw-Hill; 2020.

[10] Park CW, Juliano M, Woodhall D. Burns. In: Knoop KJ, Stack LB, Storrow AB, Thurman R, eds. *The Atlas of Emergency Medicine*. 5th ed. New York, NY: McGraw-Hill; 2021.

[11] Pryor RR, Bennett BL, O'Connor FG, Young JM, Asplund CA. Medical evaluation for exposure extremes: heat. *Wilderness Environ Med*. 2015;26(4 suppl):S69–S75.

病例 52　溺水和低温症

解鑫宇　译　　吴　淼　杜贤进　张新超　校

一群青少年在冰封的湖面上打曲棍球时，冰面突然破裂，导致一名男孩落入冰冷的湖水中。幸运的是，另一名男孩迅速将他救出。随后，急救人员将这名 16 岁的患者紧急送往急诊科。在急诊科，患者出现四肢苍白且冰冷、全身剧烈颤抖、意识模糊，但能够基本正确回答问题，呼唤时能睁眼，对疼痛刺激有定位反应。格拉斯哥昏迷量表评分为 12 分（睁眼 3 分，语言 4 分，运动 5 分）。心率为 90 次 / 分，心律不齐，血压 110/70mmHg，室内空气条件下氧饱和度 92%，直肠温度 30℃。

➤ 最有可能的诊断是什么？

➢ 下一步处置是什么？

一、病例 52 的答案：溺水和低温症

（一）病例总结：16 岁男孩

- 冰水浸泡史。
- 意识模糊，GCS 评分为 12 分。
- 心率 90 次 / 分，心律不齐。
- 直肠温度为 30℃，室内空气条件下血氧饱和度为 92%。

1. 最可能的诊断　伴有中度体温降低的溺水。

2. 下一步处理措施　稳定患者的 ABC，脱掉潮湿和紧绷的衣服以防止全身热量进一步流失，并开始快速复温。

（二）病例分析

1. 目标

(1) 描述溺水的病理生理机制（EPA12）。

(2) 描述低温症的病理生理机制及其对各种器官系统的影响（EPA12）。

(3) 描述溺水和低温症的治疗方法（EPA4，EPA10）。

2. 思考　急诊科对患者的初步处理重点在于稳定其基本生命体征（ABC）。患者 GCS 评分为 12 分，能够言语且无明显呼吸困难，表明气道基本通畅，但呼吸功能受损，氧饱和度为 92%；因此，可以采用无创方式（如鼻导管或面罩）给予氧气补充。颈动脉搏动可触及，显示循环功能稳定。对于伴有低温症的溺水患者，需要持续进行心电监护和脉搏血氧饱和度监测，以观察可能出现的心律失常和缺氧。核心体温的评估对于确定低温症的严重程度至关重要，该患者核心体温为 30℃，属于中度低温症（28～32℃）。一旦去除湿衣物，应采用被动复温技术来提升核心体温，并根据患者临床状况考虑是否需要主动体外和（或）核心复温。

在制订评估和治疗计划时，需考虑溺水的可能诱因，这些诱因可能需要特别治疗，包括酒精或药物中毒、癫痫发作、低血糖、心律失常、心搏骤停、自杀或他杀、脑出血、虐待或忽视儿童等情况。如果溺水伴有创伤，还需考虑头部和颈椎损伤的可能性，并进行进一步评估。若患者曾浸泡于冷水中，应考虑低温症的影响。与低温症相关的其他风险因素包括高龄、糖尿病、吸烟、酗酒、周围血管疾病、周围神经病变和雷诺病。此外，暴露于风中会加速皮肤热量的流失。

二、溺水和低温症的诊治

（一）定义

1. 溺水　指因液体介质的浸泡或覆盖导致原发性呼吸功能障碍。溺水通常至少涉及面部和气道的淹没。

2. 低温症　指核心体温降至 35℃以下，低于维持正常新陈代谢所需的最低温度。

3. 浸泡　指身体部分被水覆盖或浸入水中。

4. 淹没　指整个身体，包括气道，完全处于水下。

（二）溺水的临床处理方法

1. 病理生理学　溺水初期，机体会尝试屏气，但随着缺氧的加剧，他们会不自觉地吞咽并吸入水分。在吸入 1～3ml/kg 水后，肺泡表面活性物质被稀释，引发肺不张，减少肺泡气体交换，非心源性肺水肿和通气 – 血流比例失调，从而导致进行性缺氧、呼吸性酸中毒和代谢性酸中毒。若情况未得到控制，可能进一步发展为神经元损伤和心血管衰竭。溺水可能引起的其他并发症包括急性呼吸窘迫综合征、脑水肿、颅内压增高、心律失常和急性肾小管坏死。

2. 临床表现

(1) 病史和体格检查：完整的病史应包括浸泡时长、水温、身体淹没程度、是否有潜在创伤。溺水患者可能表现出肺部和中枢神经系统功能障碍或心律失常的症状。患者可能出现缺氧、发绀、低体温、严重呼吸窘迫或呼吸骤停，肺部体征包括呼吸急促、喘息、啰音或哮鸣音；神经系统症状从轻度意识改变到昏迷不等。初步评估时的神经系统异常并不一定意味着患者预后不良。心律失常主要是低氧血症和酸中毒引起，可能包括心

室颤动、室性心动过速、心动过缓和心搏骤停。严重溺水的患者可能发展为急性呼吸窘迫综合征、缺氧性脑病或心搏骤停。

(2) 辅助检查：心电图有助于诊断或排除 QT 间期延长和心律失常。胸部 X 线检查可确定是否有浸润或肺水肿，但需要注意的是，最初的 X 线检查结果可能随着时间的推移而恶化。应该进行基线全血细胞计数、电解质、肌酐和血糖检测，这些数值在最初化验时往往是正常的，但需跟踪其变化趋势。血气分析有助于监测酸碱失衡、高碳酸血症和低氧血症。如有必要，应进行头部和颈椎 CT 检查，以评估可能的颅内或颈椎损伤。

3. 治疗

(1) 初始处理：对于急诊科接收的任何可能危及生命的患者，首要任务是立即进行 ABC 的评估与稳定。患者应接受心电监护并建立静脉通路，同时迅速测量核心体温。虽然溺水和低温症可能同时发生，但两者应分别独立评估和治疗。

(2) 通气支持：对于溺水患者，院前环境中提供及时有效的基础生命支持至关重要，尤其是通过通气来纠正低氧血症。对于窒息患者，紧急通气能显著提高生存率。若患者无脉搏，应立即进行胸外按压。对于有轻度呼吸道症状但清醒的患者，可通过鼻导管、面罩或无创正压通气给予氧疗支持，但需注意 NIPPV 可能导致胃胀气和呕吐。气管插管的指征包括丧失保护性气道反射、严重呼吸窘迫、高碳酸血症、低氧血症（即使在无创通气时）和呼吸暂停。通常情况下，溺水患者无须预防性使用抗生素，但对于浸泡在严重污染水中或有明显感染迹象的患者，抗生素治疗可能是有益的。

（三）低温症的临床治疗方法

1. 病理生理学　人体对寒冷的应激反应旨在保持核心体温和四肢的温暖。躯干上部的皮肤拥有最密集的温度感受器，这些外周感受器将信号传递给下丘脑前部的视前区体温调节中枢，进而触发自主神经和行为热调节机制。

当外周血液温度下降时，会引发儿茶酚胺释放、交感神经激活和甲状腺激素活化，同时通过寒战产热和外周血管收缩等机制减少热量流失。四肢受到狩猎反应的保护，这种反应表现为血管扩张和收缩交替，持续时间为 5～10min。如果身体长时间暴露于寒冷环境或极端低温，核心体温可能受到威胁，导致放弃这种保护机制。一旦人体在生理上失去了对寒冷的代偿能力，冷损伤则是不可避免的。冷损伤的病理生理后果可以通过系统性分析来理解。

危险因素：低温症的发生有许多高危因素（表 17-5），这些因素可归纳为四个相互重叠的类别，包括循环障碍、热量损失增加、产热减少和体温调节受损。

2. 各器官系统的影响　低温症对许多器官系统都有影响。低温症对全身的影响因低体温的程度而异（表 17-6）。

表 17-5　低温症的危险因素

• 循环障碍	• 热量损失增加	• 产热减少	• 体温调节受损
– 脱水	– 烧伤	– β 受体阻滞药	– α 受体阻滞药
– 糖尿病	– 寒冷多风的环境	– 极端的年龄	– 非典型抗精神病药物
– 药物	– 乙醇	– 肾上腺功能减退	– 巴比妥类药物
– 外周血管疾病	– 极端年龄	– 低血糖症	– 苯二氮䓬类药物
– 吸烟	– 药物	– 甲状腺功能减退症	– 乙醇
– 紧身衣物		– 营养不良	– 极端的年龄
		– 神经抑制药	– 类阿片药物
			– 吩噻嗪类药物
			– 脑卒中
			– 肿瘤

表 17-6 低温症的全身影响

分 类	核心温度	特 征
轻度	32～35℃	• 心动过速 • 呼吸急促 • 寒战 • 恶心 • ADH 生成减少和血管收缩引起的冷利尿 • 共济失调、笨拙、反应迟钝、构音障碍
中度	28～32℃	• 心动过缓或心房颤动 • 低血压 • 通气不足 • 反射减弱 • 支气管哮喘 • 寒战停止 • 少尿 • 凝血功能障碍 • 瞳孔放大 • 嗜睡，但对言语刺激有反应
重度	低于 28℃	• 心动过缓、室性心律失常或心跳停止 • 低血压 • 肺水肿 • 无尿 • 反射消失 • 肌张力增高导致的假性僵直 • 颤抖样反应 • 对有害刺激有反应或无反应

ADH. 抗利尿激素

(1) 心血管系统：在各类低温损伤中，心血管并发症较为普遍。心脏对轻微寒冷的初步反应是心率加快，但随着体温的进一步下降，心血管系统的反应会从心率加快逐渐转变为心动过缓，此时常规治疗（如使用阿托品）可能不再有效。在低温症患者中，可能出现多种心律失常，其中最常见的是心房颤动。Osborn 波（又称 J 波）是低温症在心电图上的典型表现（图 17-2 和图 17-3），特征为 QRS 波群与 ST 段交界部分的抬高，通常在体温低于 32℃时出现。当体温降至 28℃以下时，可能会发生心室颤动。随着核心体温的降低，身体的耗氧量也随之减少。理论上，耗氧量的降低可以解释为何一些严重低温症患者仍有可能成功复苏。

(2) 呼吸系统：轻微寒冷暴露时，呼吸频率会初步加快。持续或严重的寒冷暴露则会导致呼吸抑制、二氧化碳潴留与呼吸性酸中毒。寒冷还会降低纤毛活动、引起支气管收缩和呼吸道分泌物黏稠，从而损害呼吸道的保护机制。

(3) 肾脏系统：外周血管收缩导致血液流向中枢区域，造成中枢性高血容量、抗利尿激素分泌减少、肾小管功能受损、肾脏浓缩功能丧失，结果导致冷利尿现象和进一步脱水。

(4) 胃肠道系统：肝脏灌注不足导致清除毒素能力下降，乳酸蓄积和代谢性酸中毒。

(5) 神经系统：随着体温的降低，意识水平会随之下降，瞳孔对光反射减弱，深腱反射减退，肌张力增高。

(6) 血液系统：低温症会引起多种血液学变化，最明显的是血液浓缩和红细胞压积增加。此外，低温还会抑制凝血级联反应中的酶活性，导致凝血酶原时间和部分凝血活酶时间延长，出现凝血功能障碍。

(7) 皮肤 / 肌肉骨骼：在寒冷环境中，人体优先维持核心体温而牺牲四肢。当寒冷程度或持续时间足以影响核心体温时，四肢会发生持续而强烈的血管收缩，导致暴露组织发生冻伤。组织温度降至 0℃以下时即会形成冻伤，其损伤机制包括冰晶造成的细胞损伤和微血管血栓形成导致的瘀血。冻伤的严重程度取决于组织损伤的深度。与寒冷相关的其他组织损伤还包括亚冻伤、冻疮或战壕足等（表 17-7）。

3. 初步评估 对于低温症患者，关键病史包括环境温度、风速、暴露时长、穿着、药物使用、吸毒情况、可能影响体温调节的既往病史。应尽快准确测量核心体温，最好通过直肠温度计，因为标准医院体温计的最低读数可能只有 34℃。对于疑似低温症患者，使用能够测量低温的专用温度计至关重要。

4. 诊断检测　对低温症患者进行诊断性检测非常关键。应尽早进行床边毛细血管血糖检测，以纠正低血糖，避免需要更侵入性的复温技术。高钾血症可能预示细胞内酸中毒和不良预后。低甲状腺激素和皮质醇水平可能揭示潜在的低温症原因。由于体温下降时脉搏血氧饱和度可能不准确，动脉或静脉血气分析有助于确定真实的血氧水平。应进行心电图检查以评估心律失常。对于意识改变或复温后无改善的患者，应考虑头部 CT 和其他放射学检查。

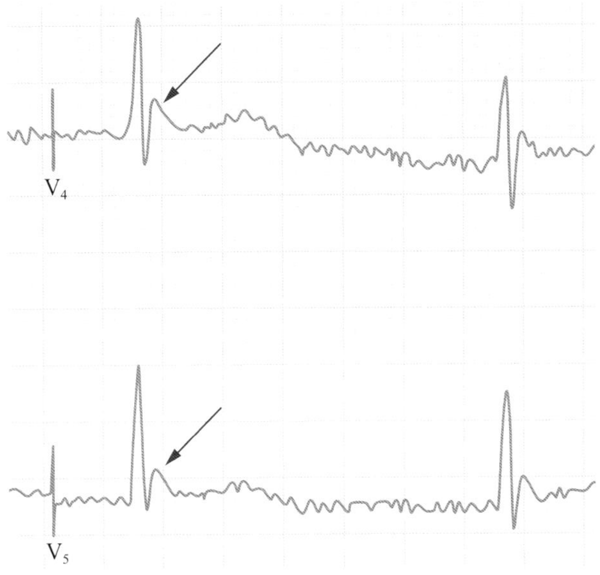

▲ 图 17–2　约 80% 低温症患者的心电图上会出现 J（Osborn）波（箭）

一般来说，Osborn 波的振幅和持续时间与核心温度成反比（经许可转载，引自 Hall JB, Schmidt GA, Wood LDH. Principles of Clinical Care. 3rd ed. New York, NY: McGraw-Hill Education; 2005:1681.）

5. 治疗　院前治疗的目标是防止进一步的热量损失。应脱去潮湿或束缚性衣物，换上干燥的衣物或毯子。但如果存在再次冷冻的风险，应避免现场复温，因为再次冷冻会导致更严重的组织损伤。

根据低温症的严重程度，可采用不同的复温方案，包括被动外部复温、中度低温症时的主动外部复温和重度低温症时的主动核心复温。选择主动复温意味着患者病情更严重，可能伴有并发症。

(1) 被动外部复温：依靠患者内源性产热，适用于有寒战能力的轻度低温症患者。营养不良、低血糖或核心体温低于 30℃的患者不适合采用被动体外复温。轻度低温症的健康患者是最佳人选。应将患者从寒冷或潮湿的环境中移出，并用毯子、睡袋或其他保温材料包裹。

(2) 主动外部复温：包括通过风暖、加热毯、温水浸泡、辐射热源和温水瓶等方式将热量

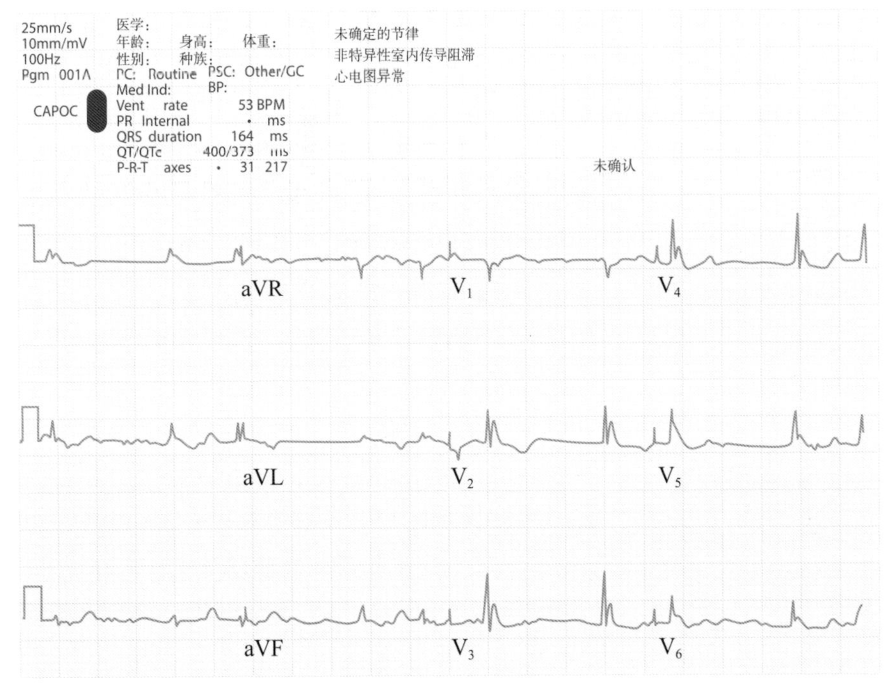

◀ 图 17–3　低温症患者的心电图显示 J 波

经许可转载，引自 Knoop KJ, Stack LB, Storrow AB. Atlas of Emergency Medicine. 2nd ed. New York, NY: McGraw-Hill Education; 2002:516.

表 17-7 与寒冷有关的软组织损伤

种 类	机 制	临床表现	治疗 / 预后
亚冻伤	暴露皮肤上血管收缩和结霜，但未形成细胞内晶体	• 麻木、苍白、感觉异常（+/–） • 皮肤外部可见结霜	• 被动复温 • 无永久性组织损伤
冻伤	暴露在低于冰点的温度下会导致冰晶形成和微血管血栓	• 最初表现为皮肤肿胀、感觉异常和水肿 • 随后可能会出现明显水疱，甚至出血性水疱 • 如果冻伤持续，会继续扩展到肌肉和骨骼，导致组织完全坏死，最终木乃伊化	• 避免再次冻伤组织 • 37～39℃温水浴 • 对于难治性病例，考虑使用 t-PA，并咨询外科或烧伤科 • 可能造成永久性组织损伤和截肢
冻疮	暴露在冰点以上的寒冷中导致局部血管收缩，随后出现低氧血症和血管炎症	• 指尖、脚趾和耳朵出现水肿性红肿 • 患处疼痛、瘙痒或灼烧感	• 被动复温 • 在难治性病例中使用局部类固醇或钙通道阻滞药 • 永久性组织损伤不常见
战壕足	在冰点以上的潮湿环境中，血管收缩和舒张交替循环，导致皮肤破裂，直接损伤局部血管和神经	• 早期：红斑、肿胀、水肿 • 晚期：苍白、水疱和皮肤破裂 • 急性：麻木、疼痛 • 慢性：感觉减退	• 干燥复温，做好足部护理 • 可能出现组织缺损

直接作用于皮肤。在急诊室，风暖是最实用的方法。

(3) 主动核心复温：是由内向外为患者复温，用于严重低温症患者。方法包括使用暖空气进行正压通气，用温生理盐水进行腹膜、膀胱和胸膜灌注，体外膜氧合。这些方法只适用于严重低温症患者和心搏骤停的患者。

6. 心搏骤停 对于无脉搏且无生命迹象的患者，应启动心肺复苏术（cardiopulmonary resuscitation，CPR）。在核心温度高于 28℃之前，心室颤动通常对除颤无反应，因此，应持续进行胸外按压，直到患者体温恢复到 32～35℃以上。终止或不启动心肺复苏的其他标准包括血钾高于 12mmol/L、患者胸部冻结成固体且无法压缩。

在稳定核心体温并处理相关情况后，应开始快速解冻。对于冻伤，可将冰冻或部分解冻的组织浸泡在温和的循环水浴中，小心地将水浴温度保持在 37～39℃，以实现快速复温。继续复温，直到组织变得柔韧并出现远端红斑，这需要 10～30min。

关联病例

见病例 38、病例 45 和病例 51。

三、测试问题与解析

（一）问题

1. 12 月一个寒冷深夜，养老院工作人员紧急报告了一名 72 岁患有老年痴呆症的老人失踪。2h 后，老人在公园的长椅上被发现。她全身湿透，仅身着单薄的睡衣，并且赤脚。急救人员已及时赶到现场进行救援。下面哪一项是最合适的现场处置？

A. 检查毛细血管血糖

B. 立即建立静脉通道并进行静脉输液

C. 评估 ABC

D. 用任何可用的材料覆盖患者

2. 以下每位患者均因溺水正在接受治疗。以下哪一种情况最适合在观察数小时后从急诊科出院？

A. 一名 3 岁男孩被发现脸朝下倒在游泳池中。经过 4min 心肺复苏，生命体征恢复正常，GCS 评分为 15 分，现有轻微的呼吸窘迫

B. 一名 12 岁男孩在游泳池中头部撞到池底，被发现时已失去知觉并浸入水中。胸部 X 线和头部 CT 均正常，GCS 评分为 12 分，主诉头痛，神志不清，没有呼吸道症状

C. 一名 6 岁男孩被大浪冲进海里，被一名旁观者救起。无须进行心肺复苏，男孩的初始 GCS 评分为 14 分，生命体征正常，胸部 X 线和体格检查正常，室内空气条件下血氧饱和度为 95%

D. 一名 3 月龄婴儿意外在浴缸中溺水后被送往急诊科。除双臂和脚踝有瘀伤外，体格检查无异常，心电图正常，室内空气条件下血氧饱和度为 98%

3. 一名 24 岁患者在当地河流溺水后被紧急送往急诊室。到达时，患者的生命体征为心率 98 次 / 分，血压 90/56mmHg，呼吸 34 次 / 分，血氧饱和度 84%。患者对疼痛刺激有反应，能够睁眼，但回答问题时口齿不清，并且在疼痛刺激下有躲避行为。肺部听诊可闻及弥漫性啰音。下一步最佳治疗方案是什么?

A. 积极的深部吸痰

B. 气管插管

C. 静脉注射液

D. 无创正压通气

（二）答案与解析

1. 选项 C，评估 ABC。急救护理的首要步骤始终是对 ABC 进行评估和稳定。对于精神状态改变的患者，检查毛细血管血糖（选项 A）是非常重要的。在评估 ABC 之后，应立即去除患者的湿衣物，并用干燥、温暖的毯子包裹患者（选项 D），以减少热量流失。同时，建立静脉通路（选项 B）也是必要的，这有助于后续输注温热的静脉注射液。这些措施都在初步评估和稳定 ABC 之后进行。

2. 选项 C，一名 6 岁男孩被大浪冲进海里，被一名旁观者救起。无须进行心肺复苏，男孩的初始 GCS 评分为 14 分，生命体征正常，胸部 X 线和体格检查正常，室内空气血氧饱和度为 95%。无症状溺水患者应在急诊室观察 4～6h。若其在室内空气中的血氧饱和度维持正常，并且肺部听诊和 X 线检查均无异常，方可考虑让其出院回家。该患儿目前病情稳定，意识清晰，生命体征正常，无呼吸困难，因此可以安全出院。尽管患儿情况稳定（选项 A），但由于他最初需要进行 4min 的心肺复苏，这增加了他出现肺部和神经系统后遗症的风险。选项 B 中描述的患者虽有轻微呼吸道症状，但他的受伤机制（头部撞击）和神经系统检查结果（头痛和意识模糊）提示可能存在闭合性颅脑损伤，需要进一步观察。选项 D 中描述的患者虽然溺水后病情稳定，但体格检查结果显示可能存在非意外创伤，这也需要进一步的检查和评估。

3. 选项 B，气管插管。该患者表现出严重的呼吸窘迫和明显的缺氧，同时精神状态也较为低迷，因此，最佳方案是进行气管内插管以实现通气和气道保护。在成功完成插管和辅助通气后，可能需要进行积极的深部吸痰（选项 A），但在未进行插管的情况下尝试吸痰可能会引起喉痉挛，甚至有死亡风险。虽然可能需要静脉注射液体（选项 C）以维持循环稳定，但首要任务是确保气道安全。无创正压通气（选项 D）无法提供气道保护，防止误吸。

临床精粹

- 溺水最常见的并发症包括呼吸系统或中枢神经系统功能障碍和心律失常。
- 溺水者通常需要呼吸支持，可能包括使用鼻导管或面罩供氧、无创正压通气或气管插管。
- 低血糖症、脓毒症和甲状腺功能减退症可能与低温症有相似表现或并存。
- 接受 CPR 的严重低温症无脉搏患者，除非其血钾高于 12mmol/L，或其核心体温已复温到至少 32～35℃，但患者仍处于心跳停止状态。

参考文献

[1] Ahya SN, Flood K, eds. *The Washington Manual of Medical Therapeutics*. 33rd ed. St Louis, MO: Lippincott Williams & Wilkins; 2010.

[2] Bowers RC, Anderson TK. Disorders due to physical and environmental agents. In: Stone CK, Humphries RL, eds. *Current Diagnosis and Treatment: Emergency Medicine*. 6th ed. Accessed March 16th, 2021. http://www.accessmedicine.com/content.aspx?aID=3113673.

[3] Brown D. Hypothermia. In: Tintinalli JE, Stapczynski J, Ma OJ, et al, eds. *Emergency Medicine: A Comprehensive Study Guide*. 8th ed. New York, NY: McGraw-Hill; 2016.

[4] Brown DJ, Brugger H, Boyd J, Paal P. Accidental hypothermia. *N Engl J Med*. 2012;367:1930.

[5] Causey AL, Tilelli JA, Swanson ME. Predicting discharge in uncomplicated near-drowning. *Am J Emerg Med*. 2000;18:9–11.

[6] Danzl DF, Zafren K. Accidental hypothermia. In: Marx J, Hockberger R, Ron Walls R, eds. *Emergency Medicine, Concepts and Clinical Practice*. 8th ed. Philadelphia, PA: Saunders; 2014.

[7] Hermann L, Weingart S. Hypothermia and other cold-related emergencies. *Emerg Med Pract*. 2003;5(12):1–22.

[8] Marx JA, Hockberger RS, Walls RM, eds. *Rosen's Emergency Medicine: Concepts and Clinical Practice*. 8th ed. Philadelphia, PA: Saunders; 2014.

[9] Paddock MT. Cold Injuries. In: Tintinalli JE, Stapczynski J, Ma OJ, et al, eds. *Emergency Medicine: A Comprehensive Study Guide*. 8th ed. New York, NY: McGraw-Hill; 2016.

[10] Van der Ploeg GJ, Goslings JC, Walpoth BH, Bierens JJ. Accidental hypothermia: rewarming treatments, complications and outcomes from one university medical centre. *Resuscitation*. 2010;81(11):1550–1555.

[11] Volturo GA. Submersion injuries. In: Aaron CK, Abujamra L, eds. *Harwood Nuss' Clinical Practice of Emergency Medicine*. 4th ed. Philadelphia, PA: Lippincott Williams & Wilkins; 2005.

[12] Vassallo SU, Delaney KA. Thermoregulatory principles. In: Hoffman RS, Howland M, Lewin NA, Nelson LS, Goldfrank LR, eds. *Goldfrank's Toxicologic Emergencies*. 10th ed. New York, NY: McGraw-Hill; 2015.

[13] Weinstein MD, Kriegr BP. Near-drowning: epidemiology, pathophysiology, and initial treatment. *J Emerg Med*. 1996;14:461–467.

第18章　社会问题
Social

病例53　急诊医学的社会因素

邓　颖　译　　李　燕　张新超　校

第1部分

患者，男性，42岁，因在工作时突然出现呼吸急促，被救护车送到急诊室。患者体型肥胖，呼吸急促，呼吸40次/分，端坐位，无法说话，血压190/120mmHg，床旁超声显示双侧胸前部可见多条B线。考虑患者可能为急性肺水肿，立即给予舌下含服硝酸甘油，并开始无创通气，同时准备大剂量硝酸甘油静点。患者症状开始改善，30min后情况稳定。查阅既往病例，发现患者曾多次因高血压就诊于急诊室，患者未规律复诊，最近一次是高血压急症且肌钙蛋白小幅升高，血压为178/100mmHg，除了氢氯噻嗪和赖诺普利之外，患者还开始服用氨氯地平。这是他第一次出现急性肺水肿，给予患者实验室、胸部X线和心电图检查。

➢患者病史中的哪些因素导致了目前的表现?

➢患者的社会史中哪些因素可能导致目前的表现?

第2部分

再次评估患者，患者可以在双水平气道正压通气的呼吸间隙断续说话。患者问的第一件事是你是否可以打电话给他的雇主，让他们知道他在医院，这样他就不会被解雇。接下来发生以下对话。

医生：我很高兴，先生，但是这件事发生时你不是在工作吗?

患者：是的，但我还在镇上通宵做保安。

医生：我明白了。当然，我们会让你的雇主知道，这样你就不必担心。

患者：谢谢，医生。上次我不得不住院时，他们替换了我的位置，我实在无法承担没有这份工作的后果。

医生：听到这样的事我很遗憾。我们将尽所能确保这次不会发生这种事。与此同时，让我们集中精力让你变得足够好，以便你可以早点回家。你还这么年轻，血压这么高，你的社区医生是否给你做过其他检查，以确定你的高血压是否有其他原因?

患者：是的，他们只是告诉我，我需要更多的降血压药物，好像每次我就诊时，他们都会添加另一个。

医生：你怎么吃药?

患者：我的两种药物都在一个药盒，我每天会交替服用一种药。

医生：嗯，其实他们可能希望你每天都吃所有的药。

患者：我知道，但是药太贵了。上个月，我们家差点被驱逐。我不能让这种事发生在我的孩子身上。

一、病例53的答案：急诊医学的社会因素

（一）第1部分

病例总结：42岁男性。

- 有多种药物治疗无效的高血压病史。
- 高血压引起的急性呼吸困难，与急性肺水肿有关。
- 硝酸甘油和无创通气治疗有效。

1. 病史因素 肥胖、高血压和射血分数保留的心力衰竭。

2. 可能的社会因素 贫困，因费用原因导致不坚持服药；饮食不健康，高脂肪、高钠饮食、廉价方便不易腐烂的食品；居所不稳定，导致慢性压力和睡眠不佳；缺乏交通，导致慢性病管理的可及性难以预测。

（二）第2部分

病例总结：42岁男性。

- BiPAP通气时能说短句。
- 担心失去工作。
- 血压控制不良，反复高血压。
- 无法遵照医嘱服用药物。

（三）病例分析

1. 目标

(1) 了解健康的潜在社会决定因素（EPA12）。

(2) 描述医学在维持针对弱势群体的系统性偏见方面所发挥的作用（EPA7，EPA12）。

(3) 描述一些有助于解决健康不平等问题的方法（EPA4，EPA9）。

2. 思考 这是一名42岁男性，慢性病并发症反复发作，主要原因是无法坚持遵医嘱治疗。医学院校教导医生要广泛了解患者的社会背景，包括有关患者的生活状况、职业、药物使用、性交往史、旅行史和社会支持的信息。随着我们医学职业生涯的进步，我们被要求在更短的时间内为更多的患者诊断治疗，于是就很容易在这一问题上简化，只问1～2个有关吸烟或性交往史的问题。尽管如此，对于理解患者为何或如何就医至关重要的大多数信息都可以在诚实的对话中找到，这使我们能够更好地全面了解患者。

在上述病例中，很容易将患者的表现归因于不遵守规定，因为他不规律复诊，并且没有遵从医嘱服用药物。然而，只是通过问询几个问题，你就会发现他必须在支付房租和支付药物费用之间做出选择，这是一个常见的困境。尽管我们可能将医学和获得医疗服务视为解决患者健康问题的方法，但我们必须了解，生物健康与更广泛的健康社会和结构性决定因素密切相关。对这个问题的系统回顾估计，医疗保健占可预防死亡率的10%～15%，而社会因素占30%～55%。需要记住，虽然我们可能认为医疗保健是一项基本人权，但对于患者而言，这并不总是现实。

社会急救医学（social emergency medicine，SEM）是通过诊断和纠正对健康有负面影响的社会因素来改善健康的运动，而不是仅仅关注健康的生物学模型。尽管SEM最近受到关注并不断发展，但急诊医学的核心理念长期以来一直基于以下原则：我们为每个人提供治疗，无论其背景或支付能力如何。1986年《紧急医疗和劳工法案》（Emergency Medical Treatment and Labor Act，EMTALA）保护患者在寻求紧急治疗时免受歧视性障碍，因此，今天的急诊部门充当了一个安全网的作用，正如Fahimi和Goldfrank的奠基性论文中所述，“SEM与周围社区的状况和居住在其中的个体脆弱性有着千丝万缕的联系”，并且“反映了社会的能力和困境”。

二、急诊医学的社会因素

（一）定义

1. 健康的中介决定因素 是指那些在更广泛的社会经济和环境条件影响下，直接影响个体健康的物质、心理、行为和生物学因素。这些因素位于宏观社会决定因素和个体健康结果之间，可以被视为下游的个体层面的健康影响因素。

2. 健康的社会决定因素 是指人们出生、生活、学习、工作、娱乐、信仰和衰老的环境条件，

这些条件影响着一系列健康、功能和生活质量的结果和风险。在 CDC 的框架中，这些条件包括物质、心理、行为和生物学因素，它们共同作用于个体，影响其健康状况和风险。

3. 社会急救医学　通过诊断和纠正对健康有负面影响的社会因素来改善健康的运动，而不是仅仅关注健康的生物学模型。

4. 健康的结构性决定因素　是社会经济和政治背景与结构机制及社会经济地位的相互作用，这些因素塑造了健康中介决定因素的分布，包括权力、收入、物资和服务的分配，以及人们生活的状况。

5. 系统性种族主义　现有机构的政策和做法导致特定群体的排斥或被提升的现象。

（二）临床方法

1. 定义健康的社会决定因素　CDC 健康人民 2020 倡议将健康的社会决定因素定义为“人们出生、生活、学习、工作、娱乐、信仰和衰老的环境条件，影响广泛的健康、功能和生活质量结果和风险”。早在 19 世纪，著名病理学家 Rudolph Virchow 就提出理论，认为社会环境往往是疾病传播的罪魁祸首，并提出了一个框架来描述导致健康不平等的过程。世界卫生组织健康问题社会决定因素委员会（Commission on the Social Determinants of Health，CSDH）提出了一个概念框架，进一步将社会决定因素细分为下游的中介决定因素和上游的结构性决定因素，以阐明健康不平等的结构性原因。这种区分旨在梳理出“既影响健康又塑造其分布的社会因素和社会过程”。

2. 健康问题社会决定因素的普遍性　健康问题的社会决定因素存在于每次与患者的互动中，他们所扮演的角色可能有所不同，但他们通常有助于解释我们的患者为什么及如何来到急诊科。尽管很容易给患者贴上不依从或缺乏动力的标签，但患者根本不关心自己健康的情况很少见，更常见的是患者有生活限制和其他更紧迫的优先事项。马斯洛的需求层次理论认为，人类有动力以分层的方式满足自己的需求，只有当基本需求得到满足后，他们才能追求更复杂的欲望。

- 金字塔底层：最基础的一层，涉及食物、住所和睡眠等生理需求。
- 接下来是安全需求：人身安全、就业和健康。
- 接下来是关系：爱和归属感，以及培养与朋友、家人和亲密伴侣的关系。
- 最后两个层次：尊重和自我实现。

3. 健康的中介决定因素

(1) 定义：健康的中介决定因素通常被认为是传统的健康社会决定因素，包括物质环境、心理社会环境、行为和生物因素，在这一类别中，贫困是健康不平等的根本原因。虽然人们可能认为是因为贫困增加了肥胖、药物滥用、犯罪和亲密伴侣暴力等风险因素的发生率，但研究表明，即使在调整了这些相关的社会风险之后，贫困也会对健康产生独立的负面影响。此外，不同社会经济阶层的疾病存在梯度，即使我们的患者没有跌入绝对贫困线以下，许多人仍然面临粮食不安全和住房不稳定的问题。患者可能没有可靠的交通工具，这使得往返就医变得更加困难。他们也可能没有经济能力支付药费，而且保险范围差异很大。患者可能会受到收债人的威胁，并且不知道如何针对非法骚扰获得法律援助。

(2) 社会服务热线：大多数人都熟悉拨打 9-1-1 寻求紧急援助，然而，很少有人知道免费的 2-1-1 社会服务热线。社区专家 24/7 全天候为你服务，帮助来电者查找有关当地资源的信息，以满足基本需求，包括住房、食物、法律和财务援助。如果人们可以访问互联网，也可以自行搜索 211.org 网站。患者可能已经熟悉这些资源，但如果他们不熟悉，提供有关 2-1-1 的信息可能会有所帮助。在许多社区，2-1-1 隶属于 United Way 慈善机构，因此一些面向社区的机构可能没有得到很好的作用发挥。

(3) 通用药物处方：另一个考虑因素是开指定药店提供的 4 美元处方清单上的非专利药物。如果你必须开昂贵的药物，请从 goodrx.com 网站为你的患者打印优惠券。让你的患者知道，如果他们在配药时遇到问题，他们可以打电话询问提供者是否可以写出替代药物。某些药物在柜台上更便宜，有些药物通过保险更便宜，比较价格很有帮助。

(4) 急诊科的举措：许多急诊科都有社会工作者，有些人正在进一步采取这一举措，如扎克伯格旧金山综合医院急诊科社会医学（Emergency Department Social Medicine，EDSM）团队，这个多学科团队每天在急诊室巡视，积极应对需要护理的社会驱动因素。其他急诊室正在采用“触手可及”的服务，在这种模式下，以前通过门诊转诊才能获得的支持，现在被邀请进入急诊室进行直接交接。伴侣暴力支持服务、反人口贩运计划、药物使用管理和住房导航是 ED 为满足社会需求而提供的延伸服务的一些例子。熟悉常见的转诊服务（包括免费诊所和心理健康支持）很有帮助，因此我们可以在患者出院时定期向患者提供这些信息。当然，与从事饥饿、住房、交通和其他社会部门工作的社区伙伴合作也很重要。

(5) 处理生活情况：在美国，只要医疗服务的获取与保险挂钩，我们为患者制订的护理计划就必须适合他们的生活状况。当没有初级保健或保险的患者来到急诊科时，一个通常可以通过门诊检查来处理的主要症状可能需要更多的急诊科的检查或咨询。例如，虽然疑似新发恶性肿瘤的处置方案可能是转诊至肿瘤诊所，但获得保险和转诊的过程需要数月时间，而推迟此类检查又不现实，因此对于无法及时在门诊进行诊治随访的患者，要在加快诊疗速度与进行费用高昂的检查之间寻求一种平衡。

4. 健康的结构性决定因素

(1) 定义：我们现在明白，中介决定因素并不是最终的社会决定因素，它们的上游是推动社会分层和阶级划分并在权力等级中定义社会经济地位的结构机制。这些机制在社会经济和政治背景下运作，并产生健康的结构性决定因素。例如，识字率低与健康素养低相关，而健康素养本身又与健康状况不佳有关。因此，如果不了解社会经济和政治背景，就不可能描述健康的结构性决定因素。社会急救医学领域的重点正在转向理解和解决这些问题。

(2) 社会和政治背景：虽然我们经常努力在医学领域保持无党派性，正如 Virchow 所说“医学是一门社会科学，而政治只不过是大规模的医学”。重要的是，要认识到我们的患者生活的整体环境、产生和维持社会等级制度的系统。

CSDH 描绘了绘制社会背景时需要考虑的六点：①治理；②宏观经济政策；③社会政策；④公共政策；⑤文化和社会价值观；⑥流行病学状况，这些要素最终决定了社会的优先事项，并决定了谁拥有权力，以及如何分配权力和机会。虽然劳动力市场、教育体系、政治体系、文化价值观和福利国家都在创造这种背景方面发挥了作用，但我们将重点关注导致系统性种族主义的相同社会政治力量如何塑造我们的医疗保健系统。

5. 医学中的系统性种族主义

(1) 历史上，医学界长期存在对弱势群体的剥削，其中一个最为人所知的例子是“塔斯基吉梅毒研究”。该项研究由美国 CDC 和美国公共卫生服务支持，并得到了国家医学协会和美国医学协会的认可。梅毒是一种容易治疗的疾病，但美国政府和卫生机构却以科学的名义，允许并实际上支持了数百个本可避免的死亡，观察了 40 多年未经治疗的黑种人男性的梅毒自然病史。同样，许多妇科手术的进步也是以牺牲黑种人女奴为代价，她们在没有麻醉的情况下被用于实验。著名的海拉细胞系，多年来一直用于科学研究，它们是从一位患有癌症的黑种人女性 Henrietta Lacks 身上取出的，而这一切是在未经她知情或同意的情况下进行的，她的家庭也没有得到任何补偿。回顾医学科学的历史，完全可以理解为什么许多群体今天对我们的卫生系统缺乏信任。

(2) 在当今的医学和医学教育中，种族偏见的遗留问题仍然存在。在临床试验中，白种人男性的比例过高，因此我们的医学科学很大程度上没有反映女性或有色人种的疾病特征。我们在白种人皮肤上学习皮肤发现，因此对于深色皮肤上的发现识别不足，这可能导致诊断和治疗的潜在延迟。另一个例子是 eGFR 的阈值。eGFR 有两种不同的计算方法，几年前基于对非裔美国人肌肉量和肌酐增加的假设，对他们的 eGFR 值进行了调整。然而，并非所有非裔美国人的肌肉量都比其他种族身份的人多，最近的研究表明这种不同的标准实际上可能是有害的，导致系统性的治疗延迟，使得许多黑种人个体的慢性肾病不能得到及时发现，直到晚期才被诊断出来。

因慢性疼痛而就诊在急诊室是很常见的事情。然而，如果我们问自己如何治疗疼痛，种族偏见的相关背景就非常有说服力。一般来说，医生对癌症相关的疼痛所处方的阿片类药的用量没有限制，而对镰状细胞性疼痛的治疗则明显不足，为什么是这样？问问自己，受镰状细胞病影响的患者主要是黑种人这一事实是否起到了作用。

(3) 了解偏见：我们都是人，都会犯错，但让患者失望可能会让人沮丧。我们可以尽最大努力识别和理解我们自己的隐性偏见，但我们的失败往往涉及更广泛的系统，而不是任何个人的恶行。虽然医学的核心可能是帮助有需要的人，但医学本身很容易受到渗透到我们社会的政治力量的影响，并且有时会造成同样的歧视和不平等。

6. 解决健康结构性决定因素的举措

(1) 个人层面的努力：我们可以从多个切入点着手，努力减轻不利健康结构决定因素的影响。首先，通过询问引出患者潜在的社会问题是开始解决不利社会因素的重要部分。在急诊科的个人接触中，我们可以通过熟悉保险注册流程，提供给患者确切的电话号码，或者更好的是，将他们与健康倡导者或教练配对，教导他们如何应用这个系统。许多患者在配药方面面临挑战，因此在出院时提供免费药物或提供有关慈善药房的信息，可以显著影响患者是否能够适当地接受治疗。通过像 VotER 这样的项目，我们可以直接在他们来 ED 就诊期间为他们注册投票，这样他们就可以对可能影响他们的政策发表意见。

(2) 倡议和项目：为了改善医疗服务的获取，已经实施了多种措施来帮助患者注册医疗补助（Medicaid），积极帮助患者与后续护理和社会服务建立联系，增加远程医疗服务的使用。针对哮喘、糖尿病和心力衰竭等疾病，为患者和家庭提供针对性的健康教育项目，同时为服务提供者提供文化尊重项目，以帮助减少不同群体之间的差异。在暴力问题方面，培训项目提高了医疗保健提供者识别和干预亲密伴侣暴力事件的能力。以“受伤的人会伤害他人”为重点的创伤知情，基于社区的暴力预防项目，降低了暴力攻击和受害的频率。

(3) 政策层面的变化：在政策层面，世界卫生组织 CSDH 确定了具体的目标，以解决结构性不平等的问题。这些目标包括减轻社会分层的影响，减少接触有害健康的因素，以及保护弱势群体，使他们免受健康不良带来的不平等后果。更具体地说，这包括促进女性和其他少数群体的平等机会；提供免费的普遍服务，如健康、教育和交通；补贴公共服务和住房以减少收入不平等；重点关注劳动力市场的增长，创造高薪工作机会。就像急诊科在获取医疗保健方面充当安全网一样，我们的目标是实施为生活的其他方面提供安全网的系统，使人们有机会充分发挥他们的潜力。这可能意味着为单亲父母提供日托服务，以便他们可以去工作，创建帮助经济困难家庭的财务支持项目，以便孩子们可以在不需要辍学去工作的情况下完成高中学业，以及改变健康保险体系，使家庭不会面临医疗破产及其相关的连锁反应，包括可能被驱逐。在急诊科，此类行动可以通过检查培训和招聘实践、在医院内建立被居民视为支柱机构的社区资源来实现。其他努力包括不仅在招聘方面积极主动，而且积极主动保留和提拔来自代表性不足群体的工作人员。

(4) 意识和改进：当临床医学中出现错误时，我们被教导进行根本原因分析，以识别导致实践错误的系统相关问题。同样，我们有机会通过意识到健康的结构决定因素，帮助改善我们的医疗机构，为我们的患者和同事提供更好的服务。认识到我们作为医生的特权，并开始进行自我和系统审查的艰巨工作，可以帮助我们识别并纠正系统中的缺陷。无论你选择在急诊科的日常互动中实践这一点，还是在培训计划、医院管理或甚至政府中，记住你有一个强大的声音，你可以用它来倡导你认为重要的问题。

关联病例

见病例 38 和病例 45。

三、测试问题与解析

（一）问题

1. 一名 45 岁讲英语的男性担心自己患有 COVID-19，否认有任何症状，生命体征和体检均正常。经过仔细询问后，他羞涩地拿出了今天收到的邮件中的 COVID-19 检测结果，上面写着“未检测到”，并表示：“我不太明白。”下一步治疗该患者最好的措施是什么？

A. 赶紧公布结果，让他出院回家

B. 问：“今天有什么紧急情况吗？”

C. 评估他的读写能力，如果这是一个问题，以支持性的方式提供资源

D. 在他的问题清单上记录“发育迟缓”

2. 关于健康的中介决定因素，以下哪一项是正确的？

A. 它们需要辅助因素来影响健康

B. 它们是个人层面的社会因素，我们可以从急诊科开始解决

C. 它们可以被理解为健康的上层社会驱动因素，如种族主义

D. 它们是由优质的医疗保健决定

3. 一名 22 岁拉丁裔男性被警方拘留，他上臂受枪伤。出血得到控制，生命体征显示轻度心动过速，无须治疗即可缓解，其余体检结果正常。他在你对他的评估中并没有积极参与，经常用床单蒙住头或转过身去。以下哪一项是了解该患者社会背景的最佳途径？

A. 在房间内有警察在场的情况下进行访谈

B. 在房间外通过电话进行访谈

C. 在警察不在房间内的情况下对患者进行访谈

D. 放弃访谈，只治疗伤口

（二）答案与解析

1. 选项 C，评估他的读写能力，如果存在问题，以支持的方式提供资源。如果这位患者在文化素养方面遇到困难，为他提供一份由社会需求服务台志愿者编制的文化素养项目清单，将对他的生活产生巨大影响。健康文化素养低下是常见的健康中介决定因素，与结构性决定因素中的不同质量教育的差别化获取有关。健康素养筛查问题的一个例子是：“你对阅读处方标签有信心吗？”健康素养较低的人可能会感到羞耻并试图掩饰，使其正常化会有所帮助。它存在于智力发育正常和不正常的人中。如果不能解决这个问题会增加它将来导致更多问题的可能性。对于这位患者目前的情况，了解他的检查结果是一件紧急事态，他没有其他地方可以求助。迅速公布结果并出院（选项 A）可能是通常的反应，但无助于防止健康素养低下日后引起的其他问题。询问他的紧急情况是什么（选项 B）可能会被理解为居高临下，并且可能会适得其反。在问题清单上记录发育迟缓（选项 D）并不一定准确。

2. 选项 B，它们是个人层面的社会因素，我们可以从急诊科开始解决。中介决定因素通常可以通过个体方法来改善，而结构性决定因素，如种族主义（选项 C），则需要政治和文化上的转变。总体而言，它们对健康的影响比医疗护理更大，并独立于医疗护理之外起作用（选项 D）。中介决定因素不需要辅助因素就能影响健康（选项 A）。

3. 选项 C，在警察不在房间内的情况下对患者进行访谈。最好的方法是在可行的情况下，在执法人员不在场的时候采访患者，并且不要对患者的背景做出假设。通常，我们在各种情况下都会产生无意识的偏见，如当我们看到一个戴着手铐或被警察制服的男性时。因此，重要的是不要对患者的社会背景做出假设。如果采访时警察在场（选项 A），患者可能感到害怕，难以诚实表达。通过电话采访（选项 B）会阻碍个人关系的建立，并不是最佳选择。放弃面谈（选项 D）极为不妥，并且无法评估先前的医疗问题或其他重要信息。

临床精粹

- 社会因素在整体健康中所占的比例大约是医疗保健的 2 倍。由于最终的共同目的是健康，因此社会和医疗因素不能有效地分离，否则会牺牲健康。
- 在评估患者表现的社会构成时，要考虑下游和上游的社会决定因素。
- 临床医生认为不良的个人行为特征，如不配合检查或不遵守治疗方案，可能具有强大的社会和结构根源，如先前的创伤或贫困。
- 尽可能借助社会工作和其他辅助服务。临床医生不能也不应该试图单独解决所有的医疗和社会驱动因素。
- 了解你的社区合作伙伴，致力于为你所在地区的饥饿或无家可归者提供服务的社区组织可能会渴望与你的急诊科建立合作。
- 请注意当今医学和医学教育中的偏见，以及历史上对医疗机构不信任的根源。
- 努力制订在患者生活情况的有限范围内可行的治疗计划。

参考文献

[1] Alberta Civil Liberties Research Centre. Calgary anti-racism education: forms of racism. Accessed December 2020. http://www.aclrc.com/forms-of-racism

[2] Braveman P, Gottlieb L. The social determinants of health: it's time to consider the causes of the causes. *Public Health Rep.* 2014;129(2):19–31.

[3] Chase J, Bilinski J, Kanzaria HK. Caring for emergency department patients with complex medical, behavioral health, and social needs. *JAMA.* 2020;324(24):2550–2551.

[4] Eneanya ND, Yang W, Reese PP. Reconsidering the consequences of using race to estimate kidney function. *JAMA.* 2019;322(2):113–114.

[5] Fahimi J, Goldfrank L. Principles of social emergency medicine. *Ann Emerg Med.* 2019;74(5):S6–S10.

[6] James T. A paradigm shift to interrupt the bidirectional flow driving community violence. *Ann Emerg Med.* 2019;74(5S):S47–51.

[7] Kreuter MW, McQueen A, Boyum S, Fu Q. Unmet basic needs and health intervention effectiveness in low-income populations. *Prev Med.* 2016;92:70–75.

[8] Secretary's Advisory Committee on Health Promotion and Disease Prevention Objectives for 2020. Healthy People 2020: an opportunity to address the societal determinants of health in the United States. 2010. Accessed December 2020. http://www.healthypeople.gov/2010/hp2020/advisory/SocietalDeterminantsHealth.htm.

[9] Solar O, Irwin A. A conceptual framework for action on the social determinants of health. Social Determinants of Health Discussion Paper 2 (Policy and Practice). World Health Organization 2010. Accessed December 2020. who.int/sdhconference/resources/ConceptualframeworkforactiononSDH_eng.pdf.

[10] Syme L. Social and economic disparities in health: thoughts about intervention. *Milbank Q.* 1998;76(3):493–505.

[11] Syme L. Social determinants of health: the community as an empowered partner. *Prev Chronic Dis.* 2004;1(1):A02.

[12] Thompson T, Kreuter M, Boyum S. Promoting health by addressing basic needs: effect of problem resolution on contacting health referrals. *Health Educ Behav.* 2016;43(2):201–207.

[13] Virchow R. *Collected Essays on Public Health and Epidemiology.* Cambridge, MA: Science History Publications; 1985:125.

[14] Walter L, Schoenfeld E, Smith C, et al. Emergency department-based interventions affecting social determinants of health in the United States: a scoping review. *Acad Emerg Med.* 2021;28(6):666–674.

第 19 章　中毒 / 药物滥用
Toxicology/Substance Use Disorder

病例 54　可卡因中毒

王维展　肖青勉　译　　王　帆　邓　颖　校

一名 25 岁女性在试图闯入一家杂货店后被警察抓捕带到急诊科。在她被捕时，警察注意到她的瞳孔散大，并且看起来来"心情很嗨"。患者称在过去的 1 年里一直在"吸烟"。她坦白，她最近因为迟到而失业，为了能够继续"吸烟"而去偷窃。她指出她非常渴望"吸烟"，一旦不能"吸烟"就会变得非常困倦和沮丧，并且食欲旺盛。她尽管没有试图减肥，但在过去 6 个月里体重减轻了约 13.6kg。在急诊室，她自觉胸痛，体温 38℃，心率 120 次 / 分，血压 160/90mmHg。瞳孔对光反射灵敏，瞳孔直径扩大至 6mm。甲状腺触诊正常。心肺检查：心动过速，余无明显异常。神经系统检查无异常。

➢ 最可能的诊断是什么？

➢ 对于可能出现的情况，最好的治疗方法是什么？

一、病例 54 的答案：可卡因中毒

（一）病例总结：25 岁女性

- 精神状态改变。
- 社会史方面：失业，为了继续"吸烟"而偷窃。
- 瞳孔散大。
- 低热、心动过速和高血压。
- 6 个月内体重意外减轻约 13.6kg。

1. 最有可能的诊断　可卡因中毒。

2. 下一步最好的治疗方法　苯二氮䓬类药物用于治疗焦虑，酚妥拉明可用于控制血压。

（二）病例分析

1. 目标

(1) 描述可卡因中毒的病理生理学和临床表现（EPA1，EPA12）。

(2) 描述急性可卡因中毒的治疗方法（EPA4）。

2. 思考　该患者有许多可卡因中毒和成瘾的临床特征。既往对药物需求量不断增加以达到相同欣快效果的情况与成瘾相符。患者有明显的交感神经兴奋症状，有发生心肌缺血、心律失常或脑卒中的风险。重点询问病史和体格检查、12 导联心电图、心肌酶，以及评估相关药物中毒是非常重要的。可卡因是一种拟交感神经药，具有局部麻醉和血管收缩作用。可卡因中毒的治疗主要是使用苯二氮䓬类药物（通常剂量较大）和支持措施。急性可卡因中毒很难与其他情况区分开来，如中暑、镇静安眠药戒断、其他拟交感神经药 / 抗胆碱能药中毒、甲状腺毒症、中枢神经系统感染或结构性病变。需要注意的是，在可卡因中毒时使用 β 肾上腺素能受体阻滞药是有争议的，因为未受拮抗的 α 肾上腺素能作用可能会导致高血压危象。

二、可卡因中毒的诊治

临床方法

由于可卡因是一种经常使用的非法药物，因此因可卡因中毒及其并发症而去急诊室就诊的情况很常见。给药途径包括鼻内、静脉注射和吸烟吸入。可卡因经常与其他药物混合使用，如海洛

因（“speedball”）或酒精（“液体女士”）。此外，可卡因可能与导致额外发病的物质混合（如导致血管炎和粒细胞缺乏症的左旋咪唑）。

1. 病理生理学　可卡因会促进去甲肾上腺素、肾上腺素、血清素和多巴胺的释放，导致拟交感神经状态。可卡因还通过钠通道阻断起到局部麻醉药的作用，是导致许多与可卡因使用相关的心律失常和传导异常的原因。

2. 临床表现　可卡因中毒的症状包括欣快感、权力感或攻击性、激动、焦虑、幻觉（典型的蚁化，昆虫在皮肤上爬行的触觉）等精神异常。体格检查可能会发现瞳孔散大、心动过速、高血压、体温过高、出汗、震颤、肌阵挛或癫痫发作。混合服用可能导致非典型表现（例如，可卡因加海洛因导致混合拟交感神经药 – 阿片类药物表现）。

(1) 实验室和影像学检查：对于体温过高或躁动的患者，急性可卡因中毒的评估还应包括基础生化检查和 CK，以评估肾衰竭、代谢性酸中毒和横纹肌溶解症。精神状态改变或癫痫发作的患者应进行头部 CT 以评估脑出血。

(2) 急性并发症：对心血管和神经系统的影响是人们主要关注的问题。胸痛是那些在使用可卡因后到急诊室就诊的人经常出现的主诉。可卡因可引起冠状动脉剧烈收缩，同时还会增加心肌耗氧量和血小板聚集。此外，长期使用可卡因会导致动脉粥样硬化加速。即使病史不典型且初始心电图正常，临床医生也必须对心肌缺血和梗死保持高度警惕。表 19–1 总结了可卡因中毒的急性并发症。

表 19–1　可卡因中毒的急性并发症

系　统	可能出现的并发症
自主神经系统	自主性高热，横纹肌溶解症，高血压，脱水
心脏	心律失常，心肌炎，心内膜炎，心肌病，心肌梗死或缺血，冠状动脉夹层，主动脉破裂
中枢神经系统	癫痫发作，颅内出血或梗死，精神状态改变，脊髓梗死，颅内脓肿，急性肌张力障碍
肺脏	肺出血，气压伤（气胸、纵隔气肿、心包积气），肺炎，哮喘，肺水肿
胃肠	肠缺血，肠坏死，脾梗死，缺血性结肠炎，消化道出血
肾脏	肾功能不全或衰竭，肾梗死
其他	深静脉血栓，鼻穿孔，鼻窦炎，口咽灼伤，感染（局部或全身），胎盘早剥，自然流产

3. 治疗　一般来说，急性可卡因中毒患者仅需要支持性护理，包括监测和静脉输液。然而，应根据每个患者的表现进行个体化治疗。例如，癫痫发作用苯二氮䓬类药物治疗，高热需要持续监测核心温度和快速降温；横纹肌溶解症患者需要增加液体水化，以维持 2ml/(kg · h）的尿量。

(1) 苯二氮䓬类药物：使用劳拉西泮或地西泮等苯二氮䓬类药物可以很好地控制躁动、可卡因引起的胸痛和拟交感神经作用。应避免使用吩噻嗪类药物（如氟哌啶醇），因为它们可能会降低癫痫阈值、导致体温过高并产生心律失常。

(2) 胸痛：建议服用阿司匹林，如果不能缓解胸痛则应考虑使用硝酸甘油。如果怀疑有冠状动脉痉挛或主动脉夹层，或者存在严重、无法控制的高血压（由于存在脑出血的风险），则应避免对 ST 段抬高型心肌梗死进行溶栓治疗。急诊冠状动脉造影可以提供最好的诊断信息。

(3) 心律失常：苯二氮䓬类药物或钙通道阻滞药对房性心律失常有效果。静脉注射碳酸氢钠对宽 QRS 波型心动过速有效（如果碳酸氢钠无效，则使用利多卡因）。β 受体阻滞药的使用存在争议，因为没有对抗 α 肾上腺素能作用，会导致高血压和加剧冠状动脉痉挛。

(4) 高血压：治疗严重高血压的药物包括 α 受体拮抗药酚妥拉明、静脉注射硝酸甘油或硝普钠、肼屈嗪（如果有明显的舒张期高血压）。β 受体阻滞药的使用同样存在争议。

(5) 体内藏毒者：无症状的体内藏毒者需要被严密监测，并给予活性炭和聚乙二醇（全肠道清洗），加速可卡因的排出。这些体内包裹通常含有致命剂量的可卡因，如果破裂，可能很快就会致命。如果患者出现急性高血压、高热或烦躁不安，或者表现出其他可卡因中毒的迹象，则应给予苯二氮䓬类药物，并紧急咨询外科手术以移除包裹。由于存在包裹破损的风险，通常避免内镜检查。通过普通的X线不一定能看到包裹。

(6) 处理：患者出现可卡因中毒，对苯二氮䓬类药物治疗有反应且没有进一步的并发症，可以在观察一段时间后出院。那些持续胸痛、心电图有改变、心肌酶升高的患者或需要持续药物治疗的患者应被送入监护病房进行进一步观察。体内藏毒者需要被观察，直到所有包裹都排出。

关联病例

见病例55、病例56和病例57。

三、测试问题与解析

（一）问题

1. 一名25岁男性因疑似可卡因中毒被警察带到急诊科。他非常激动（与5名警察打斗）。血压180/100mmHg，心率110次/分。有旋转性眼球震颤。神经学检查未见局灶性异常。以下哪一项是最有可能的诊断？

A. 安非他命中毒

B. 可卡因中毒

C. 鸦片中毒

D. 苯环利定中毒

2. 28岁男性，血压非常高（210/130mmHg），伴有胸痛和呼吸困难。他承认症状出现前不久曾吸食可卡因。下面哪一项是最好的下一步？

A. 沙丁胺醇

B. 麻黄碱

C. 拉贝洛尔

D. 劳拉西泮

3. 一名35岁男性患者被带到急诊，意识差，嗜睡，针尖样瞳孔。他的朋友说他1h前注射了某种药物。以下哪一项是最适合的初始治疗方法？

A. 活性炭

B. 碳酸氢盐

C. 劳拉西泮

D. 纳洛酮

4. 一名34岁男性6h前摄入几包可卡因。他自觉状态良好，无任何不适。他的生命体征在正常范围内。腹部X线显示患者中腹部存在一个管状异物。下一步最合适的治疗是什么？

A. 活性炭

B. 鼻胃灌洗

C. 手术取出

D. 全肠冲洗

（二）答案与解析

1. 选项D，苯环利定中毒。苯环利定中毒通常表现为激动，超人的力量，旋转或垂直性眼球震颤。安非他命（选项A）和可卡因（选项B）作用于交感神经系统，导致心动过速、瞳孔散大、高血压和癫痫发作。阿片类药物（选项C）导致镇静、心肌收缩、心动过缓和呼吸抑制。

2. 选项D，劳拉西泮。苯二氮䓬类药物应作为几乎所有可卡因中毒治疗的一线药物。高血压是由交感神经兴奋引起的。β受体阻滞药（选项C）是有争议的，因为它们可能导致未受对抗的α肾上腺素能效应，从而可能加重高血压、脑卒中或心肌缺血的病情。如果高血压对苯二氮䓬类药物无反应，可能需要静脉注射苯妥拉明，这是一种α肾上腺素能拮抗药。沙丁胺醇（选项A）是一种β肾上腺素能激动药，可增加心脏收缩力和心率，并加剧可卡因的作用。同样，麻黄碱（选项B）是一种交感神经兴奋药物，会加重患者的症状。

3. 选项D，纳洛酮。该患者可能是阿片类药物中毒（精神改变、嗜睡、针尖样瞳孔）。可卡因中毒通常会引起躁动和瞳孔扩大，需要用苯二氮䓬类药物治疗（选项C）。如果毒物是在30～60min内摄入，则使用活性炭（选项A）。碳酸氢盐（选项B）仅适用于严重酸中毒。

4. 选项 D，全肠冲洗。建议全肠冲洗，以缩短肠道运输时间。手术取出（选项 C）仅适用于有症状的患者。摄入后 1h 或 2h 以上给予活性炭（选项 A）的效用尚未得到很好的证实。鼻胃灌洗（选项 B）可能对该患者无效，因为它已经摄入 6h 了。

临床精粹

- 可卡因中毒的临床表现是交感神经过度兴奋、血管收缩、钠通道阻断所致。
- 可卡因中毒可引起危及生命的并发症，如心律失常、高热、高血压急症等。
- β 受体阻滞药在可卡因中毒患者中应用存在争议，因为存在未受对抗的 α 肾上腺素能效应的风险。
- 苯二氮䓬类药物是治疗可卡因中毒及其多种并发症的主要药物。

参考文献

[1] Aghababian RV, Bird SB, Braen GR, et al, eds. *Essentials of Emergency Medicine*. Sudbury, MA: Jones and Bartlett Learning; 2011:820–822.
[2] McCord J, Jneid H, Hollander JE, et al. Management of cocaine-associated chest pain and myocardial infarction: a scientific statement from the American Heart Association Acute Cardiac Care Committee of the Council on Clinical Cardiology. *Circulation*. 2008;117;1897–1907.
[3] Nelson LS, Hoffman RS, Howland MA, et al, eds. *Goldfrank's Toxicologic Emergencies*. 11th ed. New York, NY: McGraw-Hill; 2019.
[4] Nickson C. Cocaine toxicity. Life in the Fast Lane. May 20, 2016. Accessed March 17, 2021. https://litfl.com/cocaine-toxicity-ccc/.
[5] Schaider JJ, Barkin RM, Hayden SR, et al, eds. *Rosen and Barkin's 5-Minute Emergency Medicine Consult*. 6th ed. Philadelphia, PA: Wolters Kluwer; 2019.
[6] Tintinalli JE, Ma OJ, Yealy DM, et al, eds. *Emergency Medicine: A Comprehensive Study Guide*. 9th ed. New York, NY: McGraw-Hill; 2019.
[7] Walls RM, Hockberger RS, Gausche-Hill M, eds. *Rosen's Emergency Medicine: Concepts and Clinical Practice*. 9th ed. Philadelphia, PA: Elsevier; 2018.

病例 55　对乙酰氨基酚中毒

王维展　肖青勉　译　　王　帆　邓　颖　校

一名 18 岁女性患者在服用了大量泰诺后，被朋友送至急诊科。患者诉因为参加派对回家晚了，被父母禁足，因此对父母很生气。吞下了半瓶加强型泰诺，想“让他们感到后悔”。患者泪流满面，说自己很“愚蠢”，并否认自己有任何伤害自己或他人的真正意图。患者没有其他主诉，也否认过去有任何伤害自己的想法。查体：BP 105/60mmHg，HR 100 次 / 分，RR 24 次 / 分。神志清楚，无局灶性神经功能缺损。双侧瞳孔等圆，反应灵敏，巩膜无黄染，黏膜湿润。双肺呼吸音清，心音正常。腹部（–），肠鸣音正常。

➢ 下一步最合适的治疗是什么？

➢ 这种药物的大量摄入有哪些潜在的并发症？

➢ 对乙酰氨基酚中毒的机制是什么？

一、病例 55 的答案：对乙酰氨基酚中毒

（一）病例总结：18 岁女性

- 在到达急诊前 30min 服用过量对乙酰氨基酚。
- 生命体征稳定，神志清楚。
- 她后悔冲动自杀。

1. 最佳的初始治疗　开放静脉注射通道；完善适当的实验室检查；使用活性炭（activated charcoa，AC）；在列线图上绘制她的中毒水平，以评估对 N- 乙酰半胱氨酸（N-acetylcysteine，NAC）的需求。

2. 潜在并发症　低血糖、代谢性酸中毒、肝衰竭、胰腺炎和肾衰竭。

3. 对乙酰氨基酚中毒机制　产生有毒代谢产物 N- 乙酰基 – 对苯醌亚胺（N-acetyl p-benzoquinoneimine，

NAPQI）。

（二）病例分析

1. 目标

(1) 描述处理中毒患者的一般方法（EPA1，EPA2，EPA3，EPA4，EPA10）。

(2) 描述对乙酰氨基酚中毒的临床症状和体征（EPA1，EPA3）。

(3) 描述对乙酰氨基酚中毒患者的评估和治疗（EPA3，EPA4，EPA10）。

2. 思考 这名18岁女性因冲动自杀而被送至急诊科，现在很后悔。对治疗有利的因素是，她是在30min前服下的。由于患者处于清醒状态，诱导呕吐可能会有所帮助。应迅速评估患者是否有其他可能的摄入物。对乙酰氨基酚（Acetaminophen，APAP）有多种处方、非处方和组合药物形式，标签上适应证标有发热、感冒、咳嗽和疼痛缓解。因此，它是意外和故意过量服用中最常见的非处方药，因过量服用后住院的人数超过任何其他药物。

(1) 在成人中，当出现以下情况时，可怀疑APAP中毒。

- 单次服用超过7.5g。
- 或者，24h内服用超过200mg/kg或10g。

(2) 在儿童中，当出现以下情况时，可怀疑APAP中毒。

- 急性服用超过150mg/kg。
- 72h内服用超过100mg/(kg·d)。

肝毒性是一种可能危及生命的并发症，但有时症状并不明显。因此，确定血清中的对乙酰氨基酚水平、摄入的确切时间对于绘制Rumack-Matthew图谱来评估中毒的可能性至关重要。这位患者对于过量服用的药物非常坦诚；然而，许多患者可能会少报或否认使用APAP。因此，对于所有怀疑过量服用的患者都应该进行APAP水平的检测。尽管临床肝毒性的证据可能在24～72h内才会出现，但N-乙酰半胱氨酸治疗如果在摄入后8h内开始，效果是最好的。由于该患者自诉在30min内过量服药，因此有时间进行血清APAP水平检测，活性炭吸附，然后进行NAC治疗。如果时间有问题，应立即开始NAC治疗。在内科治疗稳定后，对自杀可能性的评估也很重要。

二、对乙酰氨基酚中毒的诊治

（一）定义

Rumack-Matthew图谱：是一种基于服用对乙酰氨基酚后的时间与血清中对乙酰氨基酚浓度的图表，用于评估潜在的肝毒性风险。这个图谱仅适用于单次急性摄入对乙酰氨基酚的情况，不适用于长期或重复摄入的情况。

毒理学：与中毒相关的症状和体征。

（二）临床诊治

1. 病理生理学 在正常情况下，大多数对乙酰氨基酚在肝脏代谢，由肾脏排泄。其余的约5%经尿液直接排出，另外5%被肝细胞色素P_{450}系统代谢形成NAPQI。这种有毒中间体通过与谷胱甘肽结合被解毒。急性APAP过量时，谷胱甘肽耗尽，导致NAPQI积累，与肝细胞内蛋白结合，引起肝细胞坏死。APAP毒性可分为4个临床阶段（表19-2）。

2. 临床表现

(1) 病史和查体：重要的病史信息包括摄入剂型、剂量和时间；当前症状；摄入动机（意外或故意）；可能的共同服用情况。在摄入APAP时，评估可能增加中毒风险的因素也很重要，这些因素包括以下内容。

- 慢性酒精性中毒。
- 营养不良。
- 慢性肝病。
- 诱导CYP2E1（即增加APAP代谢为NAPQI）的药物，如苯妥英、苯巴比妥和异烟肼。
- 降低肝细胞葡萄糖醛酸化的药物（如甲氧苄啶/磺胺甲噁唑）。

体格检查应重点检查气道、腹部（右上腹压痛）和精神状态。全面的体检对于寻找任何并发的中毒综合征非常重要（表19-3）。表19-4列出了常见的中毒解毒剂。对于任何疑似误服或过量的情况，建议咨询当地中毒控制中心。

(2) 诊断性检查：诊断性检查包括血清电解质、血尿素氮 / 肌酐、葡萄糖、肝酶水平、凝血状态、血气分析和乳酸水平（如果需要加做妊娠试验）。由于混合摄入很常见，应进行毒理学筛查和水杨酸水平测试。应进行心电图检查，以评估是否伴有与其他摄入物和电解质异常相关的心律失常。如果患者精神状态发生改变，还建议进行头部 CT。由于血清 APAP 水平是预测肝毒性风险的最佳指标。应在摄入后 4h 或在摄入时间未知的情况下立即进行测定。

(3) Rumack-Matthew 图谱：使用 APAP 水平和 Rumack-Matthew 图谱，临床医生可以预测中毒的严重程度，并确定是否需要 NAC 治疗（图 19–1）。绘制摄入后 4～24h 的 APAP 水平；如果水平高于治疗线，则应启动 NAC。此图不适用于慢性摄入、延迟摄入、未知摄入时间或持续时间、缓释 APAP 或混合摄入情况。

3. 治疗 在处理中毒或过量服药的患者时，临床医生的优先事项是稳定 ABC，去除污染物，减少吸收，并给予解毒剂。应开放静脉通路，并对患者进行心电监护和血氧饱和度监测。

(1) 活性炭：活性炭可以减少胃对药物的吸收，对于已知或怀疑摄入 APAP 4h 内的患者应考虑使用活性炭。精神状态改变、镇静或无法保护气道的患者因存在误吸风险不应给予 AC。

(2) NAC 适应证：NAC 是 APAP 中毒的解毒剂，通过补充谷胱甘肽储备并与 NAPQI 结合发挥解毒作用。在摄入后 8h 内服用效果最好。NAC 的适应证包括使用 Rumack-Matthew 图谱确定的有潜在中毒风险的血药浓度或肝衰竭的证据。如果怀疑 APAP 中毒，并且摄入后 8h 内无法获得 APAP 水平，则可以经验性地开始 NAC 治疗；如果 APAP 水平对肝脏没有毒性，肝酶正常，并且患者无症状，NAC 就可以停用。任何需要 NAC 治疗的患

表 19–2 对乙酰氨基酚毒性的临床分期

特　征	第一阶段	第二阶段	第三阶段	第四阶段
时间	损伤前 （摄入后 30min 至 24h）	肝损伤开始 （摄入后 24～72h）	肝损伤最大 （摄入后 72～96h）	恢复期 （摄入后 4～10 天）
症状和体征	食欲减退、恶心、呕吐、不适、出汗、焦虑；可能无症状；大量摄入（≥30g）APAP 可在摄入后 12h 内出现乳酸酸中毒和脑病	恶心、呕吐、右上腹及上腹疼痛、压痛；可能无症状；肝酶升高	食欲减退、恶心呕吐、肝酶异常达峰；暴发性肝衰竭（脑病；凝血病；低血糖症；代谢性酸中毒）+/– 肾衰竭，+/– 胰腺炎，+/– 死亡	肝功能障碍或多器官衰竭恢复；+/– 死亡

表 19–3 常见的中毒综合征

中毒综合征	临床表现	常见代表药物
抗胆碱能综合征	心动过速、高热、皮肤黏膜干燥、谵妄、尿潴留、流涕、皮肤潮红、无肠鸣音	抗组胺药、吩噻嗪类、三环抗抑郁药、东莨菪碱、曼陀罗、颠茄
胆碱能综合征	流涎、流泪、尿频、腹泻、瞳孔缩小、心动过缓、呕吐	有机磷农药、毛果芸香碱滴眼液、槟榔
阿片类药物中毒综合征	昏迷、呼吸抑制、瞳孔针尖样缩小	可待因、海洛因、吗啡、哌替啶、氢可酮
镇静催眠药中毒综合征	意识水平下降、呼吸抑制、低血压、瞳孔变化、体温过低、癫痫发作	巴比妥酸盐、苯二氮䓬类
交感神经兴奋剂综合征	高血压、心动过速、瞳孔扩大、高热、心律失常	可卡因、冰毒、麻黄碱、摇头丸

表 19-4　常见的中毒解毒剂

毒　素	解毒剂
对乙酰氨基酚	N- 乙酰半胱氨酸
抗胆碱能药物	毒扁豆碱
苯二氮䓬类药物	氟马西尼
β 受体阻滞药	胰高血糖素
一氧化碳	纯氧
地高辛	地高辛免疫片段
铁	去铁胺（铁螯合剂）
阿片类药物	纳洛酮
有机磷酸酯类	阿托品 / 解磷定

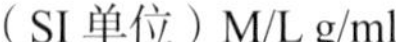

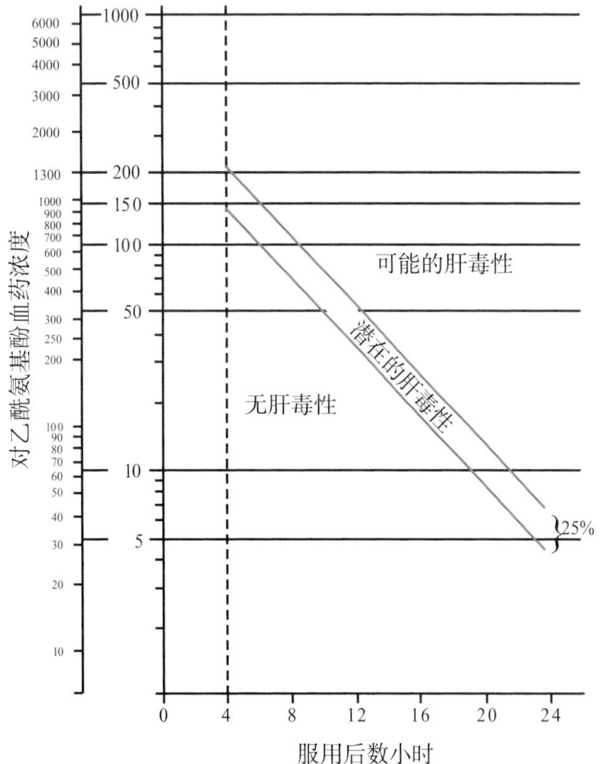

▲ **图 19-1　对乙酰氨基酚血药浓度随摄入时间变化的毒性变化图**

者都应该住院。虽然该图谱不适用于到达急诊前超过 24h 的摄入，但 NAC 治疗可能仍有帮助。

(3) NAC 口服方案：标准 72h NAC 方案是口服负荷剂量 140mg/kg，随后每 4 小时给予维持剂量 70mg/kg，共 17 次。由于其刺激性的气味和味道，口服 NAC 常引起恶心和呕吐。将其稀释在果汁或冰镇饮料中，并服用镇吐药会有所帮助。

(4) NAC 静脉注射方案：如果患者出现难治性呕吐、精神状态改变或急性肝衰竭，则需要静脉注射 NAC（150mg/kg 负荷剂量，随后在 4h 内注射 50mg/kg，然后在 16h 内注射 100mg/kg）。接受静脉注射 NAC 的患者应密切观察，因为可能发生输液速率相关的类过敏反应。

(5) 血液透析：大量摄入 APAP 的患者可能需要进行血液透析（hemodialysis，HD）。如果进行 HD，则需要更高剂量的 NAC。

(6) 肝衰竭者：一小部分患者会发展为急性肝衰竭，其死亡率可达 60%～80%。大多数与肝衰竭相关的死亡发生在中毒后 3～5 天，归因于脑水肿、败血症、出血、多器官衰竭或急性呼吸窘迫综合征。肝衰竭患者可考虑肝移植（King's College 标准包括明显代谢性 / 乳酸性酸中毒、肾衰竭、严重凝血功能障碍、肝性脑病等因素）。

关联病例

见病例 54、病例 56 和病例 57。

三、测试问题与解析

（一）问题

1. 一名 34 岁男性自诉：由于严重头痛，他在 36h 内服用了"整瓶"对乙酰氨基酚。以下哪一项是决定是否开始 N- 乙酰半胱氨酸治疗的最佳指南？

A. 因潜在毒性暴露而启动 NAC

B. 根据血清 APAP 水平和肝酶的结果启动 NAC

C. 根据图谱上绘制的血清 APAP 水平启动 NAC

D. 如果超过 24h，NAC 治疗无效

2. 一名 25 岁男性因服用过量对乙酰氨基酚 20～25 片，1h 后被送进急诊科。绘制 APAP 浓度图谱的最佳时间是什么时候？

A. 患者到达急诊时

B. 摄入后 2h

C. 摄入后 4h

D. 摄入后 8h

3. 一名 38 岁学校教师服用“大量泰诺片”，APAP 水平为 200μg/ml。估计服药后的时间为 8h。注射了第一剂 NAC。下一步治疗下面哪一项是正确的？

A. 在第一次 NAC 剂量后 4h 检查 APAP 水平，如果低于中毒线，则无须再进行 NAC 治疗

B. 在第一次 NAC 给药后 12h 检查 APAP 水平，如果低于中毒线，则无须再进行 NAC

C. 首次使用 NAC 8h 后检查 APAP 水平和肝功能，如果在正常 / 无毒范围内，则无须再使用 NAC

D. 给予完整的 NAC 疗程，不需要进一步检查 APAP 水平

4. 37 岁男性患者因服用对乙酰氨基酚过量就诊于 ED。他还服用了大量苯二氮䓬类药物，昏睡。下面哪一项是下一步最好的治疗方法？

A. 活性炭

B. 洗胃

C. 静脉 NAC 治疗

D. 口服 NAC 治疗

将以下解毒剂（A 至 H）与临床情况相匹配（问题 5～8）。

A. 葡萄糖酸钙

B. 去铁胺

C. 地高辛免疫片段

D. 胰高血糖素

E. NAC

F. 纳洛酮

G. 毒扁豆碱

H. 维生素 K

5. 一名 45 岁男性服用了过量的降压药，他的心率为 40 次 / 分。

6. 一名患有先兆子痫的 22 岁孕妇接受静脉注射药物以预防癫痫发作，这时出现无力和呼吸困难。

7. 一名 24 岁男性被带进急诊科，嗜睡，瞳孔针尖样，手臂上有注射痕迹。

8. 一名 56 岁女性服用药片“稀释血液”，被注意到她的牙龈出血，手臂和腿部有多处瘀伤。

（二）答案与解析

1. 选项 A，因潜在毒性暴露而启动 NAC。NAC 治疗即使在摄入后超过 24h 仍然有效（选项 D）。根据患者的病史，由于毒物暴露，应在检查血清 APAP 水平和肝酶（选项 B）同时开始 NAC 治疗；时间是至关重要的。如果检测不到 APAP 且肝酶正常，则可以停止后续剂量的 NAC。Rumack-Matthew 图谱（选项 C）不适用于中毒超过 24h 的评估。

2. 选项 C，摄入后 4h。图谱在摄入后 4～24h 之间具有相关性；因此，在患者到达时（选项 A）或摄入后 2h（选项 B）绘制 APAP 水平图谱是没有意义的。4h 的值可以指导是否进行 NAC 的治疗。在摄入后 8h（选项 D），图谱是有用的，但尽早开始治疗会更有效。

3. 选项 D，给予完整的 NAC 疗程，不需要进一步检查 APAP 水平。一旦通过图谱确定 APAP 剂量具有潜在毒性，则应进行完整的 NAC 给药方案，不需要再测定 APAP 水平（选项 A 至选项 C）。

4. 选项 C，静脉 NAC 治疗。静脉注射 NAC 被用于治疗因中毒出现精神状态改变的情况。口服和静脉注射 NAC 在治疗对乙酰氨基酚中毒方面都被证明是有效的；因此，给药途径通常取决于医生和部门的偏好。然而，有一些重要的因素需要考虑：①由于口服 NAC 气味难闻且难以吞咽，可能会引起呕吐，因此在精神状态改变的患者中不宜使用；②静脉注射 NAC 有更高的过敏和类过敏性反应的风险，可能不适合某些患者（如哮喘）；③有胃肠功能障碍的患者可能无法很好地吸收口服 NAC，因此静脉给药可能更受青睐。活性炭（选项 A）、洗胃（选项 B）和口服 NAC（选项 D）可能会导致昏睡患者的呕吐和误吸。

5. 选项 D，胰高血糖素。胰高血糖素对治疗钙通道阻滞药或 β 受体阻滞药过量有效，这些是最可能引起心动过缓的降压药。胰高血糖素能够刺激 cAMP 的合成，独立于 β 肾上腺素能受体，使钙能够进入细胞内。需要立即治疗的症状性心

动过缓患者可从阿托品中获益，在严重情况下，可使用临时心脏起搏。其他可能的治疗方法包括脂肪乳注射和高剂量胰岛素。

6. 选项A，葡萄糖酸钙。该患者可能正在接受硫酸镁预防子痫的治疗，而高镁血症的解毒剂是葡萄糖酸钙。

7. 选项F，纳洛酮。纳洛酮是阿片类药物过量的首选治疗方法。根据针尖样瞳孔和静脉注射毒品的皮肤痕迹，这个人可能是静脉注射海洛因者。纳洛酮有静脉、肌内和鼻内三种剂型。

8. 选项H，维生素K。该患者可能是服用华法林过量，可通过维生素K拮抗。危及生命的出血可通过输入凝血因子来解决。

临床精粹

- 对乙酰氨基酚中毒的破坏性肝损害可能在中毒后的24～72h显现，在摄入后8h内开始解毒剂治疗是最有效的，临床医生在处置任何中毒患者时都必须对APAP中毒保持高度警惕。
- APAP中毒是由其有毒代谢物NAPQI引起的。
- N-乙酰半胱氨酸是APAP中毒的解毒剂，如果怀疑摄入过量APAP，应给予使用NAC（根据摄入剂量或APAP水平和Rumack-Matthew图谱）。在摄入后8h内给药效果最好。
- 处理APAP过量患者的优先措施是进行快速评估，稳定ABC，去除污染物，尽量减少吸收，并在适当情况下给予解毒剂NAC。
- 一般来说，对于任何有过量用药史的患者，即使否认摄入APAP，也应测定其APAP水平。

参考文献

[1] Aghababian RV, Bird SB, Braen GR, et al, eds. *Essentials of Emergency Medicine*. Sudbury, MA: Jones and Bartlett Learning; 2011.
[2] Hodgman M, Garrard A. A review of acetaminophen poisoning. *Crit Care Clin*. 2012;28(4):499–516.
[3] Long N. Insulin (high dose). Life in the Fast Lane. November 2, 2020. Accessed March 17, 2021. https://litfl.com/insulin-high-dose/
[4] Schaider JJ, Barkin RM, Hayden SR, Wolfe R, et al, eds. *Rosen and Barkin's 5-Minute Emergency Medicine Consult*. 6th ed. Philadelphia, PA: Wolters Kluwer; 2019.
[5] Tintinalli JE, Ma OJ, Yealy DM, et al, eds. *Emergency Medicine: A Comprehensive Study Guide*. 9th ed. New York, NY: McGraw-Hill; 2019.
[6] Walls RM, Hockberger RS, Gausche-Hill M, eds. *Rosen's Emergency Medicine: Concepts and Clinical Practice*. 9th ed. Philadelphia, PA: Elsevier; 2018.
[7] Wolf SJ, Heard KH, Sloan EP, Jagoda AS. Clinical policy: critical issues in the management of patients presenting to the emergency department with acetaminophen overdose. *Ann Emerg Med*. 2007;50:292–313.

病例56 酒精戒断综合征

王维展 肖青勉 译 王 帆 邓 颖 校

一名50岁男性因焦虑、失眠和恶心到急诊科就诊。否认有幻觉或癫痫发作。患者诉多年来，每天喝大约半瓶烈性酒。妻子威胁要离婚且因为酗酒而被解雇后，决定“彻底戒酒”。最后一次喝酒是在2天前。有高血压病史，并服用氢氯噻嗪降压治疗。否认吸烟史，否认有违禁药物使用史。查体：体温38℃，血压175/95mmHg，心率120次/分，呼吸24次/分。全身震颤，出汗，轻度脱水，黏膜干燥。双肺呼吸音清，心动过速，心音正常。意识清楚，定向力正常，双侧远端手脚呈手套、袜套样感觉丧失，无局灶性神经功能缺损。

➢ 该患者的潜在并发症有哪些？

➢ 该患者的最佳治疗方法是什么？

一、病例56的答案：酒精戒断综合征

（一）病例总结：50岁男性

- 有慢性重度饮酒史，2天前停止饮酒。

• 焦虑、震颤和自主神经亢进的迹象（发热、高血压、心动过速、呼吸急促和出汗）。

• 目前无癫痫发作、幻觉或谵妄，有手套袜套样分布的感觉缺陷。

1. 潜在并发症 癫痫发作、幻觉（听觉、视觉或触觉）和谵妄（震颤谵妄）。

2. 最佳治疗 静脉补液，根据需要补充电解质，并使用苯二氮䓬类药物或苯巴比妥来控制症状，防止更严重的戒断表现。

（二）病例分析

1. 目标

(1) 描述酒精戒断的临床症状和体征（包括癫痫发作、幻觉和谵妄）（EPA1，EPA2，EPA10）。

(2) 描述对酒精戒断患者的评估和治疗（EPA3，EPA4）。

2. 思考 患者是一个50岁男性，多年来一直大量饮酒，近期“突然戒酒”。呈现了酒精戒断的经典表现，从焦虑和震颤转变为自主神经不稳定，增加了死亡的风险。此外，还有肢体远端感觉丧失，这可能是由缺乏硫胺素所致。传统观点认为，在给予葡萄糖之前需要先补充硫胺素以防止Wernicke脑病的发生，Wernicke脑病的特征是意识混乱、共济失调和眼肌麻痹；然而，关于这一点存在争议，许多临床医生今天不再相信这一原则。由于酒精滥用普遍存在，因此要随时准备治疗出现酒精戒断症状的患者，这一点很重要。酒精戒断症状可能从轻微的焦虑、恶心或呕吐、失眠、头痛和震颤到幻觉、癫痫发作和谵妄不等。轻微的戒断病例可能用口服苯二氮䓬类药物治疗；然而，症状较严重的患者可能需要大剂量的静脉注射苯二氮䓬类药物、静脉补液、补充电解质和住院治疗。

二、酒精戒断综合征的诊治

临床诊治

1. 急诊科中的酒精戒断 不当饮酒和（或）酗酒在急诊科患者中很常见。有些人因为想要戒酒而来到ED，而另一些人已经停止了饮酒，需要治疗戒断症状。此外，因为其他病情需要较长时间停留在ED的酒精依赖患者此时无法维持他们通常的酒精摄入量，也会出现戒断症状。作为一名急诊科医生，必须做好准备去治疗这些情况。

2. 病理生理学 由于乙醇对中枢神经系统有抑制作用，戒断导致CNS兴奋和自主神经功能亢进。戒断通常在酒精摄入量突然改变后，血中酒精水平开始下降时立即发生。轻微戒断可能在减少酒精摄入后6～8h开始，严重的戒断通常在24～48h后发生。

鉴别诊断：酒精戒断的鉴别诊断范围很广，包括感染（如脑膜炎和脑炎）、癫痫性疾病（如癫痫）、内分泌紊乱（如甲状腺毒症或甲状腺危象）、创伤（如颅内出血）、代谢异常（如低血糖）、精神障碍（如精神分裂症）、药物中毒（如拟交感神经药物和抗组胺药）和其他类型的戒断综合征（如苯二氮䓬类药物）。由于苯二氮䓬类药物也是CNS抑制药，这些药物引起的戒断在临床上可能与酒精戒断难以区分。长期或大剂量使用苯二氮䓬类药物的病史有助于区分两者。突然停用短效苯二氮䓬类药物可在2～3天后引起症状，而停用长效药物可在停用后7天出现症状。

3. 临床表现

(1) 病史：重要的病史包括当前症状、每天酒精摄入量、最后一次饮酒时间、基础疾病及任何药物的使用情况。症状范围可从轻度焦虑、恶心或呕吐、失眠、头痛和意向性震颤到躁动、幻觉、癫痫发作和谵妄。

(2) 体格检查：对患者的初步评估应包括ABC的评估（必要时稳定）。需要一套完整的生命体征，以识别任何自主神经亢进。应该从头到脚检查患者，寻找症状的其他病因（如与颅内出血相关的创伤征象、脑膜炎的颈项强直、甲状腺毒症的甲状腺肿大）。此外，还应进行彻底的神经系统检查，以识别意识水平或精神状态的任何异常，以及任何局灶性缺陷。舌肌颤动可能是酒精戒断比手震颤更敏感的征象。自主神经亢进的表现包括高热、高血压、心动过速、呼吸急促、大汗和肌张力过高。

(3) 严重的症状和体征：酒精戒断引起幻觉可能是听觉、视觉或触觉的。酒精戒断引起的癫痫发作是强直－阵挛性（全身性）的，可单次或多次发生。多达1/3的戒断患者发展为震颤谵妄（delirium tremens，DT），这是酒精戒断最严重的形式。它的特点是意识水平波动、认知障碍、深度混乱和严重的自主神经亢进。通过积极治疗，DT的死亡率目前约为5%。

(4) 实验室检查与影像学检查：因为酒精戒断是一种排除性的临床诊断，诊断性检查主要是为了排除其他诊断和伴随的其他医疗状况。轻度酒精戒断的患者可能不需要任何实验室或影像学检查。严重戒断的患者通常需要更全面的检查，包括以下任何一项或全部，即全血细胞计数、血清电解质、肾功能、葡萄糖、肝酶、血气分析、甲状腺功能、心肌酶、尿液分析、尿液药物筛查、心电图、胸部X线、头部CT和（或）腰椎穿刺。值得注意的是，酒精戒断综合征可能发生在任何酒精水平，这限制了酒精浓度排序的效用。

4. 治疗 酒精戒断治疗有几个目的，包括缓解症状，稳定患者情绪状态，以便进行充分的评估，防止症状恶化。应使用标准化的评估量表来评估和监测症状的严重程度、对治疗的反应，如临床研究所酒精戒断评估量表－修订版（Clinical Institute Withdrawal Assessment Scale for Alcohol, Revised，CIWA-Ar）（图19-2）。

酒精戒断的主要治疗方法是苯二氮䓬类药物，最常见的是氯氮䓬、地西泮或劳拉西泮。对这些药物进行滴定以控制患者的躁动，有时需要高剂量或连续输注。苯巴比妥可在给予苯二氮䓬类药物之前用于治疗急性酒精戒断，并可减少随后的苯二氮䓬类药物用量。然而，大剂量使用时存在呼吸抑制的风险。对高剂量苯二氮䓬类药物有抗药性且需要气管插管的严重戒断患者也可能从丙泊酚、氯胺酮、苯巴比妥或右美托咪定中受益。根据患者的液体和营养状况，可能需要静脉补液和补充电解质（如钾、镁和磷）。这些患者如果没有足够的营养摄入，往往有低血糖的危险。营养不良的患者还应补充硫胺素和叶酸。

处置：酒精戒断患者的处置取决于症状的严重程度，对治疗的反应和门诊支持的可用性。如果患者对急诊科的治疗反应良好，他们可以带口服苯二氮䓬类药物出院，出院后药物应逐渐减量，戒酒，参加康复计划。那些需要高剂量苯二氮䓬类药物的患者，有更严重的症状或DT，或有合并症的往往需要住院治疗。

关联病例

见病例54、病例55和病例57。

三、测试问题与解析

（一）问题

1. 一名25岁女性因严重躁动而被送到急诊科。自诉多年来每天都大量饮酒，最近试图“彻底戒酒”。经检查被诊断为震颤谵妄。以下哪一项最能区分DT和无并发症的酒精戒断？

A. 焦虑

B. 自主性多动

C. 幻觉

D. 震颤

2. 一名50岁男性因机动车交通事故后股骨骨折入院。入院2天后，他变得非常激动、颤抖、发汗、心动过速和高血压。他承认每天都要喝大量的酒。以下哪一项是控制酒精戒断的神经递质受体？

A. GABA

B. 乙酰胆碱

C. 去甲肾上腺素

D. 血清素

3. 一名60岁无家可归的男性因急性酒精戒断来到急诊科。他静脉注射了劳拉西泮2mg，但仍然表现得非常激动和焦虑。下一步最合适的做法是什么？

A. 可乐定0.2mg，PO

B. 氟哌啶醇5mg，IV

C. 劳拉西泮2mg，IV

D. 普萘洛尔100mg，PO

患者：__________ 日期：__________ 时间：__________（24h 制，午夜 = 00:00）

脉搏或心率，测量 1min：__________ 血压：__________

恶心和呕吐，询问："你觉得胃不舒服吗？你吐了吗？"，观察 0 没有恶心和呕吐 1 轻度恶心，无呕吐 2 3 4 间歇性恶心伴干呕 5 6 7 持续恶心，频繁干呕和呕吐	触觉障碍，询问："你是否感到瘙痒、针刺感、灼烧感、麻木感，或者你是否感到有虫子在你的皮肤上或皮肤下爬行？"，观察 0 没有 1 非常轻微的瘙痒、针刺、灼烧或麻木 2 轻微的瘙痒、针刺、灼烧或麻木 3 中度的瘙痒、针刺、灼烧或麻木 4 中度严重幻觉（蚁走感） 5 严重的幻觉 6 极度严重的幻觉 7 连续的幻觉
震颤：双臂伸展，手指分开，观察 0 没有震颤 1 看不见，但可以感觉到指尖对指尖 2 3 4 中度，患者双臂伸展 5 6 7 严重，即使手臂没有伸展	听觉障碍，询问："你周围的声音你听得更清楚了吗？它们听起来刺耳吗？它们吓到你了吗？你有没有听到什么让你不安的声音？你有没有听到一些你知道不存在的声音？"，观察 1 非常轻微的刺耳或惊吓 2 轻度刺耳或惊吓 3 中度刺耳或惊吓 4 中度严重的幻听 5 严重的幻觉 6 极严重的幻觉 7 持续的幻觉
阵发性出汗，观察 0 没有汗珠可见 1 几乎察觉不到出汗，手掌湿润 2 3 4 额头上汗珠明显可见 5 6 7 大汗淋漓	视觉干扰，询问"光线看起来是否太亮？它的颜色是否不同？它伤害你的眼睛了吗？你有没有看到任何让你不安的东西？你有没有看到一些你知道不存在的东西？"，观察 0 不存在 1 非常轻微的光敏性 2 轻度敏感 3 中度敏感 4 中度严重的幻视 5 严重的幻视 6 极严重的幻视 7 持续的幻视
焦虑，询问"你感到紧张吗？"后观察 0 无焦虑，安心 1 轻度焦虑 2 3 4 中度焦虑，或警惕，所以焦虑是推断出来的 5 6 7 严重焦虑，相当于……	头痛、头胀，询问："你的头部感觉有什么不一样吗？是否感觉像头的周围缠着一条带子？"，如果不是因为头晕引起，就要进行严重程度评估 0 不存在 1 非常轻微 2 轻微 3 中度 4 中 – 重度 5 严重 6 非常严重 7 极度严重
激动不安，观察 0 正常的行为 1 比正常行为多一点 2 3 4 中度烦躁不安 5 6 7 在交流的大部分时间里来回踱步，或者不停地走来走去	定向力和意识模糊，询问："今天是几号？……我是谁？……"连续加法："请以 5 为单位数数——0，5，10……" 0 表示定向力正常，能够进行连续加法运算 1 不能进行连续加法运算，或对日期不确定 2 对日期的定向力错误不超过 2 个日历天数 3 对日期的定向力错误超过 2 个日历天数 4 记不住日期、地点或人物 CIWA-Ar 总分 ________ 评分者姓名的首字母缩写 ________ 最高可能得分 67 分 ________

这项用于监测戒断症状的评估大约需要 5min。最高分数为 67 分。得分低于 8 分（根据一些专家的说法是 10 分）的患者通常不需要额外的药物治疗

▲ **图 19–2　CIWA-Ar**

经许可转载，引自 Sullivan, J.T., Sykora, K., Schneiderman, J, et al. Assessment of alcohol withdrawal: The revised Clinical Institute Withdrawal Assessment for Alcohol scale (CIWA-Ar). Br J Addict. 1989:(84)1353–1357.

（二）答案与解析

1. 选项 B，自主性多动。DT 是一种严重的酒精戒断形式，其中有明显的中枢神经系统功能障碍和自主神经亢进。DT 与高死亡率相关，最常见的原因是心力衰竭。其他表现，如焦虑（选项 A）、幻觉（选项 C）和颤抖（选项 D）是不太严重的酒精戒断症状，也没有那么危险。

2. 选项 A，GABA。躁动、震颤和自主神经亢进表明是酒精戒断症状。酒精和苯二氮䓬类药物都能激活抑制性 GABA-A 受体，增强 GABA 对神经系统的抑制作用。在酒精或苯二氮䓬类药物戒断期间，GABA-A 受体刺激的丧失，导致 GABA 作用的减弱，引起戒断症状和体征。所有因内科疾病或外伤入院的患者都应询问有关药物和酒精的使用情况。入院后，患者可能无法获得他们平时经常使用的药物和（或）酒精，可能出现戒断综合征。乙酰胆碱（选项 B）、去甲肾上腺素（选项 C）和血清素（选项 D）在酒精戒断中没有作用。

3. 选项 C，劳拉西泮 2mg，IV。苯二氮䓬类药物是酒精戒断时最常用的药物，其剂量取决于患者戒断症状的严重程度。严重戒断的患者可每隔 10～20min 重新给药。可能需要非常高的剂量，特别是患者有 DT。可乐定（选项 A）对高血压急症和阿片类药物戒断有用。氟哌啶醇（选项 B）对治疗急性精神障碍有效。普萘洛尔（选项 D）有助于治疗心动过速或甲状腺功能亢进症。

临床精粹

- 酒精是一种中枢神经系统抑制药。戒断导致 CNS 兴奋和自主神经亢进。
- 酒精戒断的鉴别诊断包括感染、其他癫痫性疾病、内分泌紊乱、创伤、代谢异常、精神障碍、药物中毒和其他类型的戒断综合征。
- 酒精戒断是一种排除性的临床诊断。
- 治疗酒精戒断的主要药物是苯二氮䓬类药物。
- 标准化评估量表，如 CIWA-Ar，可用于评估和监测酒精戒断症状的严重程度和对治疗的反应。

参考文献

[1] Hoffman RS, Weinhouse GL. Management of moderate and severe alcohol withdrawal syndromes. Uptodate.com. April 2021. Accessed July 25, 2022. https://www.uptodate.com/contents/management-of-moderate-and-severe-alcohol-withdrawal-syndromes/print#!

[2] Kelly JF, Renner JA. Alcohol-related disorders. In: Stern TA, Rosenbaum JF, Fava M, Biederman J, Rauch SL, eds. *Stern: Massachusetts General Hospital Comprehensive Clinical Psychiatry*. Philadelphia, PA: Mosby Elsevier; 2006:2858–2882.

[3] Kosten TR, O'Connor PG. Management of drug and alcohol withdrawal. *N Engl J Med*. 2003;348(18):1786–1795.

[4] Manford M, Andermann F. Complex visual hallucinations: clinical and neurobiological insights. *Brain*. 1998;121(10):1819–1840.

[5] Tintinalli JE, Stapczynski JS, Ma OJ, et al, eds. *Emergency Medicine: A Comprehensive Study Guide*. 8th ed. New York, NY: McGraw-Hill; 2016.

[6] Walls RM, Hockberger RS, Gausche-Hill M, eds. *Rosen's Emergency Medicine: Concepts and Clinical Practice*. 9th ed. Philadelphia, PA: Elsevier; 2018.

病例 57　阿片类药物中毒和其他中毒综合征

王维展　肖青勉　译　　李　燕　温　伟　校

一名 22 岁男性因昏睡并意识模糊被送到急诊。护士报告说，2min 前他在医院门口被一位“朋友”放下，然后开车离开了。无其他病史或手术史。生命体征为血压 104/65mmHg，心率 59 次 / 分，呼吸 4 次 / 分，体温 36.1℃，脉搏血氧饱和度 89%（室内空气）。快速血糖为 4.67mmol/L。查体：精神状态抑郁，嗜睡，对剧烈的胸骨摩擦反应甚微。瞳孔小而圆，听诊双肺呼吸音清，肠鸣音减少。

➤ 该患者最可能的诊断是什么？

➤ 下一步的治疗是什么？

一、病例 57 的答案：阿片类药物中毒

（一）病例总结：22 岁男性

- 获得的既往病史很少。
- 精神状态抑郁，快速血糖正常。
- 呼吸频率降低，脉搏血氧饱和度低。
- 瞳孔缩小，肠鸣音减少。

1. 最有可能的诊断　阿片类药物中毒。

2. 下一步治疗　气囊面罩通气和纳洛酮。

（二）病例分析

1. 目标

(1) 叙述对中毒患者初始的治疗方法（EPA1，EPA10）。

(2) 了解五种基本的中毒综合征（EPA1，EPA2）。

(3) 了解如何将患者分类到特定的中毒综合征（EPA2，EPA3，EPA5）。

(4) 简述对于有症状的中毒患者早期稳定病情策略（EPA10）。

(5) 了解每种中毒综合征的基本治疗原则（EPA4，EPA10）。

2. 思考　这位患者有多个阿片类药物过量的经典特征。对于中毒患者的初步治疗措施与其他患者的相同：维持和稳定 ABC。对于表现为呼吸抑制和嗜睡的患者，必须进行通气支持，并迅速检查快速血糖水平，以排除低血糖导致嗜睡的原因。对于任何故意用药过量的情况，应检查对乙酰氨基酚和水杨酸水平，因为它们在药物中普遍存在，并且有很高的发病率和死亡率。

该患者呼吸非常缓慢（呼吸频率低）并出现缺氧。在评估其呼吸状态时，考虑氧合和通气两方面都是至关重要的。氧合可以用脉搏血氧仪测量，但它不能反映通气和二氧化碳（CO_2）的排出情况。虽然患者的缺氧可以通过鼻导管吸氧很好解决，但嗜睡和呼吸频率下降会出现低通气，通过呼气末 CO_2 监测或血气分析来了解患者的呼吸状态也是至关重要的。为了支持通气和避免高碳酸血症，可以临时使用温和的气囊面罩通气进行呼吸支持，特别是在纳洛酮不易获得的情况下。不过对患者中毒的最终治疗还是纳洛酮（一种短效阿片类拮抗药）或气管插管。

阿片类药物过量的胸部 X 线可表现为肺水肿。究竟是阿片类药物本身引起的，还是使用纳洛酮后儿茶酚胺激增造成毛细血管通透性增加导致的肺水肿，目前还存在一些争论。在决定是否收治患者时，非心源性肺水肿的存在应该是另一个考虑因素。

大多数阿片类药物过量的成年患者在 ED 接受简单的支持性医疗照护和观察后就能恢复良好。然而，许多其他有症状的中毒患者可能需要住院继续监测。如果患者在 ED 期间需要多次使用纳洛酮，那么应该考虑让患者住院并滴注纳洛酮。至于患者在 ED 需要留观多长时间，医生要结合以下因素进行综合评估，包括摄入何种阿片类药物，给予了多少纳洛酮药物（如果有的话），以及患者是否有人陪伴。能够出院的最低限度是患者停止吸氧，至少 1h 不使用纳洛酮。当患者服用过量阿片类药物出院时，考虑让他们带着纳洛酮的处方或自动注射器 / 预填充鼻雾化器回家，并教育他们预防过量用药的最佳做法。

在处理所有症状性过量用药时，应尽早联系当地中毒控制中心。这对于流行病学目的、复杂患者的管理和护理的连续性都至关重要。最近的中毒控制中心的全国电话号码是 1–800–222–1222。

二、阿片类药物中毒和其他中毒综合征的诊治

（一）定义

1. 吸附　化学物质（如药物或毒物）与固体材料（如活性炭）的结合。

2. 解毒剂　用来抵消或中和毒物或伤害的药物。

3. 体内藏毒者　为了运输可卡因、海洛因、安非他明、摇头丸或大麻等非法毒品，将上述毒品包裹后吞入体内的人。他们运送的毒品量比填塞运毒的人多得多。

4. 身体填塞者　出于逃避当局侦查的目的（通常是在跨境运输毒品时），而非为了娱乐，匆忙吞

下毒品的人。这些人有很高的毒品过量中毒风险。

5. 去污染 防止毒物继续被吸收的措施。

6. 药物吸收 药物从给药部位进入血液循环的过程。

7. 阿片制剂 在罂粟中发现的与阿片受体结合的天然化合物（如吗啡、可待因、蒂巴因）。

8. 阿片类药物 一类能与阿片受体结合的化合物（包括天然与人工合成），其中合成化合物包括芬太尼、美沙酮、曲马多，半合成化合物包括海洛因、羟考酮、氢可酮等。

9. 中毒综合征 一种临床综合征，对成功识别中毒类别至关重要。中毒综合征是提示某一特定类型中毒的体征和症状的集合。

（二）用药过量患者的一般管理措施

1. 气道与呼吸 过量用药患者的一般处理方法是从初步评估开始，包括对患者ABC的评估。气道阻塞是一种容易纠正的药物过量并发症，也是中毒死亡的常见原因。镇静患者可能由于舌部放松舌根后坠而出现部分气道阻塞。晕厥患者可能会失去呕吐反射。因此，应始终将气道支持作为即时管理计划的一部分加以考虑。呼吸由通气和氧合两部分组成。疑似用药过量且无既往病史的缺氧患者存在通气不良的风险。通过氧疗补充氧气会掩盖实际存在的低通气和低氧病因，可能会降低患者的内在呼吸驱动并导致进一步的低通气。确定性的气道管理包括经口气管插管或经鼻气管插管。

2. 循环 中毒综合征可导致极端高血压和低血压。极端高血压（拟交感神经）可能需要直接使用 α_1 受体拮抗药，如芬特明。低血压应首先静脉补液治疗，在此基础上可能还需要其他药物，如血管加压药（去甲肾上腺素和多巴胺）。通常情况下，心功能也会受到中毒综合征的影响，快速性和缓慢性心律失常都很常见，治疗取决于心律失常的潜在病因。

3. 去污染 除了ABC外，在中毒患者的处理中也必须考虑去污染和消除毒物（或ABCDE）。去污染包括防止毒物进一步被人体吸收。脱去患者的衣物并清洗受影响的区域可能就足够了。

(1) 活性炭：活性炭可以防止毒物被人体吸收。活性炭有两种形式，即含山梨醇和不含山梨醇。山梨醇是一种胃肠道的刺激物，可以促进胃肠蠕动，使活性炭可以更快通过。但不建议使用超过一剂含有山梨醇的活性炭。中毒早期（摄入少于1h）的患者从活性炭中获益最大，他们往往是清醒的，可以口服活性炭而没有吸入风险，其摄入的毒物能够被活性炭很好地吸收。

使用活性炭的一个主要风险是潜在的误吸和随后的炭性肺炎，可以只对清醒的患者使用活性炭并保护其气道，这样可以降低误吸风险。此外，活性炭对某些毒物的吸附效果很差（表19-5），因此对这些毒物中毒的效果有限。此外，有腐蚀性损伤的中毒患者通常需要接受内镜检查，事先使用活性炭可能会使这一过程复杂化。

表19-5 活性炭吸附效果不好的毒物

- 乙醇
- 甲醇
- 异丙醇
- 乙二醇
- 烃类
- 腐蚀剂（酸和碱，也使内镜检查变得困难）
- 锂和其他金属或金属盐
- 小分子毒物，如氰化物

(2) 洗胃：另一种去污染的方法是洗胃。洗胃是通过将一根大口径的胃管（如40F）插入胃中，快速注入和排出大量（数升）液体，尽可能在毒物溶解和吸收之前将其排出。一个潜在的风险是洗肺而不是洗胃，在洗胃前给患者气管插管可以避免误吸的风险。此外，鉴于减肥手术的患者数量不断增加，如果胃管卡在胃束带中或导致胃穿孔，可能会发生严重的并发症。由于有许多治疗方案可以用于各种各样的中毒，因此洗胃应仅适用于中毒早期且该中毒有可能危及生命而治疗方案有限的患者。

(3) 全肠灌洗：全肠灌洗是通过鼻胃（nasogastric，NG）管以大约每小时1L的速度注入大量的聚乙二醇电解质灌洗溶液（polyethylene glycol-electrolyte lavage solution，PEG-ELS）。治疗的目标是加快毒物通过胃肠道以尽量减少吸收。这种方法在治疗体内藏毒者和体内填充毒物、缓释药物中毒时特别有帮助。

4. 促进毒物排出　一旦毒物被人体吸收，有一些方法可以帮助增加毒物从体内排出。这些方法包括血液透析、血液灌流和尿液碱化。

(1) 血液透析：血液透析对某些分布体积较小的药物（水溶性药物）有效，在没有更好的解毒剂或患者病情危重时可以使用。这些毒物的种类包括锂、甲醇和阿司匹林。对乙酰氨基酚也适用于血液透析，但临床上常规使用非侵入性解毒剂。

(2) 血液灌流：血液灌流类似于动脉静脉血液透析，不同之处在于血液在回流体内之前要通过带活性炭的滤器，血液灌流在苯巴比妥、茶碱和卡马西平等中毒时特别有效，因为滤器对这些毒物的吸附效果非常好。

(3) 尿液碱化：尿液碱化是通过静脉输注碳酸氢钠使尿液的 pH＞7.5 来增加毒物的排出。碱性尿液有利于部分离子随尿液排出，对阿司匹林和苯巴比妥中毒特别有用。

5. 发热的处置　治疗过程中如果患者出现发热，通常预示着病情加重，也是导致中毒死亡率增加的重要因素。中毒综合征引起的发热最常见的原因通常是肌肉活动增加，如果不加以处理，可导致电解质紊乱、横纹肌溶解和肾衰竭。初始治疗应包括给予苯二氮䓬类药物（如地西泮和劳拉西泮）和静脉补液。在某些情况下，可能需要使用非去极化神经肌肉阻滞药来防止中毒性热性死亡。

6. 补充检查

(1) 实验室检测：对于任何故意过量服药的患者，应检测对乙酰氨基酚和水杨酸水平，因为这些药物很容易获得，并且死亡率很高，但如果发现得早，治疗起来还是相当容易的。

(2) 心电图：心电图有助于早期识别钠通道阻滞药（如三环类抗抑郁药、苯海拉明，以及其他种类抗抑郁药和抗精神病药）中毒。钠通道阻断表现为 QRS 波群增宽延长。这种情况首先表现在 aVR 导联上。静脉注射碳酸氢钠直到 QRS 波群变窄有助于治疗这种情况。

宽 QRS 波群的患者也可能有 QT 间期延长，但应注意区分 QRS 波群增宽和 QT 间期延长。影响钾离子外排或内流的药物或影响钙离子内流的药物也会引起 QT 间期延长。对于增宽的 QRS 波群，如果使用碳酸氢钠治疗可能使钾离子进入细胞内，从而恶化本已延长的 QT 间期，这可能导致尖端扭转型室性心动过速（一种罕见的室性心动过速，其特点是多形态波形，QRS 波群的振幅逐渐变化，围绕心电图的等电位线扭转）。

(3) 尿液毒物筛查：常规尿液毒物筛查对于治疗急性中毒并非必要。大多数尿液毒物筛查是一种免疫分析测定，用于测试毒物代谢产物的存在，并且是针对特定的核心分子进行。它们不一定能检测到活性化合物的存在，也无法告诉你患者是否受到该特定化合物的影响。在尿液毒物筛查中任何检出的结果都有许多假阳性和假阴性的可能。临床上不应该等待尿液毒物筛查结果回报后再治疗中毒。

（三）特定中毒综合征诊治

1. 镇静催眠药中毒　镇静催眠药包括醇类、苯二氮䓬类药物、巴比妥类药物、水合氯醛、丙泊酚、异丙醇和许多其他药物。总的来说，镇静催眠药中毒的特点是除了意识水平明显下降外，生命体征相对正常，检查结果也相对正常（各种中毒的临床表现见表 19–6）。患者可能会出现体温过低，往往是由环境热量损失过多和寒战反应丧失所致。治疗这种中毒主要是对气道和呼吸的支持。在未明确诊断的镇静催眠药中毒患者中，不建议使用氟马西尼（一种苯二氮䓬类拮抗药），因为它可能导致苯二氮䓬类药物抵抗性戒断性癫痫发作。

2. 对乙酰氨基酚中毒　如果已知对乙酰氨基酚的摄入时间且为单次急性摄入，则可以使用 Rumack-Matthew 对乙酰氨基酚中毒图谱以确定患者是否需要治疗。如果摄入时间未知，并且能够

表 19–6　中毒综合征的体格检查特征

类　别	镇静催眠药	阿片类药物	拟交感神经药物	抗胆碱能药物	胆碱能药物
生命体征	+/–（通常相对正常，严重过量时可能出现低血压、心动过缓，如果长时间暴露，有时会出现体温过低）	↓（呼吸频率和脉搏血氧下降，有时低血压或心动过缓，如果长时间暴露有时会出现体温过低）	↑（发热、心动过速、高血压、呼吸过快）	↑（发热、心动过速、高血压、呼吸过快）	↓（心动过缓，有时快或慢，有时低血压，有时缺氧）
肠鸣音	+/–	↓	↓	↓	↑
皮肤湿润（腋窝）	+/–	+/–	↑	↓	↑
中枢神经系统	↓	↓	↑	↑	↓
治疗	气道和呼吸支持	气道和呼吸支持（考虑纳洛酮）	苯二氮䓬类	苯二氮䓬类药物和新斯的明	阿托品、解磷定、苯二氮䓬类药物
死亡的常见原因	气道梗阻	通气不足	发热和抽搐	发热和抽搐	分泌物过多、抽搐

得到任何可检测到的对乙酰氨基酚水平，则应强烈考虑进行治疗，对于无法解释的转氨酶升高也应予以考虑。

3. 水杨酸盐中毒　对于水杨酸盐，浓度超过 30mg/dl 时，应通过碳酸氢钠输注和补充钾来增加从尿液排出（防止肾脏重吸收）。某些患者可能需要透析，包括但不限于水杨酸盐引起的肺水肿、脑病、严重酸中毒、浓度大于 80mg/dl 的患者。

4. 阿片类药物中毒　这类药物包括芬太尼和哌替啶等合成和半合成药物，以及自然界中发现的化合物及其衍生物，如吗啡和可待因。这些药物会使人体内的阿片受体兴奋，引起欣快感、镇痛、镇静、呼吸抑制、瞳孔缩小、胃肠道蠕动减弱和依赖性。

(1) 临床表现：这些患者的生命体征可表现为呼吸频率减少和脉搏血氧饱和度降低。严重的可出现低血压或心动过缓或两者兼而有之。查体可发现瞳孔缩小，肠鸣音减弱，反射减弱，整体意识水平下降。除非有低血压或心动过缓，否则治疗的重点是维持通气和氧合。针对缺氧的治疗可以应用纳洛酮（Narcan）或气管插管。

(2) 纳洛酮：纳洛酮最好是通过静脉给药。如果静脉通路没有建立，也可以通过鼻内、皮下和肌肉内给药且效果也不错。每 2～3 分钟可重复给药一次。在非危重患者中，纳洛酮的剂量应滴定到患者能够进行足够通气的意识水平。

治疗的目标是使患者恢复呼吸，而不是使患者清醒和进行对话。初次给药患者的呼吸状态改善后，必须记住纳洛酮的半衰期在 1h 左右。而过量服用的阿片类药物的半衰期可能更长，许多合成的阿片类药物甚至没有药代动力学数据。因此，纳洛酮可能需要重复使用。

通常，使用了能够逆转呼吸抑制所需的纳洛酮剂量后，观察 4～6h 而无须重复应用纳洛酮就足以确保患者从急诊科安全出院。对于阿片类药物中毒的气管插管患者，应避免应用纳洛酮，因为这将引发阿片类药物戒断，导致明显的呕吐和躁动。

5. 拟交感神经药物中毒　这类药物包括可卡因、摇头丸和甲基苯丙胺等兴奋剂，但也包括有治疗作用的药物，如沙丁胺醇、伪麻黄碱等。它们的作用机制可能各不相同，但最终的结果是增加对 α 受体和 β 受体的刺激，可导致心动过速、高血压和高热。体格检查常显示瞳孔扩大、中枢神经系统兴奋性增加（幻觉或癫痫发作）、反射增强和皮肤多汗。这种中毒表现可能与抗胆碱能药物中毒非常相似，但通常可以通过出汗的存在来区分。

高热：这些患者的死亡通常是由于高热，所以控制体温是至关重要的。在没有使用镇静药的情况下对激动或神志错乱的患者进行身体约束可能导致横纹肌溶解和危险的体温升高。主要的治疗方法包括给予苯二氮䓬类药物和静脉输液。如果患者在接受大剂量苯二氮䓬类药物治疗后仍烦躁不安，应考虑给予巴比妥类药物和气管插管。

6. 抗胆碱能药物中毒 抗胆碱能药物种类很多，因为很少有药物具有抗烟碱活性，因此，我们应该正确地将其称为抗毒蕈碱药物。对于毒蕈碱受体的拮抗作用导致症状和体征与拟交感神经药中毒综合征非常相似。

(1) 临床表现：抗胆碱能药物中毒和拟交感神经药物中毒的关键区别是前者皮肤干燥，而后者皮肤湿润（出汗）。抗胆碱能药物中毒患者往往出现心动过速、高血压和发热。体格检查可有瞳孔扩大、意识水平改变（产生幻觉或癫痫）、尿潴留和肠鸣音减少。

(2) 治疗：抗胆碱能药物中毒的治疗取决于中毒的严重程度，以及影响主要集中在外周（无汗）还是中枢（癫痫发作、谵妄、心率加快和高血压）。外周的毒性效应可以用苯二氮䓬类药物治疗，中枢的毒性效应在使用苯二氮䓬类药物治疗的同时应考虑使用可增加乙酰胆碱水平的药物，如可穿透血脑屏障的乙酰胆碱酯酶抑制药新斯的明。

7. 胆碱能药物中毒 胆碱能药物通过抑制乙酰胆碱酯酶的活性来增加乙酰胆碱水平。药物的种类包括伊托丰铵和新斯的明，部分杀虫剂也具有胆碱能效应，如氨基甲酸酯和有机磷酸酯。需要注意的是，有机磷酸酯具有不可逆结合和抑制乙酰胆碱酯酶的能力，这一过程被称为乙酰胆碱酯酶的老化。根据有机磷酸酯种类的不同，在与胆碱酯酶初次结合后老化发生的时间在2～36h之间变化。

(1) 临床表现：过量的乙酰胆碱可以引起毒蕈碱样症状和烟碱样症状，其表现取决于中毒的时间和严重程度，常见肺水肿、低氧血症和心动过缓。查体可见瞳孔缩小（针尖样），肠鸣音亢进，口腔、胃肠道分泌物增多和皮肤多汗。

助记符SLUDGE（流涎、流泪、排尿、排便、胃肠功能紊乱和呕吐）涵盖了这种中毒综合征的主要表现，但不全面，没有包括查体中常见的心动过缓、支气管痉挛、支气管分泌物增多或瞳孔缩小等体征。另一种更全面的助记符是DUMBBELLS（排便、排尿、呼吸急促、心动过缓、支气管分泌物增多/支气管痉挛、呕吐、流泪、嗜睡和流涎）。

(2) 治疗：治疗包括联合使用抗胆碱能药物（阿托品）、解磷定（2-PAM）。使用阿托品可以控制支气管分泌物过多等毒蕈碱样症状。早期使用解磷定可以防止乙酰胆碱酯酶的老化和对抗烟碱样症状。

关联病例

见病例54、病例55和病例56。

三、测试问题与解析

（一）问题

1. 一名农民因呼吸困难来到急诊科。患者多汗、呕吐、流泪。生命体征：血压85/55mmHg，心率50次/分，体温36.6℃，呼吸28次/分，呼吸室内空气脉搏血氧饱和度91%。双肺可闻及喘鸣音，双侧瞳孔直径1mm。考虑该患者为中毒，最好的治疗方法是什么?

A. 苯二氮䓬类药物

B. 新斯的明

C. 吡哆醇

D. 解磷定

E. 纳洛酮

2. 一个少年探望了患癌症的祖母后回家。他的父母打911诉说他反应迟钝。医护人员查血压为90/60mmHg，心率65次/分，体温为36.9℃，呼吸6次/分，脉搏血氧饱和度89%。体格检查提示双侧瞳孔直径 2mm，肠鸣音减少，多种神经反射减退。血糖结果正常。以下哪一种药物最适合给该患者使用？

A. 活性炭

B. 纳洛酮

C. 氟马西尼

D. 劳拉西泮

E. 阿托品

3. 一个大学生被室友发现精神状态改变且大量流鼻涕前来急诊就诊。生命体征是血压 160/90mmHg，心率 120 次 / 分，呼吸 18 次 / 分，体温 38.5℃，脉搏血氧饱和度 100%。检查时，她手舞足蹈，肠鸣音减少，双侧瞳孔直径 6mm，腋下皮肤干燥，血糖正常。应该给她用什么药？

A. 阿托品

B. 解磷定

C. 新斯的明

D. 氟马西尼

E. 福莫特罗

4. 55 岁女性被救护车送到急诊科。警察发现她在街上抽搐。生命体征是血压 220/150mmHg，心率 140 次 / 分，体温 38.3℃，呼吸 16 次 / 分，脉搏血氧饱和度 100%。体格检查，双侧瞳孔直径 6mm，皮肤多汗，肠鸣音减少，肢体活动不受控制，血糖正常。以下哪一种药物是治疗该患者的首选药物？

A. 新斯的明

B. 劳拉西泮

C. 拉贝洛尔

D. 阿托品和解磷定

E. 植物酮

（二）答案与解析

1. 选项 D，解磷定。该患者表现符合胆碱能中毒综合征，可能是在农场接触农药所致。助记符是 DUMBBELLS（排便、排尿、呼吸急促、心动过缓、支气管分泌物增多 / 支气管痉挛、呕吐、流泪、嗜睡和流涎）。治疗方法是通过多次给予阿托品 1mg，直至分泌物减少，防止患者因气道分泌物过多阻塞而窒息。此外，给予解磷定，以增加乙酰胆碱酯酶的活性，增加对乙酰胆碱的水解。苯二氮䓬类药物（选项 A）对该患者胆碱能中毒症状没有帮助。新斯的明（选项 B）是一种治疗抗胆碱能中毒综合征的药物，会使该患者的病情恶化。吡哆醇（选项 C）是维生素 B_6，可用于治疗由异烟肼中毒引起的癫痫发作。纳洛酮（选项 E）是一种阿片类拮抗药，虽然该患者的表现与阿片类中毒反应有一些重叠，但该患者呼吸急促，分泌物过多，这在阿片类中毒中是看不到的。

2. 选项 B，纳洛酮。该患者表现出阿片类药物中毒症状，即瞳孔缩小，呼吸减少，胃肠蠕动减弱和意识水平下降。该患者的治疗应包括尝试使用纳洛酮以增加他的氧合。该患者可能是从他祖母那里偷来的阿片类药物。活性炭（选项 A）对患者帮助意义不大，因为病情已经很严重。由于有误吸的风险，该患者应禁用活性炭。氟马西尼（选项 C）是一种苯二氮䓬类拮抗药。劳拉西泮（选项 D）是一种苯二氮䓬类药物，对可卡因中毒有帮助。阿托品（选项 E）是一种强效抗毒蕈碱药物，对治疗该患者没有帮助。

3. 选项 C，新斯的明。该患者的表现为抗胆碱能中毒综合征，其特征是心动过速、发热、幻觉、瞳孔放大、肠鸣音减退和腋窝皮肤干燥。治疗方法应该是通过苯二氮䓬类药物减少躁动和降低体温，或者通过阻止乙酰胆碱的代谢（新斯的明，一种乙酰胆碱酯酶抑制药）来增加乙酰胆碱水平。阿托品（选项 A）是一种抗胆碱能药物，会加重该患者的中毒反应。解磷定（选项 B）是一种在接触有机磷酸酯后使乙酰胆碱酯酶复活的药物。这个患者没有胆碱能中毒的表现，所以解磷定没有意义。不应给予氟马西尼（选项 D），因为作为一种苯二氮䓬类药物的拮抗药，它可能会诱发对苯二氮䓬类药物无反应的癫痫发作。福莫特罗（选项 E）是一种乙醇脱氢酶抑制药，有助于治疗乙二醇、甲醇或其他有假酒中毒的患者。

4. 选项 B，劳拉西泮。该患者表现为拟交感神经中毒综合征。其临床表现与问题 3 中的患者非常相似。然而区别的关键在于该患者皮肤多汗，而问题 3 中的患者皮肤干燥。患者应该接受足量的劳拉西泮治疗以停止癫痫发作并使体温下降。新斯的明（选项 A）是治疗抗胆碱能中毒综合征的药物，对这个患者没有意义。拉贝洛尔（选项 C）是一种 β 受体阻滞药。这个患者有拟交感神经亢进的表现，用 β 受体阻滞药治疗可能出现不能抑制的 α_1 受体激动作用，使组织灌注恶化。该患者出现瞳孔扩大和心动过速，胆碱能中毒综合征的可能性较小。因此，不建议使用阿托品和解磷定（选项 D）。植物酮（选项 E）是维生素 K，是治疗华法林过量的药物。

临床精粹

- 因药物过量出现缺氧的患者通常需要进行气管插管。
- 中毒引起的发热是一个不良预后指标，通常应通过大剂量苯二氮䓬类药物和静脉补液来治疗。
- 有症状的中毒患者需要观察或住院，直至症状消失。
- 无明确病因的精神状态改变患者应立即检查血糖水平。
- 抗胆碱能中毒综合征患者皮肤是干燥的，而拟交感神经药物中毒综合征患者皮肤是湿润的（多汗）。
- 对于任何故意过量服药的患者都应检测对乙酰氨基酚和水杨酸水平。
- 镇静催眠药中毒的特点是生命体征相对正常，但意识水平受到抑制。
- Rumack-Matthew 图谱在对乙酰氨基酚中毒时可用于确定是否需要使用 N- 乙酰半胱氨酸治疗。
- 对于水杨酸盐，浓度超过 30mg/dl 应通过碳酸氢钠输注和补钾来增加从尿液排出（防止肾脏重吸收）。
- 阿片类药物中毒患者通常意识水平下降，呼吸减弱，瞳孔缩小。
- 纳洛酮是阿片类药物中毒的首选治疗方法，在某些情况下可能需要气管插管和机械通气。
- 兴奋剂（如可卡因、摇头丸、甲基苯丙胺）对 α 和 β 受体的兴奋作用可导致心动过速、高血压和高热。
- 如果有药物过量、误服和药物不良反应，应联系最近的中毒控制中心（1–800–222–1222）。

参考文献

[1] Aaron CK, Bora KM. Toxin ingestions in children. *BMJ Point-of-Care*. 2010. Accessed March 24, 2017. https://online.epocrates.com/u/2911885/Toxic+ingestions+in+children.

[2] American College of Medical Toxicology. Guidance document: management priorities in salicylate toxicity. *J Med Toxicol*. 2015;11:149–152.

[3] Boyer EW. Management of opioid analgesic overdose. *N Engl J Med*. 2012;367(2):146–155.

[4] Chyka PA, Seger D, Krenzelok EP, Vala JA. American Academy of Clinical Toxicology, European Association of Poisons Centres, Clinical Toxicologists. Position paper: single-dose activated charcoal. *Clin Toxicol (Phila)*. 2005;43:61–87.

[5] Goldfrank L, Flomenbaum N, Lewin N, et al. *Goldfrank's Toxicologic Emergencies*. 10th ed. New York, NY: McGraw-Hill; 2014.

[6] Olson KR, Anderson IB, Benowitz NL, et al. *Poisoning & Drug Overdose*. 7th ed. New York, NY: McGraw-Hill; 2018.

[7] Roberts DM, Aaron CK. Management of acute organophosphorus pesticide poisoning. *BMJ*. 2007;334:629–634.

附录　复习题及答案解析

Review Questions

王维展　译　　于泹淳　校

以下是精心设计的复习问题，旨在评估学生是否能够整合病例中呈现的信息。每个答案选项都附有解析，阐明了选项的依据，以及它们与所学内容的相关性。

一、复习题

1. 一名 60 岁女性因持续性胸痛、下颌痛和出汗 4h 来到急诊室。她有高血压、高脂血症、慢性阻塞性肺疾病和 2 型糖尿病的病史。针对这种情况，下面哪一项是下一步最合适的处理方式？

A. 评估动脉血气的结果

B. 立即安排胸部 CT

C. 检查血糖水平并相应调整胰岛素的用量

D. 行心电图检查

E. 给予吗啡镇痛

2. 一名 72 岁男性，有高血压、心房颤动和癫痫发作史，因左侧肢体无力和言语不清由救护车送至急诊科。紧急医疗人员报告称，他们在公园发现该患者，目击者看到他行走时突然晕倒，并随即拨打了急救电话。患者的生命体征如下：血压 150/90mmHg，心率 92 次 / 分，呼吸 22 次 / 分，体温 36.6℃。在室内空气中，患者的氧饱和度为 99%。最可能导致患者当前状况的病因是什么？

A. 跌倒导致的脑震荡

B. 心房颤动

C. 抗癫痫药物过量

D. 血栓栓塞症

E. 低血糖

3. 一名 8 月龄男婴被父母带到急诊科，父母显得非常焦虑和不安。父母表示，他们的儿子通常性情温和，但在过去 2 天里变得烦躁不安，并且拒绝进食。生命体征显示：呼吸 30 次 / 分，心率 144 次 / 分，肛温 38.9℃，血压 86/54mmHg。体格检查除了哭闹和对滚木测试的抵抗外，其他均未见异常。下一步最合适的处理方法是什么？

A. 向父母保证婴儿是健康的，很可能是无诱因发热

B. 行腰椎穿刺检查

C. 进行实验室检查、影像学检查，必要时行关节穿刺检查

D. 报告其父母涉嫌虐待儿童

4. 一名 55 岁男性因恶心、乏力和全身不适来到急诊科。他有慢性背痛、终末期肾病、高血压和胆结石的病史。患者提到："我错过了上次的透析，因为我侄女的婚礼，但只错过了那一天。"实验室检查结果显示：血红蛋白 9.7g/dl，红细胞压积 35%，血钾 6.6mmol/L，血钠 126mmol/L，血尿素氮 18.56mmol/L，血肌酐 327.08mmol/L。该患者最合适的处理方法是什么？

A. 输注 2U 红细胞悬液，输注 1h 后复查血红蛋白和红细胞压积

B. 立即口服 30g 聚磺苯乙烯，每天 2 次

C. 开始紧急透析

D. 给予 1L 高渗盐水输注

E. 静脉注射 40mg 呋塞米

5. 一名 22 岁男性在登山时从约 15m 高的岩壁坠落，随后由救护车紧急送往急诊科。患者右臂无法活动，腹部有多处擦伤。在救护车上已给予 2L 乳酸林格液进行液体复苏。患者的生命体征如下：血压 86/40mmHg，心率 123 次 / 分，呼吸 22

次 / 分，体温 36.6℃，外周血氧饱和度 92%（应用非重复呼吸面罩以 4L/min 流量吸氧）。下一步最合适的处理方法是什么？

A. 安排对患者右臂进行影像学检查

B. 评估患者意识水平和 GCS 评分

C. 进行腹部 CT 检查

D. 化验血型和交叉配血，输注 2U 红细胞悬液

6. 一名 14 岁女孩，既往有镰状细胞贫血症和哮喘病史，被母亲带到医院就诊。患者自述疼痛评分为 9 分（满分 10 分）。患者出现呼吸困难，室内空气中的外周血氧饱和度为 89%。胸部 X 线显示双肺多发性浸润。针对这种情况，最佳处理方法是什么？

A. 换血治疗

B. 静脉注射肝素

C. 静脉滴注呋塞米

D. 静脉注射抗生素

E. 雾化吸入 β_2 受体激动药

7. 一名 80 岁老年女性因发热至 38.9℃从养老院被送入院。她之前留置了 Foley 尿管，并一直在口服头孢氨苄治疗尿路感染。生命体征为血压 88/45mmHg，心率 108 次 / 分。实验室显示白细胞计数 14.0×10^9/L，乳酸 2.3mmol/L。以下哪一项对该患者治疗方案的描述正确？

A. 进行头部 CT 检查

B. 静脉输液 50ml/kg

C. 进行腹部超声检查

D. 血糖维持在 7.8～10.0mmol/L

8. 一名 34 岁女性因下腹部疼痛和少量阴道出血就医，她最后一次月经是在 6 周前。血压 110/60mmHg，体温为 37.1℃。腹部无紧张，盆腔检查无明显异常。妊娠试验呈阳性。下一步最合适的处理方法是什么？

A. 进行 FAST 检查，检查腹部是否有游离液体

B. 48h 内随访

C. 开具产前维生素，并要求患者产科随访

D. 给予呋喃妥因治疗

9. 一名 66 岁男性，主诉咳嗽、腿部凹陷性水肿及劳力性呼吸困难。患者有高血压、糖尿病，5 年前心肌梗死和心力衰竭病史。他说他最近去外地看望孙子，回家后一直没能找到他的“利尿药片”。以下哪一项是对这位患者最好的初始治疗方法？

A. 立即心脏导管介入治疗

B. 使用血管加压素（即去甲肾上腺素）

C. 无创正压通气高流量供氧

D. 呋塞米或布美他尼利尿治疗

10. 一名 20 岁女性被朋友带到急诊科，朋友述当患者开始癫痫发作时，他们正在参加一个聚会。患者情绪焦虑，有些好斗。她的血压 160/100mmHg，心率 120 次 / 分，体温 36.8℃。患者尿液药物筛查呈可卡因阳性。哪一类药物最适合这位患者？

A. 苯二氮䓬类药物

B. 钙通道阻滞药

C. 吩噻嗪类药物

D. β 受体阻滞药

11. 一名 45 岁女性来到急诊科，其主诉胸痛。肌钙蛋白水平正常，心电图示 ST 段凹陷性抬高伴 PR 段压低。脉搏 124 次 / 分，血压 138/78mmHg，呼吸 20 次 / 分，室内空气下的外周血氧饱和度 97%。患者说自己得了重感冒，只想睡觉，但躺下时胸痛难忍，坐直上身前倾时感觉好转。这个患者的治疗方案可能包括哪些内容？

A. 经皮冠状动脉介入治疗

B. NSAID 和秋水仙碱

C. 质子泵抑制药，H_2 阻滞药和抗生素

D. 静脉注射对乙酰氨基酚

12. 一名 50 岁女性报告在过去 3h 内持续呕血，患有酒精性肝病。检查时，血压 90/60mmHg，心率 120 次 / 分。以下哪一项是目前对患者的最佳处理方法？

A. 奥曲肽

B. 质子泵抑制药

C. 标记红细胞的核素扫描

D. 门静脉分流术

13. 一名 17 岁男孩在自家前院清理落叶时，不小心惊动了一条铜头蛇。患者到医院就诊时，

右脚踝有两处穿刺性咬伤，肿胀发红。以下哪一项是对该患者毒蛇咬伤最重要的处理方法？

A. 高压氧治疗

B. 手术清创

C. 受累部位行 X 线检查

D. 血液培养

二、答案与解析

1. 选项 D，行心电图检查。患者的症状强烈提示可能为急性心肌梗死（acute myocardial infarctio，AMI）。首要的即时诊断措施应包括详细的病史采集和进行心电图检查，以评估是否为急性冠脉综合征。在等待心电图结果的同时，患者应立即嚼服阿司匹林和含服硝酸甘油以缓解胸痛。如果怀疑患者存在低氧血症或呼吸困难，ABG（选项 A）检查是重要的辅助诊断手段。对于疑似肺栓塞的情况，胸部 CT（选项 B）是关键的检查项目。尽管使用吗啡（选项 E）治疗心肌梗死是合适的，但心电图检查是确诊和治疗的首要步骤。如果患者表现出高血糖的症状（如烦渴、多尿），则需检测血糖水平并根据情况给予胰岛素治疗（选项 C）。需要注意的是，胸痛并不是高血糖的典型症状。相关病例可以参考病例 7 和病例 8。

2. 选项 B，心房颤动。此患者表现出偏瘫和言语障碍，这些症状可能指向脑卒中。心房颤动最常见的长期并发症之一即是脑卒中。脑震荡（选项 A）通常不会表现为这种形式，它们更常见的症状是意识丧失或意识混乱。抗癫痫药物过量（选项 C）可能导致嗜睡或共济失调（如苯妥英钠引起），但患者的病史中并未提及此类情况。血栓栓塞症（选项 D）可能表现为低氧血症和呼吸困难。低血糖（选项 E）的典型症状包括震颤、心悸和出汗。需要考虑 Todd 麻痹作为鉴别诊断，这是一种可能在癫痫发作后出现的暂时性单侧肢体无力、语言和视觉障碍。相关病例可参考病例 26、病例 28 和病例 30。

3. 选项 C，进行实验室检查，影像学检查，必要时做关节穿刺。该患者疑似患有化脓性关节炎。体检的关键发现包括哭闹和对“原木滚动”测试的抵抗，该测试是指检查者抓住患儿的脚趾，轻轻地将患儿的腿部向内和向外旋转至少 30°。在体格检查过程中，患儿可能会出现症状。患儿最舒适的体位是髋关节屈曲、外展和外旋。在进行被动活动度检查时，患儿会有抵触和疼痛感。初步实验室检查应包括全血细胞计数、血培养、红细胞沉降率和 C 反应蛋白。X 线检查是排除其他多种诊断的关键，床旁急诊超声可以帮助识别髋关节积液。化脓性关节炎的最终诊断是通过关节穿刺获得的滑液检查来确定的。由于怀疑是化脓性关节炎，仅仅口头保证和不采取任何干预措施（选项 A）是不合适的。没有指征进行腰椎穿刺（选项 B），因为患儿没有表现出脑膜炎（颈强直）的征象。没有发现任何迹象表明是虐待（选项 D），如非典型损伤、烧伤或多发性骨折等。相关病例可参考病例 32、病例 33 和病例 34。

4. 选项 C，开始紧急透析。该患者患有终末期肾病（end-stage renal disease，ESRD），由于他错过了定期的透析治疗而表现出尿毒症症状及实验室检查结果异常，紧急透析是治疗该患者的最佳方法。尽管聚磺苯乙烯（选项 B）、高渗生理盐水（选项 D）和静脉注射呋塞米（选项 E）是纠正电解质异常的适当干预措施，但它们并不能解决根本问题。紧急透析能够清除体内多余的钾，并去除导致稀释性低钠血症的多余液体。终末期肾病患者常因肾脏促红细胞生成素减少而出现慢性贫血，应在输血前将血红蛋白和红细胞压积水平与基线值进行比较。该患者的血红蛋白水平为 9.7g/dl，并不过低，因此不需要输血（选项 A）。相关病例可参考病例 23。

5. 选项 B，评估患者意识水平和 GCS 评分。每位急诊患者的处理都始于评估和稳定 ABC（即基本生命支持）。尽管患者的手臂问题（选项 A）和循环状况（选项 D）确实需要处理，但迅速评估患者的格拉斯哥昏迷量表将确定他是否有能力保护自己的气道，或者是否需要进行插管。在确保气道安全之后，鉴于患者在接受了 2L 静脉补液后仍处于休克状态，需要进行失血性休克的复苏。在可能的情况下，使用配型和交叉配型的血液是首选。腹部 CT（选项 C）最终是必要的，但在患者血流动力学不稳定时应暂缓进行。相关病例可参考病例 2、病例 44 和病例 45。

6. 选项 A，换血治疗。急性胸部综合征（ACS）是镰状细胞病的一种并发症，通常在住院第 3～5 天出现，最好通过换血治疗。ACS 在文献中被定义为出现以下两种情况：胸部 X 线出现新的大叶或节段性肺浸润或局灶性异常；发热体温高于 38.5℃，伴有呼吸系统症状、低氧血症或胸痛。临床上，当患者接受抗生素和支持性治疗后病情继续恶化时，可以区分 ACS 与肺炎。静脉注射肝素（选项 B）是用于治疗静脉血栓栓塞症和肺栓塞的药物。呋塞米（选项 C）是用于治疗肺水肿和液体超负荷的药物。鉴于肺炎的可能性，除了换血外，可能会对患者使用抗生素（选项 D），但由于存在多处浸润而不是单一浸润，因此更有可能发生 ACS。雾化吸入 $β_2$ 受体激动药（选项 E）是一种治疗哮喘的方法，哮喘表现为喘息和胸部 X 线片清晰的病理表现。相关病例可参考病例 13、病例 14、病例 15 和病例 50。

7. 选项 D，葡萄糖维持在 7.8～10mmol/L。该患者可能因复杂性尿路感染引发脓毒症。其相对低血压、心动过速和乳酸水平升高值得关注。在脓毒症治疗中，大多数临床医生的目标血糖水平为 7.8～10mmol/L。推荐初始使用针对革兰阳性和阴性细菌的广谱抗生素治疗，因为有证据显示，不当的抗生素选择与死亡率增加有关。由于患者没有中枢神经系统创伤或功能障碍的迹象，因此不必进行头部 CT 检查（选项 A）。应给予 30ml/kg（成人 2～4L）的晶体液，而 50ml/kg（选项 B）则过量。值得注意的是，在存在液体超负荷风险的情况下（如心力衰竭和晚期肾衰竭），应更加谨慎地给予补液。腹部超声检查（选项 C）并非必要，因为患者的问题在于尿路感染，而非腹腔内病变。相关病例可参考病例 3。

8. 选项 A，进行 FAST 检查，检查腹部是否有游离液体。该患者疑似异位妊娠，应进行 hCG 水平的定量检测，并进行经阴道超声检查，以评估是否存在存活、未存活的宫内妊娠或异位妊娠。在这些检查之前，可以进行腹部快速超声评估。如果在腹部超声中发现明显的游离液体，这强烈提示可能是破裂的异位妊娠。值得注意的是，即使患者没有明显的疼痛或生命体征变化，游离液体也可能存在。经过适当评估后，应在 48h 内进行随访（选项 B），以确保患者的安全。如果发现有存活的宫内妊娠，给予产前维生素并转介至产科医生（选项 C）是合适的处理措施。呋喃妥因（选项 D）是用于治疗尿路感染的抗生素。相关病例可参考病例 36。

9. 选项 D，呋塞米或布美他尼利尿。心力衰竭加重伴有轻度肺水肿和由药物或饮食依从性差引起的体液超负荷可能仅需利尿治疗。对于病情不稳定的缺血性患者，可能需要紧急进行心导管介入检查（选项 A）以实施急诊再灌注治疗。对于低血压和组织灌注不良的患者（心源性休克），可能需要正性肌力药物支持（使用多巴酚丁胺或米力农以增强心肌收缩力），血管加压治疗（选项 B）（使用去甲肾上腺素以增加冠状动脉舒张期灌注），并可能需要少量液体输入以增加前负荷。如果患者出现呼吸困难，可以考虑使用持续或双水平气道正压模式的无创正压通气（选项 C）进行呼吸支持。相关病例可参考病例 11。

10. 选项 A，苯二氮䓬类药物。苯二氮䓬类药物适用于控制可卡因中毒患者的躁动、拟交感神经症状、房性心律失常和癫痫发作。钙通道阻滞药（选项 B）可用于治疗房性心律失常。应避免使用吩噻嗪类药物（选项 C），因为它们可能降低癫痫发作阈值，引起高热，并具有致心律失常的风险。β 受体阻滞药（选项 D）的使用存在争议，因为它们没有拮抗 α 肾上腺素能的作用，可能导致血压升高和冠状动脉血管收缩的风险。相关病例可参考病例 54 和病例 56。

11. 选项 B，NSAID 和秋水仙碱。NSAID 和秋水仙碱是治疗心包炎的首选方法。心电图显示 ST 段凹陷性抬高伴 PR 段压低、心动过速、坐位时疼痛减轻、病毒感染等表现均与心包炎的诊断相符。其他体征包括听诊时可闻及粗糙的刮擦声（心包摩擦音）。超声心动图可用于评估心包积液，并排除心脏压塞这一潜在的致命并发症。如果肌钙蛋白水平升高，则应怀疑心肌炎的可能性。经皮冠状动脉介入治疗（选项A）是用于治疗冠心病的方法。质子泵抑制药、H_2受体阻滞药（选项C）是治疗消化性溃疡疾病和胃食管反流病的适宜选择。对乙酰氨基酚（选项D）不是最佳选择，因为对于这种情况，NSAID更为适宜。相关病例可参考病例7和病例8。

12. 选项A，奥曲肽。奥曲肽对于治疗静脉曲张出血具有一定效果。在静脉曲张出血的患者中，生长抑素类似物（如奥曲肽或血管加压素）有助于降低门静脉压力。然而，由于血管加压素可能带来的不良反应和增加内脏器官缺血的风险，其使用已不如以往普遍。质子泵抑制药（选项B）用于上消化道出血患者，以减少再出血的风险，但对于控制静脉曲张出血效果有限。标记红细胞的核素扫描（选项C）适用于稳定的下消化道出血患者，用以确定出血的源头。对于该患者是否适合进行门静脉分流术（选项D），需要进一步评估；目前患者存在低血压和心动过速，需要先稳定病情。上消化道出血的原因应通过内镜检查来诊断和治疗，之后才能考虑长期治疗方案。相关病例可参考病例17。

13. 选项C，受累部位行X线检查。应通过X线检查来评估是否有残留的毒蛇牙齿。对于被毒蛇咬伤且无症状的患者，应在咬伤后观察8～12h。由于早期症状不明显，珊瑚蛇咬伤的观察期应延长至24h。治疗毒液引起的凝血障碍的主要方法是使用抗蛇毒血清，最好是特异性的抗蛇毒血清。高压氧治疗（选项A）可作为此类咬伤的辅助治疗手段，但并非主要治疗方法。在毒蛇咬伤的情况下，不应进行外科清创（选项B）或筋膜切开术，因为这可能导致进一步出血。不建议常规进行血培养（选项D），但应进行实验室检查，包括凝血功能测试、肝功能测试和全血细胞计数（包括血小板）检查。相关病例可参考病例47。